Gendiagnostik als Therapie

Kultur der Medizin
Geschichte – Theorie – Ethik

Herausgegeben von Andreas Frewer

Band 36
Editorische Mitbetreuung:
Andreas Frewer und Katja Sabisch

Nils B. Heyen, Dr. phil., ist wissenschaftlicher Mitarbeiter am Fraunhofer-Institut für System- und Innovationsforschung in Karlsruhe.

Nils B. Heyen

Gendiagnostik als Therapie

Die Behandlung von Unsicherheit in der prädiktiven genetischen Beratung

Campus Verlag
Frankfurt/New York

Gedruckt mit freundlicher Unterstützung der Ludwig Sievers Stiftung
und der Deutschen Forschungsgemeinschaft.

Bibliografische Information der Deutschen Nationalbibliothek
Die Deutsche Nationalbibliothek verzeichnet diese Publikation in der Deutschen Nationalbibliografie; detaillierte bibliografische Daten sind im Internet unter http://dnb.d-nb.de abrufbar.
ISBN 978-3-593-39592-0

Zugl.: Dissertation, Universität Bielefeld, 2011

Umschlaggestaltung: Campus Verlag, Frankfurt am Main
Druck und Bindung: Beltz Druckpartner, Hemsbach
Gedruckt auf Papier aus zertifizierten Rohstoffen (FSC/PEFC).
Printed in Germany

Dieses Buch ist auch als E-Book erschienen.
www.campus.de

Inhalt

Vorwort

Dieses Buch ist die leicht überarbeitete Fassung meiner Dissertation, die im Oktober 2010 unter dem Titel »Gendiagnostik als Therapie. Soziologische Studien zur prädiktiven genetischen Beratung« der Fakultät für Soziologie der Universität Bielefeld vorgelegt und dort im Frühjahr 2011 angenommen wurde. Entstanden ist sie in den Jahren zuvor am Institut für Wissenschafts- und Technikforschung der Universität Bielefeld, und zwar im Rahmen des von der Deutschen Forschungsgemeinschaft getragenen Graduiertenkollegs »Auf dem Weg in die Wissensgesellschaft. Wissenschaft in Anwendungs- und Beratungskontexten« einerseits und des vom Evangelischen Studienwerk Villigst eingerichteten Promotionsschwerpunktes »Biomedizin – Gesellschaftliche Deutungsmuster und soziale Praxis« andererseits. Die seit Einreichung der Dissertation erschienene einschlägige Literatur habe ich nach Möglichkeit eingearbeitet; auf die einschneidendsten Veränderungen der (rechtlichen) Regulierung der genetischen Diagnostik und Beratung wird insbesondere in Fußnoten hingewiesen.

Die vorliegende Arbeit wäre ohne die vielfältige Unterstützung von zahlreichen Personen und Institutionen nicht möglich gewesen. Ihnen allen gilt mein Dank. Besonders hervorzuheben sind dabei zum einen die Betreuer meiner Dissertation, Professor Alfons Bora (Bielefeld) und Professor Kai-Olaf Maiwald (Osnabrück und Frankfurt/M.), deren unzählige Anregungen und umgehende Rückmeldungen immer äußerst hilfreich für den Fortgang der Arbeit waren, und zum anderen all die Ärztinnen, Ärzte und Ratsuchenden, die sich freundlicherweise bereit erklärten, mir über Tonaufnahmen, Interviews oder teilnehmende Beobachtungen weitgehende Einblicke in ihre berufliche Praxis bzw. Privatsphäre zu gewähren – ohne sie gäbe es diese Untersuchung nicht.

Ausdrücklich danken möchte ich auch meinen Freunden und Kollegen Anne Brüninghaus, Sascha Dickel, Marc Mölders und Hannah Mormann, die mich als Diskussions- und Reflexionspartner während der gesamten

Promotionszeit begleitet, Teile des empirischen Datenmaterials mit mir analysiert bzw. Teile des Manuskripts gelesen und kommentiert haben. Den Professoren Peter Hucklenbroich (Münster), Regine Kollek (Hamburg) und Jochen Vollmann (Bochum) danke ich für ihre überaus wertvollen Beiträge zu einzelnen Abschnitten des Forschungsprozesses.

Des Weiteren richtet sich mein Dank an das Evangelische Studienwerk Villigst für das großzügige Stipendium und die ungemein anregende ideelle Förderung. Neben der Bielefeld Graduate School in History and Sociology hat vor allem das bereits erwähnte Graduiertenkolleg viel zu meiner finanziellen Entlastung beigetragen und nicht zuletzt diese Buchpublikation gefördert. Einen umfangreichen Druckkostenzuschuss gewährte mir zudem die Ludwig Sievers Stiftung. Danken möchte ich schließlich dem Herausgeber der Reihe »Kultur der Medizin«, Professor Andreas Frewer (Erlangen-Nürnberg), für die wohlwollende Unterstützung bei der Vorbereitung der Veröffentlichung.

Über diesen sachlichen Rahmen weit hinaus geht mein herzlicher Dank an meine Eltern und an Dorothea Quack.

Frankfurt am Main, im Herbst 2011 *Nils Berend Heyen*

1 Einleitung

Wer als »gut informierter Bürger« (Schütz 1946) die wichtigsten Nachrichten und öffentlichen Debatten in den Massenmedien verfolgt, erfährt regelmäßig von den neuesten Erkenntnissen und Fortschritten der humangenetischen Forschung und biotechnologischen Entwicklung. Man weiß etwa, dass es ein mit großen internationalen Anstrengungen vorangetriebenes Humangenomprojekt gegeben hat, das die komplette Sequenzierung des menschlichen Erbgutes zum Ziel hatte und 2003 erfolgreich abgeschlossen wurde, und vielleicht weiß man sogar, dass damit wissenschaftlich deutlich weniger gewonnen worden ist als ursprünglich erwartet. Man registriert die Debatte zur Stammzellforschung und ihrer rechtlichen Regulierung in Deutschland. Man liest und hört Berichte von der Entdeckung eines bestimmten Gens, das für eine menschliche Eigenschaft oder eine spezifische Krankheit verantwortlich gemacht wird, und erfährt auch manchmal etwas über den aktuellen Stand der Bemühungen um die Entwicklung einer Gentherapie. Man wird zunehmend vertraut mit Begriffen wie Klonen oder Präimplantationsdiagnostik und nimmt vielleicht auch Reportagen von Journalisten zur Kenntnis, die dem kostspieligen Angebot mancher Unternehmen im Internet gefolgt sind, das eigene persönliche Genom analysieren zu lassen.

Weit weniger präsent ist in den Medien dagegen, wie sehr humangenetische Erkenntnisse und Technologien bereits Eingang in die medizinische (Anwendungs-)Praxis gefunden haben. Längst ist die Humangenetik im medizinischen Alltag angekommen. Das betrifft nicht nur die sogenannte Pränataldiagnostik, die schon lange zur Routine in der Schwangerschaftsvorsorge gehört, sondern auch die sogenannte (postnatale) *prädiktive Gendiagnostik*. Sie dient der Untersuchung von symptomfreien, das heißt klinisch *gesunden* Menschen auf Erbanlagen hin, welche die Disposition für eine sich erst im späteren Leben manifestierende Erkrankung mit sich bringen. Es geht ihr mit anderen Worten um genetisch bedingte Krankheits*risiken*, also nicht um aktuelle, sondern um *zukünftige* Erkrankungen, deren tatsächliches Eintreten mal mehr, mal weniger wahrscheinlich ist. Die prädiktive Gendiagnostik ist daher auch schon mit »Horoskopen« (Rehmann-Sutter 1998) verglichen oder als »der medizinische Blick in die Zukunft« (Kollek & Lemke 2008) umschrieben worden.

Zentrale medizinische Anwendungspraxis dieser voraussagenden (prädiktiven) Gendiagnostik ist die sogenannte humangenetische Beratung. Sie wird in Deutschland von Ärzten[1] durchgeführt und steht durch das jüngst verabschiedete Gesetz über genetische Untersuchungen bei Menschen (Gendiagnostikgesetz) auch explizit unter Arztvorbehalt.[2] Hier werden die jeweiligen Fragen des Ratsuchenden geklärt, ein für die Beurteilung von Erbvorgängen entscheidender Familienstammbaum erhoben, relevante Informationen vermittelt und gegebenenfalls eine Blutprobe des Ratsuchenden für eine genetische Laboranalyse entnommen. Eine humangenetische Beratung, in deren Fokus eine prädiktive Gendiagnostik – und nicht etwa eine Pränataldiagnostik – steht, wird im Folgenden als *prädiktive genetische Beratung* bezeichnet. Sie ist Thema dieses Buches.

Die prädiktive genetische Beratung ist nämlich eine überaus *auffällige ärztliche Praxis*, gerade wenn man sie mit einer herkömmlichen vergleicht. Zunächst einmal sind die »Patienten«, die Arzt und Beratung aufsuchen, vollkommen gesund. Sie haben keine körperlichen Schmerzen, zeigen keine Symptome und leiden an keiner akuten Krankheit, und wenn doch, liegt darin nicht der Grund für ihren Arztbesuch. Dabei ist mit dem Begriff des Patienten gemeinhin ein Kranker in ärztlicher Behandlung bezeichnet. Entsprechend gelten Arzt und Patient als komplementäre Rollenbegriffe. In der prädiktiven genetischen Beratung aber sitzt dem Arzt kein kranker, sondern ein klinisch gesunder Mensch gegenüber. Deshalb wird in diesem Buch in der Regel vom Klienten und nicht vom Patienten der prädiktiven genetischen Beratung die Rede sein.

Was aber ist mit denjenigen Klienten, bei denen mittels eines prädiktiven Gentests eine Erbanlage diagnostiziert worden ist, die eine schwere Erkrankung – sei es Krebs oder eine klassische Erbkrankheit wie Chorea

---

1 Als allgemeine Rollenbezeichnungen haben Begriffe wie »Arzt«, »Ratsuchender«, »Patient«, »Klient« usw. immer beide Geschlechter im Blick. Dieses wird daher in der vorliegenden Arbeit nur dann sprachlich expliziert, wenn es um eine konkrete, identifizierbare Person geht.

2 Gendiagnostikgesetz (GenDG), verkündet am 4. August 2009 im Bundesgesetzblatt Teil I, Nr. 50, S. 2529. Der hier angesprochene § 7 Abs. 3 GenDG tritt am 1. Februar 2012 in Kraft.

Huntington – im Laufe des Lebens wahrscheinlich oder sogar so gut wie sicher macht? Abgesehen davon, dass eine solche Gendiagnose für die Betroffenen alles andere als einfach zu bewältigen ist, werden diese positiv getesteten Personen in der Literatur gerne als »gesunde Kranke« bezeichnet,[3] denn sie befinden sich in einer Art Zwischenreich: Zwar sind sie klinisch gesund, sie tragen aber etwas in sich, das sie (sehr) wahrscheinlich krank machen wird. Möglicherweise gehen sie deshalb regelmäßig zur Vorsorge oder lassen sich im Hinblick auf erste Symptome der erwarteten Erkrankung untersuchen. Dann wären sie tatsächlich ähnlich wie Kranke in regelmäßiger ärztlicher Behandlung, obwohl vielleicht (noch) symptomfrei. Aus dieser Perspektive erscheint die prädiktive genetische Beratung als eine ärztliche Praxis, in der nicht etwa – wie gewöhnlich – Kranke gesund, sondern Gesunde zu (gesunden) Kranken werden.

Die prädiktive genetische Beratung fällt als ärztliche Praxis auch deshalb auf, weil dem Arzt hier in der Regel keinerlei (gen-)therapeutische Handlungsoptionen zur Verfügung stehen.[4] Der Arzt therapiert nicht, und er heilt auch keine Krankheiten. Er *diagnostiziert* – und zwar spezifische Genveränderungen. Allem Anschein nach geht es in der prädiktiven genetischen Beratung also allein um Diagnostik, nicht um Therapie. Darüber hinaus ist es weniger die akute Gegenwart als die gesundheitliche *Zukunft* des Klienten, die sich im Fokus der Aufmerksamkeit befindet. Keine behandlungsbedürftige Krankheit, keine nach unmittelbarer Linderung verlangenden Schmerzen stehen im Zentrum dieser ärztlichen Praxis, sondern für den Klienten allenfalls abstrakt erfahrbare Erkrankungen, die sich in naher oder ferner Zukunft manifestieren können, aber keineswegs müssen. Mit dem klassischen ärztlichen Handlungsziel der Heilung akuter Krankheiten hat die prädiktive genetische Beratung also offenbar recht wenig zu tun.

Zu den genannten Auffälligkeiten kommt, dass das genetische Beratungsgespräch in der Regel als ein Informations- und Entscheidungshilfegespräch beschrieben wird.[5] Danach besteht die primäre Aufgabe des Arztes in der prädiktiven genetischen Beratung darin, dem Klienten medizinisch-genetische Informationen zu vermitteln, damit dieser eine sogenannte informierte Entscheidung für oder gegen einen prädiktiven Gentest

3 Früh schon Beck-Gernsheim 1993: 72; Scholz 1995: 48f.

4 Zum aktuellen Stand der gentherapeutischen Forschung siehe etwa Müller-Röber et al. 2009.

5 Entsprechende Literatur- und Quellenhinweise finden sich in Kapitel 2.2.4.

treffen kann. Darüber hinaus soll der Arzt gemäß dem allseits anerkannten ethischen Beratungsprinzip der Nichtdirektivität diese und andere Entscheidungen des Klienten möglichst wenig beeinflussen, also auch keine (direktiven) Ratschläge oder Empfehlungen erteilen. Dabei ist man Handlungsempfehlungen von Ärzten ja durchaus gewohnt.

In der Summe stellt sich die Frage, inwiefern wir es bei der prädiktiven genetischen Beratung eigentlich noch mit einer ärztlichen Praxis zu tun haben. Mit anderen Worten: Handelt der Arzt in der prädiktiven genetischen Beratung überhaupt noch als Arzt? An dieser Stelle müssen wir über unser Alltagsverständnis hinausgehen und uns in soziologische Gefilde begeben. Denn alltagssprachlich ist ein Arzt ein Arzt; auch der Arzt in der prädiktiven genetischen Beratung hat Medizin studiert und seine Approbation erlangt, insofern ist er natürlich Arzt und seine berufliche Praxis eine ärztliche. Soziologisch gesehen macht es aber einen Unterschied, ob ein Arzt auch tatsächlich auf eine *typisch* ärztliche Weise handelt oder nicht, ob er also seinem Patienten gegenüber als Sachbearbeiter, als Freund, als Lehrer oder eben als Arzt auftritt, und ob es in seiner *Sprech*stunde in erster Linie um die Bezahlung von Rechnungen, den Unmut über die aktuelle Gesundheitspolitik oder um Krankheit und Gesundheit des konkreten, vor ihm sitzenden Patienten geht. Angesichts der skizzierten Besonderheiten der ärztlichen Praxis der prädiktiven genetischen Beratung drängen sich dem Soziologen vor allem Fragen nach dem ärztlichen Handeln in der prädiktiven genetischen Beratung und nach dem gesellschaftlichen Ort dieser ärztlichen Praxis auf. Warum und wie dies zu verstehen ist, wird im Folgenden erläutert.

Ärztliches Handeln – darauf zielt die erste Frage – gilt in der Soziologie als Prototyp professionellen Handelns. Dieses hat es im Allgemeinen mit der Bearbeitung von lebenspraktischen Problemen von Klienten zu tun. Es greift zumeist auf wissenschaftliches Wissen zurück, steht dabei aber in strukturlogischem *Gegensatz* zu einem büro- bzw. technokratischen, Wissen nur schematisch anwendenden Handeln. Ein Arzt hat es typischerweise mit der Behandlung von Krankheiten und/oder Schmerzen von Patienten zu tun. Wie wir gesehen haben, trifft dies auf die prädiktive genetische Beratung jedoch nicht zu: Das lebenspraktische Problem des *gesunden Klienten* besteht nicht in einer akuten Krankheit, und der Arzt hat auch nichts therapeutisch zu behandeln, vielmehr soll er vor allem Informationen vermitteln. Die aufgeworfene Frage, ob der Arzt in der prädiktiven genetischen Beratung überhaupt noch als Arzt handelt, lässt sich also folgendermaßen präzisieren: Inwiefern handelt es sich beim ärztlichen Handeln in der prädiktiven genetischen Beratungspraxis um ein typisch ärztlich-professionelles Handeln?

Diese Frage berührt unmittelbar gängige sozialwissenschaftliche Deutungen der Folgen der sogenannten *Genetifizierung der Medizin*. Glaubt man ihnen, ist es gerade die humangenetische Beratungspraxis und der Einsatz der prädiktiven Gendiagnostik, die zu einem fundamentalen Wandel der Rolle des Arztes und des Patienten, ja der medizinischen Praxis insgesamt beitragen. So schreibt etwa Thomas Lemke:

»Die Kompetenz für die Diagnose von Gesundheit und Krankheit geht vom Arzt auf ›Biokraten‹ oder Gesundheitsingenieure, auf Genverwalter und Sequenzierer über, deren Entscheidungen sich an technischen Normen und naturwissenschaftlichen Parametern orientieren.« (Lemke 2007b: 136)

Damit ist exakt das Gegenteil typisch ärztlich-professionellen Handelns umschrieben: Der (ehemals) professionelle Arzt wird zum *Technokraten*.

»Aber auch der andere Pol der Beziehung, der Patient, verändert sich. Die Krankheit wird von einer persönlichen Leidenserfahrung abgelöst und signalisiert weniger eine konkret erfahrbare körperlich-psychische Veränderung als ein technisch-informationelles Problem.« (ebd.: 136f.)

Danach geht es also auch gar nicht mehr um die (professionelle) Bearbeitung eines lebenspraktischen Problems des Patienten bzw. Klienten, sondern um ein »technisch-informationelles Problem«. Ähnlich äußert sich Günter Feuerstein:

»Die Rolle des Arztes nähert sich der eines Gesundheitsingenieurs, die des Patienten der eines Merkmalsträgers. [...] In einer medizinischen Welt, die selbst Experten nur noch schwer durchschauen, wird er [der Patient; N.H.] zum Kunden eines schillernden Angebotes an technischen Lösungsmustern, die er in der Regel weder versteht, noch angemessen beurteilen kann.« (Feuerstein 2008: 184)

Gerade in der (prädiktiven) genetischen Beratung werde der Arzt »vom Ratgeber, der weitgehend den Kurs medizinischer Interventionen bestimmt, zum bloßen Informationsvermittler und dadurch gewissermaßen zum technischen Angestellten des Patienten.« (Feuerstein 1999: 109) Die humangenetische Beratung erscheine, so betont auch Andreas Lösch (2001: 360), »als reine Informationsvermittlung, aufgrund derer sich der Klient als ›Subjekt‹ ein individuelles Gesundheitsmanagementkonzept entwerfen kann.«

Mit typisch ärztlich-professionellem Handeln scheint die humangenetische Praxis, so wie sie hier beschrieben wird, kaum etwas zu tun zu haben. Aber treffen diese Beschreibungen auch die Realität? Immerhin gilt die genetische Beratungspraxis nach wie vor als »Black Box« (Biesecker & Peters 2001), und gerade zur prädiktiven genetischen Beratung liegen bislang kaum tief greifende empirische Studien vor. Die vorliegende Arbeit wird deshalb um eine eigene empirische Untersuchung nicht herum kommen. Im Ergebnis wird sich zeigen – so viel sei an dieser Stelle vorweggenommen –, dass sich die prädiktive genetische Beratungspraxis sehr wohl als eine ärztlich-professionelle Praxis rekonstruieren lässt. Inwiefern, werden die nachfolgenden Kapitel klären müssen.

Als *gesellschaftlichen Ort* einer ärztlichen Praxis – damit ist die zweite Frage angesprochen – das Gesundheitswesen anzunehmen, liegt auf der Hand. Vom Alltagsverständnis her leuchtet diese Verortung ohnehin ein, und auch in der Soziologie gelten Ärzte als Leistungsrollenträger des Gesundheitssystems. Im Hinblick auf die ärztliche Praxis der humangenetischen Beratung liegen die Dinge jedoch nicht so einfach, »[h]andelt es sich doch nicht um eine ärztliche Konsultation mit Behandlungsmöglichkeit, sondern hier werden nur Beratung und Informationen von Experten angeboten« (Arbeitskreis Genforschung 1991: 185). »Beratung und Informationen von Experten« erhält man aber auch bei einer sozialen Familienberatungsstelle, beim Rechtsanwalt oder im Fitnessstudio. Die Sozialwissenschaftlerin Anne Waldschmidt schreibt denn auch:

»In der genetischen Beratung sind die Ärzte und Ärztinnen nicht Therapeuten, sondern nur Diagnostiker und Berater. [...] Im strengen Sinne ist die genetische Beratung deshalb nicht als ein ärztliches Handeln zu betrachten, da dieses traditionell auf Therapie und die Wiederherstellung der Gesundheit gerichtet ist. [...] [Zudem] unterscheiden sich humangenetische Methodik und Handlungsmöglichkeiten grundlegend von der herkömmlichen ärztlichen Praxis, so daß sich berechtigte Zweifel ergeben, ob die genetische Beratung in den *medizinischen* Kontext gehört oder nicht.« (Waldschmidt 1996: 118f.; Herv. von mir)

Aus der Perspektive einer Gesellschaftstheorie, die Kommunikation für das Letztelement des Sozialen hält und deshalb Gesellschaft so wie jedes andere soziale System als ein Kommunikationssystem fasst (Luhmann 1984, 1997), kommt es in diesem Zusammenhang entscheidend darauf an, ob sich die *Kommunikationen* einer ärztlichen Praxis primär an der Leitdifferenz – dem sogenannten binären Code – des Medizin- bzw. Gesundheitssystems (krank/gesund) orientieren oder nicht. Nur *wenn* sie dies tun, reproduziert die ärztliche Praxis das Gesundheitssystem und nicht ein anderes funktionales Teilsystem der Gesellschaft wie etwa Wirtschaft, Recht oder Wissenschaft. Und nur dann kann das Gesundheitssystem auch als der gesellschaftliche Ort dieser ärztlichen Praxis gelten. Ob die ärztliche Praxis in den Räumen einer Klinik stattfindet, ob dort Ärzte mit Patienten sprechen oder ob es dabei um medizinische Informationen geht, ist für die hier angesprochene systemtheoretische Gesellschaftstheorie hingegen weit weniger wichtig.[6] Geht es in einem Arzt-Patient-Gespräch zum Beispiel nur um das Bezahlen längst überfälliger Rechnungen, werden sich die entsprechenden Kommunikationen eher an Strukturen des Wirtschafts- oder gar des Rechtssystems ausrichten. Selbst medizinische Informationen müssen nicht zwangsläufig das Gesundheitssystem reproduzieren. Im Rahmen einer Sitzung des Gesundheitsausschusses des Deutschen Bundestags etwa können sie auch zur Reproduktion des politischen Systems beitragen.[7]

Ob sich die Kommunikationen der ärztlichen Praxis der humangenetischen Beratung primär an der Leitdifferenz des Gesundheitssystems orientieren, ist nun insofern fraglich, als das genetische Beratungsgespräch – wie bereits ausgeführt – in erster Linie ein Informations- und Entscheidungshilfegespräch zu sein scheint. Im Fall der prädiktiven genetischen Beratung bezieht sich die (informiert) zu treffende Entscheidung des Klienten auf die Durchführung eines prädiktiven Gentests und damit auf einen »gendiagnostischen Wissenszuwachs« (Regenbogen 2003: 22) bezüglich des eigenen persönlichen Genoms. Es geht also um *Information*, *Entscheidung* und *Wissen*. Wenn dieses Bild nur halbwegs zutreffend ist, kommen aus gesellschaftstheoretischer Perspektive auch andere gesellschaftliche Orte der prädiktiven genetischen Beratung in Betracht, etwa das System der sozialen Hilfe oder gar das Bildungs- bzw. Erziehungssystem. Sollten die Klienten tatsächlich vor allem Hilfe bei einer Entscheidungsfindung benötigen und im genetischen Beratungsgespräch auch bekommen, stellt sich nämlich die Frage, wieso diese von einem Arzt und nicht – wie eigentlich zu erwarten wäre – von einem Sozialarbeiter/-pädagogen oder Psychologen im Rahmen einer psychosozialen Beratung geleistet wird.[8] Und wenn

6 Wenn im Folgenden von »Gesellschaftstheorie« die Rede ist, dann ist damit immer die *systemtheoretische* Gesellschaftstheorie gemeint (siehe Luhmann 1997).

7 Umgekehrt mag freilich auch im Bundestag das Gesundheitssystem reproduziert werden, nicht zuletzt bei einem notärztlichen Einsatz.

8 Eine solche gibt es zum Beispiel im Kontext pränataler Diagnostik (vgl. Ackermann 2005).

humangenetische Beratung in erster Linie ein »*edukativer*, wissensvermittelnder Prozeß« ist (Schäfer 1998: 187; Herv. im Orig.) und auch schon mal »genetischer Entscheidungsunterricht« genannt wird (Samerski 2009: 181), liegt der Gedanke einer (Gesundheits-)Erziehung bzw. Bildung so fern nicht.[9] Gleichwohl – so viel sei auch hier vorweggenommen – wird insbesondere die empirische Untersuchung zeigen, dass das Gesundheitssystem durchaus als der primäre gesellschaftliche Ort der prädiktiven genetischen Beratungspraxis im gesellschaftstheoretischen Sinne gelten kann. Dabei erweist sich umgekehrt der Fall dieser ärztlichen Praxis als überaus instruktiv für die theorieinternen Kontroversen zum Gesundheitssystem.

Die Fragen nach dem ärztlichen Handeln in der prädiktiven genetischen Beratung und nach ihrem gesellschaftlichen Ort sind die beiden zentralen Fragen der vorliegenden Arbeit. Ihr Ausgangspunkt ist die Verwunderung über eine durch medizinisch-technologischen Fortschritt erst ermöglichte neuartige ärztliche Praxis, die mit einer herkömmlichen ärztlichen Praxis nicht mehr viel gemeinsam zu haben scheint, und die daraus erwachsene soziologische Neugier, dieses auffällige empirische Phänomen näher zu ergründen. Die Arbeit lässt sich dementsprechend in erster Linie von ihrem empirischen Gegenstand – die soziologisch kaum erforschte prädiktive genetische Beratung – leiten. Sie schreckt deshalb auch nicht davor zurück, zur Bearbeitung der beiden aufgeworfenen Fragen auf soziologische Theorieangebote ganz unterschiedlicher Provenienz zurückzugreifen, namentlich die Professionalisierungstheorie von Ulrich Oevermann (1996, 2002a) bzw. die bereits erwähnte Systemtheorie von Niklas Luhmann (1984, 1997). Aus demselben Grund erscheint die Entwicklung einer einheitlichen Theorieperspektive unnötig und verzichtbar, die Klammer wird durch den – nur verschieden beleuchteten – empirischen Gegenstand selbst hergestellt. Nicht verzichtet wird freilich auf eine Auseinandersetzung mit der bisherigen relevanten Forschung und den einschlägigen Diskursen. Dabei wird sich eine dritte (unterscheidungs-)theoretische Perspektive dieser Arbeit ergeben. Sie stützt sich ebenfalls auf systemtheoretische Begrifflichkeiten und wird es erlauben, eine prädiktive Gendiagnostik (auch) als *Therapie* zu beobachten. Das erklärt den Titel dieses Buches.

Zunächst aber gilt es im folgenden *zweiten Kapitel*, notwendige Begriffsbestimmungen vorzunehmen, den Forschungsstand darzustellen und

9 Biesecker und Peters (2001: 194) sprechen von einem Fokus auf ein »teaching to increase client knowledge or understanding of genetic information«.

gängige Deutungen in den jeweiligen Diskursen nachzuzeichnen, kurz: in die Thematik der prädiktiven genetischen Beratung grundlegender einzuführen, als es in dieser Einleitung möglich war. Drei Schwerpunkte werden gesetzt. Der erste betrifft das, worum es in der prädiktiven genetischen Beratung primär und per definitionem geht: die prädiktive Gendiagnostik (Kap. 2.1). Sie ist von anderen Formen genetischer Diagnostik bzw. Tests zu unterscheiden, zudem erfolgt ein Überblick über ihre in der Literatur diskutierten psychosozialen und gesellschaftlichen Implikationen. Der zweite Schwerpunkt fokussiert auf die soziale Praxisform, in der die prädiktive Gendiagnostik in der Regel angewendet wird: die humangenetische Beratung (Kap. 2.2). Skizziert werden unter anderem ihre allgemeine Entwicklungsgeschichte, die unzureichende empirische Forschungslage, insbesondere in Bezug auf die prädiktive genetische Beratungspraxis in Deutschland, sowie zentrale ethische Grundsätze der humangenetischen Beratung, darunter das besonders prominente Prinzip der Nichtdirektivität. Der dritte Schwerpunkt zielt auf diejenigen, in deren beruflichen Verantwortungsbereich prädiktive genetische Diagnostik und Beratung liegen: die humangenetischen Ärzte (Kap. 2.3). Dass sie der medizinischen Profession angehören, ruft die Professionssoziologie auf den Plan, aus deren Perspektive dann vor allem die (professionellen) Standards und Leitlinien humangenetischer Beratung in den Blick kommen.

Das *dritte Kapitel* widmet sich den schon angedeuteten drei theoretischen Perspektiven dieser Arbeit: der unterscheidungstheoretischen (Kap. 3.1), der gesellschaftstheoretischen (Kap. 3.2) und der professionalisierungstheoretischen (Kap. 3.3). Die entsprechenden drei Teile stehen dabei relativ unvermittelt nebeneinander. Das liegt daran, dass sie gewissermaßen parallel verlaufende Durchgangsstationen zwischen dem einführenden zweiten Kapitel und der empirischen Untersuchung im nachfolgenden vierten Kapitel bilden. Das heißt, die drei Teile des dritten Kapitels (3.1, 3.2, 3.3) ergeben sich nicht sukzessive aus dem jeweils direkt vorangehenden Teil, sondern knüpfen an Überlegungen an, die – in analoger Reihenfolge – jeweils einen der drei Schwerpunkte des zweiten Kapitels (2.1, 2.2, 2.3) abschließen. Am gewissermaßen anderen Ende treffen sich die drei theoretischen Perspektiven dann wieder in einem gemeinsamen Fluchtpunkt: Alle drei Teile des dritten Kapitels enden nämlich mit der nur empirisch zu beantwortenden Frage nach dem behandlungsbedürftigen Problem der Klienten in der prädiktiven genetischen Beratung. Damit leiten sie jedes für sich und doch gemeinsam zum vierten Kapitel über. Was sich also während des einführenden zweiten Kapitels in drei Stränge aufteilt, wird im theoretischen dritten Kapitel gleichsam parallel bearbeitet und im empirischen vierten Kapitel wieder zusammengeführt.

So wird am Ende von Kapitel 2.1 gezeigt, wie einheitlich die prädiktive Gendiagnostik in den einschlägigen Diskursen gedeutet wird: nämlich als eine der Krankheitsprävention dienende, in die Zukunft blickende Diagnostik. Im unterscheidungstheoretischen Kapitel 3.1 wird diese diskursive Deutung dann in die von ihr implizit in Anspruch genommenen zentralen Unterscheidungen *de*konstruiert, um daraufhin zwei sehr verschiedene Beobachtungsweisen der prädiktiven Gendiagnostik zu *re*konstruieren. Eine davon bringt die prädiktive Gendiagnostik mit Behandlung und Therapie in Verbindung. Für sie stellt sich die Frage nach möglichen Problemen, die sich mit Hilfe einer prädiktiven Gendiagnostik in der genetischen Beratung therapieren ließen.

Am Ende von Kapitel 2.2 wird zu verdeutlichen versucht, dass im Diskurs zur humangenetischen Beratung ein Bild vorherrschend ist, welches das Beratungsgespräch als ein Informations- und Entscheidungshilfegespräch beschreibt. Wie bereits angedeutet, erscheint es deswegen durchaus fraglich, ob die prädiktive genetische Beratung das Gesundheitssystem reproduziert. Im gesellschaftstheoretischen Kapitel 3.2 wird geklärt, was diese Frage theoretisch alles voraussetzt. Da das Gesundheitssystem die Systemtheorie bisher nur am Rande interessiert hat, konnte sich allerdings noch kein einheitlicher Blick auf dieses Funktionssystem etablieren. Es muss also etwas weiter ausgeholt werden. Hier nur so viel: Vorgeschlagen wird, das Gesundheitssystem als ein (intern) segmentär differenziertes zu konzipieren. Seine Teilsysteme wie Schulmedizin, Psychotherapie oder Alternativmedizin unterscheiden sich nicht zuletzt darin, welche Personen sie warum als behandlungsbedürftig inkludieren. Vor diesem Hintergrund stellt sich die Frage, worin eigentlich die für die Inklusion ins (Schul-) Medizinsystem entscheidende Behandlungsbedürftigkeit der Klienten der prädiktiven genetischen Beratung besteht.

Am Ende von Kapitel 2.3 schließlich wird kurz dargelegt, was für die Professionssoziologie das Charakteristische an professionellem Handeln ist und warum sich die von Oevermann entwickelte Professionalisierungstheorie für die Zwecke der vorliegenden Arbeit am besten eignet. Das professionalisierungstheoretische Kapitel 3.3 stellt eben diesen theoretischen Ansatz näher vor, der Fokus liegt dabei auf den Strukturmerkmalen professionalisierten Handelns. Im Hinblick auf die humangenetische Beratung fällt auf, dass das bereits erwähnte, allgemein anerkannte Beratungsprinzip der Nichtdirektivität der Strukturlogik professionalisierten Handelns widerspricht. Vor dem Hintergrund der vorgestellten Professionalisierungstheorie lässt sich dann die oben angeführte Frage nach dem ärztlichen Handeln in der prädiktiven genetischen Beratungspraxis umformulieren in die Frage, inwiefern es sich bei dieser Praxis um eine professionalisierte handelt. Um sie zu beantworten – so wird sich zeigen –, ist in erster Linie zu klären, mit welcher Art von Problemen die Klienten zur prädiktiven genetischen Beratung kommen und wie diese Probleme vom Arzt erfasst und behandelt werden.

Die sich in der einen oder anderen Form aus allen drei theoretischen Perspektiven des dritten Kapitels ergebende Frage nach dem behandlungsbedürftigen Problem der Klienten in der prädiktiven genetischen Beratung leitet über zur empirischen Untersuchung, der das umfangreiche *vierte Kapitel* gewidmet ist. Auf die Skizze des fallrekonstruktiven Untersuchungsdesigns und des konkreten methodischen Vorgehens (Kap. 4.1) folgt die ausführliche Darstellung der extensiven (Sequenz-)Analyse eines auditiv aufgezeichneten prädiktiven genetischen Beratungsgesprächs (Kap. 4.2). Die dabei gewonnenen Befunde werden mittels einer Vielzahl weiterer erhobener prädiktiver genetischer Beratungsgespräche einerseits (Kap. 4.3 und 4.4) sowie Interviews mit in der Beratung tätigen humangenetischen Ärzten andererseits (Kap. 4.5) sukzessive bestätigt, angereichert, illustriert und ergänzt, die kumulierten Befunde schließlich zusammengefasst (Kap. 4.6). Ein zentrales Ergebnis der Untersuchung ist, dass das behandlungsbedürftige Problem der Klienten in der prädiktiven genetischen Beratung nicht etwa ein Informations- oder ein Entscheidungsproblem ist, sondern ein – im Übrigen durchaus akutes – Problem mit der Unsicherheit einer in Zukunft möglichen Erkrankung. Dieses kognitive, aber krankheitsbezogene Unsicherheitsproblem wird von den Ärzten in der Regel auf eine Weise erfasst und behandelt, die aus Sicht der Professionalisierungstheorie als professionalisiert bezeichnet werden muss. Somit lässt sich die ärztliche Praxis der prädiktiven genetischen Beratung als eine überaus professionalisierte Unsicherheitsbewältigungspraxis rekonstruieren.

Das abschließende *fünfte Kapitel* rollt die Arbeit gewissermaßen von hinten wieder auf. Die Befunde der empirischen Untersuchung werden generalisiert und auf die drei theoretischen Perspektiven, die Deutungen in den einschlägigen Diskursen sowie das in dieser Einleitung explizierte Erkenntnisinteresse rückbezogen. Mit der gebotenen Zurückhaltung werden schließlich auch einige Bemerkungen empfehlenden Charakters formuliert, die direkt an die Praxis der prädiktiven genetischen Beratung gerichtet sind.

2 Prädiktive Gendiagnostik, humangenetische Beratung und die Berufsgruppe der humangenetischen Ärzte – Einführung und Forschungsstand

Dieses Kapitel hat die Aufgabe, in die Thematik der prädiktiven genetischen Beratung einzuführen und damit die Grundlagen für die nachfolgenden Kapitel zu legen. Es werden zentrale Begrifflichkeiten geklärt, der jeweilige Forschungsstand dargestellt und gängige Deutungen in den einschlägigen Diskursen skizziert.

In einem *ersten* Schritt gilt es, die für die prädiktive genetische Beratung gewissermaßen namensgebende prädiktive Gendiagnostik näher zu beleuchten (Kap. 2.1). Sie ist von anderen Formen genetischer Diagnostik bzw. Tests zu unterscheiden und hat in den letzten Jahren zunehmend Verbreitung in der medizinischen Praxis gefunden. Dabei stand sie von Anfang an im Fokus sozialwissenschaftlicher, psychologischer sowie ethischer Begleitforschung und Debatten. Dementsprechend erfolgt ein Überblick über die in der Literatur intensiv diskutierten psychosozialen Folgen, sozialen Risiken und gesellschaftlichen Implikationen prädiktiver Gendiagnostik. Schließlich ist zu zeigen, wie einheitlich sie in den einschlägigen Diskursen gedeutet wird: nämlich als eine der Krankheitsprävention dienende, in die Zukunft blickende Diagnostik. Daran werden dann die unterscheidungstheoretischen Überlegungen in Kapitel 3.1 unmittelbar anknüpfen.

In einem *zweiten* Schritt wird mit der humangenetischen Beratung die soziale Praxisform vorgestellt, in der die prädiktive Gendiagnostik in der Regel angewendet wird und von der die prädiktive genetische Beratung eine spezifische Ausformung darstellt (Kap. 2.2). Skizziert werden in erster Linie die Zielsetzungen humangenetischer Beratung, ihre Entwicklungsgeschichte, die grobe Ablaufstruktur eines Beratungsprozesses, der Stand der empirischen Forschung zur humangenetischen Beratung sowie zentrale ethische Grundsätze der Beratung, etwa die Prinzipien der Freiwilligkeit, der Nichtaktivität und der Nichtdirektivität. Zuletzt wird zu verdeutlichen versucht, dass im Diskurs zur humangenetischen Beratung ein Bild vorherrschend ist, welches das Beratungsgespräch als ein Informations- und Entscheidungshilfegespräch konzipiert. Dies wird dann zu den gesellschaftstheoretischen Überlegungen in Kapitel 3.2 überleiten.

In einem *dritten* Schritt schließlich werden professionssoziologische Aspekte in den Blick genommen (Kap. 2.3). Die (prädiktive) genetische Beratung wird in Deutschland nämlich von humangenetischen Ärzten durchgeführt. Diese gehören der medizinischen Profession an und bilden dort eine eigene Berufsgruppe. Die von ihr anerkannten Standards humangenetischer Beratung wurden in der professionssoziologischen Literatur bisher ausschließlich als Ausdruck einer Professionalisierungsstrategie interpretiert. Dagegen soll hier plausibel gemacht werden, dass die Funktion der Standards sowie der Leitlinien humangenetischer Beratung primär in der Absorption spezifischer Unsicherheiten für die Berufsgruppe der humangenetischen Ärzte zu sehen ist. Abschließend wird kurz dargelegt, was für die Professionssoziologie das Charakteristische an professionellem Handeln ist und warum sich die von Ulrich Oevermann entwickelte Professionalisierungstheorie für die in der Einleitung explizierten Zwecke der Arbeit am besten eignet. Eben dieser Ansatz wird dann in Kapitel 3.3 näher vorgestellt werden.

2.1 Prädiktive Gendiagnostik – Grundlagen, Implikationen, Deutungen

Die folgenden Abschnitte widmen sich derjenigen genetischen Diagnostik, um die es in der prädiktiven genetischen Beratung primär und per definitionem geht: der prädiktiven Gendiagnostik. Zunächst werden diesbezüglich zentrale Begrifflichkeiten erläutert. Dazu gehören die Unterscheidungen von genetischen Tests sowie die Differenzen zwischen genetischer Differentialdiagnostik, Pränataldiagnostik und eben prädiktiver Gendiagnostik. Außerdem wird kurz über die aktuelle Verbreitung der genetischen Diagnostik in Deutschland informiert (Kap. 2.1.1). Daraufhin wird ein Überblick über die in der Literatur diskutierten psychosozialen (Kap. 2.1.2) und gesellschaftlichen (Kap. 2.1.3) Implikationen prädiktiver Gendiagnostik gegeben. Abschließend wird zu zeigen versucht, wie einheitlich diese in den einschlägigen Diskursen gedeutet wird: nämlich als eine der Krankheitsprävention dienende, in die Zukunft blickende Diagnostik (Kap. 2.1.4).

2.1.1 Grundlagen und Begriffsbestimmungen der prädiktiven Gendiagnostik

Die Humangenetik ist die Wissenschaft von den erblichen Grundlagen der Variabilität des Menschen.[10] Ihr Teilbereich der medizinischen Genetik erforscht die genetischen Faktoren, die bei der Entstehung von Krankheiten eine Rolle spielen. Hierbei handelt es sich in der Regel um Mutationen – Veränderungen im Genom eines Menschen – mit funktionellen Konsequenzen. Ein krankheitsdisponierender Effekt kann aber auch von Polymorphismen ausgehen. Das sind genetische Varianten, die relativ häufig vorkommen, für das phänotypische Erscheinungsbild aber oftmals bedeutungslos sind.

Drei Arten von Mutationen lassen sich unterscheiden (vgl. Propping et al. 2006: 18f.): (1) Genommutationen beziehen sich auf Veränderungen der Chromosomen*anzahl* (z.B. Trisomie 21 beim Down-Syndrom). (2) Chromosomenmutationen bezeichnen hingegen mikroskopisch bzw. zytogene-

10 Für eine kompakte und leicht verständliche Einführung in die naturwissenschaftlichen Grundlagen der Humangenetik siehe etwa Pembrey 1996; Wüstner 2000 oder Schmidtke 2002.

tisch erfassbare Veränderungen der Chromosomen*struktur* (z.B. schwere Fehlbildungssyndrome). (3) Unter Genmutationen schließlich werden mikroskopisch bzw. zytogenetisch *nicht* sichtbare Veränderungen der DNA-Sequenz bzw. einzelner Gene[11] zusammengefasst (z.B. bezüglich Chorea Huntington). Sie lassen sich nur molekulargenetisch untersuchen und stehen im Fokus der prädiktiven Gendiagnostik.

Derartige *Genmutationen* können für die Entwicklung von Krankheiten disponieren. Dabei wird unterschieden zwischen monogen bedingten Krankheitsdispositionen auf der einen Seite und polygen bzw. multifaktoriell bedingten Krankheitsdispositionen auf der anderen Seite (vgl. Nationaler Ethikrat 2005: 16ff.).[12] *Monogen bedingte Krankheitsdispositionen* basieren ganz oder überwiegend auf der Veränderung eines einzigen Gens. Sie sind in der Regel relativ selten und folgen den Mendelschen Erbgängen autosomal-dominant, autosomal-rezessiv oder X-chromosomal. Je nach statistisch errechneter Penetranz (Durchschlagskraft) führt die jeweilige Genmutation im Laufe des Lebens mit an Sicherheit grenzender, großer oder mittlerer Wahrscheinlichkeit zum Ausbruch der entsprechenden Krankheit. Hierzu zählen zum einen klassische Erbkrankheiten wie Chorea Huntington, Zystische Fibrose oder Muskeldystrophie Duchenne, zum anderen aber auch erbliche Tumorerkrankungen wie familiärer Darm- oder Brustkrebs, deren genetische Ursachen erst im Zuge des Humangenomprojekts entdeckt worden sind. Die Zahl der monogen erblichen Krankheiten beim Menschen wird auf circa 4.000 geschätzt (Hucho et al. 2005: 164). Davon

---

11 Wie im Diskurs generell üblich, wird auch im vorliegenden Buch immer wieder von »Genen« die Rede sein. Es soll hier nur darauf aufmerksam gemacht werden, dass dabei von einem überaus unscharfen Begriff Gebrauch gemacht wird, der naturwissenschaftlich keineswegs so *eindeutig* definiert ist, wie es erscheinen mag (vgl. nur Fischer 1999; Samerski 2002: 96ff.; Pearson 2006). Gemeinhin als Gen (Erbanlage) bezeichnet wird jedoch der »Abschnitt auf einem Chromosom bzw. in der DNA [englisch für Desoxyribonukleinsäure; N.H.], der die Informationen für die Herstellung einer […] RNA [englisch für Ribonukleinsäure; N.H.] enthält bzw. dafür kodiert […]. Die RNA dient in der Regel als Matrize für die Herstellung eines bestimmten Proteins (Eiweißmolekül), das eine spezifische Aufgabe in der Zelle bzw. im Organismus übernimmt.« (Propping et al. 2006: 17)

12 Die Unterscheidung wird in der Literatur nicht immer einheitlich verwendet, da zuweilen nicht zwischen Krankheits*dispositionen* und den Erkrankungen selbst differenziert wird. Monogen bedingte Krankheitsdispositionen mit niedriger Penetranz (Durchschlagskraft) führen möglicherweise eben zu multifaktoriell bedingten Erkrankungen. Diese werden dann auch als »multifaktorielle Erkrankungen mit monogenem Leitdefekt« bezeichnet (Propping et al. 2006: 40). Die vorliegende Arbeit folgt der Unterscheidungsweise des Nationalen Ethikrats (2005: 16ff.).

sind derzeit etwa 3.500 molekular aufgeklärt und damit auch molekulargenetisch diagnostizierbar (Schmidtke et al. 2007: 11).

Bei *polygen bzw. multifaktoriell bedingten Krankheitsdispositionen* ist der Einfluss eines einzelnen Gens deutlich geringer. Sie führen nur zu einer geringfügigen Erhöhung des Erkrankungsrisikos und folgen im Gegensatz zu den monogen bedingten Krankheitsdispositionen nicht den Mendelschen Gesetzmäßigkeiten. Vielmehr kommt die entsprechende Krankheit erst durch das Zusammenspiel mehrerer veränderter Gene (polygen) oder Polymorphismen bzw. in Kombination mit exogenen Faktoren wie Umwelteinflüsse oder Lebensstil (multifaktoriell) zum Ausbruch (vgl. Hennen et al. 1996: 67ff.). Hierzu zählen viele der häufig auftretenden, sogenannten Volks- und Zivilisationskrankheiten wie Asthma, Herz-Kreislauferkrankungen, Altersdiabetes oder Allergien. Die meisten dieser genetisch komplexen Krankheitsdispositionen (Suszeptibilitäten) sind allerdings wissenschaftlich noch sehr schlecht verstanden (vgl. DFG 2003: 14ff.).

Parallel zur Erforschung der genetischen Ursachen von Erkrankungen bemüht sich die medizinische Genetik, spezifische Verfahren zu entwickeln, mit denen die entsprechenden Genveränderungen (Mutationen und Polymorphismen) nachgewiesen bzw. diagnostiziert werden können. Diese sogenannten *Gentests* werden in der Regel hinsichtlich ihrer Zielsetzung unterschieden (vgl. Javaher & Schmidtke 2007: 107; Propping et al. 2006; Ethik-Beirat 2001: 445; Schroeder-Kurth 2000):[13]

- *Diagnostische* Tests dienen der Überprüfung einer klinischen Verdachtsdiagnose, also dem Nachweis oder Ausschluss einer vermuteten Erkrankung bei einer Person, die bereits entsprechende Symptome aufweist.
- *Prädiktive* Tests hingegen zielen bei klinisch gesunden, also symptomfreien Personen auf die Identifizierung von Genveränderungen, die im späteren Lebensalter mit erhöhter oder an Sicherheit grenzender Wahrscheinlichkeit zu einer Erkrankung führen. Hierzu zählen genetische Tests auf monogen bedingte Krankheitsdispositionen sowie sogenannte Suszeptibilitätstests auf genetisch komplexe Krankheitsdispositionen.

13 Zu genetischen Tests gehören auch »*identifikatorische* Tests« (Heinrichs 2006: 117; Herv. im Orig.) wie Vaterschaftstests, Identitätsnachweise oder andere forensische Untersuchungen. Sie tauchen in der folgenden Aufstellung nicht auf, weil sie keinen medizinischen Zwecken dienen. Zudem erfolgen sie an nicht kodierendem genetischem Material und liefern daher in der Regel keine Informationen über erblich bedingte Eigenschaften der untersuchten Person (Propping et al. 2006: 33).

- *Pränataldiagnostische* Tests dienen dem Nachweis oder Ausschluss einer Erkrankung beim Embryo oder Fetus.
- *Heterozygoten*-Tests zielen auf die Identifikation von heterozygoten Trägern von rezessiv vererbten Anlagen, die nur in homo- bzw. hemizygoter Form zu einer Erkrankung führen. Sie sind insbesondere für die Familienplanung von Bedeutung.
- *Screening*-Tests dienen der systematischen Untersuchung von Personen in spezifischen, hinsichtlich erhöhter Krankheitsrisiken definierten Gruppen oder in der allgemeinen Bevölkerung auf An- oder Abwesenheit von krankheitsrelevanten Mutationen.
- *Pharmakogenetische* Tests schließlich zielen auf die Identifizierung genetisch bedingter Unterschiede von Personen in der Reaktion auf Medikamente.

Zu betonen ist, dass die Grenzen dieser häufig getroffenen Unterscheidungen fließend sind (Ethik-Beirat 2001: 445). So handelt es sich etwa bei Screening-Tests entweder um prädiktive Tests oder um Heterozygoten-Tests. Auch sind pränataldiagnostische Tests auf spätmanifeste Krankheiten[14] gleichzeitig prädiktive, weil eben vorhersagende Tests. Jedoch werden sie selten als solche bezeichnet. Zudem lassen sich die genannten genetischen Tests auch hinsichtlich anderer Merkmale unterscheiden und ordnen, zum Beispiel nach dem Untersuchungszeitpunkt (pränatal versus postnatal) oder dem klinischen Zustand der untersuchten Person (symptomatisch versus asymptomatisch).

Die beschriebenen Gentests machen allerdings nur einen Teilbereich der medizinischen Gendiagnostik aus: »Der Überbegriff ›Genetische Diagnostik‹ umfasst alle Untersuchungen, die darauf zielen, eine genetisch bedingte Krankheitsursache oder Krankheitsdisposition abzuklären.« (Schroeder-Kurth 2000: 468) Diese *gendiagnostischen Untersuchungen* sind beim Menschen auf drei verschiedenen Ebenen möglich (vgl. Schmidtke 2001).[15] Auf die *Genotyp*-Ebene mit ihren molekulargenetischen Analysen und die *Chromosomen*-Ebene mit ihren zytogenetischen Analysen wurde schon eingegangen. Hierbei handelt es sich um genetische Tests bzw. Untersuchun-

14 Mittlerweile sind solche Tests in Deutschland durch das Gendiagnostikgesetz (§ 15 Abs. 2) untersagt.

15 Teilweise wird mit der Ebene der Genprodukte noch eine vierte Ebene genannt, auf der dann proteinchemische Analysen durchgeführt werden (vgl. Hennen et al. 1996: 60ff.; Enquete-Kommission 2002: 116; Nationaler Ethikrat 2005: 13f.; Schroeder-Kurth 2000: 468). Sie ist hier irrelevant.

gen *im engeren Sinne* (vgl. Nationaler Ethikrat 2005: 13f.). Aber auch auf der *Phänotyp*-Ebene ist es in manchen Fällen möglich, durch bloße Betrachtung oder einfache Untersuchungen (z.B. des Bluts oder Urins) auf genetische Merkmale einer Person zu schließen. Zu den Analysemethoden auf Phänotyp-Ebene gehören etwa auch Ultraschalluntersuchungen eines ungeborenen Kindes (Schmidtke 2001: 228).

Vor diesem Hintergrund scheint es mir gerechtfertigt, die im Rahmen humangenetischer Beratung (vgl. Kap. 2.2.1) erfolgende Erhebung der individuellen Krankheitsgeschichte des Ratsuchenden (Eigenanamnese) sowie die Erstellung eines Familienstammbaums (Familienanamnese) ebenfalls als gendiagnostische Untersuchungen zu bezeichnen (ähnlich Hennen et al. 1996: 61; Enquete-Kommission 2002: 116). Zwar handelt es sich hierbei nicht um molekular- oder zytogenetische Tests, aber immerhin um ärztliche Untersuchungen, die in vielen Fällen ausreichen, um eine genetische Diagnose zu stellen (z.B. »kein erblicher Brustkrebs«), Ratsuchende einer bestimmten Risikogruppe zuzuordnen (z.B. »moderat erhöhtes Risiko«) oder ihnen ein spezifisches Früherkennungsprogramm zu empfehlen (z.B. Mammographie und Ultraschall der Brust). Auch Eigen- und Familienanamnese sind insofern Untersuchungen, die wie Gentests der Abklärung genetisch bedingter Krankheitsdispositionen dienen. Gemäß der oben zitierten Definition genetischer Diagnostik sind sie damit gendiagnostische Untersuchungen.

Ähnlich wie die (molekular- oder zyto-)genetischen Tests im engeren Sinne lassen sich auch die *gendiagnostischen Untersuchungen im weiteren Sinne* nach ihrer Zielsetzung unterscheiden. Für die vorliegende Arbeit von Bedeutung sind die genetische Differentialdiagnostik, die Pränataldiagnostik und die prädiktive Gendiagnostik.

Die *genetische Differentialdiagnostik* dient der medizinischen Untersuchung von Patienten mit manifesten klinischen Symptomen mit möglicherweise genetischer Ursache, und zwar zur Bestätigung oder zum Ausschluss einer bestimmten klinischen Diagnose bzw. zur Unterscheidung zwischen mehreren klinischen Alternativen (vgl. Schroeder-Kurth 2000: 468; Javaher & Schmidtke 2007: 111f.). Sie kann den Patienten vor »medizinischen Odysseen« (ebd.), vor anderen mit Risiken und Kosten verbundenen diagnostischen Maßnahmen oder vor falschen Therapieansätzen bewahren. Die genetische Differentialdiagnostik ist in der klinischen Alltagspraxis weit verbreitet und wird von so verschiedenen Fachgebieten wie Pädiatrie, Neurologie, Innere Medizin, Hämatologie, Augenheilkunde, Gynäkologie, oder

Hals-, Nasen-, Ohrenheilkunde in Auftrag gegeben. Mögliche familiäre Implikationen der genetischen Untersuchungsergebnisse stehen für die veranlassenden Ärzte bei der Behandlung ihrer Patienten im Hintergrund – wenn überhaupt. Zu einer humangenetischen Beratung kommt es in der Regel nicht (vgl. Schroeder-Kurth 2000: 466; aber auch die neuen Regelungen in § 10 Abs. 1 des Gendiagnostikgesetzes).

Die *Pränataldiagnostik* soll während der Schwangerschaft klären, ob der Embryo bzw. Fetus auffällige Merkmale aufweist bzw. krankheitsassoziierte Mutationen (Genmutationen oder numerische/strukturelle Chromosomenaberrationen) trägt.[16] Sie arbeitet mit nicht-invasiven Verfahren wie Ultraschall- oder Blutuntersuchungen sowie mit invasiven Verfahren wie der Amniozentese (Fruchtwasserentnahme) oder der Fetalblutpunktion (vgl. Nationaler Ethikrat 2003: 19ff.). Gentests im engeren Sinne können nur an den mittels invasiver Verfahren gewonnenen Zellen fetalen Ursprungs durchgeführt werden. Dagegen gehört die Ultraschalluntersuchung zwar zu den gendiagnostischen Untersuchungen, stellt aber keinen eigentlichen Gentest dar. In einigen Fällen kann die Pränataldiagnostik zu spezifischen therapeutischen Interventionen während der Schwangerschaft und/oder zur spezifischen Behandlung des Neugeborenen kurz nach der Geburt beitragen. Die Prognose einer schweren Krankheit des Kindes kann aber auch zur Option eines Abbruchs der Schwangerschaft führen (vgl. Javaher & Schmidtke 2007: 116). Dies ist der entscheidende Grund, weshalb die Pränataldiagnostik mit »gänzlich anderen ethischen und rechtlichen Fragestellungen« (Propping et al. 2006: 43) konfrontiert ist als die (postnatale) prädiktive Gendiagnostik. Die Pränataldiagnostik gehört heute im Rahmen der Schwangerschaftsvorsorge zur Routinediagnostik der gynäkologischen Praxis (vgl. Enquete-Kommission 2002: 73ff.). Eine vorhergehende und nachsorgende (humangenetische) Beratung ist bislang nicht unbedingt die Regel gewesen (vgl. ebd.: 67) – obwohl die Bundesärztekammer dies zumindest bei einer invasiven Pränataldiagnostik ausdrücklich empfiehlt (BÄK 1998b: A3238) –, wird aber neuerdings durch das Gendiagnostikgesetz (GenDG §§ 10 und 15) vorgeschrieben.

16 Die Präimplantationsdiagnostik (PID) dient dem gleichen Zweck, meint jedoch die Untersuchung von Embryonen, die wenige Tage alt sind, durch extrakorporale (In-vitro-) Fertilisation erzeugt wurden und sich im Präimplantationsstadium befinden. Sie spielt in der vorliegenden Arbeit keine Rolle. Grundlegend zur PID siehe Enquete-Kommission 2002; Nationaler Ethikrat 2003.

Die *prädiktive Gendiagnostik* schließlich dient der medizinischen Untersuchung von klinisch gesunden, also symptomfreien Personen auf Erbanlagen hin, welche die Disposition für eine sich erst im späteren Leben manifestierende Erkrankung mit sich bringen (vgl. GfH 2000). In Deutschland wird im Rahmen ärztlicher Praxis eine prädiktive Gendiagnostik derzeit vorwiegend hinsichtlich monogen bedingter und kaum hinsichtlich genetisch komplexer Krankheitsdispositionen vorgenommen (vgl. GfH 2004).[17] Je nach Penetranz dieser monogen bedingten Krankheitsdispositionen wird unterschieden zwischen prädiktiv-deterministischen und prädiktiv-probabilistischen Gentests (Feuerstein & Kollek 2000: 91; vgl. Ethik-Beirat 2001: 445).[18] *Prädiktiv-deterministische Tests* identifizieren Genveränderungen, die mit an Sicherheit grenzender Wahrscheinlichkeit im späteren Lebensalter zur Entwicklung einer Krankheit führen (z.B. nahezu 100 Prozent bei Chorea Huntington).[19] Hingegen erfassen *prädiktiv-probabilistische Tests* Genveränderungen, die nur mit einer mehr oder minder großen Wahrscheinlichkeit das spätere Auftreten einer Erkrankung zur Folge haben (z.B. 40 bis 80 Prozent bei erblichem Brustkrebs). Wie schon erwähnt, gehören zu den prädiktiv-gendiagnostischen Untersuchungen neben den eigentlichen Gentests auch die Eigen- und Familienanamnese.[20] Bei einem negativen Befund kann die prädiktive Gendiagnostik die unter-

17 Gleichwohl sind solche Suszeptibilitätstests zunehmend außerhalb ärztlicher Praxis, vor allem über das Internet zugänglich. Von ärztlicher Seite wird dies sehr kritisch gesehen (vgl. Berth 2002; Propping et al. 2006: 46ff.; GfH 2008). Inwiefern das 2009 verabschiedete Gendiagnostikgesetz, das prädiktive Gentests unter Arztvorbehalt stellt (§ 7), dieser Entwicklung Einhalt gebieten kann, bleibt vorerst abzuwarten.

18 Anknüpfend an diese Unterscheidung differenziert Schroeder-Kurth (2000: 468) noch weiter zwischen präsymptomatischer genetischer Diagnostik (bezüglich prädiktiv-deterministischer Tests) und prädiktiver genetischer Diagnostik (bezüglich prädiktiv-probabilistischer Tests). Da jedoch beide Testarten sowohl prädiktiv als auch präsymptomatisch sind, ist diese Begriffswahl wenig überzeugend.

19 Allerdings beruht auch die maximale Vorhersagbarkeit der – nicht nur diesbezüglich als Paradebeispiel geltenden – Chorea Huntington bislang nur auf statistischen Daten, da der kausale Wirkungszusammenhang dieser neurodegenerativen Erkrankung (noch) nicht aufgeklärt ist (Bartram et al. 2000: 39ff.). Für eine Kurzcharakterisierung der Chorea Huntington siehe Kapitel 4.1.1.

20 »Lässt sich in einer Familie bei der erkrankten Person keine pathogene Mutation nachweisen, kann den Risikopersonen keine prädiktive Testung angeboten werden, die Einschätzung des Erkrankungsrisikos [ergo die prädiktive Gendiagnose; N.H.] erfolgt dann nach formalgenetischen Gesichtspunkten (Erbgang, Verwandtschaftsgrad).« (Propping et al. 2006: 37)

suchte Person entlasten.[21] Bei einem positiven Befund ermöglicht sie in einigen Fällen präventive oder gar therapeutische Maßnahmen (z.B. bei erblichen Tumorerkrankungen). Hinsichtlich derzeit (noch) nicht verhinder- oder behandelbarer Erkrankungen (z.B. bei Chorea Huntington) kann sie immerhin eine Hilfe bei der Lebens- und Familienplanung sein (vgl. GfH 2000; Javaher & Schmidtke 2007: 112). Auch die prädiktive Gendiagnostik gehört mittlerweile zum medizinischen Alltag (s.u.). Sie erfolgt in der Regel in Universitätskliniken bzw. -instituten sowie in niedergelassenen humangenetischen Arztpraxen. Dabei soll eine prädiktive Gendiagnostik und insbesondere ein prädiktiver Test nur im Rahmen einer genetischen Beratung erfolgen (BÄK 1998a: A1398; BÄK 2003: A1302; GenDG § 10 Abs. 2).

Auch die Grenzen zwischen genetischer Differentialdiagnostik, Pränataldiagnostik und prädiktiver Gendiagnostik lassen sich nicht immer eindeutig ziehen. Insbesondere in der medizinischen Anwendungspraxis der humangenetischen Beratung können sie sich vermischen. So hat bei genetisch bedingten Erkrankungen mit Wiederholungsrisiko (z.B. erbliche Tumorerkrankungen) die genetische Differentialdiagnose einer bereits erkrankten Person gleichzeitig prädiktiven Wert, stellt also gewissermaßen auch eine prädiktive Gendiagnose dar. Umgekehrt ist in vielen Fällen ein prädiktiver Gentest erst dann möglich, wenn ein bereits erkranktes Familienmitglied im Vorfeld differentialdiagnostisch positiv getestet worden ist. Positive Befunde prädiktiver Gendiagnostik oder genetischer Differentialdiagnostik wiederum eröffnen in manchen Fällen erst die Möglichkeit einer Pränataldiagnostik während einer späteren Schwangerschaft der Betroffenen. Wird diese ausgetragen, stellt die pränatale Diagnose gleichzeitig eine prädiktive Gendiagnose für das geborene Kind dar usf.

Über die Entwicklung und Verbreitung humangenetischer Leistungen in Deutschland geben die Daten der gesetzlichen Krankenversicherungen (GKV) noch am besten Auskunft, da über sie rund 90 Prozent der medizinischen Versorgungsleistungen in Deutschland abgerechnet werden. Danach hat sich die Anzahl molekulargenetischer Tests zwischen den Jahren 1996 und 2004 mehr als verdreifacht (vgl. Pabst & Schmidtke 2007: 196; vgl. Schmidtke et al. 2005).[22] Relativ konstant hingegen blieb im selben

---

21 Es geht hier nur um den möglichen Nutzen prädiktiver Gendiagnostik. Zu ihren psychosozialen Folgen für die Betroffenen siehe Kapitel 2.1.2.

22 Indikator ist hier unter anderem die Leistungsziffer bezüglich der DNA-Extraktion aus menschlichen Geweben. Ihre Fallzahl ist von circa 60.000 im Jahr 1996 auf über 200.000

Zeitraum die Anzahl (pränataler) zytogenetischer Tests. Da sich zudem bereits in den 1990er Jahren abzeichnete, dass der in den vorangegangenen Jahren zu verzeichnende kontinuierliche Anstieg der Pränataldiagnostik auf hohem Niveau zum Stillstand gekommen war, vermuten Regine Kollek und Thomas Lemke (2008: 300), dass »die wachsende Zahl genetischer Tests auf Untersuchungen zurückgeht, die in diagnostischer oder prädiktiver Absicht an Erwachsenen durchgeführt wurden«, also der zunehmenden Verbreitung der genetischen Differentialdiagnostik und der prädiktiven Gendiagnostik zuzurechnen sind.

Dem Zuwachs genetischer Tests entsprechend hat sich zwischen den Jahren 1994 und 2002 im deutschsprachigen Raum auch die Zahl der Laboreinrichtungen, die molekulargenetische Tests durchführen, mehr als verdreifacht (Hucho et al. 2005: 202f.).[23] Dagegen ist die Inanspruchnahme humangenetischer Beratungen zwischen den Jahren 1996 und 2004 ungefähr gleich geblieben und hat sich auf 45.000 bis 50.000 Beratungen pro Jahr eingependelt (Pabst & Schmidtke 2007: 201f.). Zwischen der gesteigerten Anzahl molekulargenetischer Tests und der Anzahl genetischer Beratungen besteht demnach ein deutliches Ungleichgewicht. Der schon 1996 konstatierte »Trend zur Entkoppelung von Beratung und Diagnose« (Hennen et al. 1996: 98) scheint sich also fortzusetzen bzw. noch zu verstärken. Insgesamt sprechen mehrere Entwicklungsdeterminanten dafür, dass sich die prädiktive Gendiagnostik – nicht zuletzt durch eine breitere kommerzielle Nutzung – weiterhin stark verbreiten wird (Kollek & Lemke 2007). Abzuwarten bleibt allerdings, welchen Einfluss das 2009 verabschiedete Gendiagnostikgesetz (GenDG)[24], das prädiktive Gentests unter Arztvorbehalt stellt (§ 7), auf diese bisher zu beobachtenden Entwicklungstrends nehmen wird.

---

im Jahr 2004 angestiegen. Dabei dürften die entsprechenden Untersuchungen in erster Linie die hier interessierenden erblichen Erkrankungen und Krankheitsdispositionen betreffen (Pabst & Schmidtke 2007: 195).

23 Das Humangenetische Qualitäts-Netzwerk (HGQN) – eine Datenbank des Berufsverbands Deutscher Humangenetiker – führt derzeit circa 130 Einrichtungen im deutschsprachigen Raum, die molekulargenetische Diagnostik anbieten (Stand: Oktober 2011). Vgl. das HGQN im Internet unter: http://www.hgqn.org/ [31.10.2011].

24 Mehrere Wissenschaftsakademien halten Teile dieses Gesetzes bereits kurz nach Inkrafttreten für »dringend novellierungsbedürftig« (Leopoldina et al. 2010: 60).

2.1.2 Psychosoziale Implikationen der prädiktiven Gendiagnostik

Seitdem die prädiktive Gendiagnostik in der klinischen Praxis Anwendung findet, stehen ihre psychosozialen Folgen für die unmittelbar Betroffenen sowie ihre gesellschaftlichen Implikationen (siehe Kap. 2.1.3) im Fokus sozialwissenschaftlicher, psychologischer und ethischer Begleitforschung und Debatten (vgl. für beides die umfangreiche Übersichtsarbeit von Kollek & Lemke 2008).

Unzählige Studien[25] beschäftigen sich mit den unmittelbaren *psychischen Auswirkungen eines prädiktiven Testergebnisses* und dessen Einfluss auf das Gesundheitsverhalten der Getesteten (vgl. etwa die Reviews von Broadstock et al. 2000; Lerman et al. 2002; Beery & Williams 2007). Dabei hat sich gezeigt, dass die Reaktion eines Menschen auf ein *positives Testergebnis* vor allem von dessen bisherigen Lebenserfahrungen und psychosozialen Ressourcen abhängt (vgl. Schmedders 2004). Allerdings stellt besonders bei schweren, unheilbaren Erkrankungen wie der Chorea Huntington die Mitteilung eines positiven Testergebnisses für die Betroffenen in der Regel erstmal einen Schock dar (Hildt 2006: 317). Auch der positive Befund eines prädiktiv-*probabilistischen* Gentests kann mit erheblichen psychischen Belastungen für die getestete Person und ihre Angehörigen einhergehen. Generell gehören zu den häufig beobachteten Effekten etwa Stress, Ängste und depressive Stimmungen (vgl. Kollek & Lemke 2008: 81; Michie et al. 2002). Sie können als Ausdruck eines empfundenen Verlusts von Hoffnung und Lebensqualität angesehen werden (vgl. Ethik-Beirat 2001: 447; Schmedders 2004: 54). Hinzu kommt oft die Sorge um die eigenen Kinder und zukünftigen Nachkommen. So sprechen einige Studien für eine nachhaltige Verunsicherung des Kinderwunsches bzw. bereits getroffener Fortpflanzungsentscheidungen durch einen positiven Testbefund (vgl. ebd.: 49). Trotzdem halten die untersuchten Personen prädiktive Gentests – vor allem auf Krankheitsdispositionen mit geringer Penetranz – nicht unbedingt für außergewöhnlich oder von anderen medizinischen Untersuchungen verschieden (Kollek & Lemke 2008: 113).

Ein *negatives Testergebnis* führt in vielen Fällen erst einmal zu Erleichterung und Freude bei den Betroffenen, da die von der familiären Erkrankung genährten Sorgen um die eigene Gesundheit und die der Nach-

25 Entsprechend der Verbreitung von Gentests in der medizinischen Praxis beziehen sich die Studien in der Regel auf monogen bedingte Krankheitsdispositionen (vgl. Kap. 2.1.1).

kommen ihre Ursache verlieren (vgl. Schmedders 2004: 50ff.). Beobachtet wurden unter anderem der Anstieg von Zuversicht, Selbstvertrauen und Selbstwertgefühl sowie die Zunahme von empfundener Lebensqualität (vgl. Hildt 2006: 311). Zu diesen positiven Effekten kommt es jedoch nicht immer. Besonders in Familien, in denen eine schwere Erkrankung wie Chorea Huntington bereits aufgetreten ist, können die negativ getesteten Personen auch schwere Depressionen entwickeln, etwa aus Schuldgefühlen gegenüber den betroffenen Geschwistern, weil sie selbst noch einmal »davongekommen« sind (vgl. Schmedders 2004: 50ff.; Kollek & Lemke 2008: 163). Auch kann sich der zunächst positive Effekt eines negativen Befunds auf das psychische Wohlbefinden der Betroffenen langfristig wieder umkehren (ebd.: 83). So haben einige negativ Getestete psychische Schwierigkeiten, sich ihrem neuen Status anzupassen, zum Beispiel weil sie sich schon ihr ganzes bisheriges Leben auf die zukünftige Erkrankung eingestellt hatten (vgl. Hildt 2006: 312).

Mittel- und langfristig scheinen die psychischen Konsequenzen eines Gentestbefunds eher milde zu sein (Lerman et al. 2002; Broadstock et al. 2000). Die getesteten Personen scheinen im Verlauf der Jahre den Gentestbefund – gleich ob positiv oder negativ – verarbeiten und ein »neues Gleichgewicht« erreichen zu können (Hildt 2006: 318; vgl. Porz et al. 2005). Allerdings weisen viele der bisherigen, zumeist quantitativ mittels psychometrischer Tests vorgehenden Untersuchungen erhebliche Schwächen in Design und Methodik auf (Broadstock et al. 2000). In einer der seltenen qualitativen Studien beschäftigt sich Mechtild Schmedders (2004) am Beispiel der erblichen Tumorerkrankung der familiären adenomatösen Polyposis (FAP) ausführlich mit der Frage, wie positiv getestete Personen mit den durch die prädiktive Diagnose hervorgerufenen multiplen Verunsicherungen im Kontext ihrer Lebensgeschichte umgehen und welche Strategien sie dabei verfolgen. Dabei zeigt Schmedders, wie hinter scheinbar gelungenen Anpassungen an den neuen genetischen Status bzw. die FAP-Erkrankung durchaus problematische Lebenssituationen liegen können. Insgesamt besteht hinsichtlich der langfristigen Auswirkungen von genetischen Tests aber noch erheblicher Forschungsbedarf (Kollek & Lemke 2008: 83; Hildt 2006: 331; Lerman et al. 2002; Broadstock et al. 2000).

Keine empirische Evidenz liegt bislang für die Annahme vor, dass prädiktive Gentests das *Gesundheitsverhalten* im Alltag (Rauchen, Ernährung, Sport etc.) oder den Lebensstil der Betroffenen entscheidend beeinflussen

(Beery & Williams 2007; Lerman et al. 2002; vgl. Kollek & Lemke 2008: 88ff.). Vermutet wird sogar, dass mittels Gentests gewonnene Risikoinformationen weniger zu Verhaltensänderungen motivieren als andere Typen von Informationen über Gesundheitsrisiken (Marteau & Weinman 2006). Immerhin belegen Studien, dass Menschen mit positivem Gentestbefund bezüglich erblicher Tumorerkrankungen eher Früherkennungsprogramme wahrnehmen und sich zu prophylaktischen Operationen entschließen als negativ Getestete (Beery & Williams 2007). Dagegen fehlt der in der Literatur zunächst geäußerten Hypothese, dass prädiktive Gentests zu einer Art Fatalismus führen und die positiv Getesteten demotivieren, sich präventiv zu verhalten, ebenfalls jegliche empirische Grundlage (Kollek & Lemke 2008: 114).

Neben den unmittelbaren Auswirkungen prädiktiver Gentests auf das psychische Wohlbefinden und das Gesundheitsverhalten der Betroffenen können Gentestbefunde auch das individuelle Selbstverständnis verändern, und zwar in Hinblick auf körperliche, soziale und kognitive Eigenschaften bzw. Fähigkeiten. Damit haben sie Konsequenzen für die Einschätzung eigener Handlungsmöglichkeiten in Familie, Beruf und Gesellschaft, also für den persönlichen Lebensstil, die Lebens- und Familienplanung sowie für *soziale Beziehungen* zu anderen Menschen (vgl. Kollek & Lemke 2008: 73ff.; Feuerstein & Kollek 2000: 98f.). So kann es in Familien, in denen schon schwere erbliche Erkrankungen aufgetreten sind, zu großen Spannungen kommen, etwa wenn sich manche Familienmitglieder genetisch untersuchen lassen möchten, andere hingegen nicht. Da schon ein einzelner Testbefund immer auch Aussagen über die biologisch Verwandten erlaubt, schlagen möglicherweise schon einem testwilligen Familienmitglied, erst recht aber einem expliziten Übermittler genetischer Informationen Aggression und Ablehnung innerhalb der Familie entgegen. Zudem kann in Folge von Gentests die Verantwortung und Schuld an dem Schicksal der betroffenen Angehörigen den negativ Getesteten zugeschoben werden usw. (vgl. Schmedders 2004: 55ff.; Heinrichs 2006: 134).

Insgesamt fällt es schwer, verallgemeinernde Aussagen über die psychosozialen Implikationen prädiktiver Gentests zu treffen (Kollek & Lemke 2008: 292). Die Auswirkungen eines prädiktiven Testergebnisses auf die Psyche, das Alltagsleben und das Gesundheitsverhalten der getesteten Personen sind so verschieden, dass jeder (Gentest-)Fall gesondert untersucht und bewertet werden muss. Besonders beeinflusst werden die psychosozialen Folgen eines prädiktiven Gentests von den jeweils verfügbaren präventiven und/oder therapeutischen Möglichkeiten (ebd.: 112). Dagegen scheint die klinische Schwere einer Erkrankung nur ein schwacher Prädiktor für die psychische Belastung eines Getesteten zu sein. Individuelle biographische Faktoren spielen hier möglicherweise die entscheidendere Rolle (Schmedders 2004: 262). Selbst das Testergebnis – also die Frage, ob ein positiver oder negativer Befund vorliegt – ist nicht geeignet, um vorauszusagen, wie groß die emotionale Belastung für die Getesteten mittelfristig sein wird. Hier wiederum scheint der emotionale Zustand *vor* dem Gentest einen stärkeren Prädiktor abzugeben (Broadstock et al. 2000). Letztlich werden die psychosozialen Implikationen prädiktiver Gentests von einer so großen Vielfalt an Faktoren und situativen Konstellationen beeinflusst, dass von zukünftigen Untersuchungen noch zahlreiche Erweiterungen und Modifizierungen des hier skizzierten Bildes zu erwarten sind (vgl. Kollek & Lemke 2008: 116).

2.1.3 Gesellschaftliche Implikationen der prädiktiven Gendiagnostik

Neben den psychosozialen Folgen für die unmittelbar von einem Gentest Betroffenen werden auch weitergehende *soziale Risiken und gesellschaftliche Implikationen der prädiktiven Gendiagnostik* diskutiert. Früh schon wurde das Entstehen einer neuen Gruppe von sogenannten *›gesunden Kranken‹* thematisiert (vgl. Beck-Gernsheim 1993: 72; Scholz 1995: 48f.). Damit sind in erster Linie die positiv getesteten Klienten prädiktiver Gendiagnostik gemeint, also diejenigen symptomfreien Personen, bei denen mittels eines prädiktiven Gentests eine Disposition für eine sich erst im späteren Leben mehr oder weniger wahrscheinlich manifestierende Erkrankung diagnostiziert worden ist.[26] »Sie sind nicht mehr gesund, auch noch nicht krank, werden vielmehr – mit Hilfe einer Diagnostik, die weit in die Zukunft hineinreicht – zu ›gesunden Kranken‹ gestempelt.« (Beck-Gernsheim 1997: 84) Dies – so wird vielerorts befürchtet (etwa Lippman 1992) – öffnet einer Stigmatisierung und Diskriminierung dieser positiv getesteten Menschen Tür und Tor.[27]

26 Ein weiterer vielfach verwendeter Ausdruck für besagte Personen ist der des »asymptomatisch Kranken« (vgl. Kollek & Lemke 2008: 141).

27 Anzumerken ist, dass medizinische Fälle, in denen eine Krankheit »unabhängig und vor jedem Auftauchen von Symptomen« diagnostiziert wird und infolgedessen »[m]ehrere Jahre lang [...] zugleich da und nicht da« ist (Herzlich & Pierret 1984: 121) prinzipiell nicht erst im Zuge der Humangenetik aufgetaucht sind (vgl. die sozialhistorische Studie

Allgemein meint *genetische Diskriminierung* die Ungleichbehandlung bzw. Benachteiligung von Menschen aufgrund vermuteter oder tatsächlich vorhandener genetischer Merkmale. Während der Begriff der (genetischen) Stigmatisierung zumeist für soziale Ausgrenzungs- und Benachteiligungsprozesse im zwischenmenschlichen oder interaktionellen Bereich verwendet wird (Familie, Freundes- und Bekanntenkreis etc.), bezieht sich der Begriff der genetischen Diskriminierung in der Regel auf institutionalisierte Formen der Benachteiligung. Dagegen schlagen Kollek und Lemke (2008: 191ff.) einen sowohl breiteren als auch differenzierteren Begriff genetischer Diskriminierung vor. Er umfasst drei analytisch voneinander abzugrenzende, empirisch sich aber oft überschneidende Dimensionen: (1) Institutionelle Diskriminierung beruht auf routinierten, oft formalisierten und explizit geregelten Praktiken von Organisationen, etwa durch Versicherungen, Arbeitgeber oder Behörden. Sie steht im Fokus rechtlicher und ethischer Regulierungsdebatten (vgl. GenDG; Heinrichs 2006: 135ff.; Nationaler Ethikrat 2005, 2007; Schröder 2004; Stockter 2008; Ziegler & Ziegler 2011). (2) Interaktionelle Diskriminierung (Stigmatisierung) dagegen »manifestiert sich in intentionalen Handlungsformen, aber auch in Stereotypen, Vorurteilsstrukturen und Deutungsmustern, die zu diskriminierenden Handlungen ohne bewusste Diskriminierungsabsicht führen können« (Lemke 2006: 140). (3) Indirekte Diskriminierung schließlich meint Praktiken, die (nur) mittelbar auf Betroffene einwirken und deren Entscheidungsspielräume und Handlungsoptionen beschränken. Sie bezieht sich auf spezifische Erwartungsstrukturen und Formen von Missachtung, die an alle Gesellschaftsmitglieder adressiert sind, sowie auf »soziale Werte und Normen […], die eine Geringschätzung bestimmter Menschen ausdrücken« (Enquete-Kommission 2002: 24). *Direkte* genetische Diskriminierung ist dagegen einzelfallbezogen und meint die Art und Weise, wie Menschen mit genetischen Eigenheiten (z.B. »gesunde Kranke«) im Umgang mit Institutionen oder in Interaktionen individuell behandelt werden. Während zu den Formen institutioneller Diskriminierung umfassende empirische Studien aus dem angloamerikanischen Raum vorliegen (siehe

---

von Herzlich & Pierret 1984). Dies gilt natürlich erst recht und generell für Krankheitsrisiken, die es als »Zustand in der Grauzone zwischen Gesundheit und Krankheit« (Noack 1993: 16) auch bezüglich nicht-genetischer Erkrankungen wie etwa Herzkrankheiten gibt. Nicht zufällig wurde schon vor Jahrzehnten ein etwaiger Übergang zu einer Risikofaktorenmedizin diskutiert (vgl. Abholz et al. 1982; Lachmund 1987). Freilich wird dieser Trend durch die genetische Diagnostik verstärkt (Sass 2003: 45). Vgl. auch Kapitel 3.2.3.

für einen Überblick Lemke 2006: 41ff.), sind für Deutschland lediglich einzelne Fälle genetischer Diskriminierung dokumentiert, zum Beispiel von Anlageträgern der Chorea Huntington (Lemke 2005b). Die größten empirischen Defizite der bisherigen Untersuchungen bestehen allerdings bezüglich der genetischen Diskriminierung im Alltag, also hinsichtlich der interaktionellen sowie indirekten Formen genetischer Diskriminierung (vgl. Lemke 2005a).

Zu den indirekten Formen genetischer Diskriminierung kann auch die zunehmende »Verschiebung von Verantwortungslasten auf genetisch Belastete in Verwandtschafts-, Arbeits- oder Versicherungsverhältnissen« (Feuerstein & Kollek 2001: 29) gezählt werden. Damit ist umschrieben, dass mit den neuartigen Handlungs- und Entscheidungsoptionen der genetischen Diagnostik auch neue Verantwortungszuschreibungen und normative Erwartungen an die Lebensführung des Einzelnen einhergehen (vgl. Scholz 1995: 57ff.; ten Have 2001: 301f.; Wolff 1997: 77).[28] Befürchtet werden etwa wachsende Erwartungen an das Individuum, bestimmte präventive Maßnahmen zu ergreifen (Ethik-Beirat 2001: 447). »Es zeichnen sich Konturen einer ›genetischen Verantwortung‹ ab, die neue individuelle Entscheidungszwänge und moralische Verpflichtungen etabliert.« (Lemke 2006: 141) Gemäß der Vorstellung einer *genetischen Verantwortung* soll es möglich sein, genetische Risiken, wie andere Gesundheitsrisiken auch, durch entsprechende Verhaltensänderungen zu kontrollieren – zum Wohle des Einzelnen wie der Allgemeinheit. Drei Dimensionen genetischer Verantwortung lassen sich unterscheiden (vgl. Kollek & Lemke 2008: 226ff.): (1) Die Reproduktionsverantwortung zielt auf die Vermeidung der Vererbung genetischer Risiken und Krankheiten an die Nachkommen. (2) Die Informationsverantwortung bezieht sich in erster Linie auf die Weitergabe genetischer Risikoinformationen an Familienangehörige und biologisch Verwandte, sofern sie deren Gesundheit betreffen. (3) Die Eigenverantwortung schließlich betrifft das eigene Gesundheitsverhalten, also das Management bzw. die Kontrolle der eigenen genetischen Risiken durch die Nachfrage nach genetischer Diagnostik und die Wahrnehmung von Präventionsmöglichkeiten. Viele »gesunde Kranke« und andere genetische

28 Sass (2003) prognostiziert gar eine medizinethische Schwerpunktverlagerung weg von der Arztethik hin zu einer »Patienten- und Bürgerethik«, in deren Zentrum die »Gesundheitsmündigkeit« und »Gesundheitsverantwortung« des Einzelnen steht. Dazu verfasst er einen entsprechenden Tugendkatalog (ebd.: 54).

Risikopersonen[29] empfinden nämlich nicht nur eine Verantwortung gegenüber den Verwandten, die eigenen genetischen Gesundheitsrisiken in Erfahrung zu bringen, den Verwandten mitzuteilen und diese gegebenenfalls zum gleichen Verhalten zu bewegen, sondern auch eine Verpflichtung zum Management dieser Risiken (Hallowell 1999; vgl. zur Nieden 2009). Diese »Individualisierung von Verantwortung« (Hildt 2006: 433; vgl. Lippman 1992; Lösch 2001) fügt sich gut ein in eine schon länger zu beobachtende gesellschaftliche bzw. gesundheitspolitische Entwicklung, im Zuge derer die »Pflicht zur Gesundheit« mehr und mehr das »Recht auf Krankheit« und damit auch das ja nur für den Krankheitsfall geltende »Recht auf Gesundheit« verdrängt (Herzlich & Pierret 1984: 275f.; vgl. Kollek & Lemke 2008: 223ff.).[30]

Die Anwendung prädiktiver Gendiagnostik hat aber nicht nur individualisierende, sondern auch sozialisierende Folgen, denn sie ermöglicht »neue Formen von Solidarität und Sozialität auf der Grundlage von gemeinsamen Krankheitserfahrungen und der Kommunikation über medizinische Heilungschancen und ethische Konflikte« (Lemke 2004: 89). Beispiele hierfür sind etwa Selbsthilfegruppen und Patientenorganisationen im Bereich genetisch bedingter Erkrankungen. Hier treffen sich Menschen gegebenenfalls allein deshalb, weil sie die gleiche prädiktive Gendiagnose erhalten haben oder zur gleichen genetischen Risikogruppe gehören. Der Organisationsgrad solcher Kollektive kann dabei so weit gehen, dass eigene Publikationsorgane gegründet werden (z.B. der Huntington-Kurier der Deutschen Huntington-Hilfe). Unter anderem solche Vergemeinschaftungsformen hat Paul Rabinow (1996, 2008) vor Augen, wenn er von *Biosozialität* spricht (siehe die Beiträge in Gibbon & Novas 2008). Dabei haben Selbsthilfegruppen und Patientenorganisationen im Bereich der Biomedizin in jüngster Vergangenheit erhebliche Wirkungskraft entfaltet. Zum einen kooperieren sie systematisch mit wissenschaftlichen Institutionen und Kliniken, die auf dem Gebiet der sie betreffenden Erkrankung forschen (siehe

29 »Eine klinisch gesunde Person, die aufgrund des Familienbefundes (Erbgangs) möglicherweise die für die Krankheit verantwortliche Mutation trägt, wird als Risikoperson bezeichnet.« (Propping et al. 2006: 36)

30 Das Phänomen, dass den individualisierten Akteuren das gesellschaftlich geforderte Verhalten als Ausdruck des eigenen Willens oder der Selbstverwirklichung erscheint, wird in der sozialwissenschaftlichen Literatur als Kennzeichen einer mit »Gouvernementalität« benannten Herrschaftstechnik verhandelt. Aus dieser Perspektive wird dann auch die (prädiktive) Gendiagnostik als Instrument einer modernen »Biopolitik« begriffen (Feuerstein & Kollek 2001; siehe ausführlicher Lemke 2007a).

etwa für die Huntington-Selbsthilfebewegung Lemke 2004: 28ff.). Zum anderen bewegen sie sich zunehmend in der politischen Arena, betreiben Lobbyarbeit und Fundraising, beteiligen sich an Regulierungsprozessen hinsichtlich des Einsatzes prädiktiver Gentests und kämpfen gegen materielle oder ideelle Zugangsbeschränkungen zur Nutzung von genetischen Tests (vgl. Kollek & Lemke 2008: 187ff.). In der angloamerikanischen Literatur werden diese neuen Artikulations- und Repräsentationsformen unter Begriffen wie »Biological Citizenship« (etwa Rose & Novas 2005) oder »Genetic Citizenship« (etwa Heath et al. 2004) diskutiert.

Dominant in den wissenschaftlichen und öffentlich-politischen Diskussionen um die sozialen Folgen und gesellschaftlichen Implikationen genetischer Diagnostik sind jedoch weniger Formen einer Biosozialität als vielmehr eine zumeist beklagte »Biologisierung des Sozialen« (Lemke 2004: 59) oder »Genetisierung der Lebenswelt« (Heinrichs 2006: 132; vgl. auch Bühl 2009: 87ff.; Wehling et al. 2007). Der Begriff »Geneticization« bzw. »Genetifizierung« wurde zu Beginn der 1990er Jahr von Abby Lippman (1991a, 1991b, 1992) geprägt. Lippman meinte und kritisierte damit in erster Linie genetischen Reduktionismus und Determinismus, also den fortlaufenden Prozess, Unterschiede zwischen Individuen allein auf deren Gene zurückzuführen. Daran anschließend definiert Henk ten Have (2003: 535) *Genetifizierung* »as the socio-cultural process of interpreting and explaining human beings with the terminology and concepts of genetics, so that not only health and disease but also all human behavior and social interactions are viewed through the prism of biomolecular technology.«[31] Dabei sieht er die Funktion dieses Konzepts vor allem darin, auf soziale Risiken und Implikationen der Genetifizierung aufmerksam zu machen, die in der bioethischen Debatte zumeist vernachlässigt oder übersehen werden: »The concept therefore informs bioethics that biomedicine and bioscience should be associated with biocriticism.« (ten Have 2001: 303) Entsprechend wurde das Konzept der Genetifizierung auch als normativ und rein negativ aufgeladen kritisiert (Hedgecoe 1999). Daneben gibt es sowohl weitergehende theoretische Kritik als auch empirische Zweifel an einem Phänomen der *Genetifizierung der Gesellschaft* (vgl. Kollek & Lemke 2008: 128ff.). Kollek und Lemke (ebd.) schlagen daher eine analytisch-deskriptive

---

31 Conrad und Gabe (1999: 3) sprechen diesbezüglich von einer »oversimplified Mendelian assumption, termed O-GOD (one gene, one disease), which involves a direct and virtual one-to-one relationship between genetics and behaviour«. Vgl. zur populären Metaphorik von Genen Nelkin & Lindee 1995.

Verwendung des Prozessbegriffs der Genetifizierung vor: Zum einen sei dieser nach verschiedenen gesellschaftlichen Teilbereichen wie etwa Medizin, Recht oder Politik zu differenzieren.[32] Zum anderen müsse auch innerhalb dieser Bereiche noch einmal nach institutionellen, praktischen und theoretischen Aspekten unterschieden werden.

Während die Rede von der Genetifizierung der Gesellschaft zumeist mit einem kritischen Impetus verbunden ist, wird der Begriff in Bezug auf die Medizin durchaus auch affirmativ verwendet – vor allem natürlich von Humangenetikern selbst, da sie die *Genetifizierung der Medizin* als Chance für ihr Fach begreifen (etwa Höhn 1997). Auch auf der *politisch-institutionellen* Ebene ist eine wachsende Hinwendung zu molekulargenetischem Wissen zu beobachten (vgl. Kollek & Lemke 2008: 148ff.): In Gesundheitspolitik und -aufklärung spielen genetische Faktoren eine immer größere Rolle, und auch Strategien der öffentlichen Gesundheitsvorsorge (Public Health) berücksichtigen zunehmend humangenetische Erkenntnisse, so dass mittlerweile von einem neuen wissenschaftlich-politischen Feld der *Public Health Genetics* gesprochen (vgl. Ilkilic et al. 2007) und ein Paradigmenwechsel für Prävention und Gesundheitsförderung durch die neuen gendiagnostischen Möglichkeiten diskutiert wird (Brand 2002; Stöckel 2004: 26f.).[33]

Auf der *medizinisch-praktischen* Ebene hat die Genetifizierung zum einen eine sich weiter öffnende Schere zwischen Diagnostik und Therapie zur Folge. Damit ist gesagt, dass die gendiagnostischen Möglichkeiten gegenwärtig die verfügbaren therapeutischen und präventiven Möglichkeiten bei Weitem übersteigen und dies zumindest mittelfristig auch so bleiben wird (Hennen et al. 1996: 72f.; Hucho et al. 2005: 165; Kollek & Lemke 2008: 145ff.). Das kann beispielsweise dazu führen, dass sich Menschen nach einem prädiktiven Gentest mit positivem Befund zu schwerwiegenden prophylaktischen Operationen entschließen, welche wiederum mit neuen

32 Beobachtet wird nicht zuletzt eine Genetifizierung von Familie und Verwandtschaft. Die prädiktive Gendiagnostik etwa stärkt das biologisch definierte Familienkonzept, denn nur biologisch Verwandte teilen gemeinsame genetische Risiken, rein soziale Bündnisse dagegen nicht (vgl. Scholz 1995: 61ff.; Kollek & Lemke 2008: 161ff.). Entsprechend wird bei einer Stammbaumerhebung im Rahmen der humangenetischen Beratung ausschließlich nach den biologisch Verwandten gefragt (vgl. Kap. 2.2.1).

33 Zum nicht spannungsfreien Verhältnis von Genetik und Public Health siehe allerdings Feuerstein 2002.

medizinischen sowie psychosozialen Risiken verbunden sind.[34] Zum anderen werden Auswirkungen der Genetifizierung auf das Arzt-Patient-Verhältnis diskutiert (vgl. ebd.: 140ff.; Kap. 1). Hierzu zählt die schon angesprochene Ausdifferenzierung einer neuen Patientenrolle des »gesunden Kranken«, aber eben auch neue Formen ärztlicher Praxis wie die prädiktive genetische Beratung, die im Mittelpunkt der vorliegenden Arbeit steht.

Auf der *konzeptionell-theoretischen* Ebene schließlich versucht die »Gen-Medizin« (Raem et al. 2001) eine neue Taxonomie von Krankheiten aufzubauen, die Krankheiten nicht mehr auf ihr klinisches Erscheinungsbild (Symptomatik), sondern auf ihre genetischen Ursachen zurückführt. Tatsächlich werden seit Anfang der 1990er Jahre immer mehr Krankheiten als genetisch bedingt bzw. durch genetische Faktoren beeinflusst beschrieben.[35] Diese *Genetifizierung des Krankheitsbegriffs* bzw. die Ausweitung des Begriffs der genetischen Krankheit bringt eine Reihe von Definitions- und Abgrenzungsproblemen zwischen einzelnen Krankheiten sowie zwischen Krankheit und Gesundheit mit sich, die Kollek und Lemke (2008: 136) veranlasst zu konstatieren, »dass selbst innerhalb der medizinischen Fachliteratur immer unklarer wird, was eine Krankheit ausmacht, wann diese auftritt und wer davon betroffen ist«.[36]

Derartige Transformationen in der Medizin und Verschiebungen innerhalb des medizinischen Krankheitsbegriffs beeinflussen natürlich auch das alltagsweltliche *Verständnis von (genetischer) Krankheit und Gesundheit* und den Umgang damit. Einerseits wird als Folge der Genetifizierung des Krankheitsverständnisses eine »Entfremdung des Patienten gegenüber sich selber und seiner Leiblichkeit« befürchtet (Ethik-Beirat 2001: 448). Andererseits werden unser Erbgut bzw. Genom und damit auch genetische Risiken immer weniger als unveränderbar oder schicksalhaft wahrgenommen.[37]

34 So entscheiden sich manche Frauen, die positiv auf erblichen Brustkrebs getestet worden sind, für eine prophylaktische Mastektomie (operative Brustdrüsenentfernung), obwohl nicht sicher gesagt werden kann, dass sie andernfalls Brustkrebs jemals entwickelt hätten (vgl. Feuerstein & Kollek 2000).

35 Die Gesamtzahl der in der medizinischen Standarddatenbank MIM (»Mendelian Inheritance in Man«) verzeichneten Krankheitsbilder, für die genetische Ursachen bekannt sind, lag im Jahr 2008 bei über 18.000 Einträgen. 1992 waren es noch 5.000 (Kollek & Lemke 2008: 132).

36 Vgl. allerdings den in Kapitel 3.2.2 vorgestellten und in Kapitel 3.2.3 auf die prädiktive Gendiagnostik bezogenen (allgemeinen) medizinischen Krankheitsbegriff.

37 Die Kehrseite ist freilich, dass die Genetifizierung einer Krankheit, also deren Rückführung auf die eigenen Gene, für sich allein keine entlastende Wirkung (»Ich kann nichts tun, es ist mein Schicksal!«) mehr für die Betroffenen zu entfalten vermag.

Vielmehr verweisen sie nunmehr auf ein »privilegiertes Interventionsfeld« zur Risikovermeidung oder Risikominimierung (Lemke 2004: 87). Da aufgrund der prädiktiven Gendiagnostik genetisch bedingte Krankheiten nicht erst dann wirksam werden, wenn sie sich klinisch-symptomatisch manifestieren, sondern teilweise schon Jahrzehnte früher, wird zudem eine *Entdifferenzierung von Krankheit und Gesundheit*, ein Zerfließen der Grenzen zwischen krank und gesund diagnostiziert (Kollek 1999: 101ff.; Hitzler & Pfadenhauer 1999: 103ff.; Bogner 2005: 65; Wehling & Viehöver 2011; vgl. jedoch Kap. 3.2.3). Unmittelbar betroffen von dieser Entwicklung sind die schon zu Beginn dieses Abschnitts thematisierten »gesunden Kranken«.

2.1.4 Die diskursive Deutung der prädiktiven Gendiagnostik als Krankheitsprävention

Die hier nur kurz angerissenen, im Diskurs jedoch breit diskutierten gesellschaftlichen Implikationen machen deutlich, wie sehr die prädiktive Gendiagnostik in übergeordnete gesellschaftliche und medizinische Entwicklungen eingebettet ist, diese fortsetzt und verstärkt oder selbst neue soziale Trends anstößt. Oftmals wird sie als Vorbote einer »prädiktiven Medizin« begriffen, welche »sich auf die aktive Verhinderung von Krankheiten spezialisiert und auf die Diagnose von Anfälligkeiten, Dispositionen und Risiken konzentriert« (Kollek & Lemke 2008: 139). Im Zentrum dieses neuen medizinischen Modells steht also nicht mehr eine reaktive Heilkunst, sondern »die Prävention von Gesundheitsgefahren durch die möglichst exakte Voraussage individueller Krankheitsrisiken« (ebd.: 119). Entsprechend wird die prädiktive Gendiagnostik in den einschlägigen Diskursen gedeutet: Ihr vorrangiges Ziel ist a) die Krankheits*prävention*, dazu macht sie b) *Vorhersagen* über zukünftige Erkrankungen, und zwar indem sie c) Krankheitsrisiken *diagnostiziert*. Diese *einheitliche Deutung* der prädiktiven Gendiagnostik findet sich im medizinischen, sozialwissenschaftlichen und ethischen Diskurs und nimmt dort eine dominante Stellung ein – wie im Folgenden anhand exemplarisch ausgewählter Zitate veranschaulicht werden soll.

Für die beiden zuletzt genannten Punkte, also für die Auffassung, dass die prädiktive Gendiagnostik eine voraussagende Diagnose zum Ergebnis hat, liefert der Begriff »prädiktive Gendiagnostik« allein ja schon Evidenz genug. Der ehemalige Vorsitzende der Deutschen Gesellschaft für Humangenetik Holger Höhn (1997: 174) betont denn auch: »Wir sind kein kuratives Fach. [...] [W]ir therapieren in der Regel nicht.« Auch die Ethikerin Elisabeth Hildt spricht in ihrer umfangreichen Monographie (2006) durchgehend vom »nicht-therapeutischen Kontext prädiktiver genetischer Diagnostik«. Die international führende Zeitschrift »Nature Biotechnology« sagt gar »a greatly expanded emphasis on diagnosis and monitoring« im Gesundheitswesen voraus (Editorial 2008c). Und Günter Feuerstein und Regine Kollek (2000) sprechen mit Blick auf prädiktiv-probabilistische Gentests kritisch von »diagnostischen Humanexperimenten« und von einer »präventiven Diagnostik« (ebd.: 98). Die Betonung liegt also auf *Diagnostik* und nicht auf Therapie.

Die Betonung liegt aber auch auf der Zukunft und ihrer *Vorhersage*.[38] So stellen prädiktive Gentests »ein Stück Zukunftsgewissheit« in Bezug auf Erkrankungsrisiken dar (Feuerstein & Kollek 2001: 27). Oftmals wird sogar Ziel und Nutzen der Genomforschung selbst in der Risikoprädiktion gesehen (z.B. Editorial 2008b). Diese Risiken können auch Polymorphismen – insbesondere SNPs[39] – betreffen:

»Durch die Ermittlung [Diagnostik; N.H.] krankheitsspezifischer molekularer Muster (SNP-basierter Risikoprofile) erhofft man sich eine Vorhersage [Prädiktion; N.H.] individueller Krankheitsrisiken, einhergehend mit der Empfehlung gezielter präventiver Maßnahmen [Prävention; N.H.].« (Aretz & Propping 2004: 277; vgl. Holinski-Feder 2004)

Dabei ist eine »Zukunftsprognose« Grundlage jeder Prävention (Hurrelmann et al. 2004: 12).

Dementsprechend ist auch die *Prävention* aus dem diskursiven Bild der prädiktiven Gendiagnostik nicht wegzudenken: »Idealerweise sollte Prädiktion zur Prävention einer Krankheit beitragen«, schreibt Höhn (1997: 173). Umgekehrt erscheint die »[g]enetische Krankheitsprädiktion« als »neue Präventionsstrategie« (Schmedders 2004: 11; vgl. Brand 2002). Und der Ethik-Beirat beim Bundesgesundheitsministerium stellt fest:

»Das positive Potential prädiktiver genetischer Tests entfaltet sich am deutlichsten dann, wenn eine spätere Erkrankung vermieden werden kann oder beginnende Erkrankungen frühzeitig erkannt werden und dadurch ein früherer oder gezielterer Einsatz präventiver oder therapeutischer Maßnahmen möglich ist.« (Ethik-Beirat 2001: 447)

38 Vgl. den Titel des grundlegenden und daher in diesem Kapitel 2.1 oft zitierten Buches von Kollek und Lemke (2008): »Der medizinische Blick in die Zukunft. Gesellschaftliche Implikationen prädiktiver Gentests«.

39 SNP steht für »Single Nucleotide Polymorphism«, einem Basenaustausch in der DNA.

Mit der prädiktiven Gendiagnostik verbindet sich also »die Hoffnung, dass die dadurch generierten Informationen für die Prävention und frühzeitige Behandlung von Krankheiten genutzt werden können.« (Kollek & Lemke 2008: 72; vgl. auch Leopoldina et al. 2010)

Teilweise wird der Nutzen eines prädiktiven Gentests sogar mit den vorhandenen Präventionsmöglichkeiten gleichgesetzt. So sind Leonhard Hennen und Kollegen (2001) der Ansicht, dass das diagnostische Potential prädiktiver Gentests »nur sinnvoll ausgeschöpft werden [kann], wenn ein klares *Präventionskonzept* vorhanden ist« (ebd.: 58; Herv. im Orig.). Im Fokus prädiktiver Gendiagnostik sollten »sinnvoll testbare, d.h. präventiv behandelbare, Dispositionen« stehen (ebd.: 42). In der Tat stellt der sogenannte klinische Nutzwert das wohl wichtigste Evaluationskriterium von genetischen und medizinischen Tests dar.[40] Er beschreibt die Fähigkeit eines Tests, Informationen zu liefern, die im klinischen Kontext von Bedeutung sind (Javaher & Schmidtke 2007: 109f.). Für viele Autoren hängt nun »der klinische Nutzen eines (prädiktiven) Tests in hohem Maße von existierenden Präventionsmöglichkeiten [und] wirksamen prophylaktischen Maßnahmen« ab (Kollek & Lemke 2008: 303). Prädiktive Tests können also dort »von medizinischem Nutzen sein, wo sie Risiken für Krankheiten und Anfälligkeiten identifizieren helfen, deren Entfaltung durch erfolgreiche Prävention und Therapie verlässlich zu verhindern oder zu bekämpfen ist.« (Feuerstein & Kollek 2001: 29)

Dazu passt, dass oftmals unterschieden wird zwischen prädiktiven Gentests bei Krankheiten, für die es keine oder nur sehr eingeschränkte Möglichkeiten der Prävention und Therapie gibt (z.B. bei Chorea Huntington),[41] und prädiktiven Tests bei Krankheitsbildern, bei denen sehr wohl »erfolgreiche Konzepte für die Prävention« bestehen (DFG 2003: 30; vgl. etwa BÄK 2003; GfH 2004). Letzteres ist vor allem bei familiären Tumorerkrankungen der Fall. Hier eröffnet die prädiktive Gendiagnostik »der Medizin eine völlig neue Dimension der Krankheitsprävention« (BÄK 1998a: A1399) bzw. »eine neue Dimension der Krebsprävention« (Aretz & Propping 2004: 271). Dabei können prädiktive Gentests sowohl für die primäre Prävention (Verhütung von Krankheit), die sekundäre Prävention

---

40 Die beiden anderen Kriterien sind die sogenannte analytische Validität und die klinische Validität eines Tests (vgl. Javaher & Schmidtke 2007: 108f.).

41 Solche Tests gelten dann auch sogleich als in ethischer und psychologischer Hinsicht problematisch (vgl. Wolff 1997: 59ff.), können aber immerhin hilfreich bei der Lebens- und Familienplanung sein.

(Früherkennung) als auch die tertiäre Prävention (Nachsorge) von Bedeutung sein (Schmutzler 1998).[42] Für erblichen Brust- und Eierstockkrebs wurde beispielsweise in einem von der Deutschen Krebshilfe geförderten mehrjährigen, deutschlandweiten Verbundprojekt ein strukturiertes Früherkennungsprogramm erarbeitet, das mittlerweile in die von den gesetzlichen Krankenkassen finanzierte Regelversorgung überführt worden ist (vgl. Schmutzler et al. 2002, 2003; Gerhardus et al. 2005a).[43] Insgesamt »besteht heute bei vielen familiären Tumorerkrankungen die Möglichkeit einer intensivierten Vorsorge, welche bei konsequenter Durchführung die Morbidität und Mortalität der Erkrankung erheblich senken kann.« (Schmutzler 1998: 261)

Aber auch wenn noch keine validierten Präventionsprogramme zur Verfügung stehen, ist die »Hoffnung, die sich auf genetische Diagnostik richtet, [...] eine Hoffnung auf Prävention« (Stöckel 2004: 27). Mit anderen Worten: »Das Versprechen der neuen Testmöglichkeiten liegt in der *Verhinderung von Krankheit und Leiden.*« (Hennen et al. 1996: 23; Herv. im Orig.) Dies wird in der angloamerikanischen Literatur nicht anders gesehen (siehe nur Caskey 1992; Andrews et al. 1994: 86; Conrad & Gabe 1999: 2f.). So stellt auch Anne Kerr (2004: 162) in Bezug auf den »Genetics«-Diskurs fest: »The individual is often privileged therein, as is the prevention of disease.« Nach dem bei Gentestanbietern im Internet verbreiteten Motto »Nur wer sein Risiko kennt, kann vorbeugen« werden Patienten als »active investigators and navigators of their own health« (Editorial 2008a) konzipiert, »[who] can make use of existing genetic tests to manage their own health decisions« (Editorial 2007a), und zwar durch »preventive behavior [...] to lower the risk of getting the disease« (Editorial 2007b).[44] Lemke (2004: 87) nennt dies eine »individualisierte Präventionsstrategie«. Insbesondere »die prädiktive genetische Diagnostik [wird] zunehmend Möglichkeiten für die gezielte Krankheitsprävention eröffnen« (Nationaler Ethikrat 2007: 25), denn »[p]rädiktive Gesundheitsinformationen können

42 Allgemein zu den Begriffen der Primär-, Sekundär- und Tertiärprävention siehe Leppin 2004; vgl. hierzu aber auch Hafen 2005: 261ff.

43 Allerdings ist noch weitgehend offen, welche der in der Praxis angewandten Präventionsstrategien »the most effective for the prevention of breast cancer and for the improvement of survival« der Mutationsträgerinnen ist (Calderon-Margalit & Paltiel 2004: 357).

44 Vgl. jedoch das systematische Review empirischer Studien zu »Risk Reduction and Health Promotion Behaviors Following Genetic Testing« von Beery & Williams 2007.

den Betroffenen dabei helfen, gesundheitliche Risiken durch Präventionsmaßnahmen zu verringern« (ebd.: 9).

Zweck der zahlreichen, exemplarisch ausgewählten Zitate war es zu illustrieren, wie einheitlich die prädiktive Gendiagnostik in den einschlägigen Diskursen gedeutet wird: Die prädiktive Gendiagnostik dient *erstens* der Prävention von Krankheiten, sie ist *zweitens* eine Diagnostik und keine Therapie, und sie schaut *drittens* mit ihren Vorhersagen in die Zukunft. Das diskursive Bild dieser »*prädiktiven*, d.h. Erkrankungswahrscheinlichkeiten vorhersagenden genetischen *Diagnostik*, und einer darauf basierenden *Prävention*« (Kollek & Lemke 2008: 30; Herv. von mir) operiert also ganz offensichtlich mit drei zentralen Begriffen: Prävention, Diagnostik und Prädiktion. Das wirft die Frage nach der Bedeutung dieser die *diskursive Deutung der prädiktiven Gendiagnostik* bestimmenden Begriffe auf. Welche Aspekte betonen sie, welche vernachlässigen sie? Was meinen sie in Abgrenzung zu was? Und was bekommt man zu sehen, wenn man auf die jeweils andere Seite dieser Abgrenzungen bzw. Unterscheidungen schaut? Wir werden uns diesen (unterscheidungstheoretischen) Fragen in Kapitel 3.1 zuwenden.

2.2 Humangenetische Beratung – Grundlagen, Forschung, Ethik, Diskurs

Zentrale Anwendungspraxis der prädiktiven Gendiagnostik ist die humangenetische Beratung. Schon 1998 empfahl die Bundesärztekammer (1998a: A1398): »Eine prädiktive genetische Diagnostik soll unbedingt in ein Beratungskonzept eingebettet sein (Beratung – Diagnostik – Beratung).« Mittlerweile ist die humangenetische Beratung bei prädiktiven Gentests sogar verpflichtend vorgeschrieben (GenDG § 10 Abs. 2; vgl. BÄK 2003). Ihr gelten die nun folgenden Abschnitte. Zunächst werden Zielsetzungen, Entwicklungsgeschichte und Ablauf der humangenetischen Beratung skizziert und damit die Grundlagen für ihre weitere Diskussion gelegt. Im Zuge dessen ist auch die prädiktive genetische Beratung von anderen Formen genetischer Beratung abzugrenzen (Kap. 2.2.1). Auf einen kurzen Überblick über die empirische Forschung zur humangenetischen Beratung (Kap. 2.2.2) folgt die Vorstellung ihrer zentralen ethischen Prinzipien und Grundsätze, darunter das Prinzip der Nichtdirektivität (Kap. 2.2.3). Schließlich wird gezeigt, dass im Diskurs zur humangenetischen Beratung ein Bild vorherrscht, das diese als Informations- und Entscheidungshilfegespräch beschreibt (Kap. 2.2.4).

2.2.1 Grundlagen und Begriffsbestimmungen der humangenetischen Beratung

Die wohl am häufigsten zitierte *Definition der humangenetischen Beratung* wurde vom »Ad Hoc Committee on Genetic Counseling« der American Society of Human Genetics bereits 1974 formuliert. Sie ist »weiterhin allgemein anerkannt« (Zerres 2003: A2720) und lautet wie folgt:

»Genetic counseling is a communication process which deals with the human problems associated with the occurrence, or the risk of occurrence, of a genetic disorder in a family. This process involves an attempt by one or more appropriately trained persons to help the individual or family to
(1) comprehend the medical facts, including the diagnosis, probable course of the disorder, and the available management;
(2) appreciate the way heredity contributes to the disorder, and the risk of recurrence in specified relatives;
(3) understand the alternatives for dealing with the risk of recurrence;

(4) choose the course of action which seems to them appropriate in view of their risk, their family goals, and their ethical and religious standards, and to act in accordance with that decision; and
(5) to make the best possible adjustment to the disorder in an affected family member and/or to the risk of recurrence of that disorder.« (Ad Hoc Committee 1975: 240f.)

Vereinfacht lässt sich auch sagen: »Genetische Beratung ist ein ärztliches Angebot an alle, die an genetisch bedingten Störungen/Krankheiten leiden und/oder ein erhöhtes Erkrankungsrisiko aufgrund einer Genveränderung für sich bzw. ihre Angehörigen befürchten.« (Epplen & Kunstmann 2003: 13) Ähnlich formuliert auch Angus Clarke (1994: 1): »Genetic counselling is what happens when an individual, a couple or a family asks questions of a health professional (the genetic counsellor) about a medical condition or disease that is, or may be, genetic in origin.«

Was als *Ziel humangenetischer Beratung* erachtet wird, hat sich allerdings im Verlauf des vergangenen Jahrhunderts stark verändert. Drei Entwicklungsphasen oder Paradigmen werden diesbezüglich unterschieden: das eugenische, das präventivmedizinische und das psycho(soziobio)logische Paradigma (Hartog & Wolff 1997: 156; vgl. Schäfer 1998: 188ff.; Samerski 2002: 40ff.). Zwar stehen sie in einer zeitlichen Abfolge, einzelne Entwicklungsstränge ziehen sich aber bis heute durch.

Das *eugenische Paradigma* hat seine Wurzeln in der internationalen eugenischen Bewegung der ersten Hälfte des 20. Jahrhunderts. Ziel war hier die Verbesserung des Genpools einer Bevölkerung entweder durch züchterische Maßnahmen (positive Eugenik) oder Beseitigung schlechten Erbguts (negative Eugenik) (vgl. Weingart et al. 1988).[45]

»Von paternalistisch-direktiver Beratung über explizite Handlungsanweisungen bis hin zu den verschiedenartigsten Zwangsmaßnahmen und Massenmord [im nationalsozialistischen Deutschland; N.H.] reichte das eugenische Instrumentarium dieser Ära« (Schäfer 1998: 190).

Der Übergang zum *präventivmedizinischen Paradigma*, welches in der Eugenik durchaus von Anfang an mit angelegt war (Weingart et al. 1988: 23), vollzog sich erst in den 1940er und 50er Jahren in den USA, mit ausgelöst durch das Bekanntwerden der nationalsozialistischen Gräuel. In Deutschland gelang der Humangenetik ihre öffentliche Rehabilitierung erst in den

45 In Deutschland wurde die Eugenik damals überwiegend als »Rassenhygiene« bezeichnet. Sie ist die Vorläuferin der modernen Humangenetik (Weingart et al. 1988).

1960er und 70er Jahren, eben durch die Angliederung an eine präventiv orientierte Medizin (Weingart et al. 1988). Ziel genetischer Beratung war nun die *individuelle* Leidensminderung durch Verhinderung von genetisch bedingten Erkrankungen und Behinderungen (Hartog & Wolff 1997: 156). »Unser einziges gemeinsames Anliegen kann sein, durch Erbleiden bedingtes Unglück für den einzelnen und seine Familie zu verhüten«, schreiben die Humangenetiker Walter Fuhrmann und Friedrich Vogel 1968 in ihrem Leitfaden zur genetischen Familienberatung und meinen damit freilich die Verhinderung der *Geburt* kranker und behinderter Kinder (Fuhrmann & Vogel 1968: 87). Deshalb kann eine solche, auf das einzelne Individuum bezogene Zielvorstellung die humangenetische Beratung auch nicht vor eugenischen Auswirkungen bewahren. Anne Waldschmidt (1996) zeigt in ihrer detaillierten Diskursanalyse dann auch, dass die genetische Beratung sich bis Ende der 1960er Jahre zunächst als ärztlich-paternalistisches Gespräch »zum Zwecke einer eugenisch motivierten Steuerung der menschlichen Fortpflanzung« verstand (ebd.: 16) und während ihrer Institutionalisierungsphase in Deutschland in den 1970er Jahren sogar mit eindeutig *direktiven* Ratschlägen arbeitete:

> »So wie der Arzt den Kranken bestimmte Medikamente verschreibt und deren Einnahme als selbstverständlich voraussetzt, damit die Genesung erfolgen kann, so verordnet er den PatientInnen einen genetischen Ratschlag, damit keine geschädigten Kinder geboren werden.« (ebd.: 121f.)[46]

Das *psycho(soziobio)logische Paradigma* schließlich entwickelte sich in den 1980er Jahren und dauert bis heute an. Als paradigmatisch für diesen erneuten Wandel der Zielvorstellung humangenetischer Beratung können die Veröffentlichungen von Seymour Kessler (1979a) in den USA bzw. von Maria Reif und Helmut Baitsch (1986) in Deutschland gelten. Hier rückt nun eine Form der Hilfestellung in den Vordergrund, welche die spezifische psychosoziale Situation der Klienten einbezieht. Ziel humangenetischer Beratung ist heute »die individuelle Hilfe für ein Individuum oder eine Familie [...] in einer Problemsituation, die durch das Auftreten einer genetisch (mit)bedingten Erkrankung oder durch ein Risiko hierfür entstanden ist.« (Hartog & Wolff 1997: 156) Im deutschsprachigen Diskurs

---

46 Die Vermeidung erbkranken Nachwuchses als »Prävention« zu bezeichnen und als Ziel humangenetischer Beratung auszugeben, wird mittlerweile stark kritisiert (etwa Biesecker 2001; Nippert 2000: 130; Wolff 1997: 74f.; Wolff 2000: 111ff.) und von der Deutschen Gesellschaft für Humangenetik abgelehnt (GfH 2007). Prävention in diesem Sinne hat folglich anderes im Blick als die in Kapitel 2.1.4 diskutierte Krankheitsprävention.

wird diese individuelle Hilfe vor allem in einer ärztlichen Informationsvermittlung gesehen, welche den Klienten eine selbstverantwortliche Entscheidung ermöglichen soll. Diese »[i]ndividuelle Entscheidungshilfe [...] ist durch *nichtdirektive* Beratung charakterisiert.« (Zerres et al. 2007: 256; Herv. von mir) Jede direktive Einflussnahme des Beraters auf die Inanspruchnahme humangenetischer Leistungen oder auf Entscheidungen des Klienten verbietet sich folglich (Hartog & Wolff 1997: 156). Wir werden auf dieses nach wie vor aktuelle diskursive Bild der genetischen Beratung als Entscheidungshilfe qua Informationsvermittlung (Kap. 2.2.4) sowie auf das Prinzip der Nichtdirektivität (Kap. 2.2.3) noch ausführlicher zu sprechen kommen.

Abgesehen vom Paradigmenwechsel hinsichtlich der Zielvorstellungen genetischer Beratung macht die historische Skizze aber noch auf etwas anderes aufmerksam: Die humangenetische Beratung bezog sich (fast) während ihrer gesamten Entwicklungsgeschichte auf Fragen der *Fortpflanzung* bzw. der *Reproduktion*: In der Eugenik ging es um eine bessere genetische Ausstattung zukünftiger Generationen (einer Bevölkerung); das präventivmedizinische Paradigma zielte auf die Vermeidung erbkranken Nachwuchses (in einer Familie); und auch das psycho(soziobio)logische Paradigma entwickelte sich in den 1980er Jahren aus den praktischen Erfahrungen und wissenschaftlichen Untersuchungen einer bis dato eben auf reproduktive Fragen fokussierten genetischen Beratung (vgl. Wolff 1997: 58). Das entspricht den zur jeweiligen Zeit verfügbaren gendiagnostischen Möglichkeiten, denn die gentechnologischen Methoden für molekulargenetische Analysen, etwa mit dem Ziel einer prädiktiven Gendiagnostik, wurden erst im Laufe der 1980er Jahre entwickelt und finden im Rahmen humangenetischer Beratung auch erst seit Beginn der 1990er Jahre Anwendung. Dagegen etablierte sich die (zytogenetische und biochemische) Pränataldiagnostik bereits zu Beginn der 1970er Jahre (vgl. Hartog & Wolff 1997: 154). Erweitert um die neuen molekulargenetischen Möglichkeiten stand sie mindestens bis in die 1990er Jahre im Mittelpunkt humangenetischer Beratung (vgl. Hennen et al. 2001: 48). Entsprechend war die genetische Beratung lange Zeit in die medizinische Schwangerschaftsvorsorge eingebettet (vgl. Samerski 2002: 48ff.).

Dieser Punkt ist deshalb so wichtig, weil es für die genetische Beratung natürlich einen ganz erheblichen Unterschied macht, ob sie eine Schwangere hinsichtlich der Risiken ihrer Schwangerschaft berät (bei einer Pränataldiagnostik) oder eine klinisch gesunde Person hinsichtlich der Risiken für ihre zukünftige Gesundheit (bei einer prädiktiven Gendiagnostik). Im ersten Fall geht es neben der Gesundheit der werdenden Mutter eben in erster Linie um die des ungeborenen Kindes. Im Zweifelsfall muss die Schwangere sogar eine Entscheidung für oder gegen den Abbruch der Schwangerschaft fällen. Diese Entscheidung steht unweigerlich unter (erheblichem) Zeitdruck und wirft ganz spezifische ethische und rechtliche Fragen sowie Wertkonflikte auf. Dies alles ist im zweiten Fall nicht gegeben. Eine genetische Beratung bezüglich einer prädiktiven Gendiagnostik steht daher auch viel weniger unter eugenischem Verdacht als eine Beratung bezüglich einer Pränataldiagnostik oder anderen reproduktiven Fragen. Vor allem aus diesem Grund unterscheiden Robert Wachbroit und David Wasserman (1995: 239) zwischen »reproductive counseling« and »somatic counseling«. Je nach Zielsetzung des eingesetzten genetischen Tests (vgl. Kap. 2.1.1) kann man demzufolge von *reproduktiver genetischer Beratung* (pränataldiagnostische und Heterozygoten-Tests) oder von *somatischer genetischer Beratung* (diagnostische, prädiktive und auch pharmogenetische Tests) sprechen.[47]

Allerdings ist die Begriffswahl insofern irreführend, als es in der empirischen Praxis einer reproduktiven genetischen Beratung nicht ausschließlich um Fragen der Fortpflanzung gehen muss oder in einer somatischen genetischen Beratung auch reproduktive Fragen eine Rolle spielen können. So mag jemand die humangenetische Beratung mit dem Wunsch aufsuchen, sich auf die Anlage für die in seiner Familie bereits aufgetretene unheilbare Erkrankung der Chorea Huntington prädiktiv testen zu lassen, weil er eine eigene Familie gründen möchte, dies aber nur unter der Voraussetzung, dass er selbst *kein* Anlageträger ist. Der Gentest wäre in diesem Fall ein prädiktiver, es ginge also um die zukünftige Gesundheit des Klienten, in der Beratung stünden aber möglicherweise Fragen der Fortpflanzung im Mittelpunkt.

Um das für die Differenzierung der Begrifflichkeiten entscheidende Kriterium möglichst transparent zu machen, ziehe ich es vor, humangenetische Beratungen nach der Zielsetzung ihrer gendiagnostischen Untersuchungen zu unterscheiden. Dies ermöglicht eine feinere Differenzierung und hat den Vorteil, dass diese auch dann greift, wenn es in der Beratung zu keinem (molekular- oder zyto-)genetischen Test im engeren Sinne kommt (vgl. Kap. 2.1.1). Für die vorliegende Arbeit relevant sind – ent-

47 Hinsichtlich der in Kapitel 2.1.1 ebenfalls erwähnten Screening-Tests hinge eine entsprechende Zuordnung von der spezifischen Zielsetzung des jeweiligen Screenings ab.

sprechend der Einteilung genetischer Diagnostik in Kapitel 2.1.1 – die folgenden drei: die *differentialdiagnostische* genetische Beratung, die *pränataldiagnostische* genetische Beratung und die *prädiktive* genetische Beratung.[48] Auch dieser Differenzierungsvorschlag ist weder erschöpfend[49] noch in jedem Fall trennscharf, denn in der empirischen Praxis humangenetischer Beratung kann es sehr wohl zu Vermischungen und Überschneidungen kommen (vgl. die Beispiele in Kap. 2.1.1). Die vorgeschlagene Differenzierung ist daher eine rein analytische und dient nur dem Zweck einer (groben) Einteilung des für diese Arbeit relevanten Feldes der humangenetischen Beratung. Unter einer *prädiktiven genetischen Beratung* wird im Folgenden also nichts anderes verstanden als eine humangenetische Beratung bezüglich einer prädiktiven Gendiagnostik.[50] Sie allein steht im Fokus der vorliegenden Arbeit.

Unabhängig davon, um welche Art der Gendiagnostik es geht, wird der *Ablauf* einer humangenetischen Beratung in der Literatur gerne als dreiphasig beschrieben, bestehend aus der sogenannten *Trias von Beratung, Diagnostik und erneuter Beratung* (vgl. nur Regenbogen 2003: 50ff.; Hartog & Wolff 1997: 160; Zerres et al. 2007).[51] Bezüglich einer prädiktiven Gendiagnostik wird in einem ersten genetischen Beratungsgespräch (sog. Erstgespräch) zunächst der Beratungsbedarf des Klienten geklärt. In der Regel folgt darauf eine umfangreiche *Eigen- und Familienanamnese* durch den beratenden Arzt. Die Eigenanamnese eruiert die individuelle Krankheitsgeschichte des Ratsuchenden, also je nach Thema vergangene und aktuelle Krankheiten, eventuell auch etwaige Fehlgeburten. Die Familienanamnese erfolgt dann über die Erhebung eines Familienstammbaums über min-

---

48 Nicht unähnlich nimmt Biesecker (2001: 328) die verschiedenen Zielsetzungen genetischer Beratung zum Anlass, zwischen den »genetic counseling sub-specialities [...] reproductive, pediatric/adult, and common disease« zu unterscheiden.

49 Nicht für die vorliegende Arbeit, jedoch in der Praxis von Bedeutung ist etwa die humangenetische Beratung von Paaren mit Kinderwunsch im präkonzeptionellen Stadium. In ihrem Rahmen werden dann oftmals Heterozygoten-Tests durchgeführt. Thema kann aber auch eine Fertilitätsstörung sein u.v.m.

50 Der Ausdruck »prädiktive genetische Beratung« wird gelegentlich auch schon in der Literatur verwendet, dann aber unter der Hand, also weder explizit eingeführt noch definiert (z.B. Koch & Svendsen 2005: 829; Pabst & Schmidtke 2007: 200).

51 Was die Grobstruktur angeht, verlaufen genetische Beratungsgespräche im Allgemeinen sehr ähnlich. Die folgende Ablaufskizze bezieht sich direkt auf eine prädiktive genetische Beratung, weil diese im Zentrum der vorliegenden Untersuchung steht. Für Ablauf und Struktur anderer Formen humangenetischer Beratung vgl. etwa Kessler 1979c; Reif & Baitsch 1986: 110ff.

destens drei Generationen, wobei der Arzt wiederum je nach Thema bei jedem Familienmitglied nach vergangenen und aktuellen Krankheiten, nach etwaigen Fehlgeburten, gegebenenfalls nach der Todesursache und – ganz wichtig – nach dem Alter der Person beim jeweiligen Ereignis fragt. Gegebenenfalls studiert er entsprechende, vom Klienten mitgebrachte klinische Befunddokumente; unter Umständen kann es auch zu einer körperlichen Untersuchung des Klienten kommen. All dies hilft dem Arzt, eine möglichst genaue Abschätzung des individuellen Erkrankungsrisikos des Klienten vorzunehmen.

Im Anschluss folgt eine Phase der ausführlichen ärztlichen *Informationsvermittlung*. Diese kann die in Frage stehende Krankheit, ihre Symptomatik, Behandlungsmöglichkeiten und Vererbungsregeln sowie das ermittelte Erkrankungsrisiko betreffen, aber auch andere Auffälligkeiten der Anamnese, allgemeine Risiken für die Gesundheit des Klienten, der Nachkommen oder der Angehörigen, Möglichkeiten weiterer (gen-)diagnostischer Untersuchungen und deren Konsequenzen u.v.m. Nur wenn ein genetischer Test technisch möglich und zudem medizinisch indiziert ist – hierüber befindet der Arzt –, steht der Klient nach umfassender Aufklärung vor der *Entscheidung* für oder gegen die Inanspruchnahme dieses Gentests. Die humangenetische Beratung kann also durchaus schon nach dem ersten Gespräch ihr Ende finden, sei es, weil weitere gendiagnostische Maßnahmen nicht möglich bzw. aus medizinischer Sicht nicht angezeigt sind oder weil der Klient sich gegen einen Gentest entscheidet.

Fällt die Entscheidung des Klienten zugunsten der Testung aus, erfolgt in der Regel die Entnahme einer Blutprobe, welche dann in einem Labor genetisch untersucht wird. Dies kann je nach Schwierigkeit der Analyse mehrere Wochen oder Monate in Anspruch nehmen. In einem weiteren genetischen Beratungsgespräch wird dann der *gendiagnostische Befund* mitgeteilt und erläutert (sog. Befundmitteilung). Die Konsequenzen der prädiktiven Gendiagnose für den Klienten, seine Nachkommen und seine Angehörigen, bestehende präventive oder therapeutische Handlungsmöglichkeiten sowie weitere Hilfsangebote werden (noch einmal) besprochen. In den darauf folgenden Tagen werden die Inhalte und Ergebnisse der genetischen Beratung und Diagnostik in einer sogenannten *humangenetischen Stellungnahme* zusammengefasst und dem Klienten zugeschickt (vgl. GfH & BVDH 2007: 453). Diese Stellungnahme firmiert auch unter den Bezeichnungen »wissenschaftlich begründetes humangenetisches Gutachten« oder »Beratungsbrief« (GfH 2003; vgl. Schäfer 2009: 76ff.) und wird nur auf ausdrücklichen Wunsch des Klienten seinen behandelnden Ärzten (z.B. seinem Hausarzt) zugesandt. Sollten im Anschluss an eine prädiktive genetische Beratung therapeutische oder präventive Maßnahmen möglich oder erforderlich sein, werden diese in der Regel von den jeweiligen Fachärzten eingeleitet und durchgeführt. Sie sind nicht mehr Gegenstand der humangenetischen Beratung.[52]

Je nach Schweregrad und Therapierbarkeit der im Mittelpunkt stehenden Erkrankung, den medizinischen Erfordernissen für eine Gendiagnose und den Bedürfnissen der Klienten wird dieser allgemeine Ablauf einer prädiktiven genetischen Beratung gestreckt bzw. ausgebaut. So ist bei einem prädiktiven Gentest bezüglich der Chorea Huntington in der Regel eine *Bedenkzeit* der Klienten vor dem Test von mindestens vier Wochen vorgesehen, so dass ein (erster) Beratungsbrief schon nach dem ersten Gespräch verfasst wird. In diesem Fall schließt sich ein zweites genetisches Beratungsgespräch an die Bedenkzeit an, und es kommt nach dem etwaigen Gentest zu einem dritten Gespräch. Dieses Vorgehen wird auch bei vielen Tumorerkrankungen empfohlen (Gadzicki & Schlegelberger 2009; Schlegelberger & Hoffrage 2005: 34ff.). Zudem können dem Arzt für eine prädiktive Gendiagnose weitere Informationen und klinische Befunde bezüglich bestimmter Erkrankungen des Klienten oder seiner Angehörigen fehlen. Es liegt dann am Klienten, die entsprechenden Informationen bzw. Unterlagen in Vorbereitung eines weiteren Gesprächs zu ermitteln bzw. zu besorgen. Auch ist es für die Durchführung eines prädiktiven Gentests oftmals erforderlich (z.B. bei erblichem Brustkrebs), zunächst eine bereits erkrankte Person der Familie auf eine bestimmte Genmutation hin zu untersuchen. Dieser sogenannte *Indexpatient* ist natürlich ebenfalls vor der Untersuchung über die Implikationen eines dann eher differentialdiagnostischen Tests aufzuklären. Schließlich kann der Prozess einer prädiktiven genetischen Beratung durch die Klienten selbst in die Länge gezogen werden. Denn in der Regel entscheiden diese, wann sie nach dem ersten Gespräch ein weiteres Mal die genetische Beratung aufsuchen, gleich ob es sich dann schon um die Befundmitteilung oder erst um die Entscheidung für einen Gentest handelt. Dazwischen können Jahre vergehen. Manche Klienten melden sich auch nie (wieder), um ihr Testergebnis zu erfahren.

---

52 Allerdings ist es durchaus möglich, dass genetische Beratung und Präventionsprogramme an der gleichen medizinischen Institution angeboten und sogar vom selben Arzt durchgeführt bzw. betreut werden. Dies ist häufig in spezialisierten Zentren wie den Brust(krebs)zentren der Fall.

Andere wiederum nehmen eine Vielzahl von genetischen Beratungsgesprächen vor oder nach einem prädiktiven Gentest in Anspruch. Dem ersten Gespräch kommt dabei aufgrund seiner den weiteren Verlauf des Beratungsprozesses bestimmenden Funktion zweifellos besondere Bedeutung zu.

In Deutschland soll eine humangenetische Beratung nur von dafür qualifizierten Fachärzten für Humangenetik oder Ärzten mit der Zusatzbezeichnung »Medizinische Genetik« durchgeführt werden (BÄK 1998a: A1398; BÄK 1998b: A3241; BÄK 2003: A1302; GfH & BVDH 2007: 453; vgl. GenDG §§ 7 und 23).[53] Sie findet sowohl an universitären Instituten bzw. Universitätskliniken als auch in niedergelassenen Arztpraxen statt. Dabei soll ein genetisches Beratungsgespräch generell eine Mindestdauer von 30 Minuten nicht unterschreiten (GfH & BVDH 2007: 452; BÄK 2003: A1302). Bei einer Umfrage des Berufsverbands Deutscher Humangenetiker gab etwa die Hälfte der Beratungsstellen eine durchschnittliche Beratungsdauer von über 60 Minuten an (BVDH 2006: 232). Es ist also nicht unangebracht, von einer »sehr zeit- und personalaufwendigen ärztlichen Tätigkeit« zu sprechen (Hartog & Wolff 1997: 158). Zur Zeit gibt es in Deutschland etwa 110 Einrichtungen, an denen humangenetische Beratung angeboten wird. Davon sind circa 70 niedergelassene Arztpraxen von Fachärzten für Humangenetik.[54] Die Kosten genetischer Beratung werden – ebenso wie die in ihrem Rahmen durchgeführten gendiagnostischen Untersuchungen – in der Regel von den Krankenkassen übernommen. Dabei ist seit ein paar Jahren die Anzahl abgerechneter humangenetischer Beratungen mit 45.000 bis 50.000 pro Jahr relativ konstant (Pabst & Schmidtke 2007: 201; vgl. Kap. 2.1.1). Die humangenetische Beratung gehört also mittlerweile durchaus »zur allgemeinen medizinischen Versor-

---

53 Die im Juli 2011 veröffentlichte Richtlinie der gemäß § 23 GenDG eingerichteten Gendiagnostik-Kommission (GEKO) »über die Anforderungen an die Qualifikation zur und Inhalte der genetischen Beratung« (GEKO 2011) sieht ab Inkrafttreten von § 7 Abs. 3 GenDG am 1. Februar 2012 auch eine sogenannte »fachgebundene genetische Beratung« durch entsprechend qualifizierte Ärzte anderer Fachgebiete vor. »Fachgebunden bedeutet in diesem Zusammenhang, dass eine genetische Beratung im Hinblick auf fachspezifische Fragestellungen erfolgt, die im Rahmen des jeweiligen ärztlichen Fachgebiets anfallen und keine übergreifende, die Fachgrenzen überschreitende genetische Expertise erfordern.« (ebd.: 1252)

54 Stand: Oktober 2011. Vgl. erneut das Humangenetische Qualitäts-Netzwerk (HGQN), eine Datenbank des Berufsverbands Deutscher Humangenetiker. Online einsehbar unter: http://www.hgqn.org/ [31.10.2011].

gung«.[55] Für die prädiktive genetische Beratung liegen keine gesonderten Zahlen vor.

2.2.2 Humangenetische Beratung als Gegenstand empirischer Forschung

Die humangenetische Beratung ist Gegenstand zahlreicher sozialwissenschaftlicher und psychologischer Forschungsbemühungen.[56] Lange Zeit haben ergebnisorientierte Studien (»outcome studies«) die internationale Forschung zur genetischen Beratung dominiert. Sie interessieren sich für die Resultate und die Effektivität genetischer Beratung und arbeiten zumeist mit quantitativen Methoden. Zunehmend werden aber auch prozessorientierte Studien (»process studies«) gefordert und durchgeführt. Sie sollen einen Einblick in die nach wie vor bestehende »Black Box« humangenetischer Beratung gewähren und dabei auch explorative, also qualitative Verfahren anwenden (vgl. die Übersichtsarbeiten von Biesecker & Peters 2001; Pilnick & Dingwall 2001).

Die meisten *ergebnisorientierten Studien* zur genetischen Beratung konzentrieren sich darauf zu messen, inwieweit sich die Klienten nach der Beratung an die vermittelten Informationen erinnern können bzw. inwiefern sie diese verstanden haben, inwieweit die Beratung die Klienten in ihren (reproduktiven) Entscheidungen beeinflusst oder wie zufrieden die Klienten mit der Beratung sind (Biesecker & Peters 2001: 192). Diese »outcomes« gelten als Indikatoren für den Erfolg oder die Effektivität einer humangenetischen Beratung. Insofern haben viele dieser Studien einen evaluativen Charakter (vgl. Michie & Marteau 1996). Ihr Problem ist allerdings, dass über die Ziele genetischer Beratung und damit auch über die genannten Erfolgsindikatoren nicht unbedingt Konsens herrscht (Biesecker & Peters 2001: 192; vgl. Kap. 2.2.1 und 2.2.4). Zudem sind die Ergebnisse dieser Studien recht uneinheitlich und somit schwer generalisierbar. Auf einen inhaltlichen Überblick wird daher verzichtet.

---

55 So das vom Bundesministerium für Bildung und Forschung (BMBF) gesponserte »Wissensportal zum Thema Genetik und Gesundheit« im Internet unter: http://www.genetik-gesundheit.de/Gesundheit_und_Genetik/Genetische_Beratung/index.php [31.10.2011].

56 Die folgenden Seiten geben einen Überblick über die Forschung zu den verschiedenen Aspekten des humangenetischen Beratungsgesprächs als soziale Interaktionspraxis, nicht aber zu den unmittelbaren psychosozialen Folgen eines (prädiktiven) genetischen Tests. Hierzu siehe Kapitel 2.1.2.

Zu den ergebnisorientierten Studien gehören auch solche, die Einstellungen, Erwartungen, Wissen, Bedürfnisse der Klienten (teilweise auch der Berater) *vor* und ihre Bewertungen *nach* einem genetischen Beratungsgespräch erheben und (»input« und »outcomes«) miteinander vergleichen (vgl. Michie & Marteau 1996; Pilnick & Dingwall 2001). In einer derartigen deutschsprachigen Studie gaben immerhin 30 Prozent der befragten Klienten *vor* dem Beratungsgespräch an, keine bestimmten Erwartungen an die Beratung zu haben (Vlasak & Amann 2006; vgl. Vlasak 2009). Zu den am häufigsten genannten Erwartungen bzw. Hoffnungen zählten »Gewissheit erhalten«, »positives Ergebnis« sowie »Information«. Am häufigsten befürchtet wurde ein »negatives Ergebnis«. *Nach* der Beratung waren die Klienten besonders mit der Informationsvermittlung zufrieden. Zudem zeigten sie sich von der erhaltenen, im Vorfeld aber offenbar nicht erwarteten psychischen und praktischen Unterstützung positiv überrascht. Allerdings räumen die Autoren ein, dass sich aus methodischen Gründen »möglicherweise ein zu positives Bild vom ›Erfolg‹ der Beratung« ergeben könne (Vlasak & Amann 2006: 240). Ansonsten scheint *vor* einer humangenetischen Beratung bei den wenigsten Klienten irgendeine Grundlage genetischen Wissens vorhanden zu sein (Pilnick & Dingwall 2001: 99).

Während ergebnisorientierte Studien in der Regel mit Befragungen der Klienten oder psychometrischen Tests vor und nach der Beratung arbeiten, schauen sich *prozessorientierte Studien* den gesamten Verlauf genetischer Beratungsgespräche an. Hierzu müssen diese auditiv bzw. audiovisuell aufgezeichnet oder teilnehmend beobachtet und die solcherart erhobenen Daten transkribiert werden. Diese Transkripte sind dann Gegenstand meist qualitativer Analysen.[57] Erste prozessorientierte Studien wurden zwar schon Ende der 1970er/Anfang der 1980er Jahre durchgeführt (etwa Kessler 1979c, 1981), sie sind bis heute jedoch vergleichsweise selten (vgl. Biesecker & Peters 2001; Pilnick 2002: 67). David Armstrong und Kollegen (1998) haben beispielsweise zu analysieren versucht, wie dem Klienten im genetischen Beratungsgespräch gewissermaßen seine eigene genetische Identität enthüllt wird. Alison Pilnick (2002) hat Schwierigkeiten der Interaktion in genetischen Beratungsgesprächen mit konversationsanalytischen Mitteln untersucht. Dazu gehört etwa die Schwierigkeit für den Berater, zu einer vom Klienten bestimmten Agenda zu kommen; oder zu beraten, ohne genau zu wissen, was die Bedürfnisse und Relevanzen des Klienten

57 Für quantitative Studien zum Beratungsprozess siehe den Überblick in Michie & Marteau 1996: 111ff.

sind; oder bei der Anwesenheit mehrerer Familienangehöriger gleichzeitig auf deren verschiedenen Perspektiven einzugehen. Lene Koch und Mette Svendsen (2005) zeigen vor dem Hintergrund des Konzepts der Gouvernementalität (dazu Lemke 2007a), wie in prädiktiven genetischen Beratungssitzungen die Autonomie und Entscheidungsfreiheit des Klienten durch ein wirkmächtiges, an die Verantwortung appellierendes Imperativ, spezifische Präventionsmaßnahmen zu ergreifen, unterlaufen wird. Ähnlich wie die drei Beispiele weisen viele prozessorientierte Studien zur humangenetischen Beratung einen *kritischen* Unterton auf.

Für den deutschsprachigen Raum ist neben der zugleich proklamatischen und eher beschreibenden Untersuchung von Reif und Baitsch (1986) die im Rahmen des gleichen Forschungsprojektes entstandene linguistisch-diskursanalytische Arbeit von Jennifer Hartog (1996) zu erwähnen. Sie stellt fest, dass die (pränataldiagnostische) genetische Beratung – trotz der Bemühungen der Ärzte, nichtdirektiv zu beraten – durchaus direktive Muster aufweist, indem nämlich implizit doch Handlungsempfehlungen gegeben werden, so dass auch die anstehende Entscheidung des Klienten letztlich eher vom Berater getroffen wird. Eine der wenigen *sozialwissenschaftlichen* Studien zum Prozess humangenetischer Beratung stammt von Silja Samerski (2002).[58] Sie beschreibt, wie schwangere Frauen im Zuge der genetischen Beratung in eine »Entscheidungsfalle« (Samerski 2009) geraten. Durch die Vermittlung von Risiken in der Beratung werde jede Schwangerschaft zu einer Risikoschwangerschaft, die Geburt des Kindes zur Option. Anstatt »guter Hoffnung« (ebd.: 172) zu sein, fänden sich die Frauen in einer Situation wieder, in der sie sich für oder gegen einen pränataldiagnostischen Test entscheiden müssten und für jegliche Folgen dieser Entscheidung – wie etwa eine Fehlgeburt, die Option eines Schwangerschaftsabbruchs oder ein behindertes Kind – die Last der Verantwortung zu tragen hätten.

Das verweist auf einen besonderen Schwerpunkt der internationalen Forschung zur humangenetischen Beratung: die Kommunikation, Wahrnehmung und das Verständnis von genetischen Risikozahlen (vgl. das

58 Nicht die humangenetische Beratung, aber die gegebenenfalls begleitende, nicht-medizinische *psychosoziale* Beratung zur Pränataldiagnostik ist Thema der Untersuchung von Ackermann 2005. Der Autorin geht es allerdings weniger um die Beratung an sich als um das biographische Verwobensein der Beraterinnen mit dem Aufbau dieses jungen Berufsfeldes. Beispielhaft untersucht – als eine von vier Beratungsarten – wird die pränataldiagnostische genetische Beratung auch von Bergmann et al. 1998: 171ff.

Review von Hallowell & Richards 1997). Ohnehin haben die meisten Menschen Schwierigkeiten beim Verständnis von statistischen Informationen; offenbar fällt ihnen dies aber erheblich leichter, wenn die Informationen in natürlichen Häufigkeitszahlen und nicht in Prozentwerten vermittelt werden (Hoffrage et al. 2000). Zahlreiche Studien haben sich daher genauer damit beschäftigt, auf welche Weise Wahrscheinlichkeiten und Risiken in der genetischen Beratung präsentiert werden und inwiefern die Berater dafür Sorge tragen (können), dass die Klienten die *Risikoinformationen* (richtig) verstehen (etwa Sarangi 2002; Michie et al. 2005). Dabei scheint ein richtiges Verständnis eher die Ausnahme als die Regel zu sein (vgl. Pilnick & Dingwall 2001: 101). Deshalb wurde auch untersucht, welche Faktoren die Klienten bei der Verarbeitung der Risikoinformationen beeinflussen und »objektive« zu »subjektiven« Wahrscheinlichkeiten werden lassen (etwa Wüstner 2001; Parsons & Atkinson 1992; vgl. Hallowell & Richards 1997; Michie & Marteau 1996: 107f.) sowie welchen Einfluss letztere auf das (reproduktive) Verhalten der Klienten haben (etwa Parsons & Atkinson 1993; siehe auch Marteau & Weinman 2006). Von der Höhe der »objektiven« Risikozahl lässt sich nämlich offenbar nicht einfach auf die (reproduktive) Entscheidung der Klienten schließen (vgl. Wüstner 2001: 10f.).

Der Entwicklungsgeschichte genetischer Beratung entsprechend (vgl. Kap. 2.2.1) haben die allermeisten Studien – inklusive der bereits zitierten – die *pränataldiagnostische genetische Beratung* zum Gegenstand. Empirische Untersuchungen zur neueren prädiktiven genetischen Beratung sind hingegen (noch) überaus rar gesät (z.B. aber Generalow 2005; Koch & Svendsen 2005; Hadolt & Lengauer 2009).[59] Zusammengefasst fehlt es der Forschung zur humangenetischen Beratung nach wie vor erstens an prozessorientierten Studien generell, zweitens an Arbeiten, die das Interaktionsgeschehen mit qualitativen oder gar rekonstruktiven Methoden empirischer Sozialforschung analysieren, und drittens an Untersuchungen zur noch jungen Praxis der prädiktiven genetischen Beratung. Die vorliegende Arbeit versteht sich auch als ein Beitrag zu eben diesen drei Punkten, zumal

59 Zur Nieden (2008: 81ff.) und Palfner (2009: 261ff.) streifen in ihren Untersuchungen zu erblichem Brustkrebs die (prädiktive) genetische Beratung nur am Rande. Siehe auch die rechtswissenschaftliche, aber eben nicht empirische Arbeit von Regenbogen (2003) sowie die im Rahmen des österreichischen Projektes »gen-dialog« entstandenen, zum Teil nur im Internet veröffentlichten Studien ebenda unter: http://www.ihs.ac.at/steps/gendialog/ergebnis.html [31.10.2011].

besonders wenige Forschungsarbeiten hinsichtlich der genetischen Beratung in Deutschland vorliegen.

2.2.3 Zur Ethik der humangenetischen Beratung

Die humangenetische Beratung ist auch Gegenstand zahlreicher ethischer Reflexionen und Debatten. Dabei geht es in erster Linie um eine »Ethik der Beratung« (Reiter-Theil 1995), also um ethische Grundprinzipien der Beratung und die Frage, wie eine ethisch vertretbare genetische Beratung aussehen soll. Vorgeschlagen wurde aber auch schon ein Konzept »genethischer Beratung« (Haker 1998), demzufolge relevante ethische Fragen und Aspekte selbst explizit Thema der genetischen Beratung sein sollen. In beiden Fällen wird eine besondere »ethische Kompetenz« der genetischen Berater gefordert (Reiter-Theil 1995: 88 bzw. Haker 1998: 238).

Prinzipiell gelten für die humangenetische Beratung die gleichen ethischen Grundsätze wie in der Medizin generell. In der traditionellen ärztlichen Ethik waren das vor allem tugendhaftes ärztliches Handeln, die Achtung des Patientenwohls, das Bewahren des Patienten vor Schaden und die ärztliche Schweigepflicht (vgl. den Hippokratischen Eid, zitiert etwa in Wiesing 2000: 26f.). Konzepte wie *Patientenautonomie* und *Patientenselbstbestimmung* sind dagegen Entwicklungen des 20. Jahrhunderts (vgl. Vollmann et al. 2008). Ihr Vorreiter war das Konzept der informierten Einwilligung (›*informed consent*‹), das sich (als juristisches Modell) zunächst auf die einzuholende Zustimmung eines Patienten bezog, Proband medizinischer Forschung zu sein, heute aber als »grundlegender medizinethischer und rechtlicher Standard« gilt (ebd.: 23) und in der klinischen Praxis vor jedem medizinischem Eingriff einzuholen ist (sog. ärztliche Aufklärungspflicht). Dabei setzt eine gültige Einwilligung nach Aufklärung die Informationsvermittlung, das Informationsverständnis, die Einwilligungsfähigkeit und die freie Entscheidung des Patienten voraus (ebd.). Eine ärztliche Haltung, die zwar das Wohl des Patienten im Blick hat, seine Selbstbestimmung aber nicht ausreichend respektiert, wird heute gemeinhin als *paternalistisch* bezeichnet. Insbesondere wenn unterschiedliche Behandlungsalternativen bestehen, soll nicht mehr der Arzt alleine entscheiden, sondern mit dem Patienten in einen Prozess der gemeinsamen Entscheidungsfindung treten (sog. »shared decision making«). »Informed consent« und »shared decision making« sind mittlerweile auch Gegenstand empirischer Forschung (vgl.

Vollmann et al. 2008 bzw. Scheibler et al. 2003; siehe auch Stollberg 2008).[60]

In der Medizin- und Bioethik[61] seit Jahren anerkannt und bewährt sind die vier Prinzipien »mittlerer Ebene« des sogenannten »Principlism« von Tom Beauchamp und James Childress (1979/2008):[62] das Prinzip des Respekts vor der Autonomie (»Principle of Autonomy«), das Prinzip des Nichtschadens (»Principle of Nonmaleficence«), das Prinzip des Wohltuns bzw. der Fürsorge (»Principle of Beneficence«) und das Prinzip der Gerechtigkeit (»Principle of Justice«). Für die humangenetische Beratung ist zusätzlich das allgemeine Prinzip der Wahrung der Vertraulichkeit in besonderer Weise relevant (Schäfer 1998: 207). Die genannten ethischen Prinzipien gelten zunächst prima facie. Das heißt erstens, dass sie miteinander konfligieren können. Dies trifft regelmäßig auf das Prinzip der Autonomieachtung einerseits und auf das Nichtschadens- und Fürsorgeprinzip andererseits zu. Zweitens sind sie als allgemeine medizinethische Prinzipien zunächst abstrakt und bedürfen je nach Anwendungskontext der Spezifizierung und Präzisierung (vgl. Rauprich 2005: 88ff.). Nach Daniela Regenbogen (2003: 118ff.) finden sie diese hinsichtlich der humangenetischen Beratung in den ethischen Prinzipien der Freiwilligkeit, der Nichtaktivität und der Nichtdirektivität (vgl. auch GfH 2007; Andrews et al. 1994).

Das *Prinzip der Freiwilligkeit* verbietet jegliche direkte oder indirekte Beeinflussung zur Teilnahme an einer genetischen Beratung oder Diagnostik. Dass deren Inanspruchnahme nur freiwillig erfolgen darf, schützt vor ungewollter Ausforschung (vgl. Regenbogen 2003: 120). Das verweist auf das *Recht auf Nichtwissen*, das mit Blick auf die genetische Selbstbestimmung zunächst ebenfalls als ethisches Prinzip formuliert worden ist (ebd.: 95), inzwischen aber seine rechtliche Entsprechung im allgemeinen Persönlichkeitsrecht, genauer: im sogenannten *Recht auf informationelle Selbstbestimmung* gefunden hat (vgl. Taupitz & Guttmann 2006: 64f.). Das Recht auf Nichtwissen schützt den Einzelnen vor der Kenntniserlangung über seine genetischen Eigenschaften bzw. seine gesamte gesundheitliche Situation, wenn

60 Zum Verhältnis von »informed consent« und prädiktiver genetischer Beratung bzw. Diagnostik aus rechtswissenschaftlicher Perspektive siehe Regenbogen 2003.

61 Zu den Begriffen ärztliche Ethik, Medizinethik, Bioethik und ihren Überschneidungen siehe Düwell & Neumann 2005: 30ff.

62 Eine zusammenfassende Besprechung dieser sogenannten Prinzipienethik findet sich in Rauprich 2005.

er diese Information, dieses Wissen nicht wünscht und die Unkenntnis vorzieht.[63] Komplementär dazu hat der Einzelne auch ein *Recht auf Wissen*, insbesondere ein Recht auf Kenntnis der eigenen genetischen Konstitution (vgl. ebd.: 65f.). Dieses ist abhängig von der jeweiligen Autonomiefähigkeit des Patienten und seinem konkreten Autonomieinteresse (Birnbacher 1997: 114f.), darf aber nicht als positives Anspruchsrecht auf das Tätigwerden Dritter missverstanden werden (Heinrichs 2006: 146). Das Recht auf Wissen ist in seiner Reichweite also sehr viel stärker eingeschränkt als das Recht auf Nichtwissen (Birnbacher 1997: 115). Aber erst ihr Zusammenspiel ermöglicht es dem Einzelnen, autonom und eigenverantwortlich seine Lebensführung zu planen und zu bestimmen (Taupitz & Guttmann 2006: 66). Somit dienen beide dem (informationellen) Selbstbestimmungsrecht des Betroffenen. Allerdings können beide auch leicht in Konflikt miteinander geraten, etwa wenn jemand einen Gentest durchführen lassen möchte (Recht auf Wissen), dies aber zwangsläufig Informationen über die genetische Anlageträgerschaft eines biologisch Verwandten mit sich bringt, der darüber eben gerade keine Kenntnis erlangen will (Recht auf Nichtwissen). Insbesondere mit Blick auf die prädiktive genetische Beratung wird dem Prinzip der Freiwilligkeit bzw. dem Recht auf Nichtwissen große Bedeutung zugeschrieben (vgl. etwa Hildt 2009). Unterstützung erfahren beide vom Konzept des »informed consent« (Regenbogen 2003: 121).

Das *Prinzip der Nichtaktivität* verbietet es genetischen Beratern, potentielle Klienten aktiv zu einem Beratungsgespräch aufzufordern, ihnen genetische Informationen aufzudrängen oder sonst wie einen Beratungsprozess von sich aus zu initiieren (vgl. Regenbogen 2003: 122). Als besonders konflikthaft für Humangenetiker – weil prinzipiell unlösbar – gilt die Situation, in der ein Klient genetische Informationen, die in den Augen des Beraters höchst relevant für die Gesundheit von Familienangehörigen sind,

63 Daneben wird auch ein gewissermaßen früher ansetzendes »Recht auf Nicht-Informiertwerden« diskutiert (Hauschild & Claussen 1994). Während das Recht auf Nichtwissen den bereits umfassend informierten Klienten im Blick hat und diesen vor der ungewollten Durchführung eines Gentests bzw. der ungewollten Kenntnisnahme eines Testergebnisses schützen soll, zielt das »Recht auf Nicht-Informiertwerden« bereits auf den Schutz vor allgemeineren ärztlichen Informationen, die zwar weitgehende Konsequenzen haben können, über die ursprüngliche Fragestellung des Klienten aber hinausgehen. Relevant wird ein solches Prinzip insbesondere bezüglich der in einer genetischen Beratung routinemäßig erfolgenden Familienanamnese, aus der sich sogenannte Nebendiagnosen ergeben können, die mit dem primären Anliegen des Klienten nichts zu tun haben (Hauschild & Claussen 1998; vgl. auch Wolff & Jung 1995b: 20f.).

nicht an diese weitergibt. Denn was der Berater in dieser Situation auch tut, er verletzt grundlegende ethische Prinzipien: das Autonomieprinzip im Falle des Drängens auf Informationsweitergabe, das Nichtaktivitätsprinzip im Falle der eigenständigen Weitergabe der Information, das Nichtschadensprinzip im Falle des Verzichts auf weitere Handlungen (vgl. GfH 2007: 9). Letztlich wird jedoch dem Prinzip der Nichtaktivität und damit auch wieder dem Recht auf Nichtwissen höheres Gewicht eingeräumt (vgl. GfH & BVDH 2007: 453). Das Prinzip der Nichtaktivität berührt auch die *Vertraulichkeit* (»confidentiality«) des Arzt-Patient-Verhältnisses in der genetischen Beratung (vgl. Boddington 1994) und wird rechtlich über die ärztliche *Schweigepflicht* rezipiert (Regenbogen 2003: 122; vgl. BÄK 2003: A1303; GfH 2007: 8f.). Da genetischen Daten im Allgemeinen und prädiktiven genetischen Informationen im Besonderen spezifische Eigenschaften zugeschrieben werden (vgl. Kap. 2.3.3), sollen sie auch in besonderer Weise vor dem Interesse und der Nachfrage Dritter geschützt werden (GfH 2007: 8). Das gilt vor allem in Hinblick auf Institutionen wie Behörden, Versicherungen und Arbeitgeber, aber eben auch hinsichtlich der Preisgabe von persönlichen genetischen Informationen gegenüber Familienangehörigen des Betroffenen, sofern dies gegen seinen Willen geschieht. Auch hier wird also das vor Ausforschung schützende Recht auf »gen-informationelle Selbstbestimmung« hoch gehalten (Regenbogen 2003: 94f.).

Das *Prinzip der Nichtdirektivität* schließlich fordert in Hinblick auf die humangenetische Beratung eine umfassende und wertneutrale Vermittlung relevanter Informationen ohne Einflussnahme – etwa durch die Meinung oder Handlungsempfehlungen des Arztes – auf die vom Klienten zu treffende individuelle und eigenverantwortliche Entscheidung.[64] Dabei handelt es sich um das auch *international prominenteste ethische Prinzip genetischer Beratung*.[65] So bekannte sich bei einer weltweiten Umfrage zur Bewertung von konkreten Fällen pränataldiagnostischer genetischer Beratung die überwiegende Mehrheit der befragten medizinischen Genetiker zum Prinzip der

64 In einer aufwendigen Studie zu erblichem Brust- und Eierstockkrebs (Gerhardus et al. 2005b: 173) heißt es etwa: »Die Beratung erfolgt non-direktiv, d.h. die Ratsuchende soll nach ausreichender Information ohne Beeinflussung durch die Berater über eine Testung entscheiden können.«

65 Dieser Bedeutung entsprechend gibt es zahlreiche empirische Studien, die untersuchen, wie nichtdirektiv die humangenetische Beratung in der Praxis ist bzw. nur sein kann. Siehe nur Burke & Kolker 1994; Hartog 1996; Koch & Svendsen 2005.

Nichtdirektivität (Wertz 1989: 26ff.).[66] In Deutschland waren es bei einer Befragung sogar über 90 Prozent von 259 interviewten Humangenetikern, die die Nichtdirektivität für einen notwendigen ethischen Standard der humangenetischen Beratung hielten (Nippert & Wolff 1999: 57). Und auch ein knappes Jahrzehnt später spricht die Deutsche Gesellschaft für Humangenetik von einer »heute allgemein akzeptierte[n] Nicht-Direktivität« (GfH 2007: 10).

Es hat allerdings auch schon – vor allem in den 1990er Jahren – deutliche *Kritik* am Prinzip der Nichtdirektivität gegeben.[67] So wurde kritisiert, dass eine nichtdirektive genetische Beratung solche Entscheidungen der Klienten befördern bzw. nicht verhindern könne, die – wie ein möglicherweise ungerechtfertigter Schwangerschaftsabbruch – selbst ethisch bedenklich (Clarke 1991) oder unverantwortlich gegenüber Dritten (Yarborough et al. 1989) sind. Andere sehen in einer Nichtdirektivität und Direktivität keine wirklichen Gegensätze, sondern lediglich zwei unterschiedliche persuasive Strategien: Ein direktiver Berater beeinflusse das Verhalten des Klienten, ein nichtdirektiver dessen Denkprozesse (Kessler 1992).[68] Generell kritisiert worden ist auch die mangelnde Ausarbeitung des Konzepts der Nichtdirektivität (vgl. Wolff 1999: 24f.), als Folge dessen sehr Verschiedenes darunter verstanden wird (vgl. Biesecker 2000). Während der in einer nichtdirektiven Haltung zum Ausdruck kommende Respekt vor der Autonomie des Patienten als wichtiges ethisches Prinzip hochgehalten wird, ist das Verständnis der Nichtdirektivität als Forderung eines absolut wertneutralen Beratungsstils als weder möglich noch wünschenswert kritisiert worden (ebd.; Wachbroit & Wasserman 1995). Des Weiteren wird auf die Gefahr hingewiesen, dass die Klienten in einer nichtdirektiven Beratung mit ihrem Entscheidungsproblem alleine gelassen werden könnten (Reiter-Theil 1995: 87; Ethik-Beirat 2001: 448). Damit seien sie direktiven Einflüssen und Erwartungen der gesellschaftlichen und familiären Umwelt sowie der Situation des Testangebots als solcher ungehindert ausgesetzt (Beck-Gernsheim 1995) und würden keinen Schutz vor selbstschädigenden

---

66 »Überwiegende Mehrheit« meint hier: mehr als 75 Prozent der 682 befragten Genetiker in 75 Prozent der 19 untersuchten Länder (vgl. Wertz 1989: 28).

67 Siehe insbesondere den Sammelband von Ratz 1995 sowie den rezenten Beitrag von Rehmann-Sutter 2009.

68 Eine den Klienten beeinflussende Wirkung wird sogar medizinischen Metaphern zugeschrieben, die von genetischen Beratern gerne zur Illustrierung von hochkomplexen Sachverhalten verwendet werden. Zu den ethischen Implikationen dieser Metaphernverwendung siehe Kovács & Frewer 2009.

Entscheidungen erfahren (Feuerstein 1999: 106). Schließlich wird kritisiert, dass eine streng nichtdirektive Haltung alle Verantwortung auf den Klienten abwälzen und somit den Berater im eigentlichen Sinne »verantwortungslos« machen würde (Wolff & Jung 1994: 201).

Die meisten Kritiken am Prinzip der Nichtdirektivität argumentieren ganz offensichtlich normativ bzw. ethisch. Kritisiert wird vor allem, dass eine nichtdirektive genetische Beratung dem Prinzip der Autonomie zu viel Gewicht einräumt und dabei die Prinzipien des Nichtschadens und der Fürsorge vernachlässigt.[69] Vor dem Hintergrund der Prinzipienethik von Beauchamp und Childress (1979/2008) ist man sogar versucht, das Prinzip der Nichtdirektivität in der humangenetischen Beratung mit dem allgemeinen medizin- und bioethischen Prinzip der Autonomieachtung gleichzusetzen (in diesem Sinne etwa Wachbroit & Wasserman 1995). Aus ethischer Sicht problematisch wird das Prinzip der Nichtdirektivität folglich dann, wenn es die humangenetische Beratung als einziges handlungsleitendes Prinzip dominiert und somit der Patientenautonomie im Vergleich zu den anderen klassischen ärztlichen Maximen wie Nichtschaden und Wohltun zu viel Bedeutung zukommt. In Kapitel 3.3.2 werden wir dieser ethischen Kritik des Prinzips der Nichtdirektivität eine professionalisierungstheoretische hinzufügen (vgl. Heyen 2009).

Diese ist deshalb nicht obsolet, weil in dem über die humangenetische Beratungspraxis reflektierenden Diskurs trotz der aufgeführten kritischen Beiträge ein hartnäckiges »Beharren auf dem Begriff der Nichtdirektivität« (Regenbogen 2003: 124) zu beobachten ist. So schreibt die vom Deutschen Bundestag eingesetzte Enquete-Kommission »Recht und Ethik der modernen Medizin« (2002: 168) in ihrem Schlussbericht: »[D]ie humangenetische Beratung muss immer non-direktiv erfolgen. [...] Sie muss sich jeder expliziten und auch impliziten Bewertung enthalten [und] auf jeden noch so subtilen Steuerungsversuch verzichten«. Auch in der Stellungnahme der Deutschen Gesellschaft für Humangenetik zur postnatalen prädiktiven genetischen Diagnostik (GfH 2000) heißt es: »Aufklärung und Beratung über das Testangebot müssen nichtdirektiv erfolgen.« Die Nichtdirektivität

69 Eine Überbetonung des Autonomieprinzips wird mittlerweile auch im Hinblick auf andere Bereiche der Medizin kritisiert (siehe die Beiträge in Illhardt 2008). Diskutiert werden dabei insbesondere Unzulänglichkeiten des Konzepts des »informed consent« (etwa Corrigan 2003; Keller 2008). Dass eine nur auf dem »informed consent« beruhende Autonomiekonzeption vor allem für den Kontext prädiktiver genetischer Diagnostik zu eng und damit inadäquat ist, zeigt Hildt 2006.

wird zudem »in gesetzlichen (Entwurfs-)Regelungen wiederholt und fast selbstverständlich zugrunde gelegt« (Damm 2005: 405) – so auch im Entwurf der Bundesregierung (2008: 28) für das mittlerweile verabschiedete Gendiagnostikgesetz (GenDG; siehe auch GEKO 2011: 1249). Schließlich ist in einem aktuellen Beitrag zu einer zertifizierten ärztlichen Fortbildung hinsichtlich genetischer Beratung zu lesen: »Individuelle Entscheidungshilfe stellt heute das Ziel der angewandten Humangenetik dar, sie ist durch nichtdirektive Beratung charakterisiert.« (Zerres et al. 2007: 256) Nach wie vor scheint also zu gelten: »Nicht-Direktivität und Berücksichtigung der Patientenautonomie sind oberstes Gebot der genetischen Beratung.« (Zoll 2009: 96)

2.2.4 Das genetische Beratungsgespräch als Informations- und Entscheidungshilfegespräch

Seit dem Paradigmenwechsel in den 1980er Jahren hin zum psycho(soziobio)logischen Paradigma gilt eine individuelle, die psychosoziale Situation des Klienten einbeziehende Hilfestellung als das primäre Ziel humangenetischer Beratung (vgl. Kap. 2.2.1).[70] Dabei lassen sich meines Erachtens noch einmal zwei Strömungen innerhalb dieses Paradigmas differenzieren (vgl. für eine ähnliche Einschätzung Pilnick & Dingwall 2000: 95f.): Die erste verlangt vom genetischen Berater »eine quasi ›psychotherapeutische Grundhaltung‹« (Wolff & Jung 1994: 202) und eine konsequente Ausrichtung auf das »psychological well-being« des Klienten (Biesecker 2001: 327). Die zweite hat zwar ebenfalls die psychosoziale Situation des Klienten im Blick, konzipiert die genetische Beratung aber in allererster Linie als Entscheidungshilfe durch Information, also als Hilfestellung für die Klienten, zu informierten Entscheidungen zu kommen.

Die erste *psychotherapeutisch orientierte Strömung*[71] wird vor allem getragen von den Arbeiten von Seymour Kessler (1979a), Gerhard Wolff und Christine Jung (1995a, 1995b) sowie Barbara Biesecker und Kathryn Peters (2001). Kessler (1979b: 14ff.) grenzt seinen »personen-orientierten« An-

70 Ansätze, die entsprechend dem eigentlich abgelösten präventivmedizinischen Paradigma nach wie vor die Verhinderung erbkranken Nachwuchses für das Ziel humangenetischer Beratung halten, sind allerdings keineswegs verschwunden (vgl. Biesecker 2001).

71 Den Ansätzen dieser Strömung geht es vor allem um eine *Orientierung* an einer psychotherapeutischen Grundhaltung und Gesprächsführung, keinesfalls aber würden sie deshalb die humangenetische Beratung generell als Psychotherapie bezeichnen.

satz, der die Brücke zur klinischen Psychologie schlagen will, ab von einem »inhalt-orientierten« Ansatz, der sich vor allem auf medizinische Fakten und genetische Informationen konzentriert. Wolff und Jung (1995b) begründen, an Konzepte der Gesprächspsychotherapie anschließend, einen »erfahrungsorientierten« Ansatz, demzufolge allein das Erleben des Klienten Ausgangspunkt für alle Aktivitäten des Beraters sein soll. Und auch Biesecker und Peters (2001) schlagen eine Definition genetischer Beratung vor, die über ein bloßes »teaching« (ebd.: 194) hinausgeht:

»Genetic counseling is a dynamic *psychoeducational* process centered on genetic information. Within a therapeutic relationship established between providers and clients, clients are helped to personalize technical and probabilistic genetic information, to promote self-determination and to enhance their ability to adapt over time. The goal is to facilitate clients' ability to use genetic information in a personally meaningful way that minimizes psychological distress and increases personal control.« (ebd.; Herv. im Orig.)

Obwohl genetischen Informationen und Entscheidungen auch von diesen Ansätzen eine zentrale Rolle zugeschrieben wird, propagieren sie doch eine *umfassendere, ganzheitlichere Hilfestellung* für die Klienten genetischer Beratung.

Zwar sind diese Arbeiten und Autoren im Diskurs zur humangenetischen Beratung durchaus bekannt. Dominiert wird dieser jedoch eindeutig von der zweiten *informations- und entscheidungsorientierten Strömung.*[72] Für sie bezeichnend sind beispielsweise Deutungen und Übersetzungen der bereits zitierten und allgemein anerkannten Definition humangenetischer Beratung des »Ad Hoc Committee on Genetic Counseling« (1975) der American Society of Human Genetics. Daniela Regenbogen gibt diese folgendermaßen wieder (vgl. Kap. 2.2.1 für den originalen Wortlaut): Genetische Beratung soll dem Individuum und der Familie helfen,

- »die medizinischen und humangenetischen Fakten der Erkrankung zu *erfassen* und Transparenz über die zur Verfügung stehenden Behandlungsoptionen zu *erhalten*,
- den erblichen Anteil der Erkrankung und das Wiederholungsrisiko für bestimmte Verwandte realistisch *einschätzen* zu können,
- die Wechselwirkung zu und Abhängigkeit von Umwelteinflüssen mit zu *bedenken*,

72 Dies mag man schon daran ablesen, dass teilweise das psycho(soziobio)logische Paradigma gerade in Abgrenzung zum eugenischen (so etwa Boddington 1994: 223) oder präventivmedizinischen (so etwa Wüstner 2000: 206f.) Paradigma mit der entscheidungs- und informationsorientierten Strömung praktisch gleichgesetzt wird (vgl. Kap. 2.2.1).

- sich verschiedene Möglichkeiten zu *vergegenwärtigen*, wie mit dem Wiederholungsrisiko umgegangen werden kann,
- eine eigenverantwortliche *Entscheidung* zu *treffen*, die dem jeweiligen Risiko, den familiären Interessen, den sozialen Bedingungen, den ethischen oder religiösen Wertvorstellungen entspricht und
- in Übereinstimmung mit dieser *Entscheidung* auch zu *handeln*.« (Regenbogen 2003: 198; Herv. von mir)

Gemäß dieser Übersetzung soll die genetische Beratung dem Klienten also eine Hilfestellung geben, erstens *Informationen* zu erfassen, zu erhalten, einzuschätzen, zu bedenken bzw. sich zu vergegenwärtigen und zweitens eine *Entscheidung* zu treffen und entsprechend zu handeln. Der fünfte Punkt der originalen Definition – »to make the best possible adjustment to the disorder in an affected family member and/or to the risk of recurrence of that disorder« (Ad Hoc Committee 1975: 240f.) – ist hier komplett unter den Tisch gefallen.[73] Dabei ist er es doch, der auf eine umfassendere Hilfestellung beim *Umgang* mit dem genetischen Problem des Klienten abzielt und damit tendenziell eine Brücke zur psychotherapeutisch orientierten Strömung baut. Auch in anderen Deutungen dieser fast schon klassischen Definition wird ausschließlich auf den Informations- und Entscheidungsaspekt Bezug genommen:

»The core of genetic counselling, according to this definition, is to present medical and genetic facts to the counsellees, and to help them to understand their meaning and choose the course of action most appropriate to them in relation to their genetic problem present in the family.« (Rantanen et al. 2008: 446)

Hervorgehoben werden also »erstens die dem genetischen Berater obliegende Wissensvermittlung und zweitens eine vom Klienten zu erbringende persönliche Entscheidungsfindung« (Zoll 2009: 87).

Auch wenn nicht auf die Definition humangenetischer Beratung des »Ad Hoc Committee« rekurriert wird, herrscht das Beratungsbild der informations- und entscheidungsorientierten Strömung vor. Dies gilt insbesondere für den *deutschsprachigen Diskurs*, wie auch Kerstin Wüstner (2000: 207) feststellt: »Genetische Beratung als umfassende Hilfestellung für die Lebensbewältigung zu verstehen findet [...] gerade bei deutschen Ansätzen vergleichsweise wenig Zuspruch.« In einem Beitrag zu einer zertifizierten ärztlichen Fortbildung hinsichtlich genetischer Beratung heißt es beispiels-

73 Auch Schmidtke (2002: 18) gibt diesen Punkt nur verkürzt wieder mit: »sich so gut wie möglich auf die Behinderung des betroffenen Familienmitgliedes einzustellen«.

weise: »Ziel [humangenetischer Beratung] ist es, Ratsuchenden dabei zu helfen, eine ›informierte‹ Entscheidung im Zusammenhang mit einer möglichen genetischen Erkrankung oder Entwicklungsstörung zu treffen« (Zerres et al. 2007: 256). Auch die Deutsche Gesellschaft für Humangenetik »wertet die humangenetische Beratung als medizinisch kompetente individuelle Entscheidungshilfe«, wobei eine qualifizierte Entscheidung des Klienten nur auf der Basis einer umfassenden individuellen Aufklärung erfolgen könne (GfH 2007: 10f.). Entsprechend heißt es im vom Bundesministerium für Bildung und Forschung gesponserten »Wissensportal zum Thema Genetik und Gesundheit« im Internet:[74] »Genetische Beratung stellt ein allen Bürgern offenstehendes, niederschwelliges Angebot zur individuellen Information und Entscheidungshilfe in genetischen Fragestellungen dar.« Dabei wird betont, dass »die humangenetische Beratung – anders als die psychologische oder psychotherapeutische Beratung in den meisten Fällen – zu einem wesentlichen Teil aus der Vermittlung von Information besteht« (Reiter-Theil 1995: 88; vgl. Reif & Baitsch 1986: 45). Teilweise wird sogar in der Informationsvermittlung allein das Ziel genetischer Beratung gesehen (Hauschild & Claussen 1994: 57), wobei diese eben »der Vorbereitung individueller Entscheidungen der Ratsuchenden dient« (Bartram et al. 2000: 59; vgl. DFG 1999: 201). Schließlich stehen auch in ethischen Beiträgen regelmäßig die beiden Komponenten genetischer Beratung »Informationsvermittlung« und »Entscheidungshilfe« im Zentrum der Überlegungen (Reiter-Theil 1995: 88; vgl. Haker 1998; Hildt 2009).

Dieser Fokus auf Information und Entscheidung findet sich ebenfalls im *englischsprachigen Diskurs*, wenn auch nicht so dominant wie im deutschsprachigen: »[T]he primary emphasis in genetic counseling has been on facilitating autonomous decision making« (Andrews et al. 1994: 149). Auch im »Code of Ethics« der amerikanischen National Society of Genetic Counselors heißt es: »[G]enetic counselors strive to: […] [e]nable their clients to make informed independent decisions, free of coercion, by providing or illuminating the necessary facts and clarifying the alternatives and anticipated consequences.« (NSGC 1992: 42) Oder in Bezug auf Tumorerkrankungen:

»The purpose of cancer genetic counseling is to educate clients about their risk of developing cancer, help them derive the personal significance from cancer genetic

74 http://www.genetik-gesundheit.de/Gesundheit_und_Genetik/Genetische_Beratung/index.php [31.10.2011].

information, and empower them to make educated, informed decisions (›informed consent‹) about genetic testing, cancer screening, and cancer prevention.« (Gadzicki & Schlegelberger 2009: 470)[75]

Zudem scheint die empirische Forschung zur genetischen Beratung zu zeigen, »that genetic counselling primarily involves the provision of genetic information and its implications« (Biesecker & Marteau 1999: 134). Entsprechend liegt ihr Schwerpunkt auf der Vermittlung, Wahrnehmung und dem Verständnis von (Risiko-)Informationen sowie auf dem »decision-making« der Klienten (vgl. Pilnick & Dingwall 2001: 103; Michie & Marteau 1996: 108ff.; Kap. 2.2.2). Die Informations- und Entscheidungsorientierung ist also auch im englischsprachigen Diskurs zur genetischen Beratung quasi mit Händen zu greifen.

Für die Dominanz der informations- und entscheidungsorientierten Strömung innerhalb des psycho(soziobio)logischen Paradigmas gibt es meines Erachtens zwei miteinander zusammenhängende Gründe: Der erste liegt in dem schon diskutierten Umstand, dass die humangenetische Beratung sich bis in die 1990er Jahre hinein fast ausschließlich auf reproduktive Fragen bezog und sich auch das psycho(soziobio)logische Paradigma vor diesem Hintergrund entwickelte (vgl. Kap. 2.2.1). Damit standen in der genetischen Beratung eben immer auch die *reproduktiven Entscheidungen* der Klienten im Mittelpunkt. Der zweite Grund liegt in der ebenfalls schon beschriebenen Prominenz des ethischen Prinzips der *Nichtdirektivität* (vgl. Kap. 2.2.3): Im Sinne der Autonomieachtung fordert dieses ja gerade eine umfassende Informationsvermittlung ohne Beeinflussung der Ent-

---

75 Es ist auffällig, wie häufig in der Literatur eine informierte Entscheidung (»informed decision« oder »informed choice«) mit einer informierten Einwilligung (»informed consent«; vgl. Kap. 2.2.3) einfach gleichgesetzt wird. Dabei geht es beim »informed consent« doch in der Regel um eine Zustimmung (»consent«) zu einer vom Arzt vorgeschlagenen Behandlungsmaßnahme, während bei einer informierten Entscheidung im Rahmen einer (zumal nichtdirektiven) genetischen Beratung eher die Wahl (»choice«) zwischen gleichermaßen berechtigten Alternativen im Vordergrund steht – etwa bei prädiktiven Gentests bezüglich einer unbehandelbaren Erkrankung wie der Chorea Huntington. Hier müsste eigentlich zunächst eine informierte Entscheidung zum Beispiel *für* den »gendiagnostischen Wissenszuwachs« (Regenbogen 2003: 22) getroffen werden, um dem Berater dann in einem zweiten Schritt eine informierte Einwilligung bezüglich der Durchführung der erst durch die (erste) Entscheidung erforderlich gewordenen Maßnahmen zu erteilen. Ansonsten müsste konsequenterweise auch eine informierte Entscheidung *gegen* einen prädiktiven Gentest als »informed consent« (Einwilligung nach Aufklärung) bezeichnet werden, was seltsam anmuten würde. Trotz dieser Differenzen bleibt die Strukturähnlichkeit beider Begrifflichkeiten natürlich unverkennbar.

scheidungen des Klienten und hat seine Bedeutung eben vor dem Hintergrund einer auf reproduktive Fragen fokussierenden und daher ethisch immer bedenklichen (weil potentiell unter Eugenikverdacht stehenden) genetischen Beratung erlangt.[76]

Tatsächlich werden die Begriffe Nichtdirektivität, Information und (informierte) Entscheidung oftmals in einen unmittelbaren Zusammenhang gesetzt. So findet sich im Glossar des Gendiagnostik-Berichts des Büros für Technikfolgen-Abschätzung beim Deutschen Bundestag unter »nondirektive Beratung« folgender Eintrag: »die Ratsuchenden werden informiert, um sie zu befähigen, eine selbständige, nicht vom Berater beeinflußte Entscheidung zu treffen« (Hennen et al. 1996: 288). Andernorts heißt es: »Die Beratung erfolgt non-direktiv, d.h. die Ratsuchende soll nach ausreichender Information ohne Beeinflussung durch die Berater über eine Testung entscheiden können.« (Gerhardus et al. 2005b: 173) Oder es wird vom hohen Stellenwert der humangenetischen Beratung für die Qualitätssicherung molekulargenetischer Diagnostik gesprochen, »denn die informierte Entscheidung für oder gegen eine genetische Untersuchung kann nur auf der Basis kompetenter, nicht-direktiver Aufklärung erfolgen« (Propping et al. 2006: 50).

Die besondere Dominanz der informations- und entscheidungsorientierten Strömung im *deutschsprachigen Diskurs* mag an der für den Wandel zum psycho(soziobio)logischen Paradigma in Deutschland entscheidenden Monographie von Reif und Baitsch (1986) liegen, mit der auch »der Wechsel von der direktiven hin zur nichtdirektiven genetischen Beratung in der Bundesrepublik eingeleitet wurde« (Waldschmidt 1996: 228). Reif und Baitsch (1986: 3) propagieren als Ziel humangenetischer Beratung nämlich, »den Klienten Hilfestellung zu einer selbstverantwortlichen Entscheidung auf der Basis von Informationen zu geben«. Dass dieses Bild der genetischen Beratung als *Entscheidungshilfe qua Informationsvermittlung* im Diskurs bis heute dominant ist, sollte mit den zahlreichen, exemplarisch ausgewählten Zitaten zumindest angedeutet werden.[77]

76 Zur Entwicklungsgeschichte der Nichtdirektivität in der humangenetischen Beratung siehe Kapitel 3.3.2.

77 Das skizzierte diskursive Bild bezieht sich selbstredend auf sämtliche Formen humangenetischer Beratung, also keineswegs nur auf die pränataldiagnostische, sondern auch auf die prädiktive genetische Beratung. Viele der Beiträge, aus denen zitiert wurde, haben explizit oder sogar ausschließlich die prädiktive genetische Beratung im Blick. Für das diskursive Bild macht dies jedoch keinen Unterschied.

Diesem vorherrschenden diskursiven Bild der humangenetischen Beratung zufolge handelt es sich bei einem genetischen Beratungsgespräch also in erster Linie um ein Informations- und Entscheidungshilfegespräch. Im Hinblick auf die im Fokus dieser Arbeit stehende prädiktive genetische Beratung kann sich die damit angesprochene Entscheidung nur auf einen »gendiagnostischen Wissenszuwachs« (Regenbogen 2003: 22) bezüglich des eigenen persönlichen Genoms beziehen. Es geht also um Information, Entscheidung und Wissen. Wenn aber das prädiktive genetische Beratungsgespräch seiner Struktur nach ein *Informations- und Entscheidungshilfegespräch bezüglich eines Wissenszuwachses* ist, muss es – wie bereits in der Einleitung diskutiert – aus der Perspektive der systemtheoretischen Gesellschaftstheorie (Luhmann 1997) fraglich erscheinen, ob sich die Kommunikationen der prädiktiven genetischen Beratung primär an der Leitdifferenz des Gesundheitssystems (krank/gesund) orientieren. Doch nur *wenn* sie dies tun, reproduziert die prädiktive genetische Beratung das Gesundheitssystem und nicht etwa das System der sozialen Hilfe oder das Bildungs- bzw. Erziehungssystem, die diesbezüglich ebenfalls in Betracht kommen (vgl. Kap. 1). Und nur dann kann das Gesundheitssystem auch als der gesellschaftliche Ort der prädiktiven genetischen Beratungspraxis gelten. Ob bzw. inwiefern die prädiktive genetische Beratung das Gesundheitssystem reproduziert, ist eine gleichermaßen theoretische und empirische Frage. Ihren (system- bzw. gesellschafts-)theoretischen Aspekten werden wir uns zuerst zuwenden. In Kapitel 3.2 wird dazu das Gesundheitssystem genauer unter die gesellschaftstheoretische Lupe genommen.

2.3 Die Berufsgruppe der humangenetischen Ärzte – professionssoziologische Aspekte

Wir haben die humangenetische Beratung bisher wie selbstverständlich als eine ärztliche Praxis beschrieben. Tatsächlich steht sie durch das 2009 verabschiedete Gendiagnostikgesetz auch explizit unter Arztvorbehalt.[78] Demnach darf eine (prädiktive) genetische Beratung keineswegs von jedermann durchgeführt werden, sondern nur von einer spezifischen Berufsgruppe. In der Soziologie gilt die hier angesprochene Berufsgruppe der Ärzte seit jeher als Prototyp einer Profession (vgl. nur Carr-Saunders & Wilson 1933; Parsons 1939; Freidson 1970). Welche Aspekte damit angesprochen sind und inwiefern man (in Deutschland) von einer eigenen Berufsgruppe der humangenetischen Ärzte innerhalb der medizinischen Profession sprechen kann, wird gleich als nächstes behandelt (Kap. 2.3.1). Dabei zeigt sich, dass die von dieser Berufsgruppe anerkannten (ethischen) Standards humangenetischer Beratung von den wenigen professionssoziologischen Arbeiten, die sich bisher mit der Humangenetik beschäftigt haben, als Ausdruck einer Professionalisierungsstrategie interpretiert worden sind. Da dies im Hinblick auf die Funktion der Standards genetischer Beratung für die Berufsgruppe der humangenetischen Ärzte ein verkürztes Bild zu zeichnen scheint, erfolgt zunächst eine Beschreibung der Rolle von Standards und Leitlinien in der Medizin bzw. medizinischen Profession allgemein (Kap. 2.3.2), bevor die Standards und Leitlinien humangenetischer Beratung professionssoziologisch neu gedeutet werden (Kap. 2.3.3). Abschließend wird danach gefragt, was für die Professionssoziologie das Charakteristische an professionellem Handeln ist (Kap. 2.3.4).

2.3.1 Die Berufsgruppe der humangenetischen Ärzte als Teil der medizinischen Profession

Mit dem Begriff der Profession wird in der Soziologie je nach Ansatz und theoretischem Hintergrund recht Verschiedenes verbunden – und die theoretischen Positionen innerhalb der Professionssoziologie sind durchaus vielfältig (für einen Überblick siehe etwa Combe & Helsper 1996: 9ff.; Kurtz 2002: 49ff.; Mieg 2003; Pfadenhauer 2003a: 31ff.). Dementsprechend besteht auch Uneinigkeit darüber, was genau eine Profession aus-

78 Der entsprechende § 7 Abs. 3 GenDG tritt am 1. Februar 2012 in Kraft.

macht und wie sie zu definieren ist. Gleichwohl werden unter anderem folgende *Merkmale von Professionen*, die sie von anderen Berufsgruppen unterscheiden (sollen), immer wieder genannt: Professionen verfügen über einen umfangreichen Korpus abstrakt-systematischen Wissens, auf dem das Berufshandeln beruht und dessen Aneignung eine spezifische, zumeist akademische Ausbildung erfordert; Professionen sind relativ autonom in der Kontrolle dieser Ausbildung (und damit des Zugangs zur Profession) sowie der Ausübung des Berufs, also der beruflichen Praxis insgesamt; dabei verpflichten sie sich auf spezifische Verhaltensregeln und bilden eine entsprechende Berufsethik aus; zum Zwecke dieser Selbstregulierung sowie der Interessensvertretung sind die Angehörigen der Profession in (Berufs-) Verbänden organisiert; schließlich ist die berufliche Tätigkeit einer Profession auf einen gesellschaftlichen Zentralwert bezogen und orientiert sich insofern eher am Gemeinwohl als etwa an wirtschaftlichem Profit.

Wie Thomas Kurtz (2005: 36) zu Recht anmerkt, bildet die Aufzählung solcher Merkmale für sich noch keine soziologische Professionstheorie. Ansätze, die mit Hilfe von mehr oder weniger umfangreichen Merkmalskatalogen nur zu bestimmen suchen, welche Berufsgruppen als Professionen anzusehen sind und welche nicht, gelten daher in der Professionssoziologie als überholt. Davon unbenommen bleibt freilich, dass eben solche Aspekte wie die aufgezählten angesprochen sind, wenn in der Soziologie von einer Profession die Rede ist. Sie treffen auch auf die hier interessierende *medizinische Profession* – die Berufsgruppe der Ärzte – zu: Angehende Ärzte müssen sich (in Deutschland) im Rahmen eines akademischen Studiums immense Bestände medizinisch-wissenschaftlichen Wissens aneignen; die ärztliche Ausbildung und die Zulassung zur ärztlichen Berufsausübung sind in der Approbationsordnung (für Ärzte) geregelt, welche zwar vom Bundesgesundheitsministerium auf Basis der Bundesärzteordnung erlassen wird, in ihrer Ausgestaltung aber auf die Bundesärztekammer und deren Zusammenarbeit mit anderen ärztlichen Berufsverbänden und den wissenschaftlichen medizinischen Fachgesellschaften zurückgeht; dieselben Organisationen geben zudem zahlreiche Empfehlungen, Richt- und Leitlinien für die ärztliche Praxis heraus (vgl. Kap. 2.3.2), von der allgemeinen Berufsordnung der Ärztekammern ganz zu schweigen; für die Ausbildung eines ärztlichen Berufsethos seien hier exemplarisch nur der berühmte Hippokratische Eid und das Genfer Ärztegelöbnis genannt (zitiert z.B. in Wiesing 2000: 26f. bzw. 62f.); schließlich orientiert sich die medizinisch-ärztliche Tätigkeit am gesellschaftlichen Zentralwert der Gesundheit.

Wenn also, wie anfangs festgestellt, die humangenetische Beratung (in Deutschland) eine *ärztliche* Praxis ist, dann bedeutet das, dass es in erster Linie die medizinische Profession ist, die darüber bestimmt, wer mit welcher Qualifikation genetisch beraten darf und wie eine solche genetische Beratung auszusehen hat. Tatsächlich schreibt – wie schon in Kapitel 2.2.1 erwähnt – die Bundesärztekammer vor, dass eine (prädiktive) genetische Beratung nur von dafür qualifizierten Fachärzten für Humangenetik oder Ärzten mit der Zusatzbezeichnung »Medizinische Genetik« durchgeführt werden soll (BÄK 1998a: A1398; BÄK 1998b: A3241; BÄK 2003: A1302).[79] Entsprechend dieser Zusatzqualifikation lässt sich *innerhalb* der Berufsgruppe der Ärzte eine spezifischere Berufsgruppe identifizieren, nämlich die der humangenetischen Ärzte.

Diese *Berufsgruppe der humangenetischen Ärzte* ist in Deutschland über die Deutsche Gesellschaft für Humangenetik e.V. sowie den Berufsverband Deutscher Humangenetiker e.V. organisiert. Einige Stellungnahmen und Veröffentlichungen dieser beiden Fachverbände, deren gemeinsames Publikationsorgan die Zeitschrift »Medizinische Genetik« ist, haben wir in den vorangegangenen Kapiteln 2.1 und 2.2 bereits zitiert. Die *Deutsche Gesellschaft für Humangenetik* (GfH) ist die wissenschaftliche Fachgesellschaft der Humangenetik. Gegründet hat sie sich im Jahr 1987, als sie sich – zunächst unter dem Namen »Gesellschaft für Humangenetik« – von der Gesellschaft für Anthropologie und Humangenetik ablöste.[80] Die GfH versteht sich als »bundesweiter wissenschaftlicher Fachverband von Fachärzten und Naturwissenschaftlern, die im Bereich Humangenetik tätig

79 Wie ebenfalls schon in Kapitel 2.2.1 vermerkt, sieht die Richtlinie der Gendiagnostik-Kommission (GEKO) zur genetischen Beratung ab Inkrafttreten von § 7 Abs. 3 GenDG am 1. Februar 2012 auch eine »fachgebundene genetische Beratung« durch entsprechend qualifizierte Ärzte anderer Fachgebiete vor (GEKO 2011). Nicht nur Humangenetiker (etwa BVDH 2011a, 2011b), auch die Ärzteschaft insgesamt wehrt sich gegen diesen (vermeintlichen) Eingriff in die Belange der ärztlichen Berufsausübung. So hat der Deutsche Ärztetag 2011 den Gesetzgeber aufgefordert, der GEKO die entsprechende Richtlinien-Kompetenz wieder zu entziehen (BÄK 2011: 174f.). Allerdings sollte nicht übersehen werden, dass auch in der GEKO mehrheitlich Mediziner sitzen und die Qualifizierungsmaßnahmen zur »fachgebundenen genetischen Beratung« unter Aufsicht von Humangenetikern durchgeführt werden sollen (GEKO 2011: 1253f.).

80 Zum Vergleich: Die rein naturwissenschaftlich-biologische Gesellschaft für Genetik gründete sich im Jahr 1968. Siehe deren Internetauftritt unter: http://www.gfgenetik.de [31.10.2011].

sind«, und sieht es als ihre zentrale Aufgabe, »die Humangenetik auf allen Gebieten der Forschung, Lehre und Praxis zu fördern«.[81] Der *Berufsverband Deutscher Humangenetiker* (BVDH) in seiner heutigen Form ist aus einem 2004 erfolgten Zusammenschluss des bereits 1983 gegründeten Berufsverbands Medizinische Genetik (BVmedgen) und des 1991 gegründeten, namensgebenden Berufsverbands Deutscher Humangenetiker hervorgegangen. Der BVDH versteht sich als »berufspolitisches Forum« mit dem Ziel einer bundesweiten »Interessensvertretung von Fachärzten und Naturwissenschaftlern, die im Bereich Humangenetik tätig sind«.[82]

Wie die zitierten Selbstbeschreibungen zeigen, sind in beiden Organisationen nicht nur humangenetische Ärzte, sondern auch Naturwissenschaftler (meist Biologen) vertreten. Allerdings dominieren erstere deutlich, wie sich überhaupt beide Fachverbände erkennbar an der medizinischen Profession orientieren. So ist die Deutsche Gesellschaft für Humangenetik Mitglied der Arbeitsgemeinschaft der Wissenschaftlichen Medizinischen Fachgesellschaften (AWMF) und der Berufsverband Deutscher Humangenetiker Mitglied der Gemeinschaft Fachärztlicher Berufsverbände (GFB). Außerdem haben die beiden Fachverbände – wie in der Medizin seit den 1990er Jahren üblich (vgl. Kap. 2.3.2) – Leitlinien zur ärztlich-humangenetischen Praxis herausgegeben, darunter auch Leitlinien zur genetischen Beratung, auf die wir noch zu sprechen kommen werden (Kap. 2.3.3). Als Wissenschaft hat sich die Humangenetik in der zweiten Hälfte des 20. Jahrhunderts – vor dem Hintergrund der eugenischen Verbrechen des Nationalsozialismus – ja ohnehin intensiv um einen Anschluss an die Medizin bemüht (vgl. Weingart et al. 1988; Henn 2008; Kap. 2.2.1). Diese »Medikalisierung der Humangenetik« (Weingart et al. 1988: 652) äußert sich eben auch in ihrer »Institutionalisierung als medizinisches Fachgebiet« (Pfadenhauer 2003a: 64), die mittlerweile als weitgehend abgeschlossen gelten kann (ebd.: 65).

Insgesamt gibt es in Deutschland also »keine Anzeichen dafür, dass sich die Humangenetik als *eigenständige* Profession etablieren könnte (oder wollte)« (Pfadenhauer 2003b: 2; Herv. im Orig.). Genetische Berater sind hierzulande humangenetische Ärzte und gehören als solche der medizinischen Profession an. Anders verhält es sich in den angloamerikanischen Ländern (vgl. Regenbogen 2003: 214f.). In den USA etwa gibt es neben den humangenetischen Ärzten (»medical geneticists«) auch eine Berufs-

81 So die GfH auf ihrer Homepage: http://www.gfhev.de [31.10.2011].
82 So der BVDH auf seiner Homepage: http://www.bvdh.de [31.10.2011].

gruppe *nicht-ärztlicher* genetischer Berater (»genetic counselors«), die sich schon eher in Richtung einer eigenständigen Profession entwickelt zu haben scheint (Kenen 1984, 1997). Dies hängt eng zusammen mit der Etablierung eines speziellen Master-Studiengangs »Genetic Counseling« in den USA, der erstmalig bereits 1969 am Sarah Lawrence College in New York eingerichtet wurde (Kenen 1984: 543f.). Am Ende eines spannenden und alles andere als widerstandsfreien Prozesses (vgl. Heimler 1997) gründeten »Master's level genetic counselors« (ebd.: 315) der ersten Stunde 1979 die *National Society of Genetic Counselors* (NSGC). Diese beschreibt sich auf ihrer Homepage als »the leading voice, authority and advocate for the genetic counseling profession«.[83] Sie hat ihre Mitglieder auf einen – bereits in Kapitel 2.2.4 zitierten – »Code of Ethics« verpflichtet (NSGC 1992; vgl. Benkendorf et al. 1992) und ist Herausgeberin des »Journal of Genetic Counseling«, das eine zentrale Rolle im internationalen Diskurs zur humangenetischen Beratung spielt. Die in ihr organisierten nicht-ärztlichen »genetic counselors« verstehen sich als »health professionals with specialized education, training, and experience in medical genetics and counseling« (NSGC 1992: 41). Von der medizinischen Profession haben sie sich auch dahingehend gelöst, dass sie seit 1993 nicht mehr vom American Board of Medical Genetics (ABMG) zertifiziert werden, sondern von dem eigens hierfür gegründeten American Board of Genetic Counseling (ABGC), welches seitdem – dem eigenen Bekunden nach – »has defined the professional standards of competence for the genetic counseling profession«.[84] Die Soziologin Regina Kenen (1997) attestiert dieser »genetic counseling profession« (ebd.: 1382) zudem einen eigenen »body of knowledge that is an unique blend of information from the world of genetics, medicine and psychology« (ebd.: 1377).

Aber zurück zur Situation in Deutschland. Dass die Durchführung einer (prädiktiven) genetischen Beratung hierzulande der Berufsgruppe der humangenetischen Ärzte vorbehalten ist, wird in der Professionssoziologie als Ergebnis eines erfolgreichen »Professionalisierungsprojekts der Humangenetik« gedeutet (Pfadenhauer 2003b; vgl. Pfadenhauer 2003a: 62ff.; ähnlich auch May & Holzinger 2003). Dieses Professionalisierungsprojekt lässt sich Michaela Pfadenhauer (2003a: 73) zufolge »als das Bemühen kennzeichnen, (durchaus auch gegen Widerstreben) die genetische Beratung als ein Praxisfeld auszuweisen, für das sie [die Humangenetik] (als Kollektiv-

83 Im Internet unter: http://www.nsgc.org [31.10.2011].

84 So das ABGC auf seiner Homepage: http://www.abgc.net [31.10.2011].

Akteur) alleinige Zuständigkeit beansprucht«. Es könne in dreierlei Hinsicht als »ausgesprochen erfolgreich angesehen werden« (ebd.): Erstens sei die Humangenetik mittlerweile als eigenständiges Fachgebiet innerhalb der Medizin anerkannt. Zweitens verfüge sie mit der humangenetischen Beratung nun tatsächlich über einen eigenen Zuständigkeitsbereich. Und drittens habe sie mit dem ethischen Prinzip der Nichtdirektivität (vgl. Kap. 2.2.3) einen »von ›außen‹ unhintergehbaren professionellen Standard« (ebd.) ihrer Beratungspraxis geschaffen. Die Selbstverpflichtung der Humangenetik auf diesen ethischen Beratungsstandard wertet Pfadenhauer (2003b: 1) denn auch »als professionspolitische Strategie [...], welche darauf abzielt, ein Territorium alleiniger Zuständigkeit intern festzulegen und nach außen zu verteidigen.«

Ganz ähnlich interpretieren Stefan May und Markus Holzinger (2003) die von ihnen ausgemachte »Ethisierung« der humangenetischen Praxis »als Strategie der Durchsetzung eines beruflichen Handlungs- und Deutungsmonopols« (ebd.: 107). Mit »Ethisierung« meinen sie zum einen den Anspruch humangenetischer Ärzte auf eine besonders hohe ethische Kompetenz im Umgang mit genetischen Daten und zum anderen den »Vorrang des Gesprächs« (ebd.) sowie die von humangenetischer Seite immer wieder betonten ethischen Standards genetischer Beratung wie etwa das Prinzip der Nichtdirektivität oder das Recht auf Nichtwissen (vgl. Kap. 2.2.3). Dabei richte sich diese Ethisierungsstrategie der Humangenetik nicht nur nach außen an eine kritische Öffentlichkeit, sondern auch »nach innen« (ebd.) mit dem Ziel der Etablierung eines eigenständigen Zuständigkeitsbereichs gegenüber konkurrierenden medizinischen Fachgebieten wie der Gynäkologie.

Die (ethischen) Standards humangenetischer Beratung wurden in der Professionssoziologie also bisher als Ausdruck einer über die Markierung bzw. Reklamation von Zuständigkeit laufenden *Professionalisierungsstrategie* der Humangenetik interpretiert. Fragt man genauer nach der Funktion der Standards genetischer Beratung für die Berufsgruppe der humangenetischen Ärzte, scheint mir die skizzierte professionspolitische Perspektive allerdings ein verkürztes Bild zu zeichnen. Ihre Schwäche besteht darin, dass sie nicht befriedigend erklären kann, *warum* die Berufsgruppe der humangenetischen Ärzte im Zuge der postulierten Professionalisierungsstrategie gerade auf *diese* (ethischen) Standards zurückgreift. Für die Markierung eines eigenen Zuständigkeitsbereichs hätte sie sich ja auch ganz anderer Standards »bedienen« können, zum Beispiel im (labor-)diagnostischen Bereich. Für eine umfassendere und zugleich detailliertere Deutung der *Funktion der Standards genetischer Beratung* müssen wir etwas weiter ausholen (vgl. Heyen 2010a). Wir werfen zunächst einen Blick in die medizinische Profession, die seit langem Standards »guter« ärztlicher Praxis kennt und diese neuerdings durch Leitlinien schriftlich fixiert (Kap. 2.3.2).[85] Da dementsprechend auch Leitlinien zur genetischen Beratung vorliegen, fragen wir im Weiteren nach der Funktion der Standards *und* Leitlinien genetischer Beratung für die Berufsgruppe der humangenetischen Ärzte. Anknüpfend an die professionssoziologischen Überlegungen von William Baer (1986) wird daraufhin zu plausibilisieren versucht, dass die Funktion der Standards und Leitlinien genetischer Beratung primär in der *Absorption von Unsicherheiten* für die Berufsgruppe der humangenetischen Ärzte zu sehen ist (Kap. 2.3.3).

2.3.2 Standards und Leitlinien in der medizinischen Profession

In der Medizin beziehen sich Standards auf die Spannbreite der üblichen ärztlichen Vorgehensweisen in bestimmten Fallsituationen (vgl. Straub 2000: 67). Dem *medizinischen Standard* entspricht also »ein ärztliches Handeln, das nach medizinisch-wissenschaftlicher Erkenntnis und/oder ärztlicher Erfahrung innerhalb der Profession akzeptiert ist« (Hart 2005d: 31). Er ist »eine Norm guter ärztlicher Behandlung und als solcher medizinisch verbindlich« (Hart 2005b: 102). Dass es Standards »guter« ärztlicher Praxis, eine »lex artis medicinae« oder eine medizinische Behandlung »nach allen Regeln der Kunst« gibt, ist weithin bekannt und wird nicht nur von Patienten erwartet. Relativ neu dagegen ist, dass diese Standards durch (ärztliche) Leitlinien schriftlich fixiert werden. Zwar setzte die Leitliniendiskussion international schon Ende der 1970er Jahre ein, in Deutschland ist sie aber erst seit Anfang der 1990er Jahre zu beobachten.[86]

---

85 Auch diesbezüglich muss die professionspolitische Perspektive als zu einseitig erscheinen. Dass etwa auch ein Fach wie die Allgemeinmedizin gegenwärtig das Fixieren von ärztlichen Beratungsstandards in Form von »Basisleitlinien« diskutiert (Fischer et al. 2001), lässt sich nur schwer mit professionspolitischen Strategien der Zuständigkeitsreklamation erklären.

86 Einen Überblick über die medizinische, gesundheitswissenschaftliche und medizinrechtliche Diskussion zu ärztlichen Leitlinien in Deutschland geben die Sammelbände von Hart 2000a, 2005a, 2005c.

Definiert sind *ärztliche Leitlinien* als

»systematisch entwickelte Entscheidungshilfen über die angemessene ärztliche Vorgehensweise bei speziellen gesundheitlichen Problemen. [...] [Sie] sind wissenschaftlich begründete und praxisorientierte Handlungsempfehlungen [...] [und] Orientierungshilfen im Sinne von ›Handlungs- und Entscheidungskorridoren‹, von denen in begründeten Fällen abgewichen werden kann oder sogar muß.« (BÄK & KBV 1997: A2154; vgl. Ollenschläger et al. 2000)[87]

Diese Definition legt bereits nahe, eine Funktion von Leitlinien in der Reduzierung von Unsicherheit in schwierigen ärztlichen Behandlungs- oder Entscheidungssituationen zu sehen. Expliziert wird dies allerdings sowohl in der professionsinternen als auch in der medizinrechtlichen und gesundheitswissenschaftlichen Debatte kaum.[88] Dort betont man vielmehr folgende Funktionen von Leitlinien (vgl. ebd.: 41; Straub 2000: 61f.): Qualitätssicherung der medizinischen Versorgung, Vermeidung unnötiger medizinischer Maßnahmen und Kosten, aber auch Information der Ärzte über den neuesten medizinischen Erkenntnisstand sowie Information von Patienten und Öffentlichkeit über allgemein übliche ärztliche Maßnahmen.[89]

---

87 Zum Begriff der Leitlinien im englischsprachigen Raum siehe Heitz 2005: 120ff. Keinesfalls darf man sich Leitlinien als Anleitung für eine Art »Kochbuchmedizin« (Ollenschläger et al. 2005: 18) vorstellen. Vielmehr sind sie in der Regel abstrakt genug, um einen ärztlichen Ermessensspielraum offen zu halten. Leitlinien führen also keineswegs per se – wie vielleicht gemutmaßt werden könnte – zu einem technokratischen ärztlichen Handeln, das der professionellen Handlungslogik widerspricht (vgl. Kap. 2.3.4, 3.3.1 und 4.5.3).

88 Vgl. immerhin die Andeutungen in Hart 2000b: 138; Raspe 2005: 70. Auch auf der Homepage der Arbeitsgemeinschaft der Wissenschaftlichen Medizinischen Fachgesellschaften (AWMF) heißt es: Die Leitlinien »sorgen für mehr Sicherheit in der Medizin«. Siehe online unter: http://www.awmf.org/ [31.10.2011].

89 Eine Funktionsbeschreibung von Leitlinien in der Literatur lautet folgendermaßen: »Integration des besten verfügbaren externen Wissens in Bezug auf die Abfolge diagnostischer und therapeutischer Behandlungsschritte bei einem definierten medizinischen Problem unter Berücksichtigung medizinischer, struktureller und ökonomischer Bedingungen.« (Straub 2000: 67) Und im Leitlinien-Manual der Arbeitsgemeinschaft der Wissenschaftlichen Medizinischen Fachgesellschaften und der Ärztlichen Zentralstelle Qualitätssicherung heißt es: »Gute Leitlinien eignen sich dazu, die kontinuierlich zunehmende Informationsmenge an wissenschaftlicher Evidenz sowie an Expertenmeinungen über ›gute medizinische Praxis‹ den Leistungsträgern im Gesundheitswesen (Ärzten, Pflegekräften und anderen Fachberufen) und der Öffentlichkeit zu vermitteln. Vorrangiges Ziel von Leitlinien ist die Bereitstellung von Empfehlungen zur Erreichung einer optimalen Qualität der Gesundheitsversorgung.« (AWMF & ÄZQ 2001: 5)

Die Leitlinien-Entwicklung wird (in Deutschland) von der Arbeitsgemeinschaft der Wissenschaftlichen Medizinischen Fachgesellschaften (AWMF) koordiniert. Sie unterscheidet diesbezüglich drei Stufen (vgl. AWMF 2004; Kopp et al. 2005; Hart 2005d: 38ff.): Leitlinien der ersten Entwicklungsstufe (S1) kommen durch den informellen Konsens einer repräsentativ zusammengesetzten Expertengruppe zustande. S2-Leitlinien haben zusätzlich ein formales Konsensus-Verfahren durchlaufen, etwa eine Delphi- oder eine Konsensus-Konferenz. S3-Leitlinien schließlich sind durch eine Reihe weitere Komponenten charakterisiert, von denen die Evidenz-Basierung sicherlich die wichtigste ist.[90] In Deutschland sind diese sogenannten evidenz-basierten Konsensus-Leitlinien zwar im Kommen, aber bei Weitem noch in der Minderzahl. S3-Leitlinien machen erst circa drei Prozent aller ärztlichen Leitlinien aus. S2-Leitlinien kommen immerhin auf circa 17 Prozent. Die überwiegende Mehrheit stellen mit circa 80 Prozent jedoch die S1-Leitlinien (vgl. Kopp et al. 2005). Derzeit führt das Leitlinien-Verzeichnis der AWMF circa 720 als gültig deklarierte Leitlinien.[91] Der großen Zahl entsprechend gibt es auch Kritik an dieser »Leitlinien-inflation« (Kolkmann 2000: 57).

Wichtig zu betonen ist, dass Standards und Leitlinien in einem *Wechselverhältnis* zueinander stehen: Standards »guter« ärztlicher Praxis entwickeln sich gleichsam evolutionär durch medizinische Erkenntnisse, praktische Erfahrungen und durch den beides zusammenführenden professionsinternen Reflexionsdiskurs. Der sich so herausgebildete Standard wird dann durch eine ebenfalls professionsintern entwickelte Leitlinie schriftlich fixiert. Umgekehrt trägt aber auch die Leitlinie zur Verbreitung und weiteren Durchsetzung des explizierten Standards in der ärztlichen Praxis bei. Sie gibt sozusagen dem vorher impliziten Standard erst seinen offiziellen Status als »state-of-the-art« – und zwar sowohl professionsintern als auch professionsextern für Patienten und Öffentlichkeit. Leitlinien machen also beides: Sie stellen Standards fest; zugleich setzen sie aber auch Standards.

Entsprechend ihrer Orientierung an der medizinischen Profession (vgl. Kap. 2.3.1) haben auch die humangenetischen Fachverbände frühzeitig

90 Evidenz-Basierung meint in der Regel Signifikanz im Sinne des in der westlich-naturwissenschaftlichen Medizin vorherrschenden statistisch-quantitativen Paradigmas. Der Begriff geht auf den mittlerweile auch in Deutschland etablierten angloamerikanischen Ansatz der »evidence-based medicine« zurück.

91 Stand: Mai 2009. Das Verzeichnis ist online einsehbar unter: http://www.awmf.org/leitlinien/aktuelle-leitlinien.html [31.10.2011].

Leitlinien zur genetischen Beratung herausgegeben (BVmedgen & GfH 1996). Die aktuelle, nur wenig veränderte Fassung stammt aus dem Jahr 2007 (GfH & BVDH 2007), wir haben sie in Kapitel 2.2 bereits mehrfach zitiert.[92] Im Vergleich zu anderen ärztlichen Leitlinien fallen die (S1-)Leitlinien zur genetischen Beratung dadurch auf, dass sie unmittelbar das Arzt-Patient-Gespräch thematisieren, also die Kommunikation und Beziehung zwischen Arzt und Patient. So sind manche Absätze überschrieben mit: »Inhalte« oder »Dauer einer genetischen Beratung« oder »Kommunikation in der genetischen Beratung«. Dort ist dann zu lesen: »Entscheidungen [...] werden vom Berater und Patienten [...] gemeinsam erarbeitet.«[93] Oder: Es »müssen insbesondere die individuellen Werthaltungen einschließlich religiöser Einstellungen [...] des Patienten [...] beachtet und respektiert werden.«[94] Dies ist deshalb auffällig, weil ärztliche Leitlinien üblicherweise angemessene Diagnose- und Therapieverfahren bezüglich spezifischer Krankheitsbilder behandeln (vgl. AWMF 2004) und keineswegs die Beziehung oder das Beratungsgespräch zwischen Arzt und Patient.

Wie sehr die Leitlinien zur genetischen Beratung eine Ausnahme darstellen, zeigt auch die Tatsache, dass nur in weniger als 0,01 Prozent aller aktuellen Leitlinien das Wort »Beratung« an prominenter Stelle auftaucht.[95] Selbst bezüglich des gängigeren Begriffs der »Aufklärung« sind es weniger als 0,03 Prozent.[96] Zudem wird ihr Sonderstatus daran deutlich, dass jüngst vorgeschlagen worden ist, Beratungsleitlinien von Behandlungsleitlinien zu unterscheiden, und dass die Leitlinien zur genetischen Beratung als paradigmatisch für erstere gelten (vgl. Damm 2005). Wieso aber wurden die ersten ärztlichen Beratungsleitlinien gerade in der Humangenetik entwickelt? Wieso wird es gerade hier für erforderlich gehalten, Handlungs-

92 Im Juni 2011 haben die humangenetischen Fachverbände eine umfassende S2-Leitlinie zur humangenetischen Diagnostik herausgegeben (GfH & BVDH 2011), in die auch die S1-Leitlinien zur genetischen Beratung (GfH & BVDH 2007) überführt worden sind. Das entsprechende »Modul Genetische Beratung« (GfH & BVDH 2011: 283ff.) ist vor allem ausführlicher gestaltet als die S1-Leitlinien, inhaltlich finden sich kaum Änderungen.

93 GfH & BVDH 2007, Absatz »9. Kommunikation in der genetischen Beratung«.

94 GfH & BVDH 2007, Absatz »6. Inhalte einer genetischen Beratung«.

95 Stand: September 2008. In absoluten Zahlen ausgedrückt geht es in sieben von 717 Leitlinien immerhin auch um Beratung. In nur zwei Leitlinien taucht der Begriff »Beratung« im Titel auf. Vgl. das Leitlinien-Verzeichnis der AWMF im Internet unter: http://www.awmf.org/leitlinien/aktuelle-leitlinien.html [31.10.2011].

96 In 20 Leitlinien kommt der Begriff der »Aufklärung« vor, nur eine einzige trägt ihn im Titel.

empfehlungen bezüglich des Arzt-Patient-Gesprächs zu formulieren? Kurz: Welche Funktion erfüllen die – Standards zugleich feststellenden und setzenden – Leitlinien zur genetischen Beratung für die Berufsgruppe der humangenetischen Ärzte? Wir wollen diese Frage mit der am Ende von Kapitel 2.3.1 aufgeworfenen nach der Funktion der Standards humangenetischer Beratung verknüpfen und nun eine professionssoziologische Antwort versuchen.

2.3.3 Unsicherheitsabsorption durch Standards und Leitlinien humangenetischer Beratung

Die Professionssoziologie hat sich bisher nur sehr sporadisch mit Standards professioneller Praxis befasst.[97] Eine Ausnahme ist der Aufsatz von William Baer »Expertise and Professional Standards« von 1986. Baer (1986: 533) definiert »standards« als »formalized and codified decision rules that join professional knowledge to action«. Durch den Zusatz »codified« steht sein Standard-Begriff dem in Kapitel 2.3.2 vorgestellten Leitlinien-Begriff als schriftlich fixierte Entscheidungshilfen und Handlungsempfehlungen für die ärztliche Praxis sehr nahe. Baer sieht die *primäre Funktion von Standards* professioneller Praxis dann auch in der *Absorption von Unsicherheit* der Professionellen über die angemessene, »richtige« Entscheidung oder Handlung in spezifischen Praxissituationen.

Dass Unsicherheit ein wesentliches Moment der professionellen Handlungssituation darstellt, steht in der Professionssoziologie ohnehin außer Frage (vgl. etwa Stichweh 1987: 296; Kap. 2.3.4). Der Clou bei Baer ist allerdings, dass er Unsicherheit nicht nur für die »practitioners«, also für die Handlungsebene annimmt, sondern auch für die Profession als Ganzes, also für die institutionelle Ebene. So könne es zum Beispiel nicht nur in der Öffentlichkeit, sondern auch professionsintern Unsicherheit über den Zuständigkeitsbereich einer Profession geben. Hier haben Standards dann eine doppelte Funktion: Indem sie Unsicherheit absorbieren, dienen sie über die Markierung von Kompetenz und Zuständigkeit gleichzeitig der

97 Anhand der Ausführungen in Kapitel 2.3.2 sollte bereits deutlich geworden sein, dass Standards ärztlicher bzw. professioneller Praxis etwas anderes sind als ein für Professionen ebenfalls typischer Ethikkodex (vgl. Kap. 2.3.1). Zum Ethikkodex der medizinischen Profession gehören beispielsweise die ärztliche Fürsorge- und Schweigepflicht (vgl. Kap. 2.2.3). Siehe zur professionellen Ethik Abbott 1983; Stichweh 1987: 305ff.; vgl. auch die ethische Perspektive von Bayles 1989.

weiteren Professionalisierung. Eine weitere, der Unsicherheitsabsorption nachgelagerte Funktion von Standards sieht Baer in der Qualitätskontrolle professioneller Praxis – und zwar sowohl durch die Profession selbst als auch durch die Öffentlichkeit, für die ja die professionelle Praxis durch (schriftlich fixierte) Standards erst transparent wird.

In seiner Aufzählung und nicht immer klaren Analytik von Unsicherheitsarten folgen wir Baer hier nicht weiter. Stattdessen möchte ich eine eigene Unterscheidung einführen: die von *professionsextern und professionsintern bedingten Unsicherheiten.* Sie scheint nur auf den ersten Blick ähnlich zu der – bei Baer nur implizit zu findenden – Unterscheidung von Unsicherheiten auf der Handlungs- und institutionellen Ebene. Tatsächlich liegt sie quer zu dieser. So kann eine durch medizinisch-wissenschaftliches Nichtwissen bedingte Unsicherheit über die richtige Therapie einer Krankheit sowohl konkret in der ärztlichen Praxissituation als auch allgemein im professionsinternen Diskurs bestehen. Diese Unsicherheit würde ich als eine professions*intern* bedingte bezeichnen. Ebenso kann die durch öffentliche Diskussion oder durch eine konkurrierende Profession hervorgerufene Unsicherheit hinsichtlich der Zuständigkeit für ein bestimmtes Praxisfeld sowohl auf der Handlungs- als auch auf der institutionellen Ebene relevant werden. Eine solche Unsicherheit wäre eine professions*extern* bedingte.

Der Begriff der *Unsicherheitsabsorption* stammt aus der Organisationsforschung (vgl. March & Simon 1958: 164ff.),[98] wobei sein prominentester Ort wohl die Organisationstheorie von Niklas Luhmann (2000) ist. Der Begriff nimmt dort einen zentralen Platz ein, jedoch auf einer sehr basalen, gleichsam sozialtheoretischen Ebene (vgl. ebd.: 183ff.). Letztelemente von Organisationen sind bei Luhmann nämlich (kommunizierte) Entscheidungen. Und jede Entscheidung absorbiert per se Unsicherheit, nämlich die Unsicherheit darüber, welche Entscheidungsalternative zu wählen ist. Insofern machen Organisationen operativ nichts anderes als durch das Verknüpfen von Entscheidungen Unsicherheit in Sicherheit zu transformieren (und damit gleichzeitig neue Unsicherheiten aufzubauen).

Für eine gleichermaßen konsistente und komplexe Sozial-, Entscheidungs- und Organisationstheorie sind diese Definitionen von unbestreitbarer Wichtigkeit. Für unsere Zwecke ist es allerdings wenig hilfreich, den Begriff der Unsicherheitsabsorption in diesem basalen operativen Sinne zu

98 Allerdings verstehen March und Simon (1958: 165) unter »uncertainty absorption« sehr spezifisch das Kommunizieren von »inferences [...] from a body of evidence [...] instead of the evidence itself«.

verwenden. Zum einen lässt sich die Organisationstheorie nicht einfach auf Professionen anwenden, wie überhaupt Professionen mit Organisationen nicht gleichgesetzt werden können.[99] Zum anderen gilt es, einen inflationären Gebrauch des Begriffs zu vermeiden. Denn letztlich lässt sich vieles, wenn nicht alles immer auch als Entscheidung und damit als Unsicherheitsabsorption beobachten – eine therapeutische Maßnahme genauso wie das Schließen des Fensters oder das Sitzenbleiben. Daher soll von Unsicherheitsabsorption hier nur dann die Rede sein, wenn es um die Absorption von professionsextern und/oder professionsintern bedingten Unsicherheiten auf der Handlungs- und/oder institutionellen Ebene durch professionelle Standards und/oder Leitlinien geht.

Wir kommen nun auf die *Standards und Leitlinien genetischer Beratung* zurück. Ich möchte im Folgenden plausibel machen, dass sie in erster Linie der Absorption ganz spezifischer, sowohl professionsintern als auch professionsextern bedingter Unsicherheiten für die medizinische Profession bzw. die Berufsgruppe der humangenetischen Ärzte dienen (vgl. Heyen 2010a). Dabei greife ich in erster Linie auf das in Kapitel 2.3.2 erwähnte Dokument der Leitlinien zur genetischen Beratung (GfH & BVDH 2007) zurück, aber auch auf andere Dokumente wie die Stellungnahme der Deutschen Gesellschaft für Humangenetik zur prädiktiven Gendiagnostik (GfH 2000) und die Richtlinien der Bundesärztekammer zum gleichen Thema (BÄK 2003), denn auch diese Dokumente setzen bzw. fixieren Standards genetischer Beratungspraxis.[100] Schließlich beziehe ich mich auch auf die in Kapitel 2.2.3 vorgestellten ethischen Prinzipien bzw. Standards humangenetischer Beratung.

Die *professionsintern bedingten Unsicherheiten* entstehen durch die spezifischen Charakteristika genetischer Daten und Tests selbst. Ob diesen deshalb ein besonderer Status im Vergleich zu anderen medizinischen Infor-

---

99 Zwar organisieren sich Professionelle in Verbänden und anderen Korporationen (vgl. Kap. 2.3.1), aber eine Profession erschöpft sich nicht in derartigen Organisationen, und eine niedergelassene professionelle Praxis reproduziert auch kein (übergeordnetes) Organisationssystem. Stichweh (1987) spricht daher von professionellen Handlungssystemen und konstatiert, dass sich Professionen als Ganze bis heute als nicht organisierbar erweisen (ebd.: 317).

100 Richtlinien (z.B. der Bundesärztekammer) werden von Leitlinien noch einmal dahingehend unterschieden, dass ersteren ein höherer Verbindlichkeitsgrad zugewiesen wird. Dementsprechend zieht nur die Nichtbeachtung von Richtlinien definierte Sanktionen nach sich (vgl. BÄK & KBV 1997; Straub 2000: 67). Allerdings werden die Begriffe nicht einheitlich verwendet (siehe nur die medizinrechtliche Bestimmung von Richtlinien in Hart 2005d: 34f.).

mationen zukommt, wird kontrovers diskutiert (für einen Überblick siehe Brändle et al. 2007; Kollek & Lemke 2008: 53ff.). Dabei wird diese eigentlich wissenschaftstheoretische Frage oftmals verknüpft mit der politisch-normativen Frage nach einem speziellen Regulierungsbedarf bezüglich genetischer Tests. Zwar wird der »Genetic Exceptionalism« (Murray 1997) in seiner »harten« (Nationaler Ethikrat 2005: 48), auf die Einzigartigkeit genetischer Informationen abstellenden Form kaum noch vertreten, manche Autoren warnen aber auch umgekehrt vor einem alle Besonderheiten negierenden »genetischen Generalismus« (Kollek & Lemke 2008: 64), und andere betonen, dass (vor allem prädiktive) genetische Daten aufgrund der *Summe* ihrer Eigenschaften durchaus als in ethischer Hinsicht besonders gelten könnten (etwa Heinrichs 2006: 125; Hildt 2009: 226f.).

Ob die spezifischen Charakteristika genetischer Informationen tatsächlich nur auf diese zutreffen, also exzeptionell sind und insofern einen Sonderstatus genetischer Informationen begründen, ist hier nicht weiter relevant. Für unsere Zwecke reicht es, *dass* sie (zumindest auch) genetischen Daten und Tests zugeschrieben werden. Genannt werden unter anderem die folgenden (vgl. Heinrichs 2006: 122ff.):

1.) die Interpretationsbedürftigkeit genetischer Daten, also der Umstand, dass diese je nach Kontexteinbettung einen anderen Informationsgehalt erlangen;
2.) ihre Relevanz für biologisch Verwandte, dass also an einer Einzelperson gewonnene Daten immer auch Aussagen über verwandte Dritte erlauben;
3.) die besondere Bedeutung, die genetische Daten für individuelle Vorstellungen von Persönlichkeit und Identität haben können;
4.) die einfache Zugänglichkeit von biologischem Material für die Gewinnung genetischer Daten ohne Wissen der Person selbst.

Hinsichtlich prädiktiver Gentests gilt zudem (vgl. Kap. 2.1.1):

5.) dass die Getesteten klinisch gesund und nicht krank sind;
6.) dass es oftmals um genetische Dispositionen geht, die eine zukünftige Erkrankung wahrscheinlich, aber keinesfalls sicher machen; und
7.) dass viele prädiktive genetische Informationen nur erkenntnis-, nicht aber handlungserweiternd sind, weil keine entsprechenden präventiven oder therapeutischen Maßnahmen zur Verfügung stehen.

Es ist naheliegend anzunehmen, dass diese Charakteristika genetischer Dten und Tests zu entsprechenden Unsicherheiten bei den humangenetischen Ärzten in ihrer genetischen Beratungspraxis führen (können). Ein paar ausgewählte sollen hier in der Reihenfolge der genannten Eigenschaften formuliert werden:

Ad 1.) Wie zum Beispiel kann sichergestellt werden, dass genetische Daten von den humangenetischen Ärzten »richtig«, also besonders kontextsensibel interpretiert werden?

Ad 2.) Wenn ich als genetischer Berater bei meinem Patienten bzw. Klienten die Disposition für eine schwere Krankheit diagnostiziert habe, darf oder muss ich seine Verwandten darüber informieren, dass sie möglicherweise ebenfalls Anlageträger sind?

Ad 3.) Wie können schwere psychische Folgen eines Gentests für den Klienten vermieden werden?

Ad 4.) Darf ich als humangenetischer Arzt genetische Analysen durchführen, wenn das biologische Material vom Ehepartner des Klienten stammt?

Ad 5.) Wie gehe ich als Arzt damit um, dass mein Patient klinisch nicht krank, sondern gesund ist?

Ad 6.) Haben Wahrscheinlichkeitsaussagen überhaupt einen Erkenntniswert für meine Klienten?

Ad 7.) Was kann ich als humangenetischer Arzt (noch) tun, wenn keine therapeutischen Maßnahmen zur Verfügung stehen?

Die Standards und Leitlinien genetischer Beratung – so meine These – helfen diese Unsicherheiten zu reduzieren:

Ad 1.) Zum Beispiel wird in den Leitlinien geregelt, welche Qualifikationen ein Arzt vorweisen muss, damit er in der humangenetischen Beratung selbständig tätig werden darf. Wie schon in Kapitel 2.3.1 erwähnt, sind das grundsätzlich der »Facharzt für Humangenetik« bzw. die »Zusatzbezeichnung Medizinische Genetik«.[101] Außerdem werden qualitäts-

101 Vgl. GfH & BVDH 2007: Absatz »10. Qualifikationen«; vgl. aber auch GEKO 2011 und die Anpassungen in GfH & BVDH 2011: 284. Für den »Facharzt für Humangenetik« etwa ist eine Weiterbildungszeit von fünf Jahren vorgesehen, unter anderem in der genetischen Beratung, im zytogenetischen und im molekulargenetischen Labor. Siehe die »Musterweiterbildungsordnung Humangenetik« im Internet unter: http://www.bvdh.de/public.php?id=30 [31.10.2011]. Zu den Weiterbildungsinhalten zählen explizit auch

sichernde Maßnahmen wie eine »kontinuierliche Supervision« empfohlen.[102]

Ad 2.) Ausdrücklich heißt es in den Leitlinien zur genetischen Beratung, dass eine Kontaktaufnahme mit Verwandten ohne deren ausdrücklichen Wunsch nicht erfolgen darf und dass es im Ermessen des Ratsuchenden liegt, Angehörige über das Angebot genetischer Beratung zu informieren.[103] Dies entspricht dem ethischen Prinzip der Nichtaktivität (vgl. Kap. 2.2.3).

Ad 3.) Die Leitlinien erkennen gleich in ihrem ersten Absatz an, dass genetische Untersuchungen schwerwiegende psychosoziale Auswirkungen haben können. »Deshalb kommt der Beratung über genetische Risiken sowie der Beratung vor und nach genetischen Tests eine besondere Bedeutung zu und geht über die übliche ärztliche Aufklärung hinaus.«[104] Die hier relevante Unsicherheit rechtfertigt also die Leitlinien zur genetischen Beratung im Ganzen. Außerdem benennen Richtlinien der Bundesärztekammer (BÄK 2003: A1302) die Fälle, in denen eine gesonderte »psychosoziale Betreuung [...] sichergestellt sein« muss.

Ad 4.) Zu diesem Punkt heißt es in der erwähnten Stellungnahme der Deutschen Gesellschaft für Humangenetik (GfH 2000) eindeutig: »Ein Fragerecht von Dritten nach Durchführung oder Ergebnissen [...] [genetischer] Diagnostik muß ausgeschlossen sein.«

Ad 5.), 6.) und 7.) Diese Unsicherheiten werden in den Leitlinien insofern behandelt, als diese ausführlich die Inhalte genetischer Beratung beschreiben und detailliert aufzählen, was im Beratungs*brief* (vgl. Kap. 2.2.1) zu behandeln ist.[105] Auch in den Richtlinien der Bundesärztekammer finden sich dazu so detaillierte Hinweise wie: Bei der Beratung sollten Erkrankungsrisiken »in natürlichen Häufigkeiten und nicht in Wahrscheinlichkeiten oder Prozentwerten kommuniziert werden« (BÄK 2003: A1300).

Zu den *professionsextern bedingten Unsicherheiten*: Sie sehe ich in erster Linie durch öffentliche Kritik verschiedener gesellschaftlicher Gruppen an Me-

ethische und psychologische Aspekte genetischer Beratung. Vgl. hierzu das sogenannte Wolff-Jung-Curriculum (Wolff & Jung 1996).

102 GfH & BVDH 2007: Absatz »11. Qualitätssicherung«.

103 GfH & BVDH 2007: Absatz »7. Information von Angehörigen«.

104 GfH & BVDH 2007: Absatz »1. Allgemeines, Indikation«.

105 Vgl. GfH & BVDH 2007: Absätze »6. Inhalte einer genetischen Beratung« und »8. Humangenetische Stellungnahme«.

dizin und Humangenetik evoziert. Da ist *erstens* die US-amerikanische Bürgerrechtsbewegung in den 1960/70er Jahren zu nennen. Schwerpunkt ihrer Kritik an den herrschenden Verhältnissen im Gesundheitswesen war die paternalistische Art der Arzt-Patient-Beziehung. Heute gängige Konzepte wie »Patientenautonomie« oder »informed consent« (vgl. Kap. 2.2.3) sind aus den damaligen Auseinandersetzungen entstanden (vgl. Nippert 1995). Genau in diese Zeit fällt auch die Institutionalisierung der humangenetischen Beratung in den USA und die Etablierung des ersten genetischen Beratungsstandards: das Prinzip der Nichtdirektivität (vgl. Kap. 2.2.3). Das neue partnerschaftliche Bild einer Arzt-Patient-Beziehung kommt auch in den Leitlinien zur genetischen Beratung zum Ausdruck – so in Formulierungen wie »Hilfe bei der [...] selbstständige[n] Entscheidungsfindung [...] [des] Ratsuchenden«[106] oder der schon in Kapitel 2.3.2 zitierten: »Entscheidungen [...] werden vom Berater und Patienten [...] gemeinsam erarbeitet«[107] (vgl. das »shared decision making« in Kap. 2.2.3). Beides: Nichtdirektivität und partnerschaftliches Bild der Arzt-Patient-Beziehung in der genetischen Beratungspraxis müssen also vor dem Hintergrund der allgemeinen Entwicklung in der Medizin weg vom Paternalismus hin zu mehr Patientenautonomie gesehen werden. Und beides kann als Reaktion auf die öffentliche Kritik und als Absorption der dadurch evozierten Unsicherheiten innerhalb der medizinischen Profession gedeutet werden.

Der entscheidende Faktor für die Karriere der Nichtdirektivität in der humangenetischen Beratung (vgl. Kap. 3.3.2) liegt allerdings *zweitens* in den historischen Erfahrungen mit der Eugenik in der Zeit des Nationalsozialismus sowie in den andauernden Bemühungen der Humangenetik weltweit, sich von dieser Geschichte und der Eugenik generell abzugrenzen (vgl. Nippert 1995; Wachbroit & Wasserman 1995: 238; Wolff & Jung 1994: 196f.). Dabei stand bis in die 1990er Jahre allein die Fortpflanzung im Mittelpunkt der genetischen Beratung (vgl. Kap. 2.2.1). Letztlich ging es immer um die Frage, ob ein bestimmtes Paar »gesunde« Kinder bekommen würde, bzw. im Rahmen der Pränataldiagnostik sogar um die Fortsetzung oder den Abbruch einer Schwangerschaft. Zum einen stehen damit Begriffe wie »Selektion«, »Eugenik«, »Verbesserung des Genpools der Bevölkerung« oder »unwertes Leben« ganz automatisch im Raum, zum anderen sind mit der Handlungsoption eines Schwangerschaftsabbruchs ganz spezifische Normen und Wertkonflikte aufgerufen. Eine mit derartig sensiblen

106 GfH & BVDH 2007, Absatz »6. Inhalte einer genetischen Beratung«.

107 GfH & BVDH 2007, Absatz »9. Kommunikation in der genetischen Beratung«.

Themen befasste ärztliche Praxis bleibt von Kritik verschiedenster gesellschaftlicher Gruppen nicht verschont. Ein ethisch anerkannter Beratungsstandard wie die Nichtdirektivität hilft, die daraus entstehenden Unsicherheiten zu reduzieren.

Zur Verunsicherung der Berufsgruppe der humangenetischen Ärzte führen *drittens* die wissenschaftlich, aber auch öffentlich-politisch diskutierten Risiken und Nebenfolgen der Gendiagnostik. So wird kritisiert, die prädiktive Gendiagnostik führe zum Entstehen einer neuen Gruppe von »gesunden Kranken« (vgl. Kap. 2.1.3) und produziere womöglich den »Latentkranken [...] als biographischen Normalfall« (Hitzler & Pfadenhauer 1999: 105). Befürchtet wird also gewissermaßen eine Pathologisierung von Gesunden. Dabei entstünden neuartige Risiken der (genetischen) Diskriminierung sowie neue Verantwortlichkeiten im Hinblick auf Verwandtschafts-, Arbeits- und Versicherungsverhältnisse (vgl. Kap. 2.1.3). Derartige arbeits- und versicherungsrechtliche Fragen werden ausführlich von den Richtlinien der Bundesärztekammer behandelt (vgl. BÄK 2003: A1304). Auch hier wieder: Unsicherheitsabsorption. Außerdem wird in der Stellungnahme der Gesellschaft für Humangenetik sehr explizit vorgetragen, dass genetische Untersuchungen eine wichtige Hilfe bei Entscheidungen über präventive bzw. therapeutische Maßnahmen oder aber bei der Lebens- und Familienplanung sein können. Anschließend heißt es: »Aus ethischen Gründen kann deshalb prädiktive genetische Diagnostik ratsuchenden Personen nicht vorenthalten werden.« (GfH 2000) Hinweise solcher Art lassen sich als Legitimierung der gendiagnostischen Praxis und somit auch als Reaktion auf deren kritische öffentliche Beobachtung interpretieren. Schließlich beugen die Leitlinien zur genetischen Beratung professionsexterner Kritik dadurch vor, dass sie die Beratungspraxis einigermaßen transparent machen und ebenfalls auf den Nutzen genetischer Beratung abstellen, wenn sie gleich zu Beginn betonen, dass die Beratung *helfen* soll, »Entscheidungsalternativen zu bedenken und individuell angemessene Verhaltensweisen zu wählen«.[108]

Die voranstehenden Ausführungen sollten plausibel machen, dass die Berufsgruppe der humangenetischen Ärzte als Teil der medizinischen Profession (vgl. Kap. 2.3.1) mit ganz spezifischen Unsicherheiten konfrontiert war und ist. Den durch die Charakteristika genetischer Daten evozierten, professions*intern* bedingten Unsicherheiten ist sie mit Selbstbeob-

108 GfH & BVDH 2007, Absatz »1. Allgemeines, Indikation«.

achtung und Selbstreflexion begegnet. Dies ist ein Vorgang, der uns von der medizinischen Profession, aber auch von anderen Professionen vertraut ist. Den durch Fremdbeobachtung und öffentliche Kritik evozierten, also professions*extern* bedingten Unsicherheiten ist sie mit Anpassungsleistungen und Legitimierungsbemühungen ihrer Beratungspraxis begegnet. Sowohl Selbstreflexion als auch Anpassungs- und Legitimierungsbemühungen finden ihren Ausdruck in den Standards und Leitlinien genetischer Beratung. Deren *primäre* Funktion sehe ich daher in der Absorption der genannten Unsicherheiten. Sicherlich erfüllen sie auch die Funktion der Zuständigkeitsmarkierung, wie es die in Kapitel 2.3.1 skizzierte professionspolitische Perspektive nahelegt, und der Qualitätssicherung, wie im professionsinternen Diskurs betont wird (vgl. Kap. 2.3.2). Insofern dienen die Standards und Leitlinien genetischer Beratung auch der weiteren Professionalisierung dieser Praxis. Aber dies tun sie eben gerade, *indem* sie Unsicherheit reduzieren. Die beiden Funktionen der Qualitätssicherung und der Zuständigkeitsmarkierung sind also sekundäre, der Funktion der Unsicherheitsabsorption nachgelagerte Funktionen.

Damit lässt sich dann auch die Besonderheit der Leitlinien zur genetischen Beratung erklären (vgl. Kap. 2.3.2). Sie haben die gleiche Funktion wie alle ärztlichen Leitlinien, nämlich die Absorption von Unsicherheit. Was dagegen jene von diesen unterscheidet, ist die Art der zu reduzierenden Unsicherheiten. Die Besonderheiten genetischer Daten auf der einen und die kritische öffentliche Beobachtung auf der anderen Seite verursachen die größten Unsicherheiten für die Berufsgruppe der humangenetischen Ärzte eben nicht im Hinblick auf Fragen von Diagnostik und Therapie sondern auf den ärztlichen Umgang mit genetischen Daten von Klienten bzw. Patienten gegenüber diesen selbst. Es geht also um Unsicherheiten im Hinblick auf das Gespräch zwischen Arzt und Patient. Die – Standards zugleich feststellenden und setzenden – Leitlinien zur genetischen Beratung helfen diese Unsicherheiten zu reduzieren. Funktional betrachtet machen sie damit nichts anderes als Standards professioneller Praxis generell.[109]

109 Im Rahmen der empirischen Untersuchung werden wir auf die Standards und Leitlinien genetischer Beratung noch einmal zurückkommen. Es wird dann (kurz) um die Ergebnisse der Sequenzanalyse des Dokuments der Leitlinien zur genetischen Beratung gehen (Kap. 4.5.1) und darum, wie die befragten humangenetischen Ärzte mit den Standards und Leitlinien in ihrer genetischen Beratungspraxis umgehen (Kap. 4.5.2 und 4.5.3).

2.3.4 Auf dem Weg zur Bestimmung typisch ärztlich-professionellen Handelns

Im Zuge der vorangegangenen Überlegungen zu den Standards und Leitlinien genetischer Beratung haben wir uns schon deutlich in Richtung des Handelns der humangenetischen Ärzte in ihrer Beratungspraxis bewegt. Mit der Frage nach der Funktion von Standards und Leitlinien für die Berufsgruppe der humangenetischen Ärzte stand dabei gleichwohl die institutionelle Ebene stärker im Fokus als die Handlungsebene. Auch die Professionssoziologie hat sich lange Zeit überwiegend mit dem *institutionell-organisationellen Erscheinungsbild* von Professionen beschäftigt (vgl. Maiwald 1997). Dabei wurden je nach (gesellschafts-)theoretischer Ausrichtung ganz unterschiedliche Schwerpunkte gesetzt: So beschreiben manche Autoren – um nur ein paar ausgewählte Schlaglichter zu werfen – den Gilde- oder Zunftcharakter von Professionen (Goode 1957, 1960) und/oder fokussieren auf bestimmte Professionsmerkmale (vgl. Kap. 2.3.1) wie spezialisiert-systematisches Wissen und Kollektivitätsorientierung (ebd.; Hartmann 1968). Andere stellen in erster Linie auf die Autonomie und Selbstkontrolle von Professionen ab (Freidson 1970) und sehen diese als Ausdruck einer von Markt- und Verwaltungslogik verschiedenen »third logic« (Freidson 2001). Wieder andere betonen die Kämpfe von Professionen um die Sicherung von »market power« (Larson 1977) bzw. um die Zuständigkeit (»jurisdiction«) für bestimmte Tätigkeiten (Abbott 1988). Insgesamt stehen im Zentrum des Interesses einer solchen (Makro-)Perspektive Entwicklungen eines »professional complex« (Parsons 1968), also Auseinandersetzungen zwischen sowie Auf- und Abstieg von Professionen und anderen Berufsgruppen in einem »system of professions« (Abbott 1988).

Im Gegensatz dazu zielt das Erkenntnisinteresse der vorliegenden Arbeit auf das *Handeln* der Ärzte in der (prädiktiven) genetischen Beratungspraxis. Wenn wir wissen wollen, inwiefern es sich bei diesem Handeln um ein typisch ärztlich-professionelles handelt (vgl. Kap. 1), müssen wir danach fragen, was professionelles Handeln als ein solches auszeichnet, was also das Charakteristische an professionellem Handeln ist. Dabei kann es natürlich nicht darum gehen, professionelles Handeln bloß als das Handeln von Angehörigen einer Profession auszuweisen (vgl. Pfadenhauer 2005: 9f.), denn aus einer solchen Perspektive würde sich die Ausgangsfrage dieser Arbeit gar nicht erst stellen (vgl. Kap. 1). Gebraucht wird vielmehr ein Zugang, der professionelles Handeln deshalb als ein Handeln eigenen Typs konzipiert, weil es einer spezifischen (Handlungs-)Strukturlogik folgt.

Insbesondere in der deutschsprachigen Soziologie liegt mittlerweile eine Reihe von Ansätzen vor, die sich – in je spezifischem Anschluss an klassische Arbeiten, vor allem von Talcott Parsons (1939, 1951) und Everett Hughes (1971) – um die Bestimmung dieser *Strukturlogik professionellen Handelns* verdient gemacht haben. Es sind dies vor allem der systemtheoretische Ansatz von Rudolf Stichweh (1987, 1992), der interaktionistische Ansatz von Fritz Schütze (1996, 2000) und der strukturtheoretische Ansatz von Ulrich Oevermann (1996, 2002a).

Bei allen Unterschieden im (gesellschafts-)theoretischen Hintergrund und in der Theoriesprache weisen die drei Ansätze doch »grundlegende Gemeinsamkeiten« auf, die es »erlauben, von einem Strukturkern professionellen Handelns zu sprechen« (Helsper et al. 2000: 8). Professionelles Handeln hat es danach – auf der allgemeinsten (Überschneidungs-)Basis und stark vereinfachend ausgedrückt – mit der Bearbeitung von lebenspraktischen Problemen von Personen (Klienten) zu tun. Zwar greift es dabei in der Regel auf wissenschaftliches Wissen zurück, da es aber mit einer Vielzahl sich widersprechender Anforderungen sowie mit Ungewissheiten mannigfaltiger Art konfrontiert ist, steht es in strukturlogischem *Gegensatz* zu einem büro- bzw. technokratischen, (Regel-)Wissen nur schematisch anwendenden Handeln (vgl. ebd.: 8f.; Kurtz 1998: 110ff.).[110]

Da Stichweh bei seiner Beschäftigung mit professionellem Handeln in erster Linie den Beitrag von (verschiedenen) Professionen bzw. professionellen Handlungssystemen für die funktionale Ausdifferenzierung der modernen Gesellschaft im Blick hat (vgl. Stichweh 1996), bleiben seine Ausführungen zu *konkretem* professionellem Handeln *relativ*, das heißt im Vergleich zu den anderen beiden Autoren, allgemein. Demgegenüber sind die Arbeiten von Schütze überaus detailliert und eng an empirischem Material angelehnt. Allerdings ist dieses ausschließlich dem Bereich des So-

110 Eben dieser für die Bestimmung der Strukturlogik professionellen Handelns ganz entscheidender Gegensatz geht im sogenannten inszenierungstheoretischen Ansatz, der professionelles Handeln in erster Linie über die sozial erfolgreiche Darstellung von Kompetenz definiert (Pfadenhauer 2003a), verloren. Auch Abbotts handlungsstrukturelle Bestimmungen von »diagnosis«, »inference« und »treatment« – die drei »acts«, welche in seinen Augen »professional work« charakterisieren (vgl. Abbott 1988: 40ff.) – sind »so oberflächlich, dass sie von vorneherein zu jedweder Art beruflicher Problemlösung passen« (Maiwald 2004: 41, Fn. 38; vgl. Maiwald 1997: 32ff.). Allerdings geht es Abbott auch mehr um den Konnex von professioneller Arbeit und entsprechenden Zuständigkeitsansprüchen der Professionellen als um eine spezifisch professionelle Handlungslogik.

zialwesens, insbesondere dem der Sozialarbeit entnommen, was die Generalisierbarkeit und Übertragbarkeit der daraus entwickelten Modelle – zum Beispiel das des »pädagogischen Grunddilemmas« (Schütze 2000: 71ff.) – auf andere Bereiche professionellen Handelns wie die hier interessierende humangenetische Beratung erschwert. Oevermann hingegen hat nicht nur explizit einen *Idealtypus* (klientenbezogenen) professionalisierten Handelns beschrieben (vgl. Combe & Helsper 1996: 13), er hat diesen auch anhand des der *ärztlichen* Praxis deutlich näher stehenden Modells der psychoanalytischen Therapie entwickelt (vgl. Oevermann 1996: 115ff.). Darüber hinaus ist dieser Idealtypus in zahlreichen empirischen Untersuchungen *ärztlichen* Handelns spezifiziert und geprüft worden (etwa Oevermann 1997, 2000b, 2003; Rychner 2006). Damit scheint Oevermanns Ansatz für die Zwecke der vorliegenden – nach dem Handeln der Ärzte in der (prädiktiven) genetischen Beratungspraxis fragenden – Arbeit am besten geeignet, zumal er auch als der am weitesten elaborierte der drei genannten Ansätze gelten kann (Maiwald 2004: 42). In Kapitel 3.3 werden wir uns die von Oevermann entwickelte Professionalisierungstheorie daher etwas näher anschauen.

3 Prädiktive Gendiagnostik und prädiktive genetische Beratung – theoretische Perspektiven

In diesem Kapitel werden die drei theoretischen Perspektiven der vorliegenden Arbeit entfaltet. Da die drei entsprechenden Teile gewissermaßen parallel verlaufende Durchgangsstationen zwischen dem einführenden Kapitel 2 und der empirischen Untersuchung im nachfolgenden Kapitel 4 bilden, stehen sie relativ unvermittelt nebeneinander. Sie knüpfen nämlich – in analoger Reihenfolge – an jeweils einen der drei Schwerpunkte in Kapitel 2 an und enden alle mit der nur empirisch zu beantwortenden Frage nach dem behandlungsbedürftigen Problem der Klienten in der prädiktiven genetischen Beratung. Dementsprechend erschöpfen sich die Erträge der theoretischen Überlegungen auch nicht schon mit dem vorliegenden Kapitel, sondern zeigen sich mitunter erst im Laufe der empirischen Untersuchung bzw. des resümierenden Kapitels 5.

Die *erste* theoretische Perspektive ist die unterscheidungstheoretische (Kap. 3.1). Ausgangspunkt ist hier die in Kapitel 2.1.4 skizzierte diskursive Deutung der prädiktiven Gendiagnostik als eine der Krankheitsprävention dienende, in die Zukunft blickende Diagnostik. Sie wird nach wenigen unterscheidungstheoretischen Vorklärungen in die von ihr implizit in Anspruch genommenen (drei) zentralen Unterscheidungen *de*konstruiert, worauf zwei sehr verschiedene Beobachtungsweisen der prädiktiven Gendiagnostik *re*konstruiert werden. Eine davon bringt die prädiktive Gendiagnostik mit Behandlung und Therapie in Verbindung. Für sie stellt sich die Frage nach möglichen Problemen, die sich mit Hilfe einer prädiktiven Gendiagnostik in der genetischen Beratung therapieren ließen.

Die *zweite* theoretische Perspektive ist die gesellschaftstheoretische (Kap. 3.2). Denn wenn das in Kapitel 2.2.4 nachgezeichnete, im Diskurs vorherrschende Bild der humangenetischen Beratung richtig ist, das prädiktive genetische Beratungsgespräch also in erster Linie ein Informations- und Entscheidungshilfegespräch darstellt, ist es – wie in Kapitel 1 angedeutet – aus Sicht der systemtheoretischen Gesellschaftstheorie durchaus fraglich, ob die prädiktive genetische Beratung im Gesundheitssystem ihren gesellschaftlichen Ort hat, ob sie also tatsächlich das Gesundheitssystem reproduziert. Um diese Frage empirisch untersuchen zu können, ist zunächst zu klären, was sie theoretisch voraussetzt: Das Gesundheitssystem wird als ein funktionales Teilsystem der modernen Gesellschaft beschrieben, das intern segmentär differenziert ist – in Subsysteme wie etwa Schulmedizin, Psychotherapie oder Alternativmedizin – und entgegen eines gemeinhin postulierten Reflexionsdefizits bereits über profunde Beiträge zu einer Reflexionstheorie verfügt. Hierzu zählt auch die Medizintheorie, die zur Beleuchtung des medizinischen Krankheitsbegriffs herangezogen wird. Nachdem dann die gesellschaftstheoretischen Überlegungen in Bezug zur prädiktiven genetischen Beratung gesetzt worden sind, wird sich schließlich die Frage ergeben, worin eigentlich die für die Inklusion ins (Schul-)Medizinsystem entscheidende Behandlungsbedürftigkeit der Klienten der prädiktiven genetischen Beratung besteht.

Die *dritte* theoretische Perspektive ist die professionalisierungstheoretische (Kap. 3.3). In Kapitel 2.3.4 ist kurz dargelegt worden, warum sich die von Ulrich Oevermann entwickelte Professionalisierungstheorie für die Zwecke der vorliegenden Arbeit am besten eignet. Sie gilt es näher vorzustellen, wobei der Fokus auf den Strukturmerkmalen professionalisierten Handelns liegt. Geklärt wird auch, was unter einem präventiven professionalisierten Handeln zu verstehen ist. Im Hinblick auf die humangenetische Beratung fällt dann auf, dass das für sie so prominente Prinzip der Nichtdirektivität der Strukturlogik professionalisierten Handelns widerspricht – Grund genug, die Entwicklungsgeschichte dieses ethischen Prinzips kurz nachzuzeichnen. Die in Kapitel 1 aufgeworfene Frage nach dem ärztlichen Handeln in der prädiktiven genetischen Beratungspraxis lässt sich schließlich in die professionalisierungstheoretische Frage umformulieren, inwiefern es sich bei dieser Praxis um eine professionalisierte handelt. Um sie zu beantworten – das wird sich zeigen –, ist in erster Linie zu klären, mit welcher Art von Problemen die Klienten zur prädiktiven genetischen Beratung kommen und wie diese Probleme vom Arzt erfasst und behandelt werden.

3.1 Unterscheidungstheoretische Beobachtung der prädiktiven Gendiagnostik

Am Ende von Kapitel 2.1 haben wir festgehalten, wie einheitlich die prädiktive Gendiagnostik in den einschlägigen Diskursen gedeutet wird. Diesem diskursiven Bild zufolge dient die prädiktive Gendiagnostik erstens der Prävention von Krankheiten, sie ist zweitens eine Diagnostik und keine Therapie, und sie schaut drittens mit ihren Vorhersagen in die Zukunft. Entsprechend sind Prävention, Diagnostik und Prädiktion die zentralen Begriffe, welche die diskursive Deutung der prädiktiven Gendiagnostik bestimmen (vgl. Kap. 2.1.4). In den folgenden Abschnitten fragen wir nach der Bedeutung dieser drei Begriffe, mit denen die prädiktive Gendiagnostik im Diskurs vorwiegend beobachtet wird. Dazu bedienen wir uns der Beobachtungs- bzw. Unterscheidungstheorie von Niklas Luhmann, in die gleich als nächstes kurz eingeführt wird (Kap. 3.1.1). Ausgehend von den genannten Begriffen Prävention, Diagnostik und Prädiktion wird die diskursive Deutung der prädiktiven Gendiagnostik daraufhin in (drei) Unterscheidungen dekonstruiert (Kap. 3.1.2). Dies ermöglicht schließlich die Rekonstruktion von zwei (sehr verschiedenen) Beobachtungsweisen der prädiktiven Gendiagnostik (Kap. 3.1.3).

3.1.1 Unterscheidungstheoretische Grundlagen

Beobachten ist nach Luhmann (1990a: 73) definiert als Operation des Unterscheidens und Bezeichnens. Beides vollzieht sich immer gleichzeitig: Man kann nichts bezeichnen (etwa gesund, wertvoll, Tasse, dieser Stift), ohne das Bezeichnete von etwas anderem zu unterscheiden (etwa gesund/krank, wertvoll/nicht wertvoll, Tasse/Becher, dieser Stift/alles andere auf der Welt); und man kann nichts unterscheiden, ohne eine Seite der Unterscheidung zu bezeichnen. Insofern kann Beobachtung als die Einheit der Differenz von Unterscheidung und Bezeichnung gefasst werden.

An den in Klammern gesetzten Beispielen fällt sogleich auf, dass Unterscheidungen zwar immer Zwei-Seiten-Formen sind, dabei aber sehr unterschiedlich gebaut sein können. So kann die andere Seite der Unterscheidung a) das sein, was im allgemeinen Sprachgebrauch als das Gegenteil gelten würde (wie krank gegenüber gesund; nicht wertvoll gegenüber wertvoll), oder b) etwas spezifisch Anderes (wie Becher und nicht Tasse) oder c) alles, was nicht das Bezeichnete ist (also alles andere auf der Welt).

Meines Wissens hat Luhmann solch verschiedene Typen von Unterscheidungen an keiner Stelle systematisch anhand abstrakter Kriterien unterschieden. Hinweise auf eine denkbare Systematisierung finden sich nur vereinzelt.

So unterscheidet Luhmann (1991a: 24) zwei Arten des Unterscheidens und bezeichnet diese als Objekte bzw. Begriffe. Objekte nennt er Unterscheidungen des Typs dieser Stift/alles andere auf der Welt, also die Bezeichnung einer Seite im Unterschied zu allem anderen, ohne dass diese andere Seite der Unterscheidung genauer spezifiziert wird. Begriffe dagegen geben genau an, was auf der anderen Seite der Unterscheidung in Betracht kommt. Alle anderen oben aufgeführten Beispiele von Unterscheidungen (gesund/krank, wertvoll/nicht wertvoll, Tasse/Becher, aber auch: dieser Stift/jener Stift) sind nach dieser Definition Begriffe.[111] Auch Luhmanns Unterscheidung von Begriff und Objekt ist demnach eine *begriffliche* und keine *objektliche Unterscheidung*. Begriffe unterscheiden sich von Objekten vor allem dadurch, dass sie ein Unterscheiden von Unterscheidungen erfordern (Begriff/Objekt und nicht: Begriff/Theorie oder Begriff/nicht Begriff und erst recht nicht: Begriff/alles andere auf der Welt) und den Beobachter damit stärker distanzieren als Objekte. Natürlich sind aber beides Beobachtungen im genannten Sinne.

Auf der einen Seite der eben vorgestellten Unterscheidung, auf der Seite der Begriffe nämlich, kann man nun eine weitere begriffliche Unterscheidung einführen, und zwar die von Klassifikation und binärem Schematismus (vgl. Luhmann 1984: 597f.). Eine klassifikatorische Unterscheidung macht genau das, was ein Begriff nach der eben gegebenen Definition tun soll: Sie spezifiziert beide ihrer Seiten. So kann man ein Trinkgefäß (Tasse) von einem anderen Trinkgefäß (Becher) unterscheiden. Ein binärer Schematismus hingegen zeichnet sich zusätzlich durch den Ausschluss dritter Werte aus. Dies geschieht dadurch, dass der positive Wert als die eine Seite der Unterscheidung die Negation seines Gegenteils, also des negativen Werts als der anderen Seite der Unterscheidung darstellt. Man ist *entweder* gesund (positiver Wert) *oder* krank (negativer Wert). Etwas ist *entweder* wertvoll *oder* nicht wertvoll. Auch »ein bisschen krank« oder »nicht ganz

111 Natürlich sind nach dieser allgemeinen unterscheidungstheoretischen Definition nur die wenigsten Begriffe *wissenschaftliche* Begriffe. Um solche handelt es sich erst, wenn sie zum Zweck einer Feststellung eingesetzt werden, ob bestimmte Aussagen wahr oder unwahr sind (vgl. Luhmann 1990a: 124f.; zur Funktion wissenschaftlicher Begriffe für das Wissenschaftssystem siehe auch ebd.: 383ff.).

so wertvoll« fällt auf die Seite krank bzw. wertvoll. Während man also bei der *begrifflich-klassifikatorischen Unterscheidung* von Tasse und Becher noch danach fragen kann, wo denn das Glas bleibt, ist eine solche Frage nach dritten Werten bei der *begrifflich-binären Unterscheidung* von gesund und krank nicht möglich. Man kommt mit dem binären Schematismus wertvoll/nicht wertvoll also weiter als mit einer Klassifikation Tasse/Becher. Ein Vorteil der Binarität ist außerdem, dass sie den Übergang von einem Wert der Unterscheidung zum Gegenwert erleichtert.[112] Denn eine einfache Negation reicht für diesen Wechsel der Seiten aus. Es reicht aus, Krankheit zu negieren, um gesund zu werden. Wenn man hingegen einen Becher negiert, kann man auch einen Teller oder ein Glas bekommen und nicht unbedingt eine Tasse.

Im Gegensatz zu begrifflichen Unterscheidungen können wir bei objektlichen Unterscheidungen keine Kriterien erwarten, die angeben, warum ein Beobachter etwa »diesen Stift« von »allem anderen auf der Welt« unterscheidet und bezeichnet. Nach welchen Kriterien sollte auch die andere Seite der Unterscheidung, also »alles andere auf der Welt« bezeichnet werden, wenn nicht eben als alles das, was »dieser Stift« nicht ist? Man könnte den Beobachter schlechterdings nicht fragen, wieso er das, was er beobachtet, nicht als »alles andere auf der Welt«, sondern als »diesen Stift« bezeichnet. Natürlich könnte man ihn fragen, wieso er »diesen Stift« nicht als »Kugelschreiber« bezeichnet, dann würde man aber schon wieder eine ganz andere, nämlich begriffliche Unterscheidung zugrunde legen, und zwar die von Stift und Kugelschreiber. Bei Unterscheidungen dieses Typs – also bei begrifflichen Unterscheidungen – können wir hingegen sehr wohl angebbare Kriterien erwarten, die explizieren, warum man etwas so und nicht anders, also etwas als Tasse und nicht als Becher bezeichnet (etwa: »Alles, was eine Untertasse hat, aber sonst wie ein Becher ist, ist eine Tasse und kein Becher«). Dies gilt sowohl für Klassifikationen als auch für binäre Schematismen (etwa: »Ich bin nicht gesund sondern krank, weil der Arzt es gesagt hat«).

Wie erwähnt, unterscheiden sich binäre Schematismen von Klassifikationen allerdings dadurch, dass sie sich zusätzlich an einem Entweder-oder orientieren: »Sie postulieren, daß alles unter ihrem spezifischen Blickwinkel *entweder* den einen *oder* den anderen Wert annimmt.« (Luhmann 1984: 598; Herv. von mir) Die prominentesten binären Schematismen sind – aus Sicht

112 Vgl. am Beispiel der binären Codes von symbolisch generalisierten Kommunikationsmedien Luhmann 1997: 360ff.

der soziologischen Systemtheorie – die Codes der funktionalen Teilsysteme der Gesellschaft wie Recht/Unrecht beim Rechtssystem, wahr/unwahr beim Wissenschaftssystem oder krank/gesund beim Gesundheitssystem (vgl. Kap. 3.2.1). Dabei sind die Kriterien für die Wahl der einen oder anderen Seite einer solchen begrifflich-binären Unterscheidung in den Funktionssystemen besonders detailliert ausgearbeitet. Hier bestimmen Programme wie Gesetze und Verfahren im Rechtssystem, Theorien und Methoden im Wissenschaftssystem bzw. Diagnoseverfahren im Gesundheitssystem die Kriterien für die korrekte Zuschreibung der Codewerte. Allerdings führen nur die wenigsten binären Schematismen zur Ausdifferenzierung eines eigenen Funktionssystems. Und nur in wenigen Fällen kann man die Einheit einer begrifflich-binären Unterscheidung sprachlich sauber explizieren (Beispiele wären Zeit als Einheit der Differenz von vorher/nachher oder Sinn als Einheit der Differenz von Aktualität/Potentialität). Die meisten binären Schematismen strukturieren die Welt an mehr (z.B. Risiko/Gefahr) oder weniger (z.B. grün/nicht grün) prominenter Stelle als das, was sie sind: Unterscheidungen eines bestimmten Typs als Grundvoraussetzung für Beobachtungen.

Wir haben nun eine *Typologie von Unterscheidungen* vorliegen, die uns bei der weiteren Begriffsarbeit helfen wird: Zum einen haben wir Objekte (Unterscheidungen wie Stift/alles andere auf der Welt) von Begriffen (Unterscheidungen wie gesund/krank, wertvoll/nicht wertvoll, Tasse/Becher), zum anderen bei den Begriffen noch einmal Klassifikationen (Unterscheidungen wie Tasse/Becher) von binären Schematismen (Unterscheidungen wie gesund/krank, wertvoll/nicht wertvoll) unterschieden. Die entsprechenden (drei) Unterscheidungstypen heißen objektliche bzw. begrifflich-klassifikatorische bzw. begrifflich-binäre Unterscheidungen. Dabei haben wir bei unseren Überlegungen ganz zwangsläufig die Position eines Beobachters zweiter Ordnung eingenommen (vgl. Luhmann 1990a: 86), indem wir nämlich beobachtet haben, mit welchen Unterscheidungstypen andere Beobachter beobachten, also unterscheiden und bezeichnen.

Aus eben dieser Perspektive wollen wir uns auch der diskursiven Deutung der prädiktiven Gendiagnostik zuwenden. Ihre drei zentralen Begriffe Prävention, Diagnostik und Prädiktion sind unterscheidungstheoretisch gesehen Bezeichnungen, die das Bezeichnete von etwas anderem unterscheiden, also: Beobachtungen. Wenn wir davon ausgehen, dass diesen Beobachtungen begriffliche Unterscheidungen zu Grunde liegen, dann stellt sich die Frage nach der jeweils anderen Seite der Unterscheidung. Im

Folgenden wollen wir deshalb – ausgehend von den Begriffen Prävention, Diagnostik und Prädiktion – die diskursive Deutung der prädiktiven Gendiagnostik in Unterscheidungen dekonstruieren.

3.1.2 Dekonstruktion der diskursiven Deutung der prädiktiven Gendiagnostik in Unterscheidungen

Gemäß der in Kapitel 2.1.4 skizzierten Deutung der prädiktiven Gendiagnostik dient diese in erster Linie der Prävention, also der Vorbeugung von Krankheiten. Was die prädiktive Gendiagnostik hingegen nicht kann, ist: Krankheiten heilen, therapieren oder behandeln. Prävention bzw. Prophylaxe gilt denn auch als Gegenstück von Behandlung bzw. Therapie. Dabei scheint Prävention ganz *generell* auf einer Paradoxie zu beruhen (vgl. Hafen 2005: 13): Während nämlich bei einer (therapeutischen) Behandlung ein unerwünschter gegenwärtiger Zustand in einen erwünschten zukünftigen Zustand transformiert werden soll, dient die Prävention dazu, einen erwünschten gegenwärtigen Zustand so zu verändern, dass er in Zukunft gleichsam derselbe bleibt, dass also auch der zukünftige Zustand erwünscht ist und ein unerwünschter zukünftiger Zustand vermieden wird. So sollen Informationskampagnen *nicht*rauchende Jugendliche daran hindern, mit dem Rauchen anzufangen. *Friedliche* Fans gegnerischer Mannschaften werden im Fußballstadion getrennt, um Gewalt zwischen ihnen vorzubeugen. Man geht karies*frei* zum Zahnarzt, damit man auch in Zukunft kein Karies bekommt usw.

Aber werden mit den erwähnten präventiven Informationskampagnen nicht auch Wissensdefizite (unerwünschter Zustand) von Jugendlichen hinsichtlich der Risiken des Rauchens so »behandelt«, dass sie als behoben gelten (erwünschter Zustand)? Und wirkt umgekehrt nicht jede operative Behandlung insofern präventiv, als sie versucht Leben (erwünschter Zustand) zu erhalten und einer Verschlimmerung des gesundheitlichen Zustands bis hin zum Tod (unerwünschter Zustand) vorzubeugen? Martin Hafen (2003; 2005: 244ff.) hat vor diesem Hintergrund die These aufgestellt, dass Prävention immer auch behandelnd operiert und Behandlung immer auch präventiv wirkt. Er schlägt deshalb vor, Prävention und Behandlung als zwei Seiten einer Unterscheidung zu konzipieren. Damit ist vor allem gesagt, dass die Frage, ob etwas als Prävention oder als Behandlung bezeichnet wird, vom jeweiligen Beobachter abhängig ist.

Wir wollen den Vorschlag von Hafen aufgreifen, die Unterscheidung von Prävention und Behandlung aber – aufbauend auf den unterscheidungstheoretischen Überlegungen in Kapitel 3.1.1 – noch etwas präziser fassen, nämlich als eine begrifflich-binäre Unterscheidung. Dazu führen wir eine Voraussetzung der Unterscheidung sowie ein Entweder-oder ein, also Kriterien für die Wahl der einen und nicht der anderen Seite der Unterscheidung: Die *Unterscheidung Prävention/Behandlung* setzt einen gegenwärtig als Problem beobachteten, also unerwünschten Zustand voraus, der in einen erwünschten Zustand transformiert werden soll. Dann gibt es zwei Möglichkeiten. Entweder handelt es sich bei dem zu transformierenden unerwünschten Zustand um einen zukünftigen. Dann geht es um Prävention, genauer: um die Prävention dieses unerwünschten Zustands bzw. Problems. Oder es handelt sich bei dem zu transformierenden unerwünschten Zustand um einen gegenwärtigen. Dann geht es um Behandlung, genauer: um die Behandlung dieses unerwünschten Zustands bzw. Problems.[113]

Die auf diese Weise gefasste Unterscheidung hat zur Konsequenz, dass es dem Beobachter, der sie verwendet, nur bedingt freigestellt ist, ob er etwas als Prävention oder als Behandlung bezeichnet. Eine Chemotherapie zum Beispiel muss er nicht als Behandlung (des gegenwärtigen Problems Krebs) bezeichnen. Er kann sie aber nur dann als Prävention bezeichnen, wenn etwa der Tod des Patienten als (unerwünschter) zukünftiger Zustand im Fokus steht. Umgekehrt muss ein Beobachter die Entfernung von gutartigen Polypen nicht als Prävention (des zukünftigen Problems Krebs) bezeichnen. Er kann sie jedoch nur dann als Behandlung bezeichnen, wenn etwa die Existenz von Polypen selbst als (unerwünschter) gegenwärtiger Zustand im Fokus steht.

Die beiden Beispiele weisen auf einen weiteren wichtigen Punkt hin: Prävention ist immer *Ursachenbehandlung* (Hafen 2006: 131; 2003). Da man alles, was man tun kann, nur in der Gegenwart tun kann, bleibt auch der Prävention nichts anderes übrig, als in der Gegenwart zu operieren, auch wenn bei ihr ein (unerwünschter) *zukünftiger* Zustand im Fokus steht. Um

113 Die so konzipierte Unterscheidung ist weitgehend analog zu Luhmanns ebenfalls begrifflich-binärer Unterscheidung von Risiko und Gefahr gebaut: »Die Unterscheidung setzt voraus […], daß in Bezug auf künftige Schäden Unsicherheit besteht. Dann gibt es zwei Möglichkeiten. Entweder wird der etwaige Schaden […] auf die Entscheidung zugerechnet. Dann sprechen wir von Risiko […]. Oder der etwaige Schaden wird […] auf die Umwelt zugerechnet. Dann sprechen wir von Gefahr.« (Luhmann 1991a: 30f.) Die Einheit der jeweiligen Differenz (sprachlich) zu explizieren, fällt in beiden Fällen schwer.

diesen zu verhindern, muss sie mögliche Ursachen für den zukünftigen Zustand identifizieren und diese Ursachen zu einem gegenwärtigen Problem, also zum Gegenstand von Behandlung erklären. Die oben erwähnte scheinbare Paradoxie der Prävention, einen erwünschten gegenwärtigen Zustand so zu beeinflussen, dass er erwünscht bleibt, wird also aufgelöst, indem der eigentlich erwünschte gegenwärtige Zustand im Hinblick auf mögliche Ursachen für einen unerwünschten zukünftigen Zustand eben auch als unerwünscht bestimmt und in der Folge so behandelt wird, dass der zukünftige Zustand erwünscht ist (und zwar sowohl was die behandelten Ursachen als auch das ursprünglich zu verhindernde Problem betrifft). Insofern hat Prävention die gleiche Form wie Behandlung: Beide bearbeiten einen unerwünschten gegenwärtigen Zustand so, dass er in Zukunft erwünscht ist, nur nehmen sie ihren Ausgang von zeitlich verschieden gelagerten Problemen. *Prävention ist damit nichts anderes als die gegenwärtige Behandlung von möglichen Ursachen für zukünftige Probleme.*

Wie schnell man als Beobachter, der Prävention von Behandlung unterscheidet, von der einen auf die andere Seite der Unterscheidung wechseln kann, lässt sich gut veranschaulichen, wenn man unerwünschte Zustände bzw. Probleme mit ihren Ursachen und den Ursachen für jene Ursachen in eine »Problem-Kette« bringt (Hafen 2005: 246f.): Eine mögliche Ursache für das Problem Tod ist Krebs. Eine mögliche Ursache für das Problem (Lungen-)Krebs ist starkes Rauchen. Eine mögliche Ursache für das Problem Rauchen mag Stress sein. Eine mögliche Ursache für das Problem Stress kann der Job sein usw. Je nach Perspektive kann nun eine Maßnahme zur Lösung eines der Probleme in dieser Kette als präventive oder als behandelnde beobachtet werden. Eine Anti-Stress-Maßnahme etwa behandelt das (gegenwärtige) Problem Stress, wirkt aber gleichzeitig präventiv hinsichtlich des etwaigen zukünftigen Problems Rauchen, indem es eine mögliche Ursache (Stress) dieses zukünftigen Problems (Rauchen) behandelt usf.

Wenn wie in den einschlägigen Diskursen die prädiktive Gendiagnostik als in erster Linie der Prävention von zukünftigen Krankheiten dienend beobachtet wird, muss es auch hier um die (gegenwärtige) Behandlung von möglichen Ursachen dieser Krankheiten gehen. Tatsächlich soll die prädiktive Gendiagnostik ja genetische Veränderungen diagnostizieren, welche für die Entstehung bestimmter Krankheiten disponieren und insofern als (möglicherweise) krankheitsverursachend angenommen werden (vgl. Kap. 2.1.1). Da eine Gentherapie als direkteste Behandlung dieser Genveränderungen in aller Regel (noch) nicht möglich ist, begnügt man sich mit präventiven Maßnahmen wie etwa prophylaktischen Operationen, also mit gegenwärtigen Behandlungen, die ebenfalls an (möglichen) Ursachen für die im Fokus stehende zukünftige (genetisch bedingte) Erkrankung ansetzen. Entsprechend wird die prädiktive Gendiagnostik im Diskurs als Diagnostik und nicht als Therapie beobachtet (vgl. Kap. 2.1.4). Die zweite für die diskursive Deutung der prädiktiven Gendiagnostik zentrale Unterscheidung ist demnach die von Diagnostik und Therapie.

Die Begriffe Diagnostik und Therapie werden im Allgemeinen mit medizinischen Kontexten in Verbindung gebracht, rekurrieren also vor allem auf ärztliches Handeln. Dieses gilt in der Soziologie ebenso als Prototyp professionellen Handelns, wie die Berufsgruppe der Ärzte als Prototyp einer Profession angesehen wird (vgl. Kap. 2.3). Professionelles Handeln, so hatten wir in Kapitel 2.3.4 vereinfachend formuliert, hat es mit der Bearbeitung von lebenspraktischen Problemen von Personen (Klienten) zu tun. Vorläufig und im Vorgriff auf die in Kapitel 3.3.1 vorgestellte Professionalisierungstheorie wollen wir diesbezüglich von einer *stellvertretenden Problembewältigung* sprechen – »stellvertretend« deshalb, weil der Klient sein lebenspraktisches Problem nicht selbst(-ständig) lösen kann und aus diesem Grund auf die Hilfe eines Professionellen angewiesen ist.

Wenn wir nun einen bewusst schematischen Blick auf den Prozess einer solchen stellvertretenden Problembewältigung werfen, dann können wir zwei Subprozesse und zwei Prozessresultate unterscheiden: Zu Beginn der Problembewältigung muss das Ziel des Professionellen sein, das Klientenproblem, das es zu bewältigen gilt, adäquat zu erkennen. Zunächst führt also ein erster Prozess, den wir *Problemerfassung* nennen wollen, zu dem ersten Resultat einer Problemdeutung. Aus dieser Problemdeutung wiederum ergeben sich Strategien der problemadäquaten Behandlung des Problems. Es setzt nun also der zweite Prozess der *Problembehandlung* ein, der idealerweise zum zweiten Resultat der Problemlösung führt. Alles zusammen dient der finalen (stellvertretenden) Problembewältigung.

Beziehen wir die Begriffe Diagnostik und Therapie auf den skizzierten Prozess einer stellvertretenden Problembewältigung, ist es naheliegend, den Prozess der Problemerfassung als Diagnostik und den Prozess der Problembehandlung als Therapie zu bezeichnen. Entsprechend wollen wir das Resultat der Diagnostik – die Problemdeutung – als Diagnose bezeichnen. Man kann dann sehen, dass die häufig verwendete Unterscheidung von Diagnose und Therapie zwar zentrale professionelle bzw. ärztliche

Aufgaben benennt, aber keine Unterscheidung ist, die zur Beobachtung des gesamten Prozesses einer stellvertretenden Problembewältigung geeignet ist. Schließlich hat sie die Form Problemdeutung/Problembehandlung, bekommt also den Prozess der Problemerfassung nicht in den Blick. Dagegen hat die hier interessierende Unterscheidung von Diagnostik und Therapie die Form Problemerfassung/Problembehandlung, deckt also beide (Sub-)Prozesse einer stellvertretenden Problembewältigung ab. Analog zur Unterscheidung von Prävention und Behandlung lässt sie sich als eine begrifflich-binäre fassen (vgl. Kap. 3.1.1). Dazu führen wir wieder eine Voraussetzung der Unterscheidung sowie Kriterien für die Wahl der jeweiligen Seite ein: Die *Unterscheidung Diagnostik/Therapie* setzt einen stellvertretenden Problembewältigungsprozess voraus. Dann gibt es zwei Möglichkeiten. Entweder geht es um den Prozess der Erfassung des Problems. Dann handelt es sich um Diagnostik. Oder es geht um den Prozess der Behandlung des Problems. Dann handelt es sich um Therapie.

Ein Beobachter, der die so gefasste Unterscheidung verwendet, muss – alltagssprachlich ohnehin naheliegend – die ärztliche Befragung, die körperliche Untersuchung oder den Bluttest als Diagnostik bezeichnen, die empfohlene Bettruhe, die Operation oder die Einnahme eines verschriebenen Medikaments dagegen als Therapie. Führt man sich die beiden bisher erörterten Unterscheidungen noch einmal vor Augen, sieht man, dass es bei der Verwendung von Begriffen wie Therapie oder Behandlung sehr darauf ankommt, ob etwas als Therapie (bzw. Behandlung) im Unterschied zu Diagnostik oder aber im Unterschied zu Prophylaxe (bzw. Prävention) bezeichnet wird. Im ersten Fall geht es um den Unterschied, ob ein Problem behandelt oder erfasst wird. Im zweiten Fall geht es um den Unterschied, ob ein gegenwärtiges oder ein zukünftiges Problem im Fokus steht.

Wenn die prädiktive Gendiagnostik in den einschlägigen Diskursen als Diagnostik und nicht als Therapie beobachtet wird, muss es also um die Erfassung eines Problems gehen. Tatsächlich soll ja die (prädiktive) Gendiagnostik genetische Veränderungen eines Menschen erkennen, damit diese entsprechend behandelt werden können, etwa durch ein regelmäßiges Früherkennungsprogramm. Dabei stellen solche Genveränderungen nur deshalb ein Problem dar, weil sie als Ursachen für bestimmte Erkrankungen gelten (vgl. Kap. 2.1.1). Diese zukünftigen (genetisch bedingten) Krankheiten sind es, die im Fokus stehen, und präventiv verhindert werden sollen. Entsprechend trifft die prädiktive, das heißt eben vorhersagende Gendiagnostik Aussagen über die zukünftige Entwicklung der Gesundheit eines Menschen. Damit ist der dritte für die diskursive Deutung der prädiktiven Gendiagnostik zentrale Begriff der Prädiktion angesprochen (vgl. Kap. 2.1.4). Möglich werden derartige Vorhersagen bzw. Prognosen erst durch eine vorangegangene Diagnose.[114] Das wirft die Frage nach dem Verhältnis von Prognosen und Diagnosen auf.

Mit diesem hat sich Olaf Behrend (2005) näher beschäftigt. Seine etymologische Betrachtung führt dazu, Diagnostizieren mit der Bedeutung »vollständig erkennen« und Prognostizieren mit der Bedeutung »vorher erkennen« zu versehen (ebd.: 82ff.). Behrend arbeitet darüber hinaus eine Strukturhomologie von ärztlichem Handeln bei der Problemerfassung und dem Vorgehen eines hermeneutischen Sozialforschers heraus. Beide – Arzt und Hermeneut – können nur über eine Rekonstruktion des Falls des Patienten bzw. des Forschungsgegenstands zu einer (dem Fall) angemessenen Problemdeutung bzw. Strukturhypothese (vgl. hierzu Kap. 4.1.2) gelangen. So wie die rekonstruierte Deutung des Falls in der ärztlichen Praxis kann auch die rekonstruierte Fallstruktur in der Forschungspraxis als Diagnose bezeichnet werden: als Diagnose darüber, was der Fall ist. Auf einer derartigen Diagnose aufbauend gibt nun der Hermeneut bei seiner sequenzanalytischen Rekonstruktionsarbeit ständig Prognosen über den weiteren Verlauf des Falls ab, wobei er für eine zukünftige Transformation der bisher diagnostizierten Fallstruktur natürlich offen ist. Ähnlich verhält es sich beim Arzt: Dieser stellt eine Diagnose darüber, was der (Krankheits-)Fall ist, in der Regel mit der Absicht einer Therapie. Dafür prognostiziert er den weiteren Verlauf des Falls, und zwar sowohl ohne als auch mit der von ihm vorgesehenen Behandlung. Bei der Diagnose »Brustkrebs« zum Beispiel ist es ja gerade die den Tod vorhersagende ärztliche Prognose (des Krankheitsverlaufs *ohne* Behandlung), die eine sofortige Therapie initiiert, welche wiederum nur auf der Basis einer weiteren, nämlich Heilung voraussagenden Prognose (des Krankheitsverlaufs *mit* Behandlung) Sinn macht. Soweit folgen wir Behrend und können formulieren: Die Diagnose ist eine Erkenntnis dessen, was der Fall ist; die Prognose ist eine Erkenntnis dessen, was der Fall sein wird.

---

114 In der Medizin versteht man unter einer Prognose spezifischer die Aussage über den zukünftigen Verlauf einer *manifesten* Erkrankung, während die Prädiktion eine Aussage über die Wahrscheinlichkeit für das zukünftige *Ausbrechen* einer Krankheit meint (vgl. Nationaler Ethikrat 2005: 13). Da es sich in beiden Fällen um »Vorhersagen über zukünftige Gesundheit und Krankheit eines Individuums« (ebd.) handelt, ist diese Differenz für unsere Zwecke allerdings ohne Belang.

Das Verhältnis der beiden Begriffe ist aber noch enger, denn jede Diagnose impliziert regelrecht eine Prognose und umgekehrt. Die Diagnose »Brustkrebs« impliziert die Prognose »Tod«, wenn nicht behandelt wird.[115] Umgekehrt kann selbst eine alltagspraktische Wettervorhersage nur auf der Basis einer Diagnose der gerade vergangenen Wetterverhältnisse erfolgen – und sei diese noch so implizit.[116] So schreibt auch Reinhart Koselleck (1979: 33) im Rahmen seiner Ausführungen zur politischen Prognostik im 18. Jahrhundert: »Die Prognose impliziert eine Diagnose, die die Vergangenheit in die Zukunft einbringt.« Da Diagnosen auf der Rekonstruktion von Vergangenem basieren und Prognosen in die Zukunft blicken, scheint die hier angesprochene Unterscheidung von Vergangenheit und Zukunft für das Verhältnis von Prognose und Diagnose von entscheidender Bedeutung zu sein. Wir wollen deshalb kurz einen Blick auf Luhmanns Zeittheorie werfen.

Luhmann (1976: 135) definiert Zeit als die Beobachtung der Realität aufgrund der besagten Differenz von Vergangenheit und Zukunft (vgl. Luhmann 1984: 116ff.). Gegenwart ist dann nichts anderes als diese Differenz selbst (Luhmann 1997: 1004ff.). Zentral für unsere Überlegungen ist nun die phänomenologische Vorstellung, dass sowohl Vergangenheit als auch Zukunft Zeithorizonte der Gegenwart (eines Beobachters) sind (vgl. Luhmann 1976: 139f.). Das bedeutet zum einen, dass sich mit dem Fortschreiten der Zeit immer auch diese beiden Horizonte mitbewegen und so Vergangenheit und Zukunft eben als Horizonte unerreichbar bleiben. Denn alles, was passiert, passiert nur in der Gegenwart. Zum anderen hat dies zur Folge, dass man zwischen vergangenen Gegenwarten (mit entsprechend eigenen Vergangenheiten und Zukünften) und gegenwärtiger Vergangenheit unterscheiden muss. Desgleichen ist die gegenwärtige Zukunft von zukünftigen Gegenwarten (mit entsprechend eigenen Vergangenheiten und Zukünften) zu unterscheiden. Schließlich sind vergangene, gegenwärtige und zukünftige Gegenwarten zu differenzieren (vgl. Luhmann 1973: 112ff.). Zusammenfassend formuliert: »the present becomes the turning point which switches the process of time from past into future« (Luhmann 1976: 133).

115 Der Medizintheoretiker Wieland (1975: 23) notiert denn auch im Hinblick auf die Medizin: Die »Prognose ist [...] untrennbar mit der Diagnose verknüpft.« Zum engen Verhältnis beider Erkenntnisformen in der Medizin siehe auch Paul 2006c.

116 Dass auch im Alltag unser Wissen von zukünftigen Ereignissen auf unseren Erfahrungen von vergangenen Ereignissen beruht, hat Schütz (1959) gezeigt.

Vor diesem Hintergrund und analog zu den beiden zuvor diskutierten Unterscheidungen wollen wir die Unterscheidung von Diagnose und Prognose wieder als eine begrifflich-binäre fassen (vgl. Kap. 3.1.1). Erneut führen wir eine Voraussetzung der Unterscheidung sowie Kriterien für die Wahl der jeweiligen Seite ein: Die *Unterscheidung Diagnose/Prognose* setzt voraus, dass etwas gegenwärtig als ein Fall von etwas erkannt wird. Dann gibt es zwei Möglichkeiten. Entweder wird der Fall vor dem Horizont der (gegenwärtigen) Vergangenheit erkannt. Dann handelt es sich um eine Diagnose. Oder der Fall wird vor dem Horizont der (gegenwärtigen) Zukunft erkannt. Dann handelt es sich um eine Prognose.

Wenn man auf Grundlage der so gefassten Unterscheidung beobachtet, muss man eine ärztliche Aussage wie »Das wird schlimmer werden, wenn Sie nicht dies und jenes dagegen unternehmen« als Prognose bezeichnen, da sie vor dem Horizont der (gegenwärtigen) Zukunft erfolgt. Eine ärztliche Aussage wie »Sie leiden an einer Nasennebenhöhlenentzündung« muss man hingegen als Diagnose bezeichnen, denn sie stellt fest, woran das Gegenüber schon die ganze Zeit gelitten hat, erfolgt also vor dem Horizont der (gegenwärtigen) Vergangenheit. Dabei steht die Unterscheidung von Diagnose und Prognose aufgrund ihres Zeitbezugs in einem engen Verhältnis zu der bereits erörterten Unterscheidung von Prävention und Behandlung. Denn bei der Prävention steht ein zukünftiges Problem im Fokus, dessen Fall entsprechend erkannt, also prognostiziert werden muss. Das bedeutet: Wird etwas als Prävention beobachtet, dann erfolgt zuerst die Prognose eines (zukünftigen) Problems vor dem Horizont der Zukunft, dann die Diagnose von Ursachen dieses Problems vor dem Horizont der Vergangenheit und schließlich die Behandlung dieser Ursachen. Wird dagegen etwas als Behandlung beobachtet, dann erfolgt zuerst die Diagnose eines (gegenwärtigen) Problems vor dem Horizont der Vergangenheit, dann die Prognose des weiteren Problemverlaufs (mit und ohne Behandlung) vor dem Horizont der Zukunft und schließlich die Behandlung des Problems.

In Anbetracht der beiden Unterscheidungen von Diagnose und Prognose einerseits und Diagnostik und Therapie andererseits wird zudem deutlich, dass es auch beim Begriff der Diagnose darauf ankommt, ob etwas als Diagnose im Unterschied zu Prognose oder aber im Unterschied zu Therapie bezeichnet wird. Im ersten Fall geht es um einen Unterschied im Zeithorizont, im zweiten Fall um den von (Problem-)Deutung und Behandlung. Mit Hilfe dieser beiden Unterscheidungen können wir nun auch sehen, wie adäquat der Ausdruck »prädiktive Gendiagnostik« eigentlich ist. Auf den ersten Blick wirkt dieser ja – insbesondere in der Form »prädiktive (Gen-)Diagnose« – ziemlich merkwürdig, da er beide Seiten der Unterscheidung von Prognose und Diagnose gleichzeitig zu bezeichnen scheint. Die prädiktive Gendiagnostik ist aber eben prädiktiv (und nicht: diagnostisch) deshalb, weil sie zukünftige Erkrankungen prognostiziert, es also um das Erkennen eines Krankheitsfalls vor dem Horizont der Zukunft (und nicht: der Vergangenheit) geht; zugleich ist sie diagnostisch (und nicht: therapeutisch), weil sie der Erfassung (und nicht: Behandlung) eines Problems dient. Der Ausdruck »prädiktive Gendiagnostik« operiert also mit zwei Unterscheidungen gleichzeitig.

3.1.3 Rekonstruktion zweier Beobachtungsweisen der prädiktiven Gendiagnostik

Ausgehend von den drei Begriffen Prävention, Diagnostik und Prädiktion, welche die diskursive Deutung der prädiktiven Gendiagnostik bestimmen (vgl. Kap. 2.1.4), haben wir diese in drei begrifflich-binäre Unterscheidungen dekonstruiert. Dabei ist schon deutlich geworden, dass die drei Unterscheidungen in einem spezifischen Verhältnis zueinander stehen und es also alles andere als zufällig ist, welche Seite der jeweiligen Unterscheidung bei der Beobachtung der prädiktiven Gendiagnostik im Diskurs gewählt wird und welche nicht: Danach dient die prädiktive Gendiagnostik der *Prävention* (und nicht: der Behandlung) von zukünftigen genetisch bedingten Erkrankungen, welche vor dem Horizont der Zukunft als Krankheitsfall erkannt, also *prognostiziert* (und nicht: diagnostiziert) werden, damit dann Genveränderungen als gegenwärtige Ursachen dieses zukünftigen Problems *diagnostiziert* (und nicht: therapiert) und an anderer Stelle behandelt werden können. Bei dieser nun gewissermaßen *re*konstruierten Beobachtungsweise der prädiktiven Gendiagnostik wird also jeweils die erste Seite der drei Unterscheidungen Prävention/Behandlung, Diagnostik/Therapie, Prognose/Diagnose bezeichnet. Eben diese Seitenwahl ist aber vom jeweiligen Beobachter abhängig, der die Unterscheidungen verwendet. Es stellt sich also die Frage, ob sich die prädiktive Gendiagnostik – unter Verwendung derselben Unterscheidungen – nicht auch ganz anders beobachten lässt.

Wie schnell man bei begrifflich-binären Unterscheidungen von der einen auf die andere Seite wechseln kann, haben wir schon gesehen (vgl.

Kap. 3.1.1 und 3.1.2). Da Prävention immer Ursachenbehandlung ist, kann auch die prädiktive Gendiagnostik nur dann präventiv wirken, wenn sie Ursachen des im Fokus stehenden zukünftigen Problems gegenwärtig behandelt – und genau das tut sie, indem sie Genveränderungen als Ursachen von zukünftigen Erkrankungen diagnostiziert (vgl. Kap. 2.1.1). Wenn diese Genveränderungen als Ursache des im Fokus stehenden zukünftigen Problems nun ihrerseits zum Problem werden, welches im Rahmen einer ärztlichen, also stellvertretenden Problembewältigung erfasst wird, müsste auf diese Diagnostik eine wie auch immer geartete Problembehandlung folgen – und genau das passiert, zwar nicht per Gentherapie, aber immerhin mit Früherkennungsmaßnahmen oder prophylaktischen Operationen. Wenn schließlich die prädiktive Gendiagnostik den Fall einer zukünftigen genetisch bedingten Erkrankung erkennt, also prognostiziert, dann müsste diese Prognose auch eine Diagnose implizieren – und genau das ist der Fall, denn die Prädiktion basiert auf einer diagnostizierten Genveränderung.

Derartige Wechsel der Seiten der drei Unterscheidungen bewegen sich jedoch alle innerhalb der Logik der (ersten) rekonstruierten Beobachtungsweise, welche für die diskursive Deutung der prädiktiven Gendiagnostik charakteristisch ist. Das Problem, das im Fokus steht, bleibt ein zukünftiges, nämlich eine zukünftige genetisch bedingte Erkrankung, die präventiv verhindert werden soll. Was aber passiert, wenn man die prädiktive Gendiagnostik gewissermaßen genau umgekehrt beobachtet, also jeweils die zweite Seite der drei Unterscheidungen Prävention/Behandlung, Diagnostik/Therapie, Prognose/Diagnose bezeichnet? Aus einer solchen Perspektive diente die prädiktive Gendiagnostik der *Behandlung* (und nicht: der Prävention) von gegenwärtigen Problemen, welche vor dem Horizont der Vergangenheit als Fall erkannt, also *diagnostiziert* (und nicht: prognostiziert) und dann *therapiert* (und nicht: diagnostiziert) würden. Es ginge mit anderen Worten nicht mehr um die Diagnostik von Ursachen zukünftiger Probleme, sondern um die *Therapie gegenwärtiger Probleme.* Die Probleme, die in dieser (zweiten) rekonstruierten Beobachtungsweise im Fokus stünden, könnten dann nicht mehr zukünftige genetisch bedingte Erkrankungen sein, es müsste sich vielmehr um eine ganz andere Art von Problemen handeln. Wenn es solche von der prädiktiven Gendiagnostik behandelten Probleme überhaupt gibt – und nur dann wäre die zweite hier rekonstruierte Beobachtungsweise der prädiktiven Gendiagnostik ebenso sinnvoll wie die erste –, müssten sie sich empirisch in der zentralen ärztlichen Anwendungspraxis der prädiktiven Gendiagnostik finden lassen: in der prädiktiven genetischen Beratung. Bei der empirischen Untersuchung in Kapitel 4 werden wir daher zuallererst fragen: Mit welcher Art von Problemen kommen die Klienten zur prädiktiven genetischen Beratung?

3.2 Prädiktive genetische Beratung und Gesellschaftstheorie

Am Ende von Kapitel 2.2 haben wir gesehen, dass im Diskurs zur humangenetischen Beratung ein Bild vorherrschend ist, das die (prädiktive) genetische Beratung als Informations- und Entscheidungshilfegespräch konzipiert. Wie bereits in der Einleitung (Kap. 1) angedeutet, ist es aus Sicht der systemtheoretischen Gesellschaftstheorie von Niklas Luhmann eine offene Frage, ob bzw. inwiefern die so beschriebene prädiktive genetische Beratung das Gesundheitssystem reproduziert (vgl. Kap. 2.2.4). Um diese Frage empirisch untersuchen zu können, müssen wir zuerst klären, was sie theoretisch voraussetzt. Das wollen wir in den folgenden Abschnitten tun.[117]

Nun hat Luhmann zum Gesundheitssystem nur insgesamt drei kleinere Aufsätze publiziert (Luhmann 1983a, 1983b, 1990c). Auch in seiner Nachfolge sind systemtheoretische Analysen des Gesundheitssystems bisher nur sporadisch erfolgt (siehe immerhin die Monographien von Bauch 1996 und Hafen 2007 sowie die Sammelbände von Bauch 2006 und Saake & Vogd 2008). Im Diskurs hat sich dementsprechend auch noch kein einheitlicher Blick auf das Gesundheitssystem etablieren können, vielmehr sind etliche Kontroversen auszumachen, etwa im Hinblick auf die Form des binären Codes oder die Existenz eines symbolisch generalisierten Kommunikationsmediums. Das hat zur Folge, dass wir nicht einfach auf eine allgemein anerkannte systemtheoretische Beschreibung des Gesundheitssystems zurückgreifen können. Die folgenden Abschnitte stehen deshalb vor einem Dilemma: Einerseits sollten die systemtheoretischen Ausführungen möglichst knapp gehalten werden, um das Thema der vorliegenden Arbeit – die prädiktive genetische Beratung – nicht aus den Augen zu verlieren. Andererseits müsste zu den einzelnen Aspekten viel ausführlicher Stellung genommen werden, um die eigene Position besser zu begründen. Beiden Anforderungen zugleich können die kommenden Abschnitte nicht gerecht werden. Sie stellen also zwangsläufig einen Kompromiss dar. Dass sie dem einen Leser zu umständlich und dem anderen zu kurz sein werden, scheint mir unvermeidlich.

Zunächst soll also das Gesundheitssystem als ein funktionales Teilsystem der modernen Gesellschaft beschrieben werden. Die zentralen Aspekte, die dabei in den Blick kommen, betreffen die gesellschaftliche

---

117 Um den Hinweis aus Kapitel 1 zu wiederholen: Wenn in diesem Buch von »Gesellschaftstheorie« oder »gesellschaftstheoretischer Perspektive« die Rede ist, dann ist damit immer die *systemtheoretische* Gesellschaftstheorie gemeint (siehe Luhmann 1997).

Funktion, den binären Code, die interne Differenzierung, das symbolisch generalisierte Kommunikationsmedium und die Selbstbeschreibungen des Gesundheitssystems (Kap. 3.2.1). In Bezug auf den letzten Aspekt wird im systemtheoretischen Diskurs immer wieder ein Reflexionsdefizit des Gesundheitssystems behauptet. Dagegen soll hier die These vertreten werden, dass das Gesundheitssystem mit den Gesundheitswissenschaften und der Medizintheorie, die uns im Übrigen über den medizinischen Krankheitsbegriff informieren wird, bereits über profunde Beiträge zu einer Reflexionstheorie verfügt (Kap. 3.2.2). Schließlich werden die gesellschaftstheoretischen Überlegungen zum Gesundheitssystem und seinen Selbstbeschreibungen auf die prädiktive genetische Beratung bezogen (Kap. 3.2.3).

3.2.1 Das Gesundheitssystem der Gesellschaft

Im Anschluss an soziologische Klassiker wie Emile Durkheim, Georg Simmel und Talcott Parsons beschreibt Luhmann – freilich auf einer anderen Theoriegrundlage – die moderne Gesellschaft als *primär funktional differenziert* (vgl. Luhmann 1997: 743ff.). Damit ist gemeint, dass die Ordnung der Gesellschaft nicht mehr wie in der Frühzeit segmentär durch verschiedene Stämme und Clans charakterisiert ist und auch nicht wie noch im Mittelalter stratifikatorisch durch klar voneinander abgegrenzte ungleiche Schichten wie Adel, Klerus und Bauern. Stattdessen haben sich beginnend etwa im 15. Jahrhundert Teilbereiche der Gesellschaft ausdifferenziert, die für sich in Anspruch nehmen, jeweils für einen ganz bestimmten gesellschaftlichen Problembereich zuständig zu sein. Nach der zunehmenden Trennung von Religion, Politik und Wirtschaft folgten bald auch Recht, Wissenschaft, Erziehung, Kunst usw. Man kann diese Teilbereiche der Gesellschaft beobachten als (Sub-)Systeme, die für das umfassende System Gesellschaft ein spezifisches Problem lösen, also eine spezifische *Funktion* erfüllen. Die ersten dieser Funktionssysteme erreichten ihre vollständige operative Autonomie (Autopoiesis) im Verlauf des 17. und 18. Jahrhunderts. Spätestens seit Ende des 19. Jahrhunderts kann von einem Primat funktionaler Differenzierung der Gesellschaft gesprochen werden (vgl. ebd.: 707ff.).

Da jedes soziale System per definitionem ein im Medium Sinn operierendes *Kommunikationssystem* ist (Luhmann 1984), ist auch ein gesellschaftliches Funktionssystem eines, das erst einmal nichts weiter tut, als Kommunikation an Kommunikation anzuschließen. Allerdings handelt es sich dabei um spezifische Kommunikationen, die sich dadurch auszeichnen, dass sie sich an einem *binären Code* orientieren. Das neben der gesellschaftlichen Funktion zweite Hauptmerkmal von Funktionssystemen ist daher ihre an einem binären Code ausgerichtete Operationsweise (vgl. Luhmann 1997: 743ff.). Eine Kommunikation, die den Prozess der Photosynthese von Pflanzen anzweifelt, also für nicht wahr hält, orientiert sich an dem Code wahr/unwahr. Damit reproduziert sie das Wissenschaftssystem, und zwar unabhängig davon, ob sie an einer Universität oder in einer Kneipe stattfindet.[118] Entscheidend ist, dass die Kommunikation implizit Entscheidungskriterien mitführt, nach denen unterschieden werden kann, unter welchen Bedingungen etwas als wahr oder unwahr zu bezeichnen ist (vgl. Luhmann 1986a: 90ff.; Kap. 3.1.1). In der Wissenschaft firmieren diese Programme unter Theorien und Methoden. Weitere Beispiele für binäre Codes von Funktionssystemen sind immanent/transzendent für das Religionssystem, Macht-haben/Macht-nicht-haben für das politische System, zahlen/nicht-zahlen für das Wirtschaftssystem oder Recht/Unrecht für das Rechtssystem. Der jeweilige Code ist für das Funktionssystem unhintergehbar. Er sorgt für dessen operative Schließung und damit erst für die spezifische Systembildung.

Freilich besteht die moderne (Welt-)Gesellschaft[119] nicht nur aus operativ geschlossenen (autopoietischen) Funktionssystemen, genauso wenig wie sie sich in politisch, rechtlich oder wirtschaftlich codierter Kommunikation erschöpft. Vielmehr ist die Gesellschaft die Gesamtheit aller anschlussfähigen, also aller für einander zugänglichen Kommunikationen. Insofern reproduziert jede x-beliebige Kommunikation immer auch: Gesellschaft (vgl. Luhmann 1997: 78ff.). Als klar zu differenzierende Typen sozialer Systeme unterscheidet Luhmann neben Gesellschaft, auf deren Ebene auch die Funktionssysteme angesiedelt sind, noch Interaktions- und Organisationssysteme (vgl. Luhmann 1975).

Für die zentralen Funktionssysteme der modernen Gesellschaft Politik, Wirtschaft, Recht, Religion, Wissenschaft, Erziehung und Kunst hat Luhmann jeweils umfangreiche Analysen durchgeführt und in Monographien präsentiert. Im Vergleich dazu hat er – wie eingangs erwähnt – dem hier

---

118 Es ist noch nicht einmal gesagt, dass die Kommunikation im letzteren Fall schneller vergessen sein wird, zieht man die Möglichkeit eines Kneipengesprächs von Forschungskollegen in Betracht, das im Vorwort einer (wissenschaftlichen) Publikation als entscheidender Erkenntnismoment markiert wird.

119 Siehe grundlegend zur einzig verbliebenen Weltgesellschaft Luhmann 1971.

interessierenden Gesundheitssystem trotz dessen schwer zu leugnender gesellschaftlicher Bedeutung kaum Beachtung geschenkt. Die *Funktion des Gesundheitssystems* für die Gesellschaft sieht Luhmann (1983a: 30) gleichwohl in der »Heilung von Krankheiten«. Um als systemtheoretischer Beobachter etwas als gesellschaftliche Funktion eines Systems bezeichnen zu können, bedarf es allerdings eines (ebenfalls beobachteten) gesellschaftlichen Problems, als dessen Lösung dieses »Etwas« gedeutet werden kann (vgl. Schneider 2004: 59). Für Luhmann scheint »Heilung von Krankheiten« die Lösung für das gesellschaftliche Problem »Krankheit« zu sein. Dies ist jedoch leichter geschrieben als verstanden. Denn aus systemtheoretischer Perspektive muss erst einmal plausibel gemacht werden, wieso Krankheiten für die Gesellschaft überhaupt ein Problem darstellen. Schließlich befinden sich Krankheiten von Körpern und Psychen in der Umwelt der Gesellschaft.[120] Peter Fuchs (2006: 23), dessen Überlegungen wir hier weitgehend folgen wollen, stellt daher fest, dass das Bezugsproblem des Gesundheitssystems »nicht das der Gesundheit oder Krankheit von Körpern sein« kann. Aber worin besteht dieses Bezugsproblem dann?

Fuchs (2006) nähert sich dieser Frage mit der Beobachtung, dass es in der gesamten uns bekannten Menschheitsgeschichte zwar immer die Tätigkeit der Krankenbehandlung gegeben hat, dass aber die Ausdifferenzierung eines autopoietischen Funktionssystems Gesundheit erst in der späten Neuzeit, also zu einer Zeit beginnt, in der andere Funktionssysteme wie Politik, Wirtschaft und Recht ihre operative Autonomie bereits erreicht haben. Die Ausdifferenzierung des Gesundheitssystems setzt also weit später ein als die anderer Funktionssysteme, es wird gewissermaßen »nachentwickelt« (ebd.: 23; vgl. Stichweh 2005b: 163ff.). Damit gerät die Möglichkeit in den Blick, dass das Bezugsproblem des Gesundheitssystems ein Folgeproblem der funktionalen Gesellschaftsdifferenzierung selbst sein könnte und das Gesundheitssystem damit ein »sekundäres Primärsystem« (vgl. Fuchs & Schneider 1995). Eines solcher Folgeprobleme betrifft die Art und Weise, wie die moderne, funktional differenzierte Gesellschaft Adressen konstruiert, das heißt, wie sie es Menschen als Personen erlaubt, an der Weiterproduktion von Kommunikation zu partizipieren.[121] Es geht

120 Für die hier vorausgesetzten sozialtheoretischen Grundlagen der systemtheoretischen Gesellschaftstheorie siehe Luhmann 1984. Zur Unterscheidung von Sozialtheorien und Gesellschaftstheorien (und Theorien begrenzter Reichweite) vgl. Lindemann 2007.

121 Zur Form »Person« als soziale Struktur und nicht als Bewusstsein, Körper oder System siehe Luhmann 1991b.

mit anderen Worten um die Frage von *Inklusion und Exklusion* in die bzw. aus der Gesellschaft.[122] Während in stratifikatorisch differenzierten Gesellschaften vor allem die (Familien-)Herkunft darüber entscheidet, in welcher sozialen Schicht man als legitime Kommunikationsadresse behandelt, also inkludiert wird, sind es in der funktional differenzierten Gesellschaft vor allem die Funktionssysteme, die Inklusion und Exklusion reglementieren (vgl. Luhmann 1997: 622ff.).

Dies hat in zweierlei Hinsicht weitreichende Folgen. *Erstens* bekommt man nun je nach Funktionssystem ganz unterschiedliche kommunikative Adressen zugewiesen: Im Wissenschaftssystem ist man nicht als Familienvater, sondern nur als Forscher ein relevanter Sprecher, während es sich im Intimsystem Familie genau umgekehrt verhält. Oder anders gewendet: Die eine, sich nur noch im Eigennamen eines Individuums widerspiegelnde soziale Adresse wird polykontextural (vgl. Fuchs 1997). Aber reicht der Eigenname aus, um diese multiplen Adressen zusammenzuhalten? Offensichtlich nicht, wie man an der (weiter zunehmenden) Vielzahl von Informationen, die man zur Identitätsbestimmung anzugeben hat, leicht ablesen kann. Nach Fuchs (2006: 25) ist es deshalb der *Körper* des Menschen, der in der funktional differenzierten Gesellschaft die Funktion der quasi-ontologischen Verankerung der im Eigennamen gebündelten Vielfalt kommunikativer Adressen eines Individuums übernimmt.

Zweitens bedingt die Exklusion aus einem Funktionssystem eine Art Domino-Effekt: Wer die Schule boykottiert und keinen Abschluss macht (Erziehungssystem), muss damit rechnen, keine versicherungspflichtige Arbeit zu finden (Wirtschaftssystem) und sich in der Folge weder einen Arzt (Gesundheitssystem) noch eine Familie (Intimsystem) leisten zu können.[123] Peter Fuchs und Dietrich Schneider (1995) haben dies treffend das Hauptmann-von-Köpenick-Syndrom genannt. Eine derartige Exklusionskaskade kann natürlich vielfältige Ursachen haben. Die für uns interessante ist die Krankheit von Körpern: Ein kranker, zum Beispiel an ein Bett gefesselter Körper kann relativ schnell zur Folge haben, dass die entsprechende Adresse nur noch in die Systeme Familie und Gesundheit inklu-

---

122 Siehe zu dieser Unterscheidung Luhmann 1995. Vgl. auch Stichweh 2005a; Farzin 2006; Lehmann 2002.

123 Umgekehrt bedeutet die Inklusion in ein gesellschaftliches Teilsystem (hier: Funktionssystem) nicht gleichzeitig die Exklusion aus einem anderen. Dies war in stratifikatorisch differenzierten Gesellschaften noch anders: Die Inklusion in eine bestimmte soziale Schicht hieß immer auch Exklusion aus allen anderen sozialen Schichten (vgl. Luhmann 1995: 228ff.).

diert, aus allen anderen Funktionssystemen aber rasch exkludiert wird. Der Tod des kranken Körpers führt sogar augenblicklich zur gesellschaftlichen Totalexklusion.[124]

Wir haben nun die Bausteine zur Rekonstruktion der Funktion des Gesundheitssystems nach der Argumentation von Fuchs (2006: 22ff.) zusammen: Zwar konnten Körper immer schon krank werden und sterben und stellten somit auch immer schon eine Bedrohung für doppelte Kontingenz und entsprechende Sozialsysteme dar (vgl. hierzu Luhmann 1984: 148ff.). Aber erst in der funktional differenzierten Gesellschaft bekommen die Körper die zusätzliche Funktion zugewiesen, die Komplett-Adressabilität eines Individuums trotz Polykontexturalität der Adressen sicherzustellen. Gleichzeitig droht mit der Erkrankung eines solchen Körpers nicht nur die Exklusion des entsprechenden Individuums aus *einem* primären Teilsystem der Gesellschaft (wie aus der sozialen Schicht in der stratifizierten Gesellschaft), sondern seine Vollexklusion aus einer *Vielzahl* von Funktionssystemen als den primären Teilsystemen der modernen Gesellschaft. Hierin liegt das gesellschaftliche Problem, das das Gesundheitssystem zu lösen hat. Dessen Funktion ist also nicht einfach nur die Heilung von Krankheiten, sondern die durch Krankheiten von Körpern bedrohte Sicherstellung der polykontexturalen sozialen Adressierbarkeit von Individuen, mit anderen Worten: die *Sicherstellung der Bedingung der Möglichkeit für Vollinklusion* in die funktionalen Teilsysteme der modernen Gesellschaft.[125] Ein gesunder Körper ist diese Bedingung der Möglichkeit für Vollinklusion. Wir verkürzen den skizzierten Sachverhalt, wenn wir formulieren:

---

124 Sieht man einmal von der Adressierbarkeit des Toten in entsprechenden Praktiken ab.

125 Es geht hier nur um die *Bedingung* der Möglichkeit für Vollinklusion, denn wie das Beispiel des verweigerten Schulabschlusses zeigt, garantiert ein gesunder Körper allein keineswegs Vollinklusion. Dieser Umstand macht die Ausdifferenzierung eines weiteren Funktionssystems notwendig: das der sozialen Hilfe bzw. sozialen Arbeit (vgl. hierzu Baecker 1994; Merten 2000; Hafen 2005: 172ff.). Auch dieses »sekundäre Primärsystem« (Fuchs & Schneider 1995) hat die Funktion, Vollinklusion zu sichern. Es sorgt für eine gewissermaßen stellvertretende Inklusion von Personen, die aus anderen Systemen exkludiert worden sind (wie ein frisch aus der Haft Entlassener, der eben darum weder Job noch Wohnung noch Familie findet), mit dem Ziel ihrer »Re-Inklusion« (Fuchs 2000: 161). Hier geht es also konkret um die Erhaltung bzw. Wiederherstellung der Vollinklusion. Das Gesundheitssystem dagegen setzt fundamentaler an. Bei einem kranken Körper wäre dementsprechend soziale Hilfe zwecklos – es sei denn, sie erst sorgt für eine (Re-)Inklusion in das Gesundheitssystem und bereitet so eine spätere Vollinklusion vor (z.B. bei einem Drogenabhängigen).

Die Funktion des Gesundheitssystems besteht in der *Sicherstellung der Gesundheit von Körpern* (inklusive ihrer angeschlossenen Psychen).[126]

Kommen wir zum zweiten Hauptmerkmal von Funktionssystemen: dem *binären Code*. Den Code des Gesundheitssystems sieht Luhmann (1990c) in der Unterscheidung *krank/gesund*. Wie wir bereits in Kapitel 3.1.1 angemerkt haben, sind Codes Unterscheidungen besonderer Art, nämlich binäre Schematismen (vgl. grundlegend Luhmann 1986b). Diese zeichnen sich durch den Ausschluss dritter Werte aus, weil nämlich der positive Wert (die eine Seite der Unterscheidung) die Negation seines Gegenteils, also des negativen Werts (die andere Seite der Unterscheidung) darstellt (vgl. Kap. 3.1.1). Fungiert ein solcher binärer Schematismus als Code eines gesellschaftlichen Funktionssystems, dient der positive Wert als Designationswert, der negative Wert als Reflexionswert (Luhmann 1997: 363). Damit ist gesagt, dass nur der positive Wert für die Operationen des Systems anschlussfähig ist, während der negative Wert für die Reflexion der Kontingenz des Einsatzes des positiven Wertes zuständig ist, also für die Vorstellung, dass es auch anders sein könnte. Im Falle des Gesundheitssystems vermittelt die Krankheit (hier: der positive Wert) die operative Anschlussfähigkeit und die Gesundheit (hier: der negative Wert) die Kontingenzreflexion. In Luhmanns Worten:

»Nur Krankheiten sind für den Arzt instruktiv, nur mit Krankheiten kann er etwas anfangen. Die Gesundheit gibt nichts zu tun, sie reflektiert allenfalls das, was fehlt, wenn jemand krank ist. […] Gesunde sind, medizinisch gesehen, noch nicht oder nicht mehr krank oder sie leiden an noch unentdeckten Krankheiten.« (Luhmann 1990c: 187)

Das Gesundheitssystem setzt also immer auf der Seite der Krankheit an, um von dort aus Gesundheit zu erreichen (vgl. Hafen 2007).

Jost Bauch (2000a: 396ff.) hat die universelle Geltung des Codes krank/gesund für das Gesundheitssystem bestritten und stattdessen den Code gesundheitsförderlich/gesundheitshinderlich bzw. lebensförderlich/lebens-

126 Die Funktion des Gesundheitssystems in der Sicherstellung der Gesundheit und nicht in der Heilung von Krankheiten zu sehen, mag spitzfindig erscheinen. Aber erst die Argumentation von Fuchs (2006) kann erklären, was genau das zu lösende gesellschaftliche Problem darstellt (Vollexklusion) und wieso dieses erst im Zuge funktionaler Gesellschaftsdifferenzierung auftaucht (Polykontexturalität). Außerdem wird in dieser Perspektive viel erwartbarer, dass sich das Gesundheitssystem zunehmend dem Erhalt von Gesundheit und nicht nur der Behandlung von Krankheiten widmet. Wir kommen darauf sogleich zurück.

hinderlich vorgeschlagen (vgl. Bauch 1996: 78ff.). Allein das System der Krankenbehandlung, das für die traditionelle Körper- und Akutmedizin zuständig sei, operiere noch mit der naturwissenschaftlichen »Traditionscodierung« krank/gesund (Bauch 2000a: 398). Dieses sei aber nur ein Subsystem des umfassenderen Gesundheitssystems. Zur Begründung seiner Sichtweise verweist Bauch auf die von Aaron Antonovsky (1979, 1987) initiierte sogenannte salutogenetische Wende im Gesundheitswesen, durch welche nicht mehr nur Krankheit sondern zunehmend auch Gesundheit im Fokus des Interesses stehe. Außerdem betont er den Umstand, dass die Behandlung von Infektionskrankheiten gegenüber der von chronisch-degenerativen Krankheiten (sog. Zivilisationskrankheiten) zunehmend an Bedeutung verliere. Diese chronisch-degenerativen Erkrankungen aber »lassen sich nur mit Prävention und nicht mit akutmedizinischen Interventionen, die der Codierung krank/gesund folgen, erfolgreich therapieren« (Bauch 2000a: 398). Bauch hält also den Code krank/gesund für inkompatibel mit dem wachsenden Bereich der Präventivmedizin. Den Code lebensförderlich/lebenshinderlich sieht er dagegen »so breit angelegt, dass neben dem System der Krankenbehandlung auch alle neuen Aufgabenfelder des Gesundheitssystems […] abgedeckt werden können: Prävention, Gesundheitsförderung, gesundheitliche Lebenslagepolitik, Wellness-Programme, […] Pflegehandeln, rehabilitative Aufgaben etc.« (ebd.: 399f.).[127]

Die Beobachtungen Bauchs hinsichtlich der zunehmenden Hinwendung zur Gesundheit und der wachsenden Bedeutung der Prävention im Gesundheitssystem sind zweifellos richtig.[128] Allerdings ist schwer nachzuvollziehen, wieso dies nicht mit einem Code krank/gesund kompatibel sein und deswegen einen Code lebensförderlich/lebenshinderlich erforderlich

---

127 Bauch (1996: 84f.) geht sogar noch weiter und konzipiert den »Super-Code des Gesundheitssystems« lebensförderlich/lebenshinderlich als »gesamtgesellschaftlichen Leitcode«. »Dieser Leitcode legt sich über alle funktional differenzierten Systeme und führt letztlich zu einer ›Doppelcodierung‹ der Operationen der einzelnen Sozialsysteme.« (ebd.) Dass derartige Annahmen mit denen der autopoietischen Systemtheorie nicht kompatibel sind, zeigt Bora (1999: 88ff.). Bauchs Überlegungen weisen an dieser Stelle eher Muster einer Selbstbeschreibung des Gesundheitssystems auf (vgl. hierzu Kap. 3.2.2).

128 Diese Entwicklung kann als Teil eines Trends der modernen Gesellschaft insgesamt gedeutet werden, sich mitsamt ihrer funktionalen Teilsysteme zunehmend auf Zukunft einzustellen, um deren als bedrohlich wahrgenommene Kontingenz einzuschränken (vgl. Luhmann 1992: 140ff.). Nach Hafen (2005: 256) nimmt sich die Prävention eben dieses Kontingenzmanagements an, ihre Hauptfunktion sieht er deshalb in der Beruhigung der risikosensibilisierten Gesellschaft (ebd.: 328ff.).

machen soll.[129] Erstens ist die Differenz dieser Unterscheidung zum Code krank/gesund überaus unklar. Schon der Alltagssprachgebrauch würde alles Lebens- oder Gesundheitsförderliche (gute Luft, viel Bewegung, gute Ernährung etc.) als gesund und alles Lebens- oder Gesundheitshinderliche (schlechte Luft, mangelnde Bewegung, schlechte Ernährung etc.) als krank oder zumindest krankmachend bezeichnen.

Zweitens ignoriert Bauch die Selbstbeschreibungen des Gesundheitssystems (vgl. hierzu Kap. 3.2.2). So kommen die Medizintheoretiker Alena Buyx und Peter Hucklenbroich (2009: 44) zu dem Schluss: »Die Betonung des Konzepts der Salutogenese verstößt nicht gegen das bisherige Selbstverständnis der Medizin, sondern lässt sich sehr wohl in deren Rahmen begründen«. Antonovskys Salutogenese-Konzept stelle vielmehr nur eine sehr spezielle Hypothese über die Rolle eines psychosozialen Konzepts für die Gesunderhaltung und Genesung dar. Die Bedeutung von Selbstheilungs- und Selbstschutzsystemen sei jedoch allgemein »in der heutigen Medizin unbestritten und essenzieller Bestandteil praktisch aller therapeutischen und präventiven Strategien« (ebd.: 43). Und bei Prävention handele es sich ohnehin »um Maßnahmen, die das *Erkrankungsrisiko* zu senken geeignet sind und daher im Rahmen der traditionellen, *krankheitsorientierten* Medizin begründbar und sinnvoll sind« (ebd., Herv. im Orig.). In der Selbstbeschreibung des Gesundheitssystems sind also sowohl Ursachen der Gesunderhaltung (Salutogenese) als auch Prävention von Krankheiten mit dem »traditionellen« Code krank/gesund beobachtbar.[130]

Drittens unterschätzt Bauch meines Erachtens die Möglichkeiten des system- bzw. unterscheidungstheoretischen Begriffsapparats. In Kapitel 3.1.2 haben wir schon gesehen, dass Prävention und Behandlung als zwei Seiten einer begrifflich-binären Unterscheidung gefasst werden können. Ob etwas als Prävention oder Behandlung bezeichnet wird, hängt also vom jeweiligen Beobachter ab. Außerdem, so hatten wir gesagt, ist Prävention nichts anderes als die gegenwärtige Behandlung von möglichen Ursachen für zukünftige Probleme (vgl. Kap. 3.1.2).[131] In der Medizin wird identi-

---

129 Mittlerweile äußert sich Bauch (2007: 5f.) selbst kritisch zu seinem eigenen Code-Vorschlag.

130 Vgl. allerdings auch Vogd (2005: 262) für die These, dass das Salutogenese-Konzept und damit auch Primärprävention in vielen Kontexten zuallererst politische Programmatik darstellt.

131 Dies ist ganz unabhängig davon, ob Prävention im Gesundheitssystem, im System der sozialen Hilfe oder im Rechtssystem in Anspruch genommen wird (vgl. Hafen 2005: 332ff.). Fuchs (2008) allerdings prüft die Frage, ob es sich bei Prävention um ein eigenes

fizierbaren Ursachen von (zukünftigen) Krankheiten sogar selbst ein Krankheitswert zugeschrieben (vgl. Kap. 3.2.2).[132] Auch hieran erkennt man, dass das Gesundheitssystem mit dem Code krank/gesund vollkommen auskommt, auch wenn es präventiv operiert. Ob eine gegenwärtige oder eine zukünftige Erkrankung im Fokus steht, macht für den Code krank/gesund gewissermaßen keinen Unterschied. Jemand mit einem Herzklappenfehler wird vom Gesundheitssystem dann als krank beobachtet, wenn dieser Herzklappenfehler – selbst wenn er nicht mit akuten Beschwerden einhergeht – eine mögliche Ursache für einen zukünftigen (ebenso krankhaften) Herzinfarkt darstellt. Zur Prävention eines solchen (zukünftigen krankhaften) Herzinfarkts wird dann der (krankhafte) Herzklappenfehler gegenwärtig behandelt, um auf diese Weise zukünftige Gesundheit zu erreichen.

Richtig bleibt Bauchs Hinweis, dass es zu eng wäre anzunehmen, nur die medizinische Krankenbehandlung reproduziere das Gesundheitssystem. Allerdings ist es vollkommen plausibel anzunehmen, dass sich auch Bereiche wie Gesundheitsförderung, Krankenpflege oder Rehabilitation am Code krank/gesund des Gesundheitssystems orientieren. Ein Sportler, der nach einer Kreuzband-Operation seine Muskeln in einer Rehabilitationsklinik wiederaufbaut, wird eben gerade nicht als gesund behandelt, sondern als krank, sonst würde er wohl kaum ein solches Programm in Anspruch nehmen. Gleiches gilt für die Krankenpflege und jegliche Gesundheitsförderung. Letztere unterscheidet sich nach Martin Hafen (2006) ohnehin nicht von Krankheitsprävention und kann ebenfalls als Behandlung von Krankheitsursachen beobachtet werden.

---

autopoietisches Kommunikationssystem handelt – mit tendenziell positivem Ausgang. Wir folgen hier dem Ansatz von Hafen (2005), der Prävention und Behandlung lediglich als spezifisches »Kommunikationsschema« fasst (ebd.: 341).

132 Wie wir in Kapitel 3.2.3 sehen werden, trifft dies auch auf genetische Krankheitsdispositionen zu. Es ist deshalb fraglich, ob die von Luhmann (1990c: 193f.) für das Gesundheitssystem vorgeschlagene Zweitcodierung genetisch-unbedenklich/genetisch-bedenklich (auf der Gesundheitsseite des Codes) die Bedeutung erlangt, die er ihr voraussagt. Denn was genetisch bedenklich ist, scheint für die Medizin in eher gewöhnlicher Weise auf die Krankheitsseite des binären Codes krank/gesund zu fallen (vgl. Kap. 3.2.3). Auch bezüglich der komplementär vorgeschlagenen (Luhmann 1990c: 194f.) Zweitcodierung heilbar/unheilbar (auf der Krankheitsseite des Codes) sind Zweifel angebracht, denn auch eine unheilbare Krankheit ändert nichts daran, dass sie eine Krankheit ist und behandelt werden kann – wenn auch nur palliativmedizinisch in Form von Schmerzlinderung oder Lebensverlängerung.

Um dem Umstand Rechnung zu tragen, dass neben der klassischen Medizin auch andere gesellschaftliche Bereiche mit dem Code krank/gesund operieren, schlage ich vor, das Medizinsystem oder besser: das in besonderer Weise an das Wissenschaftssystem gekoppelte Schulmedizinsystem als Subsystem des umfassenderen Gesundheitssystems zu konzipieren. Weitere Subsysteme des dann *segmentär* differenzierten Gesundheitssystems wären etwa Psychotherapie, Physiotherapie, Alternativmedizin oder (Kranken-)Pflege. Die Rede ist hier also von einer *internen* bzw. *Binnendifferenzierung des Gesundheitssystems* (vgl. hierzu allgemein Luhmann 1997: 760f.).[133] Eine solche Konzeption vermeidet die Engführung auf die (westliche) Medizin und auf medizinische Organisationen wie Krankenhäuser und erlaubt es beispielsweise auch, die Behandlung eines kranken Kindes durch seine Mutter (per Medikamentverabreichung) als mit dem Code krank/gesund operierende, das Gesundheitssystem reproduzierende Kommunikation zu beobachten.[134]

Sie ist außerdem gut vereinbar mit der These von Rudolf Stichweh (1996: 50), »dass Professionen ein Phänomen des Übergangs von der ständischen Gesellschaft des alten Europa zur funktional differenzierten Gesellschaft der Moderne sind und dass sie vor allem darin ihre gesellschaftsgeschichtliche Bedeutung haben«. Denn Gesundheitskommunikation, die

---

133 Eine weitere Form der Binnendifferenzierung des Gesundheitssystems – namentlich die nach Zentrum und Peripherie (vgl. dazu allgemein Luhmann 1997: 663ff.) – wird von Lettke und Kollegen (1999: 30ff.) diskutiert. Sie ließe sich mit der hier vorgeschlagenen gut kombinieren (vgl. Luhmann 1997: 760f.), ist für die folgenden Überlegungen aber nicht weiter relevant. Hafen (2007: 99ff.) konzipiert das Gesundheitssystem als Einheit eines Präventionssystems und eines Systems der Krankenbehandlung. Allerdings scheint mir dies nur schwer vereinbar erstens mit Hafens (2005: 233ff.) früheren (und überzeugenderen) Arbeiten, in denen er Prävention und Behandlung als *ein* spezifisches »Kommunikationsschema« fasst (ebd.: 341; vgl. Kap. 3.1.2), und zweitens mit seiner These einer Zweitcodierung des Gesundheitssystems eben mittels der Unterscheidung Prävention/Behandlung (Hafen 2007: 102f.). Die operative Schließung eines Präventionssystems gegenüber einem Behandlungssystem ist vor diesem Hintergrund ebenso unplausibel wie die eines Gesundheitssystems gegenüber einem Krankheitssystem oder die eines Zahlungssystems gegenüber einem Nichtzahlungssystem, denn worin sollte die Einheit solcher Systeme bestehen?

134 Das heißt natürlich nicht, dass die Verwendung des Wortes »krank« allein schon eine (codierte) Gesundheitskommunikation darstellt (»Du bist voll krank, Alter!« orientiert sich aller Wahrscheinlichkeit nach *nicht* am Code krank/gesund). Aber auch im Fall der Mutter operieren Programme in Form von (hier: Laien-)Diagnoseverfahren, die über die Richtigkeit bzw. Unrichtigkeit der Wahl einer Seite der Unterscheidung entscheiden und gegebenenfalls therapeutische Maßnahmen zur Folge haben.

sich wie im Beispiel von Mutter und Kind an der Unterscheidung krank/gesund orientiert, gab es natürlich schon immer, also auch weit vor der Ausdifferenzierung eines Funktionssystems Gesundheit. Genauso hat es schon vor der Ausdifferenzierung des modernen Wissenschaftssystems an der Unterscheidung wahr/unwahr ausgerichtete Kommunikation gegeben. Die mit der Ausdifferenzierung des Wissenschaftssystems sich entwickelnde und von der Genese der modernen Universität maßgeblich geprägte (vgl. Stichweh 1987) medizinische Profession (vgl. Kap. 2.3) spielt dann – so Stichwehs implizite, auf unseren Fall angewandte These – eine entscheidende Rolle bei der Ausdifferenzierung des Gesundheitssystems. Aufgrund der prägenden medizinischen »Leitprofession« (Stichweh 1994: 379) ist sogar davon auszugehen, dass das Medizinsystem lange Zeit mehr oder weniger identisch mit dem Gesundheitssystem war. Die fortschreitende *interne* Differenzierung des Gesundheitssystems erscheint so als Symptom des von Stichweh postulierten Bedeutungsverlustes der (klassischen) Professionen.[135]

Die mit der internen Differenzierung einhergehende Ausweitung der Zuständigkeiten des Gesundheitssystems und seines Subsystems Medizin kann mit Luhmann (1983a) als Zeichen der »*Hypostasierung* der eigenen Funktion« (ebd.: 30; Herv. von mir) des Systems gedeutet werden.

> »Die Hypostasierung wird dadurch erreicht, daß man nicht auf das Heilen von Krankheiten, sondern auf das Herstellen von Gesundheit abstellt – und damit einer Semantik folgt, die einen jeweils steigerungsfähigen Zustand, nämlich uneingeschränktes Wohlbefinden, in Aussicht stellt.« (ebd.: 32f.)

Dabei verweist Luhmann auf die Gesundheitsdefinition der Weltgesundheitsorganisation[136] und die »Einbeziehung präventiver Maßnahmen« (ebd.) in das System.

---

135 Stichwehs These zielt auf die besondere Rolle der (ehemals) monopolistischen, einzelne Funktionssysteme dominierenden (Leit-)Professionen. Sie impliziert also nicht, Professionen oder gar professionelles Handeln würden in der modernen Gesellschaft bedeutungs*los* oder ganz verschwinden. Insofern steht sie auch nicht im Widerspruch zur Diagnose von Maiwald (2004: 309ff.), dass professionelle Handlungsstrukturen für eine steigende Zahl von (modernen) Berufen an Bedeutung gewinnen (in diesem Sinne auch Kurtz 2003). Im Hinblick auf das Gesundheitssystem scheint die Dominanz der medizinischen (Leit-)Profession gleichwohl zu schwinden und die Bedeutung anderer Professionen (z.B. der psychotherapeutischen) zu wachsen.

136 »Health is a state of complete physical, mental and social well-being and not merely the absence of disease or infirmity.« (WHO 1946/2005: 1)

In der skizzierten Konzeption eines Funktionssystems Gesundheit mit segmentären Teilsystemen wie Schulmedizin, Psychotherapie, Physiotherapie, Alternativmedizin usw. sehe ich auch die Berechtigung – analog zur Alltagssprache – vom Gesundheitssystem zu sprechen und nicht vom System der Krankenbehandlung (wie Luhmann 1983b, 1990c) oder Medizinsystem (wie ebenfalls Luhmann 1990c; Stollberg 2009 oder Vogd 2005), welches eben nur ein Subsystem des Gesundheitssystems darstellt. Dabei bleibt das Funktionssystem Gesundheit ein operativ geschlossenes Kommunikationssystem auf (Welt-)Gesellschaftsebene mit der Funktion der Sicherstellung der Gesundheit von Körpern und Psychen (als Bedingung der Möglichkeit für Vollinklusion) und dem binären Code krank/gesund.

Auch die Teilsysteme des Gesundheitssystems operieren immer mit dem Code krank/gesund, setzen allerdings in den Sinndimensionen – insbesondere in der Sachdimension – andere Schwerpunkte.[137] Das heißt, sie werden bei unterschiedlichen Krankheitsbildern bzw. Störungen aktiv, greifen auf andere Wissensbestände zurück und operieren mit teilweise verschiedenen Krankheitskonzepten. Entsprechend unterscheiden sie sich auch in ihren Diagnoseverfahren, also in ihren Programmen, welche die Bedingungen dafür angeben, wann etwas als krank und wann als gesund zu bezeichnen ist (vgl. allgemein Luhmann 1986a: 90ff.). Mit alldem einher geht, dass die Teilsysteme des Gesundheitssystems jeweils verschiedene Personen als legitime bzw. relevante Kommunikationsadressen inkludieren. Das betrifft die (professionellen) Leistungsrollen (als Arzt bzw. Psychotherapeut bzw. Pfleger) ebenso wie die Komplementärrollen (als Patient bzw. Klient) (vgl. Stichweh 1988). Dabei scheinen erstere an eine spezifische Ausbildung gekoppelt zu sein, letztere dagegen an eine von Teilsystem zu Teilsystem verschieden bewertete Behandlungsbedürftigkeit.

Es ist nun wichtig zu sehen, dass diese *systemspezifische Behandlungsbedürftigkeit* von Personen mit der Frage, ob diese vom jeweiligen Teilsystem als krank oder gesund beobachtet werden, keineswegs identisch ist. Während sich zum Beispiel die Subsysteme Schulmedizin und Physiotherapie oft genug darüber einig sein dürften, was krank und was gesund ist, scheinen sie sich gerade dahingehend auszudifferenzieren, dass sie Unterschiedliches

---

137 Eine hilfreiche Analogie stellt hier das Wissenschaftssystem dar. Auch dort finden wir eine interne Differenzierung in Disziplinen, welche vor allem in der Sachdimension andere Schwerpunkte setzen, immer aber mit dem Code wahr/unwahr operieren. Ein anderer Vergleichsfall wäre das Weltreligionssystem. Zur Sachdimension als eine von drei Sinndimensionen siehe Luhmann 1984: 112ff.

für behandlungsbedürftig erklären. Eine mit Schmerzen einhergehende, chronisch verspannte Rückenmuskulatur ist sicherlich sowohl aus schulmedizinischer als auch aus physiotherapeutischer Sicht ein krankhafter Körperzustand. Die entsprechende Person würde aber wohl dauerhaft nur vom Subsystem der Physiotherapie als behandlungsbedürftig inkludiert werden. Oder: Ein Herzinfarkt ist auch für das Subsystem der Alternativmedizin pathologisch. Trotzdem wird sie aller Voraussicht nach der Schulmedizin die Notoperation und damit die Inklusion der entsprechenden Person überlassen und diese selbst als alternativmedizinisch nicht behandlungsbedürftig exkludieren. Hinzu kommt, dass nicht nur kranke, sondern auch gesunde Klienten (als behandlungsbedürftig) inkludiert werden, man denke nur an Vorsorgeuntersuchungen oder Impfungen. Nicht der Code krank/gesund entscheidet also über die Inklusion von Personen, sondern die in jedem Teilsystem anders programmierte (Ja/Nein-)Frage der Behandlungsbedürftigkeit. Mit anderen Worten: Behandlungsbedürftigkeit fungiert als *Inklusionsformel* der segmentären Teilsysteme des Gesundheitssystems (vgl. zu diesem Begriff Bora 1999: 64ff.; 2002; 2005).

Ein weiterer Aspekt, der in der Systemtheorie in unmittelbarem Zusammenhang mit gesellschaftlichen Funktionssystemen diskutiert wird, betrifft die sogenannten symbolisch generalisierten Kommunikationsmedien. Diese zeichnen sich dadurch aus, dass sie die Unwahrscheinlichkeit der Annahme einer (kommunikativen) Selektionsofferte in eine Wahrscheinlichkeit transformieren. Das heißt, sie verstärken die von Alter vorgenommene Selektion und motivieren Ego zur Akzeptanz dieser Selektion. Beispiele sind Wahrheit (Wissenschaftssystem), Liebe (Intimsystem), Geld (Wirtschaftssystem) oder Macht (politisches System) (vgl. Luhmann 1984: 222; 1997: 316ff.).

Im Gegensatz zu Luhmann (1983a: 41; 1997: 407), Bauch (1996: 165ff.) und Kurtz (2000; 2005: 137ff.) geht Fuchs (2006: 27ff.) von der Existenz eines solchen *symbolisch generalisierten Kommunikationsmediums* für das Gesundheitssystem aus und hat hierfür *Krankheit* – vor allem in der Form von Befunden – vorgeschlagen (vgl. auch Pelikan 2007: 297ff.; Stollberg 2009: 203ff.). Zwar reiche der Leidensdruck von Kranken in vielen Situationen aus, um die Annahme eines Behandlungsvorschlags – obwohl eine Zumutung – hinreichend wahrscheinlich zu machen.[138] Und auch die Annahme einer Bitte um Hilfe oder Behandlung sei nicht unwahrscheinlich, wenn

138 Insofern ist Luhmann (1983a: 41) und seiner Annahme eines »vorausgesetzten Kooperationswillens« zuzustimmen.

Bezahlung eingesetzt werde. Gleichwohl führe die zunehmende Verwissenschaftlichung und Technisierung der Medizin zum Verlust »eines einleuchtenden Zusammenhanges zwischen erlebter Krankheit und den darauf applizierten Diagnose- und Therapietechniken« (Fuchs 2006: 28), und ohne lebensweltliche Evidenzen sei auch die Annahme ärztlicher Empfehlungen auf Seiten des Patienten unwahrscheinlicher. Besonders deutlich wird dies im Hinblick auf die Präventivmedizin, man denke nur an eine prophylaktische Mastektomie (Entfernung des Brustdrüsengewebes). Ohne entsprechenden Befund würde wohl keine Frau in eine solche Operation einwilligen, zumal wenn sie bis dato beschwerdefrei war. Das Wissen um die Erhöhung der Wahrscheinlichkeit der Annahme der Empfehlungen des Arztes durch einen etwaigen Krankheitsbefund mag dann auch dazu führen, dass viele überhaupt nicht mehr – auch nicht bei Schmerzen – zum Arzt gehen wollen, weil dieser »so oder so schon was finden wird«.

Ergänzen lässt sich, dass Krankheit nicht nur in den erwähnten Arzt-Patient-Interaktionen, sondern auch in vielen anderen Situationen die Annahmewahrscheinlichkeit von Selektionsofferten deutlich erhöht. So genügt ein Anruf bei der Rezeption einer Arztpraxis, um einen Termin zu bekommen – aber nur, wenn man deutlich macht, dass man krank ist, und nicht, wenn man einfach nur viel Geld bietet oder der Ärztin seine Liebe offenbaren will. Und auch die Mutter wird die Bitte ihres Kindes, heute nicht zur Schule gehen zu müssen, nur dann annehmen, wenn es sich krank fühlt, und nicht, wenn es lieber spielen will; und sie wird gegebenenfalls per visueller Musterung oder gar Messen der Körpertemperatur des Kindes selbst »befinden« wollen, ob eine Krankheit vorliegt.

Ein letzter für die vorliegende Arbeit relevanter Aspekt betrifft die *Selbstbeschreibungen des Gesundheitssystems.* Immer wieder wird im systemtheoretischen Diskurs betont, dass das Gesundheits- bzw. Medizinsystem keine eigene Reflexionstheorie ausgebildet habe (etwa Luhmann 1983b, 1990c; Bauch 2000a; Vogd 2005: 236; Fuchs 2006: 33). Während beispielsweise das politische System mit seinen Theorien des Verfassungsstaats oder das Erziehungssystem mit der Pädagogik solche Selbstbeschreibungen in Theorieform entwickelt haben, finden wir im Gesundheitssystem angeblich »nichts dieser Art, absolut nichts« (Luhmann 1983b: 172). Diese *empirische* Einschätzung scheint mir (mittlerweile) unhaltbar zu sein.[139] Im Folgenden soll deshalb umgekehrt die These vertreten werden, dass das Gesundheits-

139 Zweifel äußert neuerdings auch Stollberg 2009: 208ff.

bzw. Medizinsystem mit der Medizintheorie und den Gesundheitswissenschaften bereits über profunde Beiträge zu einer Reflexionstheorie verfügt. Um diese These zu plausibilisieren, müssen wir (erneut) etwas weiter ausholen und zuallererst klären, was Reflexionstheorien im Allgemeinen auszeichnet.[140]

3.2.2 Medizintheorie und Gesundheitswissenschaften: Selbstbeschreibungen des Gesundheitssystems

Eine *Reflexionstheorie* ist »Teil des Systems, dessen Theorie sie ist. Sie bezieht sich auf das System, dessen Teil sie ist.« (Luhmann 1979: 421) Sie ist anders gewendet »Theorie des Systems im System« (ebd.: 422) und unterscheidet sich als spezifische *Selbst*beschreibungsform radikal von zum Beispiel soziologischen Theorien, die im Wissenschaftssystem operierend andere Funktionssysteme (fremd-)beobachten und daher *Fremd*beschreibungen darstellen (vgl. Kieserling 2004a). Insofern ist Rechtstheorie als Reflexionstheorie des Rechtssystems *nicht* identisch mit Rechtssoziologie, und Theologie als Reflexionstheorie des Religionssystems (besser: seines Subsystems Christentum) ist *nicht* identisch mit Religionswissenschaften. Reflexionstheorien dienen vielfach sogar der Abwehr solcher Fremdbeschreibungen. Deshalb schließen sie auch eher an die Funktion »ihres« Systems für die Gesellschaft an als an dessen Leistungen für andere gesellschaftliche Teilsysteme (Kieserling 2004b: 55), wenngleich sie zwischen beidem vermitteln müssen (Luhmann 1979: 440). Eine Reflexionstheorie bezieht sich also auf die Identität des Systems, dem sie angehört, und zwar in einer begrifflich so ausgearbeiteten Weise, dass sie zumeist Wissenschaftlichkeit beansprucht (vgl. Luhmann 1984: 620; Luhmann & Schorr 1979: 338ff.; Kieserling 2004b: 68ff.). Dabei bearbeitet sie systemeigene Probleme und Unterscheidungen, erläutert Problemlösekapazitäten, fordert Autonomie und schließt auch Zukunftsperspektiven ein (Luhmann 1997: 964f.).

André Kieserling (2004b: 57ff.) hat fünf *Merkmale* von Reflexionstheorien zusammengetragen, die uns im Weiteren als Prüfkriterien dienen sollen: Erstens sind Reflexionstheorien *affirmative Theorien.* Damit ist gesagt, dass Reflexionstheorien keine indifferente oder gar negative Haltung zum

140 Zum Begriff der Reflexionstheorie in der Systemtheorie siehe vor allem Luhmann & Schorr 1979: 338ff.; Luhmann 1979; 1997: 958ff.; Kieserling 2004b.

positiven Sinn der Einheit ihres Systems einnehmen können, sondern nur eine bejahende. Eine Wissenschaftstheorie, der die Bedingungen der Möglichkeit, zu wahren Aussagen zu kommen, egal wäre, wäre nur schwerlich als Reflexionstheorie des Wissenschaftssystems zu erkennen. Zweitens teilen Reflexionstheorien mit ihrem System ein *Plausibilitätskontinuum*. Das bedeutet, dass sie für die Operationen des Systems – sozusagen für die Praxis – eine gewisse Plausibilität mitbringen, also anschlussfähig sein müssen. Dies unterscheidet sie von wissenschaftlichen Theorien, die als Fremdbeschreibungen im System zumeist nicht gerade leicht zu kommunizieren sind und Irritationen unter den Praktikern auslösen können. »Oft wird all dies auch so ausgedrückt, daß Reflexionstheorien die Praxis ihres Systems zu rekonstruieren [...] hätten.« (ebd.: 60) Ähnlich dazu teilen Reflexionstheorien mit ihrem System drittens ein *Motivationskontinuum*. Damit ist gemeint, dass Reflexionstheorien kein Interesse daran haben, den Praktikern aus einer Beobachterperspektive zweiter Ordnung (vgl. Kap. 3.1.1) aufzuzeigen, was sie nicht sehen können, weil damit der Sinn und die Motivierbarkeit ihres Handelns gefährdet würden. Vielmehr dienen sie der Abwehr solcher Fremdbeobachtungen immer dann, wenn diese nicht zur Selbstbeobachtung der Praktiker passen, und übernehmen eine wichtige Rolle in der Ausbildung für die Leistungsrollen des jeweiligen Systems (etwa als Rechtstheorie für die Juristenausbildung oder als Pädagogik für die Lehrerausbildung). Viertens teilen Reflexionstheorien mit ihrem System dessen *Code* (vgl. Kap. 3.2.1). Das bedeutet nicht, dass die Reflexion des Systems selbst als codierte Operation zu begreifen ist, »wohl aber wäre es ihre Sache, den Systemcode zu reflektieren« (ebd.: 65). So sind Wirtschaftstheorien selbst keine Zahlungen, sie reflektieren aber den Zahlungsvorgang und seine Folgen und stoßen deshalb im Wirtschaftssystem auf große Resonanz. Fünftens schließlich trägt auch die Reflexionstheorie ihren Teil dazu bei, die gesellschaftliche *Funktion* ihres Systems zu hypostasieren (vgl. Kap. 3.2.1), zum Beispiel wenn sie von einem gesellschaftlichen Primat dieser Funktion ausgeht. Die Gesellschaft mit ihren anderen Teilsystemen wird dann nur als Umwelt des eigenen, gleichsam an der Spitze stehenden Funktionssystems beobachtet. »In dynamischer Hinsicht entsteht daraus ein Schema der Erzeugung von Ansprüchen. Projiziert werden Steigerungslinien für immer bessere Funktionserfüllung, die auf eine Expansion des Systems hinauslaufen.« (ebd.: 67) Verwissenschaftlichung, Politisierung oder auch Medikalisierung der Gesellschaft sind hier entsprechende Schlagwörter.

Kommen wir nun zur These, dass Gesundheitswissenschaften und Medizintheorie profunde Beiträge zu einer Reflexionstheorie des Gesundheitssystems darstellen (vgl. Kap. 3.2.1), und widmen uns als erstes der (unbekannteren) *Medizintheorie* (englisch: »Philosophy of Medicine«). Eine umfassende Darstellung ihrer Probleme und Resultate, auf die als Standard rekurriert werden könnte, existiert bisher nicht (Hucklenbroich 1998: 124).[141] Eine Institutionalisierung und Etablierung des Faches kann international auch erst seit Mitte der 1970er Jahre beobachtet werden. Sie äußert sich etwa in der sukzessiven Gründung von Fachgesellschaften und Fachzeitschriften, Instituten und zuletzt in der Aufnahme des Faches in den offiziellen Fächerkanon der medizinischen Ausbildung in Deutschland (Hucklenbroich 2005: 360). Wichtig ist, dass es sich bei der Medizintheorie um eine Theorie *der* Medizin und nicht um eine Theorie *in* der Medizin handelt (Paul 2006a: 59). Peter Hucklenbroich (1998: 118) zufolge lässt sie sich als Philosophie und Methodologie der medizinischen Forschung und Praxis definieren oder noch prägnanter: als »Wissenschafts- und Praxistheorie der Medizin« (ebd.).

Diese Definition trägt der Ambiguität des Begriffs »Medizin« Rechnung, denn mit »Medizin« kann a) medizinisches Wissen und/oder b) medizinische Forschung und/oder c) medizinische Praxis gemeint sein (vgl. Hucklenbroich 1998: 109).[142] Aus gesellschaftstheoretischer Perspektive reproduziert medizinische Forschung (b) – sofern sie sich am Code wahr/unwahr orientiert – das Wissenschaftssystem (konkreter: die wissenschaftliche Disziplin der Medizin als Subsystem), während sich die medizinische Behandlungspraxis (c) nach dem Code krank/gesund richtet, also das Gesundheitssystem (konkreter: das Subsystem Schulmedizin) reproduziert (vgl. Kap. 3.2.1). Medizinisches Wissen (a) spielt dagegen in beiden Funktionssystemen eine Rolle. Für unsere auf das Gesundheitssystem bezogene Zwecke ist folglich allein die *Theorie der medizinischen Praxis* – und nicht die der medizinischen Forschung – relevant. Zu ihr zählen die Klinische Me-

141 Gegenwärtig arbeitet vor allem Peter Hucklenbroich (Universität Münster) an einer solchen grundlegenden Arbeit zur Medizintheorie. Auch deshalb wird hier überwiegend auf seine Schriften rekurriert.

142 Zusätzlich kann man auch die medizinische Profession im Blick haben (vgl. Kap. 2.3). Hucklenbroich (1998: 108ff.) zeigt im benannten Aufsatz überzeugend, wie in den verschiedenen Antwortversuchen auf Fragen wie »Ist Medizin eine Wissenschaft?« oder »Ist Medizin eine praktische Wissenschaft?« die unterschiedlichen Bedeutungen von Medizin durcheinander geraten und teilweise Äpfel (etwa naturwissenschaftliche Forschung) mit Birnen (etwa medizinische Praxis) verglichen werden.

thodologie bzw. Theorie des ärztlichen Handelns einerseits sowie die Theoretische Pathologie bzw. Theorie der Krankheit andererseits (ebd.: 119; Hucklenbroich 2006: 2; vgl. auch Paul 2006a).

Gegenstand der *Klinischen Methodologie* ist die »Analyse der diagnostischen, therapeutischen und prognostisch-präventiven Verfahrensweisen und Entscheidungsmethoden und der dafür entwickelten spezifischen klinischen Wissensarten und Normen« (Hucklenbroich 1998: 119). Wichtige Beiträge zu einer solchen Theorie ärztlichen Handelns sind etwa – um nur einige zu nennen – der Klassiker von Michael Balint (1957), auf dessen Grundlage sich eine eigene ärztliche Reflexionspraxis herausgebildet hat (die sog. Balint-Gruppe), die Arbeiten von Paul Lüth (1974) zur »sprechenden Medizin« und von Wolfgang Wieland (1975) zur Diagnose, die Überlegungen von Eberhard Hofer (1979) zu einem entscheidungstheoretischen Modell ärztlichen Handelns, von Achim Mortsiefer (1997) zu »Risiko-Kalkülen« in der klinischen Entscheidungsfindung, von Hermann Mannebach (1997) zur Struktur ärztlichen Denkens und Handelns, von Klaus Dörner (2001) zur »guten« ärztlichen Grundhaltung oder der von Ludger Honnefelder und Günter Rager (1994) herausgegebene Band zum ärztlichen Urteilen und Handeln.

Auch bei nur oberflächlicher Betrachtung dieses Theoriediskurses kann leicht nachvollzogen werden, dass er unsere Prüfkriterien bezüglich einer Reflexionstheorie weitestgehend erfüllt: Einige der zitierten Werke sind von Praktikern explizit für Praktiker geschrieben worden (z.B. Balint, Lüth). Wenn sie auch teilweise bestehende ärztliche Praktiken (etwa das Arzt-Patient-Verhältnis) kritisieren, so immer nur mit dem Ziel, zur Verbesserung der medizinischen Praxis im Hinblick auf die klassischen ärztlichen Aufgaben beizutragen. Die primären Ziele ärztlichen Handelns – »die Bewahrung und Wiederherstellung der Gesundheit, die Heilung oder Linderung von Krankheitszuständen und die Unterstützung und Begleitung des Kranken in seiner Auseinandersetzung mit der Krankheit bis hin zur Sterbebegleitung« (Hucklenbroich 2006: 17f.) – werden dabei nie in Frage gestellt. Entsprechend groß ist zum Teil auch die Resonanz unter Medizinern auf besagte Schriften (gewesen). Die Klinische Methodologie hat also einen affirmativen Charakter hinsichtlich der medizinischen Praxis und teilt mit dieser ein Plausibilitäts- und Motivationskontinuum. Sie lässt zudem keinen Zweifel am positiven Sinn der Verwendung der Unterscheidung krank/gesund und versteht sich als Beitrag zur Verbesserung der Funktionserfüllung des Gesundheitssystems.

Ähnlich verhält es sich mit der *Theoretischen Pathologie*, für die das grundlegende, von Karl Rothschuh (1975) herausgegebene Buch zum Krankheitsbegriff oder die weiter unten noch ausführlicher vorzustellende Krankheitstheorie von Peter Hucklenbroich (2007) wichtige Beiträge darstellen. Gegenstand der Theoretischen Pathologie ist die »Analyse der Unterscheidung zwischen ›gesund‹ und ›krank‹ und der systematischen Differenzierung der Krankheiten innerhalb der klinischen Nosologie« (Hucklenbroich 1998: 119).[143] Dass etwa Hucklenbroichs (2007: 89) Krankheitstheorie explizit die »Rekonstruktion des Krankheitsbegriffs und der Krankheitslehre der Medizin« zum Ziel hat, ist nur das offensichtlichste Anzeichen dafür, dass sie – wie die Theoretische Pathologie insgesamt – ein Plausibilitäts- und ein Motivationskontinuum mit der medizinischen Praxis teilt. Auch ein affirmativer Charakter ist zweifellos gegeben. Zudem beschäftigt sich die Theoretische Pathologie wie keine andere Disziplin mit den Kriterien, nach denen etwas als krank oder nicht-krank zu bezeichnen ist. Mit anderen Worten: Ihr Gegenstand *ist* die Reflexion des binären Codes des Gesundheitssystems krank/gesund.

Dabei erweist sich der Krankheitsbegriff als »in gewissem Maße deutungsoffen« (Paul 2006a: 68; vgl. Paul 2006b). Vieles, was derzeit unter dem Label einer »wunscherfüllenden Medizin« (vgl. Kettner 2009) diskutiert und von der kurativen Medizin abgegrenzt wird (z.B. die Anti-Aging- oder Lifestyle-Medizin), lässt sich durchaus im Sinne der traditionellen krankheitsbezogenen Medizin interpretieren, »wenn man die semantischen Offenheiten des Krankheitsbegriffs nicht restriktiv, sondern expansiv handhabt« (Buyx & Hucklenbroich 2009: 41). Selbst die Position, dass das Altern kein »natürlicher«, sondern ein pathologischer Prozess ist, wird vertreten (vgl. Caplan 2004). Hucklenbroichs (2007: 80) Krankheitstheorie zufolge ist ein Zustand oder Ereignis sogar dann krankhaft, wenn »ein einzelner davon Betroffener unbehandelt nicht in der Lage ist, mit ›gesunden‹ menschlichen Lebensgemeinschaften seinem Alter entsprechend in möglichst konfliktfreier und kooperativer Weise [...] zusammenzu-

143 »Unter klinischer Nosographie und Nosologie verstehen wir die Beschreibung von individuellen Krankheitsverläufen und die Bildung von Begriffen für typische Krankheitsbilder sowie deren Beschreibung und Systematisierung, wobei diese Beschreibung mit den technischen und begrifflichen Hilfsmitteln des klinisch tätigen Arztes – und nicht des Grundlagenforschers – erarbeitet wird.« (Hucklenbroich 1998: 115)

leben«.[144] Bei genauerem Hinsehen verweist diese Aussage – freilich in abweichender Formulierung – direkt auf die Funktion des Gesundheitssystems: die Sicherstellung der Bedingung der Möglichkeit für Vollinklusion in die funktionalen Teilsysteme der Gesellschaft (vgl. Kap. 3.2.1). Die beiden Beispiele können darüber hinaus als Indizien für eine schleichende Ausweitung des Krankheitsbegriffs gelesen werden, welche über die Inklusionsformel der Behandlungsbedürftigkeit auch eine erweiterte Inklusion von Personen in das Medizinsystem ermöglicht – legitimiert durch die Theoretische Pathologie. Damit scheint diese einen erheblichen Beitrag zur Hypostasierung der Funktion des Gesundheitssystems zu leisten.

Wir haben anhand der fünf Prüfkriterien von Kieserling (2004b) gesehen, dass die Medizintheorie als Praxistheorie der Medizin mit ihren Teilgebieten der Klinischen Methodologie und der Theoretischen Pathologie genau das macht, was eine Reflexionstheorie zu tun hat: Sie reflektiert die Identität (»Praxis«) des Systems, dessen Teil sie ist. Mit dem zweiten Kandidaten für eine Reflexionstheorie des Gesundheitssystems – den Gesundheitswissenschaften – wollen wir weniger ausführlich verfahren. Die Evidenzen sind hier noch größer, und in der systemtheoretischen Literatur finden sich bereits Andeutungen in diese Richtung (Bauch 2000a: 407; Stollberg 2009: 211).

Die interdisziplinären *Gesundheitswissenschaften* (englisch: »Health Sciences« bzw. »Public Health«) werden definiert als »die Wissenschaft und Praxis der Gesundheitsförderung und der Systemgestaltung des Gesundheitswesens« (Hurrelmann et al. 2006: 11; vgl. Schwartz et al. 1998). Ihr Gegenstand ist »die Analyse von Gesundheits- und Krankheitsprozessen sowie die Ableitung von bedarfsgerechten Versorgungsstrukturen und deren Evaluation« (Hurrelmann 1999: 5). Die einzelnen Disziplinen der Gesundheitswissenschaften wie Gesundheitssoziologie, -psychologie, -pädagogik oder -ökonomie »leisten spezifische Beiträge *zur Verbesserung des Gesundheitsstatus* durch Strukturveränderungen sozialer Systeme, Stabilisierung von Psyche und Körper, gezielte Beeinflussungen des Gesundheitsverhaltens« usw. (Hurrelmann 2006: 18; Herv. von mir). Dies ist der entscheidende Punkt: Die Gesundheitswissenschaften können gar keine Fremdbeschreibung des Gesundheitssystems darstellen, wenn sie die Verbesserung der Gesundheit zum Ziel haben, denn damit dienen sie selbst

144 Hucklenbroich (2007: 85) hat hier vor allem die psychosoziale Pathologie im Blick, also etwa paranoide und dissoziale Persönlichkeitsstörungen, Autismus vom Asperger-Typ oder das ADHS-Syndrom.

der Funktion des Gesundheitssystems. Entsprechend haben sie auch einen affirmativen Charakter und teilen mit den Praktikern – zumindest im Bereich von Prävention und Gesundheitsförderung – ein Plausibilitäts- und Motivationskontinuum. Dass sie die Gesundheitsförderung und Krankheitsprävention (Salutogenese) gegenüber der Krankheitsbehandlung (Pathogenese) betonen, ändert nichts daran, dass der Code krank/gesund auch hier die Leitunterscheidung darstellt, die es zu reflektieren gilt (vgl. Hafen 2007).[145]

Nun sind einige Einwände gegen die These, dass Gesundheitswissenschaften und Medizintheorie Beiträge zu einer Reflexionstheorie des Gesundheitssystems darstellen, vorstellbar: Erstens könnte man zu bedenken geben, dass es sich in beiden Fällen doch um wissenschaftliche Disziplinen handelt, die auch institutionell an Universitäten verankert sind. Aus systemtheoretischer Perspektive muss das jedoch nicht gegen die vorgelegte These sprechen: »Die Reflexionstheorien beschreiben sich selber normalerweise nicht als Theorie des Systems im System. Sie halten sich vielmehr für wissenschaftliche Disziplinen.« (Kieserling 2004b: 69) So beschreibt sich auch die Rechtsdogmatik als Rechtswissenschaft, die Pädagogik als Erziehungswissenschaft, die normative Demokratietheorie als Politikwissenschaft usw. Da ihr Wissenschaftsanspruch selten unumstritten ist (ebd.), wendet man sich zur Reflexion der eigenen Reflexionstheorie an die

145 Bemerkenswerterweise scheinen auch die Gesundheitssoziologie (z.B. Hurrelmann 2006) sowie große Teile der (nicht: Medizinsoziologie, sondern der) medizinischen Soziologie (z.B. Siegrist 1995) eher zu einer Reflexion und Selbstbeschreibung des Gesundheits- bzw. Medizinsystems beizutragen als zu einer soziologischen Fremdbeschreibung (vgl. Bauch 2000b). Neben dem Faktum, dass sich beide Ziele setzen, die der Funktion des Gesundheitssystems dienen, ist dies auch daran abzulesen, dass sich etwa die zitierten Lehrbücher in erster Linie an Studenten der Gesundheitswissenschaften bzw. der Medizin richten. Selbst soziologische Beiträge, die sich explizit als Fremdbeschreibung des Gesundheitssystems ausflaggen, treten teilweise in die »Reflexionstheoriefalle«. So etwa Bauch (1996), der wie in Kapitel 3.2.1 diskutiert den Code lebensförderlich/lebenshinderlich für das Gesundheitssystem vorschlägt und schreibt: »Ohne Zweifel nähert sich der Super-Code des Gesundheitssystems der Funktion eines gesamtgesellschaftlichen Leitcodes an. […] Das gesellschaftliche Funktionssystem, dessen Code zum gesellschaftlichen Leitcode wird, verschafft sich eine gesellschaftliche Sonderstellung. Es ist mit dem Privileg ausgestattet, über seine Codierung eine Art Supervision über alle gesellschaftlichen Teilbereiche auszuüben.« (ebd.: 85) Kieserlings (2004b: 97) hier anzuwendende Zurechnungsregel lautet: »Sage mir, welches System nach deiner Meinung mehr als nur ein Funktionssystem neben anderen ist, und ich sage dir, für welches unter diesen Systemen du schreibst! Es gibt kein besseres Kennzeichen für die Reflexionstheorien von Teilsystemen.«

Wissenschaftstheorie, welche – selbst auch nur die Reflexionstheorie eines Funktionssystems unter anderen – dann als »Kontrollinstanz« (Luhmann 1979: 450) über jene Ansprüche zu urteilen hat. Letztlich legitimiert der Anspruch der Reflexionstheorien, Wissenschaft zu sein, ihre Differenz zum System – oft verkleidet als Spannung von Theorie und Praxis – und macht die eigentümliche Verstrickung von beiden, so gut es eben geht, unkenntlich (vgl. Kieserling 2004b: 70ff.).

Zweitens könnte man einwenden, dass es sich bei Medizintheorie und Gesundheitswissenschaften ja um zwei sehr verschiedene Unternehmungen handelt, weshalb sie doch schwerlich *beide* Reflexionstheorien desselben Funktionssystems sein können. Hierzu lässt sich sagen, dass selbst eine Theoriekontroverse nicht per se gegen das Vorliegen einer Reflexionstheorie spricht. Mit der Kontroverse von Naturrechtstheorie und Rechtspositivismus finden wir eine solche beispielsweise im Rechtssystem (vgl. Luhmann 1979: 436). Zudem ist die interne Differenzierung des jeweiligen Funktionssystems zu berücksichtigen, denn auch auf dieser Ebene kann »strukturelle Differenzierung ein Anlaß für plurale Reflexion sein« (Kieserling 2004b: 80). So ist etwa das (Welt-)Religionssystem intern segmentär differenziert in verschiedene Weltreligionen wie Judentum, Hinduismus, Buddhismus, (katholisches und evangelisches) Christentum und Islam, und diese Subsysteme haben jeweils ganz eigene Reflexionstheorien ausgebildet (vgl. ebd.: 76ff.). Ähnlich verhält es sich im Wissenschaftssystem, das ebenfalls intern segmentär differenziert ist, und zwar in Disziplinen, die zum Teil eigene epistemologische Theorien entwickelt haben (vgl. ebd.: 68ff.). Dementsprechend scheint die Medizintheorie vor allem die Reflexionstheorie des Medizinsystems (als Subsystem des Gesundheitssystems; vgl. Kap. 3.2.1) zu sein, während die Gesundheitswissenschaften einen umfassenderen Ansatz aufweisen und als Beitrag zu einer Reflexionstheorie des Gesundheitssystems insgesamt gelten können.

Drittens könnte man der These entgegenhalten, dass zwar Luhmanns (1983b: 172) Feststellung, es gebe angesichts der ausgebauten Reflexionstheorien anderer Funktionssysteme im Gesundheitssystem »nichts dieser Art, absolut nichts«, übertrieben und dem Zeitpunkt (1983!) geschuldet ist, gleichwohl aber gilt, dass die Reflexionstheorie des Gesundheitssystems im Vergleich zu anderen Funktionssystemen eher gering entwickelt ist. Das mag so sein. Allerdings ist in der systemtheoretischen Literatur immer versucht worden, *prinzipiell* zu erklären, warum »das Gesundheitssystem keine eigene Reflexionsinstanz entwickeln konnte und in dieser Form wohl auch nicht kann« (Fuchs 2006: 33).[146] Wir gehen hier im Gegenteil davon aus, dass es keine prinzipiellen Gründe gibt, die das Gesundheitssystem am Herausbilden einer Reflexionstheorie hindern sollten, dass es vielmehr *historische Gründe* hat, wieso die Ansätze zu einer Reflexionstheorie des Gesundheitssystems – Medizintheorie und Gesundheitswissenschaften – (noch) nicht eine den Reflexionstheorien anderer Funktionssysteme vergleichbare Gestalt entwickelt haben.

Diese historischen Gründe liegen in dem schon diskutierten Umstand (vgl. Kap. 3.2.1), dass es sich beim Gesundheitssystem um ein sekundäres Primärsystem, also um ein nachentwickeltes Funktionssystem handelt (vgl. Fuchs & Schneider 1995). Wie Luhmann (1979: 424) betont, ist »die Form gesellschaftlicher Differenzierung historisch und strukturell der wesentliche Auslösefaktor für Reflexionsleistungen in den gesellschaftlichen Teilsystemen«. In Kapitel 3.2.1 haben wir festgehalten, dass die Ausdifferenzierung von Funktionssystemen etwa im 15. Jahrhundert beginnt und die ersten dieser Teilsysteme wie Politik, Wirtschaft, Recht, Wissenschaft oder Erziehung ihre vollständige operative Autonomie im Verlauf des 17. und 18. Jahrhunderts erlangten (vgl. Luhmann 1984: 624ff.; 1997: 707ff.). Erst zu dieser Zeit – »[s]eit etwa 1600« (ebd.: 961) – setzten die ersten Vorgänge

146 Insgesamt sind die vorgebrachten Argumente wenig überzeugend. Bei genauerer Betrachtung wirken sie eher wie ein verzweifelter Versuch, ein nicht ins Schema passendes empirisches Phänomen ex post zu erklären. Um nur zwei Beispiele zu nennen (vgl. auch Stollberg 2009: 209f.): Die bis heute (z.B. Vogd 2005) am häufigsten angeführte Erklärung für das Reflexionsdefizit des Gesundheitssystems ist die »perverse Vertauschung der Werte« des Codes krank/gesund (Luhmann 1990c: 187). Abgesehen davon, dass völlig unklar bleibt, inwiefern diese »Vertauschung« – die gesellschaftlich negativ bewertete Krankheit als positiver Code-Wert, die positiv bewertete Gesundheit als negativer Code-Wert (vgl. Kap. 3.2.1) – das Reflexionsdefizit erklären soll, zeigen Hafen (2005: 332ff.) und Stollberg (2009: 196ff.), dass das Verhältnis der Code-Werte im Gesundheitssystem durchaus dem im Rechtssystem ähnelt: ein Funktionssystem mit einer überaus elaborierten Reflexionstheorie. An anderer Stelle verweist Luhmann (1990c: 188ff.) auf die besonderen Zeitverhältnisse im Gesundheitssystem. Wegen der »alarmierenden Gleichzeitigkeit des Körpers« hätten Krankheiten bzw. Schmerzen »eine durchschlagende, nicht terminierte Priorität« (ebd.: 189). Zum einen übersieht Luhmann hier die weit weniger drängenden Alltagskrankheiten, die chronischen Erkrankungen und den Bereich der Krankheitsprävention, in dem es ja gerade um die Vermeidung von Situationen der »Gleichzeitigkeit des Körpers« geht. Zum anderen kann man auch umgekehrt argumentieren und erwarten, dass die in manchen Bereichen tatsächlich gegebene Anforderung an ärztliches Handeln, unter Bedingungen von extremer Zeitknappheit Entscheidungen mit weitreichenden Folgen zu treffen, eine Reflexion dieser Handlungsbedingungen und -risiken gerade besonders erforderlich macht.

einer internen Ausdifferenzierung von Reflexionstheorien wie politische Theorie, Wirtschaftstheorie, Rechtstheorie, Erkenntnistheorie oder Pädagogik ein (vgl. ebd.: 965ff; Kieserling 2003: 173). Das Gesundheitssystem beginnt sich dagegen erst in der späten Neuzeit, also etwa im 18. Jahrhundert als eigenes Funktionssystem auszudifferenzieren (Fuchs 2006: 23). Wenn nun aber »die Form gesellschaftlicher Differenzierung darüber vorverfügt, wie ein Reflexionsbedarf auftritt« (Luhmann 1979: 439), und das Gesundheitssystem sich rund 200 bis 300 Jahre nach den ersten Primärsystemen auszudifferenzieren beginnt, darf man sich nicht wundern, wenn es auch in der Entwicklung einer Reflexionstheorie gleichsam hinterherhinkt. Das Gesundheitssystem – damals noch mehr oder weniger identisch mit dem Medizinsystem – hat seine operative Autonomie wohl erst gegen Ende des 19. Jahrhunderts erreicht (vgl. Bauch 1996: 54f.; Stichweh 2005b: 164). Die folgenden Jahrzehnte brachten dann auch die ersten, bis heute zitierten medizintheoretischen Schriften hervor (etwa Koch 1917).

Wenn diese Überlegungen richtig sind, scheint das Gesundheitssystem im Hinblick auf die »Geschwindigkeit« der Ausbildung einer Reflexionstheorie mit anderen Funktionssystemen durchaus vergleichbar. Offenbar muss ein Funktionssystem erst einmal einen gewissen Grad an operativer Autonomie erreicht haben, damit es zu einem Reflexionsbedarf kommt (vgl. Luhmann 1986a: 86). Das Medizin- bzw. Gesundheitssystem macht da keine Ausnahme. Die Entwicklungen (nicht nur) in der Medizintheorie und den Gesundheitswissenschaften scheinen mir auf einem guten Weg, diesen Reflexionsbedarf des Gesundheitssystems langfristig befriedigen zu können. Dann gäbe es auch tatsächlich wieder »so viele von ihnen [den Reflexionstheorien; N.H.], wie es Funktionssysteme gibt« (Kieserling 2004b: 83).

Bevor wir unsere gesellschaftstheoretischen Überlegungen auf das Thema dieses Buches – die prädiktive genetische Beratung – beziehen (Kap. 3.2.3), wollen wir uns noch die bereits erwähnte Krankheitstheorie des Medizintheoretikers Peter Hucklenbroich (v.a. 2007) näher anschauen. Dies deshalb, weil ihr explizites Ziel in der »Rekonstruktion des Krankheitsbegriffs und der Krankheitslehre der Medizin« (ebd.: 89) besteht. Es geht ihr also gerade nicht um einen gesamtgesellschaftlich gültigen, besonders wünschenswerten oder ethisch vertretbaren (normativen) Krankheitsbegriff – wie immer ein solcher zu fassen wäre[147] – und auch nicht um eine distanzierte Fremdbeobachtung der medizinischen Praxis (vgl. Hucklenbroich 2008a: 9), sondern um eine Rekonstruktion der Art und Weise, wie mit der Unterscheidung von krank und gesund in der wissenschaftlich geprägten (Schul-)Medizin dieser Tage operiert wird. Da die Krankheitstheorie von Hucklenbroich (2007), die im Übrigen auf große Resonanz gestoßen ist,[148] einen Beitrag zur Theoretischen Pathologie (Medizintheorie) darstellt, wir es unseren vorangegangenen Überlegungen zufolge also mit einer Selbstbeschreibung des Medizin- bzw. Gesundheitssystems zu tun haben, kann sie uns Aufschluss darüber geben, unter welchen Bedingungen das Medizinsystem gemäß seinem binären Code etwas als krank oder gesund beobachtet (vgl. Kap. 3.2.1). Entscheidend hierfür ist der *medizinische Krankheitsbegriff*, der deshalb im Folgenden relativ ausführlich vorgestellt werden soll.

Hucklenbroich (2007, 2008a) unterscheidet drei Bedeutungsdimensionen des (rekonstruierten) medizinischen Krankheitsbegriffs: der Krankheitswert, die Ätiopathogenese und die Krankheitsentität. Wenn etwas – ein Merkmal, Zustand oder Ereignis – einen *Krankheitswert* zugeschrieben bekommt, dann wird es als »krankhaft« oder »pathologisch« bezeichnet. Dabei handelt es sich um die allgemeinste Kategorie für sämtliche Abweichungen vom gesunden Zustand. Im Gegensatz zur Alltagssprache werden also auch Verletzungen, Verstümmelungen oder Behinderungen als krankhaft bezeichnet. Dabei geschieht die Zuschreibung eines Krankheitswertes natürlich nicht willkürlich, sondern nach bestimmten Kriterien, auf die wir sogleich zu sprechen kommen werden.

Die *Ätiopathogenese* zielt auf die Ursache-Wirkungsbeziehungen von pathologischen Zuständen und Prozessen und ist als solche für das Ziel der Behandlung oft unabdingbar. Dabei wird jeder krankhafte Vorgang als Teil einer pathogenetischen Kausal-Kette aufgefasst und bis zu sogenannten Erst-Ursachen – sei es innerhalb oder außerhalb des Organismus – zurückverfolgt. Damit sind dann alle *die* Vorgänge selbst als pathologisch klassifizierbar, »die als spezifisch krankheitsbedingende Teilprozesse einer pathogenetischen Entwicklung auftreten, beginnend bei direkten Folgen

147 Für entsprechende Vorschläge und Diskussionen bzw. allgemein zum Krankheitsbegriff siehe nur Caplan et al. 2004: 73ff.; Hurrelmann 2006: 113ff.; Lanzerath & Honnefelder 1998; Lanzerath 2000, 2003; Nordenfelt 1997; Wieland 1995; Wiesing 1998.

148 Siehe vor allem die 23 Kritiken des zitierten Artikels in derselben Ausgabe der Zeitschrift »Erwägen Wissen Ethik« (EWE).

der Erst-Ursachen« (Hucklenbroich 2007: 87). Allerdings bleibt die Ätiopathogenese abhängig von der jeweiligen Zuschreibung eines Krankheitswertes.

Das aus der klinisch-praktischen Erfahrung stammende Konzept der *Krankheitsentität* oder Krankheitseinheit ermöglicht schließlich die Nosologie als taxonomisches Ordnungssystem von Krankheitsbildern. Dahinter steckt die Erkenntnis, dass Krankheitsverläufe bei verschiedenen Patienten nicht völlig beliebig variieren. »Sie bilden vielmehr Typen und wiederkehrende Arten, die es erlauben, von derselben Krankheit bei mehreren verschiedenen Patienten oder ›Fällen‹ zu sprechen.« (Hucklenbroich 2007: 87) Die nosologische Systematisierung ist von entscheidender Bedeutung für die medizinische Diagnostik. Sie ermöglicht es dem Arzt (prinzipiell), jedes individuelle Erkrankungsereignis einer Krankheitsentität zuzuordnen, wodurch es als Fall einer definierten Krankheit erklärbar – mit Hilfe des ätiopathogenetischen Modells – und möglicherweise behandelbar wird.

Zusammenfassend lässt sich formulieren, dass die medizinische Krankheitslehre ihren »Gegenstandsbereich in Phänomene ohne und mit Krankheitswert differenziert [...], wobei letztere durch ätiopathogenetische Modelle erklärt und im Rahmen einer Taxonomie von Krankheitsentitäten systematisiert werden« (Hucklenbroich 2008a: 19).

Hucklenbroich unterscheidet nun primäre, sekundäre und tertiäre Kriterien, nach denen die Zuschreibung eines Krankheitswertes in der medizinischen Praxis – implizit – erfolgt. Vereinfacht lauten die fünf *primären Krankheitskriterien* folgendermaßen (Hucklenbroich 2008a: 20): Ein Zustand oder Vorgang ist krankhaft (pathologisch), wenn er unbehandelt

1.) zum vorzeitigen Tod führt, oder
2.) mit Schmerz oder Leiden verbunden ist, oder
3.) das individuelle Risiko erhöht, dass ein Ereignis der ersten oder zweiten Art auftritt, oder
4.) zur Fortpflanzungsunfähigkeit führt, oder
5.) die Fähigkeit zum Zusammenleben in Lebensgemeinschaften beeinträchtigt.

Dabei wird jeweils die Existenz eines natürlich vorkommenden, nicht unter die Krankheitskriterien fallenden Alternativverlaufs vorausgesetzt, mit dem der zu beurteilende Vorgang zu vergleichen ist. Da zum Beispiel gewisse Rückbildungsprozesse im Altern alternativlos sind, wird ihnen (hier) kein Krankheitswert zugeschrieben. Die Kriterien der Lebensgefährdung (1.), des Leidens (2.) und der Krankheitsdisposition (3.) stellen die klassischen (Haupt-)Kriterien dar; die Kriterien der biologischen Reproduktionsfähigkeit (4.) sowie der sozialen Integrationsfähigkeit (5.) sind erst im Laufe der medizinischen Entwicklung hinzugekommen (Hucklenbroich 2007: 80). Die ersten drei Kriterien entsprechen denn auch ziemlich genau den traditionellen Zielen ärztlichen Handelns: a) Erhaltung von Leben und Schutz vor vorzeitigem Tod, b) Heilung, Linderung und Verhütung von Krankheit und Leiden sowie c) Wiederherstellung von Gesundheit oder Kompensation von verloren gegangenen körperlich-seelischen Fähigkeiten (vgl. ebd.: 82).

Sekundäre, das heißt abgeleitete Krankheitskriterien beziehen sich auf kausale Folgeerscheinungen von bereits als krankhaft bekannten Merkmalen sowie auf Symptome als regelhaft vorliegende Begleiterscheinungen bereits identifizierter Krankheitsentitäten. Es geht hier mit anderen Worten um sichere Krankheitszeichen (Symptome), die selbst nicht krankhaft sind, aber bei gesunden Menschen niemals vorkommen und deshalb auf primär krankhafte Zustände verweisen. Bestimmte Farbveränderungen von Organen oder von Harn und Stuhl wären hierfür Beispiele. *Fakultativ sekundäre* Krankheitserscheinungen gehen dagegen nur in einem Teil der Fälle auf eine pathologische Ursache zurück, sind also der Krankhaftigkeit nur verdächtig. Unverzichtbar für sekundäre Krankheitskriterien ist ätiopathogenetisches und nosologisches Wissen (vgl. Hucklenbroich 2008a: 24ff.).

Die fakultativ sekundären Krankheitskriterien erfahren schließlich eine statistische Generalisierung in den *tertiären* Krankheitskriterien. Diese betreffen Merkmale, die »lediglich aufgrund statistischer Analysen eine bestimmte Wahrscheinlichkeit besitzen, Manifestation einer Krankheit zu sein« (Hucklenbroich 2008a: 27). Sie sind in der Praxis besonders beliebt, haben jedoch den Nachteil, dass sie sowohl falsch positive als auch falsch negative Zuordnungen von Krankheit und Gesundheit erlauben.

Wichtig zu betonen ist, dass die Zuschreibung eines Krankheitswertes nicht automatisch eine *Behandlungsbedürftigkeit* oder gar Behandlungspflichtigkeit mit sich bringt. »Solche evaluativen oder normativen Urteile sind nicht Bestandteil der medizinischen Krankheitslehre« (Hucklenbroich 2008a: 22). Die Zuschreibung von Krankheitswerten, also die medizinische Anwendung der Unterscheidung pathologisch/nicht-pathologisch bzw. krank/gesund ist rein deskriptiv, impliziert also keinesfalls Handlungsanweisungen. Entsprechend führen nicht alle Krankheiten (z.B. Bagatellerkrankungen) zu einer Behandlungsindikation (vgl. ebd.: 34f.). Genauso wenig setzen alle Behandlungsindikationen voraus, dass eine Krankheit vorliegt. Schließlich »rechnen auch Tätigkeiten wie Prävention und Gesundheitsberatung zu den ärztlichen Aufgaben, die auch bei Gesunden sehr angebracht sein können« (ebd.: 35). Dem entspricht, dass wir auch aus gesellschaftstheoretischer Perspektive in Kapitel 3.2.1 unterschieden haben zwischen dem binären Code des Gesundheitssystems krank/gesund und der Behandlungsbedürftigkeit als Inklusionsformel seiner Teilsysteme.

Über den vorgestellten medizinischen Krankheitsbegriff kann – zumal er hier nur sehr verkürzt wiedergegeben werden konnte – im Einzelnen sicherlich gestritten werden.[149] Das ist jedoch nicht die Aufgabe der Soziologie, sondern der Medizintheorie. Wir wollen im Folgenden vielmehr überlegen, was ein solcher Krankheitsbegriff, der (im Medizinsystem) über die Zuschreibung der Code-Werte krank und gesund entscheidet, für die prädiktive Gendiagnostik bedeutet. Anschließend beziehen wir auch die allgemeinen gesellschaftstheoretischen Überlegungen aus Kapitel 3.2.1 auf die prädiktive genetische Beratung.

3.2.3 Die prädiktive genetische Beratung des Gesundheitssystems

Für die prädiktive Gendiagnostik besonders relevant ist das dritte primäre Krankheitskriterium der Krankheitstheorie von Hucklenbroich (vgl. Kap. 3.2.2). Ausführlich lautet es wie folgt:

> »Ein Vorgang (Zustand/Ereignis) ist krankhaft (pathologisch) genau dann, […] wenn er das individuelle Risiko erhöht, daß ein Ereignis eintritt, das schon nach mindestens einem Krankheitskriterium (1–5) als krankhaft erkannt ist. *Insbesondere*: wenn er die natürlich vorgegebenen körperlich-seelischen Dispositionen und Potentiale des Betroffenen so verändert […], daß dieser […] in bestimmten, zuvor harmlosen Situationen krank wird (gemäß den Krankheitskriterien 1–5), […] oder wenn bestimmte solche Dispositionen/Potentiale von vornherein (d. h. in angeborener Weise) in dem genannten Sinn vorhanden, verändert bzw. eingeschränkt/verstärkt sind oder ganz fehlen« (Hucklenbroich 2008a: 23f.; Herv. im Orig.).

Das aber bedeutet, dass zum Beispiel auch eine Person mit einer Genmutation, die früher oder später zum Ausbruch der Chorea Huntington führt

---

149 Dies wird auch getan. Vgl. erneut die 23 – insgesamt allerdings eher positiven – Kritiken auf Hucklenbroich (2007) sowie dessen Replik in derselben Ausgabe der Zeitschrift »Erwägen Wissen Ethik« (EWE).

(vgl. Kap. 2.1.1), krank ist – bzw. medizinisch präziser:[150] Die Genmutation ist krankhaft, weil sie das individuelle Risiko des Betroffenen erhöht (um nahezu 100 Prozent), früher oder später Merkmale zu entwickeln, die deshalb pathologisch sind, weil sie mit Leiden einhergehen (Kriterium 2) und zu einem vorzeitigen Tod führen (Kriterium 1). Gemäß dem primären Krankheitskriterium 3 ist damit auch diese Genmutation selbst primär pathologisch (vgl. Kap. 3.2.2).

»Hier wird dann häufig vom Alltagsverständnis her argumentiert, dass solche Dispositionen doch keine Krankheiten seien, da sie nicht mit manifesten bzw. dauerhaften Beschwerden verbunden seien. Dem ist entgegenzuhalten, dass dieses Alltagsverständnis für medizinische Zwecke zu eng gefasst ist, wenn es nur manifeste Beschwerden [sichtbare Symptome; N.H.] als Krankheitskriterium zulässt. [...] Im Sinne des ätiopathogenetischen Krankheitsmodells sind solche Krankheitsdispositionen eindeutig *pathologische* Zustände« (Buyx & Hucklenbroich 2009: 38f.; Herv. im Orig.).

Dabei ist es für die Zuschreibung eines Krankheitswertes nach Kriterium 3 unbedingt erforderlich, dass das *individuelle* (nicht bloß: statistische) Risiko, einen krankhaften Zustand zu erleiden, erhöht wird. *Primär pathologisch* sind folglich nur Genmutationen, die eine an 100 Prozent grenzende Penetranz aufweisen, das heißt Genmutationen, die unter bestimmten Bedingungen (z.B. bei Erreichen eines bestimmten Alters) *mit Sicherheit* eine Erkrankung zur Folge haben und auf die daher prädiktiv-deterministisch getestet wird (vgl. Kap. 2.1.1).[151] Das heißt, für die meisten klassischen (monokausalen) Erbkrankheiten gilt: Nicht nur die mit ihr einhergehenden Prozesse und Zustände sind pathologisch, sondern auch die entsprechende Genveränderung als angenommene Ursache.

150 Der in Kapitel 3.2.2 vorgestellte medizinische Krankheitsbegriff bezieht sich immer auf einen Teilzustand, Vorgang oder ein Merkmal und nicht auf den allgemeinen körperlich-seelischen Zustand eines ganzen Menschen. Insofern sind Menschen nie für sich pathologisch oder krankhaft (vgl. Hucklenbroich 2007: 78). Trotzdem ist die Zuschreibung eines Krankheitswertes natürlich die Voraussetzung dafür, dass alltagssprachlich – auch in der klinischen Praxis – der »ganze« Patient als »krank« bezeichnet wird.

151 Hier mag man einwenden, dass auch 100 Prozent ein statistisch errechnetes Risiko ist und es deshalb (prinzipiell) möglich bleibt, dass ein entsprechender Anlageträger die Krankheit *nicht* entwickelt. Dies ändert jedoch nichts daran, dass in der medizinischen Praxis eine solche Disposition als *individuelles* Risiko des Anlageträgers und damit als pathologisch behandelt wird. Wie in Kapitel 3.2.2 erwähnt, sind die Krankheitskriterien Ergebnis einer *Rekonstruktion* der medizinischen Praxis und kein unabhängiges Konstrukt, das logisch-deduktiv im Einzelfall anzuwenden wäre.

Anders verhält es sich bei Genmutationen, die wie etwa bei erblichem Brustkrebs in nur 40 bis 80 Prozent der Fälle zu einer Erkrankung führen. Hier kann im Einzelfall nichts Sicheres über die Krankhaftigkeit ausgesagt werden. Die Genmutation ist hier nur krankhaft nach den tertiären Krankheitskriterien, denn sie besitzt nur eine bestimmte Wahrscheinlichkeit, primär krankhaft nach Kriterium 3 zu sein. Genmutationen, auf die prädiktiv-probabilistisch getestet wird (vgl. Kap. 2.1.1), sind also (nur) *tertiär pathologisch*.

Von besonderer Bedeutung für den Bereich der genetisch bedingten Erkrankungen sind natürlich das ätiopathogenetische Modell und der nosologische Krankheitsbegriff (vgl. Kap. 3.2.2): Ohne entsprechende Kausalvorstellungen der Ätiopathogenese wäre eine Rückführung bestimmter Krankheiten auf genetische Ursachen gar nicht möglich. Gleichzeitig sind in der Nosologie die jeweiligen bekannten Erst-Ursachen, weitere Glieder in der Kausal-Kette, Verlaufsmuster, Symptome, Ausprägungen usw. zu einem spezifischen Krankheitsbild zusammengesetzt (vgl. Hucklenbroich 2008a: 16). Nach der medizinischen Krankheitslehre sind aber eben nicht nur die voll entwickelten, manifesten Krankheiten – seien es klassische Erbkrankheiten wie Chorea Huntington, seien es erbliche Tumorerkrankungen wie familiärer Brustkrebs – im Einzelfall pathologisch, sondern auch die entsprechenden Dispositionen selbst – wenn nicht primär, so zumindest tertiär (also fakultativ).[152]

Um es noch einmal zu betonen: Wir haben es hier mit einer *Selbst*beschreibung des Medizin- bzw. Gesundheitssystems zu tun (vgl. Kap. 3.2.2). Erst vor diesem Hintergrund wird deutlich, dass die in Kapitel 2.1.3 angesprochene Beobachtung einer Entdifferenzierung von Krankheit und Gesundheit als Folge prädiktiver Gendiagnostik sowie die Rede von einer im Entstehen begriffenen neuen Gruppe von »gesunden Kranken« (vgl. ebenfalls Kap. 2.1.3) *Fremd*beobachtungen des Medizinsystems darstellen. Angesichts der von Hucklenbroich rekonstruierten medizinischen Krankheitslehre ist jedenfalls nicht zu sehen, dass genetisch bedingte Krankheiten und die Diagnostik von Genveränderungen die Unterscheidung von

152 Krankhaft sind diese Dispositionen bzw. Genmutationen übrigens auch nach dem im medizintheoretischen Diskurs prominenten Konzept der »Malady« von Clouser, Culver und Gert. Siehe Gert et al. 2006, insbesondere S. 139 und S. 157ff.; vgl. Clouser et al. 1981.

krank und gesund in irgendeiner Form unterlaufen würden.[153] Jemand, der die Veranlagung für die neurodegenerative Erkrankung der Chorea Huntington geerbt hat, ist aus medizinischer Sicht keinesfalls ein »gesunder Kranker«, sondern auch ohne Symptome Träger eines pathologischen Merkmals und *insofern* ein »normaler Kranker«. Dass aus einer systemexternen Perspektive die Rede von »gesunden Kranken« und die Warnung vor etwaigen unerwünschten sozialen oder psychischen Folgen Sinn macht und notwendig ist, mag sein. Es genügt hier festzuhalten, dass aus der Perspektive des Medizinsystems bestimmte genetische Dispositionen per se (primären oder tertiären) Krankheitswert besitzen.[154] Führt man sich dies vor Augen, so erscheint die prädiktive Gendiagnostik *insofern* als »normale« medizinische Diagnostik, *als* der Körper des Patienten auf Merkmale hin untersucht wird, die (u.a. aufgrund ätiopathogenetischen Wissens) pathologisch sind (Krankheitswert besitzen) und als »Fall von ...« einer spezifischen (nosologischen) Krankheitsentität zugerechnet werden. Eine prädiktive Gendiagnose ist dann wie jede Diagnose: Krankheitszuschreibung bzw. Fallerkenntnis (vgl. Kap. 3.1.2).[155]

Insoweit die prädiktive Gendiagnostik der Prävention genetisch bedingter Erkrankungen dient (vgl. Kap. 2.1.4 und 3.1), welche meist so schwerwiegend sind, dass sie (unbehandelt) zu einem vorzeitigen Tod führen, trägt sie – und damit auch die prädiktive genetische Beratung – zur Funktionserfüllung des Gesundheitssystems bei, also zur Sicherstellung der Gesundheit von Körpern (und Psychen) als Bedingung der Möglichkeit für Vollinklusion in die funktionalen Teilsysteme der Gesellschaft (vgl. Kap. 3.2.1). Dass sich das Gesundheitssystem nicht nur der Krankheitsheilung, sondern auch der Krankheitsprävention, nun sogar der Prävention gene-

---

153 Kritisch zur oftmals unterstellten historischen Variabilität des medizinischen Krankheitsbegriffs äußert sich auch Hucklenbroich 2008b: 26ff.

154 Vgl. aus humangenetischer Sicht auch Propping 1984; Henn 2001. Es verwundert deshalb auch nicht weiter, wenn Samerski (2002: 164) in ihrer empirischen Studie zur pränataldiagnostischen genetischen Beratung (kritisch) feststellt, dass die Ärzte (bestimmte) Gen- und Chromosomenveränderungen mit »krank« gleichsetzen.

155 Wie ausgeführt gilt dies nur mit Einschränkungen für die prädiktiv-probabilistische Gendiagnostik, da hier nur tertiär pathologische, also unsichere (fakultative) Krankheitswerte zugeschrieben werden. Im Hinblick auf eine genetische Differentialdiagnostik (vgl. Kap. 2.1.1) würde die gerade getroffene Aussage übrigens weit weniger Irritationen hervorrufen: Es liegen Symptome vor, es wurde eine spezifische Krankheit diagnostiziert und zur Absicherung dieser klinischen Diagnose wird eine Differentialdiagnose in Form eines Gentests in Auftrag gegeben. Der für die ausgebildete Krankheit ursächliche Gendefekt wird gefunden und ist als solcher selbst natürlich: pathologisch.

tisch bedingter Erkrankungen widmet und dabei zunehmend Personen inkludiert, deren Körper symptomfrei sind (allerdings pathologische Genveränderungen aufweisen), ist aus gesellschaftstheoretischer Sicht insofern wenig überraschend, als alle Funktionssysteme dazu neigen, ihre Funktion zu hypostasieren (vgl. Kap. 3.2.1). Dementsprechend kann auch die prädiktive Gendiagnostik als Beitrag zur Hypostasierung der Funktion des Gesundheitssystems gedeutet werden (vgl. Feuerstein 2008). Da jedermann Träger von (krankheitsdisponierenden) Erbanlagen ist (vgl. Henn 2001), kann auch jedermann *potentiell* in das System inkludiert werden. Das Gesundheitssystem macht sich also gewissermaßen die prädiktive Gendiagnostik zunutze, um mehr und mehr Personen zu inkludieren und so seine Zuständigkeit auszuweiten.

Dabei gleicht die prädiktive Gendiagnostik einem »medizinischen Blick in die Zukunft« (Kollek & Lemke 2008). Auch dies vermag den systemtheoretischen Beobachter der modernen Gesellschaft nicht zu überraschen, weil hinsichtlich aller Funktionssysteme zu beobachten ist, dass sie sich in zunehmendem Maße auf Zukunft ein- bzw. umstellen und entsprechend risikosensibilisiert sind (vgl. Luhmann 1992: 140ff.). Hafen (2005: 328ff.) sieht denn auch die Funktion der auf zukünftige Probleme fokussierten Prävention in der Beruhigung der risikosensibilisierten Gesellschaft. Die prädiktive Gendiagnostik leistet auch hierzu einen Beitrag, indem sie Genveränderungen diagnostiziert und diese als mögliche Ursachen von zukünftigen Krankheiten präventiv behandeln lässt (vgl. Kap. 3.1.2).

Wenn sich am Ende von Kapitel 2.2.4 aus gesellschaftstheoretischer Perspektive die Frage gestellt hat, ob bzw. inwiefern die prädiktive genetische Beratung das Gesundheitssystem reproduziert, ist nach unseren Überlegungen in Kapitel 3.2.1 und 3.2.2 nun klar, was diese Frage alles (theoretisch) voraussetzt. Dass die prädiktive Gendiagnostik einen eindeutigen Bezug zur Funktion des Gesundheitssystems aufweist, haben wir gerade angedeutet. Das war allerdings auch nicht anders zu erwarten. Entscheidend für die genannte Frage ist vielmehr, ob bzw. inwiefern sich die kommunikative Praxis der prädiktiven genetischen Beratung an dem binären Code des Gesundheitssystems orientiert (vgl. auch Kurtz 2000: 183). Dies freilich lässt sich nur empirisch klären, und tatsächlich werden wir in Kapitel 4 überdeutlich zu sehen bekommen, dass sich die Kommunikationen dieser Gesprächspraxis primär an der Unterscheidung krank/gesund orientieren und insofern das Gesundheitssystem reproduzieren.

Da die Humangenetik (mittlerweile) ein medizinisches Fachgebiet ist und die humangenetischen Ärzte, die für die prädiktive genetische Beratungspraxis zuständig sind, der medizinischen Profession angehören (vgl. Kap. 2.3.1), ist darüber hinaus davon auszugehen, dass die prädiktive genetische Beratung das (Schul-)Medizinsystem – und nicht etwa das Psychotherapiesystem – als Subsystem des Gesundheitssystems reproduziert (vgl. Kap. 3.2.1). Eben deshalb haben wir ausführlich die Medizintheorie als Reflexionstheorie des Medizinsystems diskutiert (Kap. 3.2.2). Dabei hat sich herausgestellt, dass das Medizinsystem bestimmte krankheitsdisponierende Genmutationen als (zumindest fakultativ) krankhaft beobachtet. Ob dies auch für die Physiotherapie, Psychotherapie oder Alternativmedizin als weitere Subsysteme des Gesundheitssystems gilt, ist mehr als fraglich, kann hier aber offen bleiben. Klar ist, dass Personen, deren Körper spezifische Genmutationen aufweisen, für diese Subsysteme als nicht behandlungsbedürftig gelten und deshalb auch nicht inkludiert werden (vgl. Kap. 3.2.1) – ganz im Gegensatz zum Medizinsystem, das solche Personen beispielsweise über Früherkennungsprogramme inkludiert.

Welche Personen für eine derartige Inklusion in Frage kommen, wird in der prädiktiven genetischen Beratung entschieden. Wenn diese aber, wie wir annehmen, ebenfalls schon das Medizinsystem reproduziert, stellt sich die Frage, wie die Inklusionsformel der Behandlungsbedürftigkeit hier programmiert ist (vgl. Kap. 3.2.1). Ob der Körper einer Person eine als (zumindest fakultativ) pathologisch beobachtete Genmutation aufweist, ist zu Beginn einer prädiktiven genetischen Beratung ja noch völlig unklar, es liegt ja noch kein entsprechender Befund vor. Ausgeschlossen werden kann auch, dass derjenige, der das Beratungsgespräch aufsucht, über körperliche Schmerzen klagt. Aber was ist es dann, was eine Person für das Medizinsystem zu einer relevanten (Klienten-)Adresse prädiktiver genetischer Beratung macht? Mit anderen Worten: Worin besteht die für die Inklusion ins Medizinsystem entscheidende Behandlungsbedürftigkeit der Klienten der prädiktiven genetischen Beratung? Wir wollen (auch) diese Frage empirisch klären und interessieren uns deshalb in Kapitel 4 zuallererst für das Anliegen bzw. Problem, mit dem die Klienten die prädiktive genetische Beratung aufsuchen.

3.3 Prädiktive genetische Beratung aus professionalisierungstheoretischer Sicht

Am Ende von Kapitel 2.3 haben wir danach gefragt, was das Charakteristische an professionellem Handeln ist – schließlich gilt es herauszufinden, inwiefern es sich beim Handeln der Ärzte in der prädiktiven genetischen Beratungspraxis um ein typisch ärztlich-professionelles handelt (vgl. Kap. 1). Es wurde kurz dargelegt, warum sich die von Ulrich Oevermann entwickelte Professionalisierungstheorie für die Zwecke der vorliegenden Arbeit am besten eignet (vgl. Kap. 2.3.4). Ihr sind die folgenden Abschnitte gewidmet. Allerdings beschränken wir uns bei ihrer Vorstellung auf den für unsere Überlegungen relevanten funktionalen »Focus von Therapie und Prophylaxe«,[156] in dem es um die »Gewährleistung der somato-psycho-sozialen Integrität der je konkreten Lebenspraxis, sei es im Aggregatzustand einer Person, einer Familie oder einer größeren Gemeinschaft«, geht (Oevermann 2002a: 23), und fokussieren auch hier nur auf die für den Fortgang der Arbeit wesentlichen Aspekte, das sind insbesondere die Strukturmerkmale professionalisierten Handelns (Kap. 3.3.1). Vor dem Hintergrund des skizzierten Modells fällt dann auf, dass das für die humangenetische Beratung so prominente Prinzip der Nichtdirektivität der Strukturlogik professionalisierten Handelns widerspricht – ein Grund nach der Entwicklungsgeschichte dieses ethischen Prinzips zu fragen (Kap. 3.3.2). Schließlich wird die empirische Untersuchung der (professionalisierungstheoretischen) Frage vorbereitet, inwiefern es sich bei der Praxis prädiktiver genetischer Beratung um eine professionalisierte Praxis handelt (Kap. 3.3.3).

3.3.1 Professionalisiertes Handeln

Oevermann (1996, 2002a) hat in seiner vor allem an Thomas Marshall (1939), Talcott Parsons (1939, 1951) und Everett Hughes (1971) anschließenden Professionalisierungstheorie einen Idealtypus (klientenbezogenen)

156 Oevermanns Professionalisierungstheorie sieht zwei weitere Foci vor: Der eine betrifft die Aufrechterhaltung des praktischen Konsenses über Recht und Gerechtigkeit (Rechtspflege), der andere die Erkenntniskritik und Überprüfung von Geltungsansprüchen (Wissenschaft und Kunst). Zu den drei funktionalen Foci professionalisierten Handelns siehe Oevermann 1996: 88ff.

professionalisierten Handelns beschrieben. Danach ist es vor allem die Struktur des Handlungsproblems, die professionalisiertes Handeln als ein solches auszeichnet. Und dieses Handlungsproblem, das jeder Professionelle zu bearbeiten hat, besteht in einer sogenannten *stellvertretenden Krisenbewältigung*. Das heißt, Bedingung der Möglichkeit klientenbezogenen professionalisierten Handelns ist eine Handlungsinstanz (sei es ein Individuum oder ein Kollektiv), die mit einem Problem konfrontiert ist, welches sie selbst nicht autonom, also ohne fremde Hilfe lösen kann, die sich also in ihrer autonomen Lebensführung eingeschränkt sieht bzw. in einer lebenspraktischen Krise befindet und eben deshalb Hilfe (bei einem Professionellen) sucht. Ihre beschädigte Autonomie wieder herzustellen bzw. ihre lebenspraktische Krise stellvertretend zu bewältigen, ist Aufgabe des Professionellen.

Der angesprochene Begriff der Krise hat in der Oevermannschen Soziologie immer mehr den Status einer sozialtheoretischen Grundbegrifflichkeit erlangt (vgl. Oevermann 2006, 2008). Er ist dort vor allem als Gegenbegriff zur Routine bestimmt: Die Krise ist die Öffnung einer geschlossenen Routinisierung, die Routine die Schließung einer offenen Krisensituation (Oevermann 2002b: 10). Krisen entstehen also, wenn eingespielte Routinen nicht mehr greifen, und Routinen sind nichts anderes als in der Vergangenheit bewährte Krisenlösungen. Das heißt, der Begriff der Krise ist bei Oevermann deutlich abstrakter konzipiert, als wir es vom Alltagssprachgebrauch her gewohnt sind. Dies betrifft natürlich auch den Terminus der Krisenbewältigung. Es muss also nicht immer gleich um eine akut lebensgefährdende Krankheit oder eine drohende Ehescheidung gehen, wenn von stellvertretender Krisenbewältigung die Rede ist. Um solche naheliegenden, den Anwendungsbereich des Krisenbegriffs aber unzulässig einschränkenden Assoziationen zu vermeiden und um die Anschlussfähigkeit der professionalisierungstheoretischen Überlegungen an andere Teile der vorliegenden Arbeit zu erhöhen, werden wir in der Regel von *stellvertretender Problembewältigung* sprechen, beziehen uns damit aber auf denselben Sachverhalt. Dass es dabei gerade nicht um Probleme geht, die man selbst (routinisiert) lösen oder einfach delegieren kann, sondern um lebenspraktische (krisenhafte) Probleme, wird im Folgenden noch deutlicher werden.

Auf der einen Seite kann nämlich der Klient einer stellvertretenden Problembewältigung sein lebenspraktisches Problem nicht selbständig (autonom) bewältigen und ist eben deshalb auf einen »Stellvertreter« angewiesen.[157] Auf der anderen Seite kann er es aber auch nicht einfach – wie ein defektes Gerät – gleichsam an der Ladentheke abgeben. Vielmehr gilt umgekehrt, dass auch der helfende Professionelle das Problem nicht ohne den Klienten lösen kann. Professioneller und Klient müssen also *gemeinsam* an der Problembewältigung arbeiten und hierfür ein sogenanntes Arbeitsbündnis eingehen. Notwendige Bedingung für dessen Stiftung ist – am Beispiel von Arzt und Patient – die (autonome) Entscheidung des Patienten, sich für behandlungsbedürftig zu erklären und eben deshalb einen Arzt aufzusuchen, was in der Regel erst dann geschieht, wenn der Leidensdruck groß genug ist. Zentral für diese kooperative *Praxisform des Arbeitsbündnisses* sind zwei Spannungsverhältnisse, zum einen »die widersprüchliche Einheit von Autonomie und Abhängigkeit des Patienten« und zum anderen »die widersprüchliche Einheit von diffusen und spezifischen Sozialbeziehungen« (Oevermann 1996: 123).

Die *Spannung von Autonomie und Abhängigkeit* zeigt sich unter anderem darin, dass sich der Patient ja deshalb an einen Arzt wendet, weil er in seiner autonomen Lebensführung – etwa durch ein beschädigtes Hüftgelenk – massiv eingeschränkt ist. Diese beschädigte Autonomie wird nun aber gerade dadurch wiederhergestellt, dass sich der Patient in eine besonders ausgeprägte Abhängigkeit begibt, nämlich in die vom operierenden Arzt. Gleichzeitig aber muss der Patient in diese Autonomie*aufgabe* auch (autonom) einwilligen.

Spezifische Sozialbeziehungen sind nach Oevermann (2001a: 260) rollenförmige Beziehungen, in denen begründungspflichtig ist, wer ein neues, über die thematischen Relevanzen der Rollenbeziehung hinausgehendes Thema wählt. Diffuse Sozialbeziehungen sind dagegen nicht-rollenförmige Beziehungen, also solche zwischen »ganzen Menschen« wie etwa Familien- oder Freundschaftsbeziehungen. Hier muss begründet werden, wenn ein bestimmtes Thema aus der prinzipiellen Unbegrenztheit der thematischen Relevanzen ausgeschlossen werden soll. Konstitutiv für das professionelle Arbeitsbündnis im Allgemeinen und die Arzt-Patient-Beziehung im Besonderen ist nun gerade ein Spannungsverhältnis zwischen diesen beiden Beziehungstypen, also eine *Spannung von Diffusität und Rollenförmigkeit*: Auf der einen Seite tritt der Patient dem Arzt als »ganzer Mensch« gegenüber, schließlich kann alles am Patienten und seiner Geschichte für den an sich ja fremden Arzt interessant oder sogar notwendig für seine Hilfe sein, auch

157 Allgemein zu stellvertretendem Handeln bzw. zu »Stellvertretung« als einer grundlegenden soziologischen Kategorie siehe Weiß 1984, 1998.

intime Details aus dem Privatleben des Patienten. Dieser wird also auch auf Fragen des Arztes antworten, die in seinen Augen erst einmal gar nichts mit seinem gesundheitlichen Problem zu tun haben. Auf der anderen Seite hat diese Diffusität aber Grenzen. Der Patient bleibt immer auch in der Rolle eines zahlenden Klienten relevant, sonst würde der Arzt ihm seine Hilfe nicht ohne Weiteres zukommen lassen. Umgekehrt ist der Arzt zwar an diesen persönlichen Dingen des Patienten interessiert, aber nur insoweit sie für seine professionelle Aufgabe der ärztlichen Hilfe relevant sind, und nicht etwa aus Neugierde oder aus persönlichem Interesse.

Das verweist auf ein drittes Spannungsverhältnis und damit auf ein weiteres Strukturmerkmal klientenbezogenen professionalisierten Handelns: die *Spannung von Wissensbasis und Fallspezifität.* Der Professionelle benötigt nämlich die persönlichen Informationen des Klienten, um über ein Verstehen dieser (und anderer) individuellen Besonderheiten und vor dem Hintergrund seines routinisierten, zumeist wissenschaftlichen Wissens zu einer Deutung des behandlungsbedürftigen Problems des Klienten zu kommen: »Die Aufgabe des Professionellen ist es, in der Logik des Fallverstehens eine Deutung des Problems zu finden, die gleichzeitig seiner allgemeinen Wissensbasis adäquat ist und der individuellen Problemlage des Klienten Ausdruck verleiht.« (Maiwald 2004: 46) Dies geschieht immer schon im Hinblick auf mögliche Interventionschancen. Folglich müssen auch die zum Zweck der stellvertretenden Problembewältigung eingesetzten (therapeutischen; s.u.) Interventionen die Besonderheiten des jeweiligen Einzelfalls berücksichtigen, das heißt fallangemessen sein. Wir haben es hier also mit einer für Problemdeutung und -behandlung gleichermaßen geltenden, in sich spannungsvollen Handlungsanforderung der gleichzeitigen Berücksichtigung einer allgemeinen Wissensbasis und der Spezifika des Einzelfalls zu tun.[158]

Aus dieser Handlungsanforderung an den Professionellen sowie aus derjenigen, ein Arbeitsbündnis der beschriebenen Art einzurichten, ergibt sich für Oevermann die generelle *Nicht-Standardisierbarkeit* professioneller Praxis (vgl. Oevermann 2002a: 30f.). Letztlich sind die drei skizzierten Spannungen der entscheidende Grund dafür, dass professionelles Handeln im Allgemeinen und ärztliches Handeln im Besonderen im Kern nicht

158 Dabei ist die (professionelle) Rede von einem »Fall von …«, also der Fallbezug selbst immer schon Ausdruck *beider* Seiten dieses Spannungsverhältnisses. Siehe hierzu ausführlich Maiwald 2008.

standardisierbar sind. Sie bei der stellvertretenden Problembewältigung auszuhalten und nicht einseitig aufzulösen, ist gerade das Charakteristische an professionalisiertem Handeln – und unterscheidet es kategorial von einem technokratischen Handeln (vgl. Kap. 2.3.4). Insbesondere das Aushalten der (dritten) Spannung von Wissensbasis und Fallspezifität ist für eine nicht-standardisierte, eben fallspezifische Problembewältigung elementar.[159]

Dabei unterscheidet Oevermann (1996: 135ff.) noch einmal zwischen der Professionalisierungsbedürftigkeit einer Praxis und ihrer faktischen Professionalisiertheit. *Professionalisierungsbedürftig* ist jede Praxis, die strukturell mit dem Handlungsproblem konfrontiert ist, auf eine nicht-standardisierte Weise das lebenspraktische Problem eines Gegenübers stellvertretend zu bewältigen. Die faktische Professionalisiertheit hingegen betrifft den empirisch zu beobachtenden Umgang mit dieser Handlungsanforderung: *Faktisch professionalisiert* ist eine professionalisierungsbedürftige Praxis dann, wenn sie ihr Handlungsproblem auf eine nicht-standardisierte, das heißt die drei Spannungen aushaltende Art und Weise bearbeitet. Natürlich ist die faktische Professionalisiertheit einer Praxis, mit der Oevermann (2002a: 33) im Übrigen nicht nur die Handlungsebene, sondern auch die institutionelle Ebene im Blick hat (vgl. Kap. 2.3), eine Frage des *Grades*, was allerdings durchaus auch auf die Professionalisierungsbedürftigkeit zutreffen kann (Maiwald 2004: 316f.).

Zusammengefasst zeichnet sich klientenbezogenes professionalisiertes Handeln durch *drei wesentliche Strukturmerkmale* aus: erstens die für den Professionellen zentrale Handlungsanforderung der stellvertretenden Problembewältigung, zweitens die Praxisform eines Arbeitsbündnisses mit den beiden auszuhaltenden Spannungen von Autonomie und Abhängigkeit des Klienten sowie von Diffusität und Rollenförmigkeit, drittens die für eine nicht-standardisierte Problembewältigung ebenfalls auszuhaltende Spannung von Wissensbasis und Fallspezifität. Kurz: Professionalisiertes Handeln ist ein Handeln, welches auf eine nicht-standardisierte, also die drei Spannungen aushaltende Weise das lebenspraktische Problem eines Gegenübers stellvertretend bearbeitet.

---

159 Dass es etwa Standards »guter« ärztlicher Praxis gibt (vgl. Kap. 2.3.2), steht hierzu nicht im Widerspruch, denn auch (allgemeine) medizinische Standards sind im Rahmen eines je konkreten Arbeitsbündnisses auf die individuellen Besonderheiten des Einzelfalls zu beziehen und entsprechend anzupassen.

Anhand dieser Strukturmerkmale professionalisierten Handelns ist gut zu sehen, dass es sich beim Professionellen zwar um einen Experten handelt, gleichwohl aber nicht jeder Experte ein Professioneller ist und beide daher nicht gleichgesetzt werden können (vgl. hierzu und für das Folgende Maiwald 2004: 42ff.). Denn professionelle Expertise (z.B. eines Arztes) und technische Expertise (z.B. eines Computerfachmanns) unterscheiden sich in allen drei angeführten Punkten. Zunächst ist das Handlungsproblem ein jeweils anderes: Im Gegensatz zum Arzt, der ein lebenspraktisches Problem (Krankheit) stellvertretend zu bewältigen hat, steht der Computerfachmann vor einem technischen Problem (defekter Computer), für das er eine technische Lösung finden muss. Die Lebenspraxis des Kunden (nicht: Klienten) berührt er damit nur (wenn überhaupt) mittelbar, nie direkt wie der Arzt. Zudem kann der Kunde sein Problem definieren, es an den Experten delegieren und diesem die Lösung des Problems überlassen. Im Zweifelsfall (etwa von Lösungsalternativen) bleibt ihm sogar die uneingeschränkte Entscheidungshoheit. Dagegen weiß der Patient zwar, dass er krank ist, in den wenigsten Fällen aber, was genau das Problem, also die Ursache der Krankheit ist, geschweige denn wie das Problem zu lösen und die Krankheit zu bewältigen ist. Daher kann er sein Problem nicht delegieren, schon allein für eine Deutung des Problems muss er ein Arbeitsbündnis mit dem Arzt eingehen. Somit bleibt er mitverantwortlich für die Problembearbeitung, auch wenn der Arzt gewichtige diagnostische und therapeutische Entscheidungen trifft. Das heißt, das technische Problem kann ganz ohne den Kunden gelöst (Hilfe), das lebenspraktische, behandlungsbedürftige Problem des Patienten dagegen nur mit dessen Mitwirkung bewältigt werden (Hilfe zur Selbsthilfe). Schließlich ist das Handeln des Computerfachmanns nicht nur deshalb standardisierbar, weil das Einrichten eines Arbeitsbündnisses nicht erforderlich ist, sondern auch weil er die Merkmale seines Problemfalls subsumtionslogisch in durch sein Expertenwissen vorgegebene Kategorien einordnen kann, um eine Lösung für das technische Problem zu finden. Im Gegensatz zu dieser von Oevermann (2002a: 25) als »ingenieurial« bezeichneten Wissensanwendung muss der Arzt bei Diagnostik und Therapie eher rekonstruktiv fallverstehend vorgehen.[160]

Es sollte deutlich geworden sein, dass es sich bei dem vorgestellten Modell professionalisierten Handelns um einen *Idealtypus*, keinesfalls aber

---

160 Das bedeutet nicht, dass die Subsumtionslogik im professionalisierten Handeln keine Rolle spielt, sie ist nur nicht strukturbestimmend (vgl. Oevermann 2002a: 25).

um ein normatives Modell handelt. Im Gegensatz zum Alltagsprachgebrauch, der auch das Handeln eines technischen Experten als »professionell« bezeichnen und damit etwas Positiv-Lobendes verbinden mag, ist ein solches Handeln aus professionalisierungstheoretischer Perspektive schon per definitionem *nicht* professionalisiert. Dass dies keine (negative) Bewertung impliziert, versteht sich von selbst, denn aus der hier eingenommenen Perspektive ist es schlichtweg unmöglich, einen Computer »professionalisiert« zu reparieren. Das Modell sagt auch *nicht*: Der Professionelle bzw. der Arzt *soll* dies oder jenes tun, also beispielsweise die drei Spannungen aushalten. Man muss ein standardisiertes und insofern nichtprofessionalisiertes ärztliches Handeln ja auch gar nicht verurteilen, kann es im Gegenteil sogar als besonders effizient und ökonomisch begrüßen. Es geht der Professionalisierungstheorie demnach nicht um die (normative) Bewertung eines Handelns, sondern um die (deskriptive) Bestimmung der Strukturen dieses Handelns vor der analytischen Folie eines Idealtypus. Normativ werden wir allenfalls in einem zweiten Schritt, wenn wir die (rekonstruierten) Handlungsstrukturen – nach welchen Kriterien auch immer – *bewerten* wollen (vgl. Kap. 5). Deshalb ist der Idealtypus auch nicht mit einem etwaigen (normativen) Professionsideal zu verwechseln (vgl. Rychner 2006: 43ff.). In Kapitel 3.3.2 etwa werden wir sehen, dass ein in der Profession allgemein anerkannter, also positiv bewerteter ethischer Standard der Strukturlogik professionalisierten Handelns durchaus widersprechen kann. Wie ein solcher Sachverhalt (normativ) zu bewerten ist, ist dann aber keine (professionalisierungs-)theoretisch zu beantwortende Frage mehr.

In Kapitel 3.1.2 haben wir – im Vorgriff auf die hier vorgestellte Professionalisierungstheorie – bereits einen (schematischen) Blick auf den *Prozess einer stellvertretenden Problembewältigung* geworfen und diesbezüglich zwei Subprozesse und zwei Prozessresultate unterschieden: Der als Diagnostik bezeichnete (erste) Subprozess der *Problemerfassung* führt zu einer mit Diagnose benannten Problemdeutung; der als Therapie bezeichnete (zweite) Subprozess der *Problembehandlung* führt (im Idealfall) zu einer Problemlösung. Alles zusammen dient der finalen stellvertretenden Problembewältigung.

Vor diesem Hintergrund fällt auf, dass Oevermann (2001a: 17) die professionalisierte Praxis stellvertretender Problembewältigung eine »Interventionspraxis« nennt, dabei aber Intervention und Therapie mehr oder weniger gleichzusetzen scheint: Das behandlungsbedürftige Problem des

Klienten zu diagnostizieren ist das eine, die »aus dieser Diagnose ableitbare und wissenschaftlich begründbare Therapie oder Intervention« (ebd.) das andere. Dabei besteht die Intervention des Therapeuten – Oevermann (1996: 132) zufolge – immer in einem »Eingriff, der zugleich eine Körperverletzung, eine Privatheitsdurchbrechung bzw. Intimitätsstörung und eine belastende Beeinträchtigung der Eigenständigkeit des Patienten bedeutet«. Gerade aber wenn man (nur) solche voraussetzungsvollen Eingriffe als Interventionen verstanden haben will, ist es vollkommen unplausibel, nur diejenigen Eingriffe als Interventionen zu bezeichnen, die der Therapie (Problembehandlung) dienen, und nicht auch die, die zur Diagnostik (Problemerfassung) eingesetzt werden. Natürlich sind eine Darmspiegelung, ein Abtasten des Körpers des Patienten oder eine Blutabnahme – etwa im Hinblick auf einen (prädiktiven) Gentest – Eingriffe im Sinne Oevermanns und somit: Interventionen. Intervention und Therapie sind also nicht einfach gleichzusetzen. Stattdessen können wir Eingriffe, die der Problemerfassung bzw. Diagnostik dienen, von solchen unterscheiden, die der Problembehandlung bzw. Therapie dienen, und sie entsprechend als diagnostische bzw. therapeutische Interventionen bezeichnen.[161] Ein Vorteil dieser Begriffsbestimmung ist, dass die Oevermannsche Bezeichnung der professionalisierten Praxis als *Interventionspraxis* nun sehr viel treffender ist: Die Praxis stellvertretender Problembewältigung ist eine Interventionspraxis eben nicht nur – wie Oevermann suggeriert – aufgrund (therapeutischer) Interventionen zur Problembehandlung, sondern ebenso aufgrund (diagnostischer) Interventionen zur Problemerfassung.

Instruktiv sind unsere unterscheidungstheoretischen Überlegungen in Kapitel 3.1 auch für eine weitere Begrifflichkeit der Oevermannschen Professionalisierungstheorie. Entsprechend dem zu Beginn dieses Kapitels 3.3 erwähnten »Focus von Therapie und Prophylaxe« (Oevermann 2002a: 23) spricht Oevermann nämlich auch von »prophylaktischer Krisenbewältigung« (ebd.: 55). Wie aber muss man sich eine *prophylaktische Krisenbewältigung* vorstellen? Wie soll es möglich sein, eine noch nicht bestehende Krise zu bewältigen? Geht es nicht vielmehr um Vorbeugung, also um die Verhinderung einer zukünftigen Krise? In den Schriften Oevermanns findet sich zu diesen Fragen kaum etwas, zumal er den Begriff in Bezug auf die

161 Auch in der Medizin ist es keineswegs unüblich, von diagnostischen *und* therapeutischen Interventionen zu sprechen. Siehe nur Mannebach (1997: 161), für den Interventionen im Übrigen ebenfalls einen »Eingriff in die Privatheit, Würde und Unversehrtheit des Patienten« bedeuten.

Frage der Professionalisierungsbedürftigkeit pädagogischen Handelns einführt – ein Handeln, das zusätzlich zur Problematik einer prophylaktischen Krisenbewältigung durch allerlei weitere strukturelle Besonderheiten des Arbeitsbündnisses gekennzeichnet ist und uns hier nicht weiter beschäftigen soll (vgl. Oevermann 2002a): »Die therapeutische Dimension bezieht sich also in der pädagogischen Praxis nicht auf eine manifeste, sondern auf eine potentielle, im [...] Sozialisationsprozeß als Möglichkeit schlummernde pathogene Entwicklung.« (Oevermann 1996: 149)

Angesichts der oben skizzierten abstrakten Fassung des Krisenbegriffs bei Oevermann scheint eine prophylaktische Krisenbewältigung in zweierlei Hinsicht eine problematische Konzeption: Erstens ist bei einer nicht vorliegenden Krise, also bei dem erfolgreichen Prozedieren von Routinen überhaupt kein Handlungsbedarf für eine Krisenbewältigung zu erkennen. Zweitens reicht auch der Hinweis auf eine potentielle Krise nicht aus, denn potentiell liegt das Scheitern von Routinen und eine davon ausgelöste Krise an jeder Stelle einer Entwicklung vor. Es lässt sich also gar nicht vorstellen, wie viele potentielle Krisen bei einer prophylaktischen Krisenbewältigung in Angriff genommen werden müssten, wenn dies die Aufgabe einer professionellen Praxis sein soll.

In Kapitel 3.1.2 hatten wir festgehalten, dass Prävention bzw. Prophylaxe nichts anderes ist als die gegenwärtige Behandlung von möglichen Ursachen für zukünftige Probleme. Kann man nun in gleicher Weise davon sprechen, dass auch bei einer »prophylaktischen Krisenbewältigung« mögliche Ursachen für eine zukünftige, potentielle Krise gegenwärtig behandelt werden? Wenn prophylaktische Krisenbewältigung tatsächlich ein professionalisiertes Handeln im Sinne der hier vorgestellten Professionalisierungstheorie meinen soll, ist die Frage zu verneinen. Denn *entweder* handelt es sich bei den zu bearbeitenden möglichen Ursachen um selbst nicht krisenhafte Zustände. In diesem Fall haben wir es zwar mit Prävention bzw. Prophylaxe zu tun, die präventiven bzw. prophylaktischen Maßnahmen stellen aber kein professionalisiertes Handeln dar, schließlich geht es gar nicht um eine stellvertretende Krisenbewältigung, sondern um die Behandlung von möglichen Ursachen einer potentiellen Krise. *Oder* die zu bearbeitenden möglichen Ursachen sind selbst Auslöser einer gegenwärtigen, manifesten Krise. In diesem Fall haben wir es mit einer ganz gewöhnlichen stellvertretenden Krisenbewältigung zu tun, die gleichzeitig der Prävention bzw. Prophylaxe einer potentiellen Krise dient.

Zur Illustration für jeden Fall ein – die Verhältnisse vereinfachendes, schematisch gestricktes – Beispiel: Eine mögliche Ursache für Lungenkrebs ist Rauchen. Für den Raucher A ist das Rauchen vollkommen routiniertes Handeln, also keineswegs krisenhaft. Allerdings befände er sich in einer Krise, wenn er (in Zukunft) Lungenkrebs bekäme. Gegenwärtig liegt jene Krise aber nur potentiell vor. Die in dieser Situation gegebene ärztliche Empfehlung, mit dem Rauchen aufzuhören, trägt nun deshalb nichts zu einer professionalisierten prophylaktischen *Krisenbewältigung* bei, weil mit der Behandlung der Ursache »Rauchen« keine manifeste Krise von A bewältigt, sondern allenfalls eine potentielle Krise verhindert wird. Allerdings stellt sie eine präventive bzw. prophylaktische Maßnahme eben zur Verhinderung einer Krise dar. Im zweiten Beispielfall verursacht das Rauchen mehrere Asthmaanfälle bei A und damit eine manifeste Krise, die ihn einen Arzt aufsuchen lässt. Auch in dieser Situation stellt die ärztliche Empfehlung, mit dem Rauchen aufzuhören, nicht einen Beitrag zu einer professionalisierten *prophylaktischen* Krisenbewältigung dar, sondern vielmehr zu einer professionalisierten (normalen) Bewältigung der manifesten Krise von A. Zugleich kann diese Krisenbewältigung als Prophylaxe bzw. Prävention einer potentiellen Krise (Lungenkrebs) beobachtet werden. Wir kommen also zu dem Schluss, dass es keine professionalisierte prophylaktische Krisenbewältigung geben kann, weil sie entweder die Behandlung einer Krisenursache ist, welche selbst keine Krise darstellt, und sie damit kein professionalisiertes Handeln in Form einer stellvertretenden Krisenbewältigung sein kann, oder aber weil sie die Behandlung einer Krisenursache ist, welche selbst eine eigene manifeste Krise hervorbringt, und sie damit eine normale stellvertretende Krisenbewältigung darstellt.

Trotzdem es keine professionalisierte prophylaktische Krisenbewältigung geben kann, dies also gewissermaßen ein falscher Begriff ist, macht es (auch unterscheidungstheoretisch) durchaus Sinn, wie Oevermann (2002a: 23) vom »Focus von Therapie und Prophylaxe« zu sprechen. Mit Hilfe der in Kapitel 3.1.2 ausgearbeiteten begrifflich-binären Unterscheidung Prävention/Behandlung bzw. mit der analog gefassten Unterscheidung Prophylaxe/Therapie können wir jedwedes klientenbezogenes professionalisiertes Handeln entweder als Prophylaxe oder als Therapie beobachten, eben je nachdem, ob wir den Fokus auf eine zukünftige, potentielle oder auf eine gegenwärtige, manifeste Krise legen. Das professionalisierte Handeln im gerade skizzierten zweiten Beispielfall kann also entweder als Therapie der (manifesten) Asthma-Krise oder als Prophylaxe einer (potentiellen) Lungenkrebs-Krise beobachtet werden. In jedem Fall dient es der Wiederherstellung bzw. »Gewährleistung der somato-psycho-sozialen Integrität« des Klienten (ebd.). Dagegen handelt es sich im ersten Beispielfall überhaupt nicht um professionalisiertes Handeln, obgleich die entsprechenden Maßnahmen trotzdem als präventiv oder behandelnd beobachtet werden können. Damit lässt sich abschließend formulieren, was prophylaktisches bzw. *präventives professionalisiertes Handeln* nur sein kann: nämlich ein die manifeste (erste) Krise eines Gegenübers stellvertretend bewältigendes Handeln, das als Prophylaxe bzw. Prävention einer potentiellen (zweiten) Krise, also als Behandlung einer möglichen Ursache dieser zukünftigen Krise beobachtet wird. Eine stellvertretende prophylaktische Krisenbewältigung ist dagegen unmöglich, keine Krise kann prophylaktisch bewältigt werden.

Wenden wir uns nun wieder der prädiktiven genetischen Beratung zu. Vor dem Hintergrund der vorgestellten Professionalisierungstheorie lässt sich die in der Einleitung aufgeworfene Frage, inwiefern es sich beim Handeln der Ärzte in der prädiktiven genetischen Beratungspraxis um ein typisch ärztlich-professionelles handelt (vgl. Kap. 1), umformulieren in die Frage, inwiefern dieses Handeln ein professionalisiertes Handeln darstellt. Mit anderen Worten: *Inwiefern handelt es sich bei der Praxis prädiktiver genetischer Beratung um eine professionalisierte Praxis?* Bevor wir diese Frage in Kapitel 4 empirisch untersuchen wollen, lohnt es sich, aus professionalisierungstheoretischer Perspektive noch einmal die allgemeinen Ausführungen zur prädiktiven Gendiagnostik und (prädiktiven) genetischen Beratung in Kapitel 2.1 bzw. 2.2 Revue passieren zu lassen.[162] Dabei fällt zunächst das Prinzip der Nichtdirektivität auf, das auch international als ethischer Standard genetischer Beratung anerkannt ist (Kap. 3.3.2). Anschließend werden einige (professionalisierungstheoretische) Erwartungen an die Praxis prädiktiver genetischer Beratung formuliert (Kap. 3.3.3).

162 Es sei hier nur kurz angemerkt, dass die Professionalisierungstheorie für die soziologische Betrachtung von Beratungsphänomenen generell instruktiv zu sein verspricht – zumal so etwas wie eine soziologische Theorie der Beratung (bisher) kaum entwickelt ist. Vgl. in diesem Sinne Bora 2007, 2010; siehe Buchholz 2008 für eine entsprechende Studie zur wissenschaftlichen Politikberatung; für erste Beiträge zu einer Soziologie der Beratung siehe immerhin Fuchs & Pankoke 1994; Bergmann et al. 1998; Fuchs & Mahler 2000; Schützeichel & Brüsemeister 2004.

3.3.2 Professionalisierungstheoretische Kritik und Entwicklungsgeschichte der Nichtdirektivität

Wie in Kapitel 2.2.3 ausgeführt, fordert das für die humangenetische Beratung zentrale ethische *Prinzip der Nichtdirektivität* eine umfassende und wertneutrale Vermittlung relevanter Informationen durch den Arzt ohne jegliche Einflussnahme auf die vom Klienten zu treffende individuelle und eigenverantwortliche Entscheidung. Das bedeutet, der Arzt soll seinem Klienten weder seine Meinung kundtun (etwa zur allgemeinen Problemlage) noch eine Bewertung aussprechen (etwa im Hinblick auf ein genetisches Risiko) und ihm schon gar nicht eine Handlungsempfehlung (etwa für oder gegen einen Gentest) oder irgendeinen Ratschlag geben. Vielmehr besteht seine Aufgabe allein darin, dem Klienten (etwa medizinisch-genetische) Informationen darzulegen. Welche Konsequenzen der Klient aus diesen zieht, bleibt ihm selbst überlassen, also auch etwaige Entscheidungen inklusive der damit einhergehenden Verantwortung.

Das Prinzip der Nichtdirektivität betont folglich auf eine sehr einseitige Weise die Autonomie und Selbstbestimmung des Klienten in der genetischen Beratung. Aus professionalisierungstheoretischer Perspektive fordert es geradezu eine Auflösung der für das professionelle Arbeitsbündnis zentralen Spannung von Autonomie und Abhängigkeit des Klienten, eben zugunsten der Autonomie. Es widerspricht also gewissermaßen per se der Strukturlogik professionalisierten Handelns, denn dieses ist ja durch das Aushalten der Spannung von Autonomie und Abhängigkeit charakterisiert (vgl. Kap. 3.3.1). Dass damit nichts über die empirische Praxis der (prädiktiven) genetischen Beratung ausgesagt ist, versteht sich von selbst (vgl. hierzu Kap. 4). Wir bewegen uns hier ganz auf einer theoretischen bzw. idealtypischen Ebene.[163]

Angesichts der Feststellung, dass das für die humangenetische Beratung so prominente ethische Nichtdirektivitätsprinzip der Strukturlogik professionalisierten (ärztlichen) Handelns widerspricht, und ja auch aus ethischer

163 Vergleicht man das Modell professionalisierten Handelns mit den bekannten vier idealtypischen Modellen der Arzt-Patient-Beziehung von Emanuel und Emanuel (1992), kommt es dem interpretativen und dem deliberativen Modell am nächsten. Das paternalistische Modell betont aus professionalisierungstheoretischer Perspektive zu sehr die Abhängigkeit des Patienten bzw. die Fürsorge des Arztes, das informative Modell hingegen zu sehr die Autonomie des Patienten. Eine (idealtypisch) nichtdirektive genetische Beratung ginge demnach eher von einem informativen Modell der Arzt-Patient-Beziehung aus.

Perspektive kritisiert worden ist, dass eine nichtdirektive genetische Beratung der Autonomie des Klienten zu viel Gewicht einräumt und dabei andere ärztliche Maximen wie Nichtschaden und Wohltun vernachlässigt (vgl. Kap. 2.2.3), stellt sich die Frage, wie es überhaupt zur Etablierung eines solchen Prinzips in der genetischen Beratungspraxis kommen konnte. Im Folgenden soll dieser Frage kurz nachgegangen werden (vgl. Heyen 2009).

Eingeführt und geprägt wurde der Begriff der nichtdirektiven Beratung vom humanistischen Psychologen Carl Rogers (1942) in den USA. Ihm ging es vor allem darum, sich von einer damals üblichen *direktiven* Gesprächsmethode in der psychotherapeutischen Praxis abzugrenzen, welche dazu tendierte, den Klienten selbst wenig reden zu lassen, seine Problemdeutungen nicht ernst zu nehmen und ihm die Problemdefinition des Beraters gleichsam aufzuzwingen. Professionalisierungstheoretisch ausgedrückt: Die direktive Methode förderte nicht die autonomen Anteile des hilfsbedürftigen Klienten, sondern verstärkte dessen Abhängigkeit vom Berater auf überzogene Weise. Rogers dagegen wollte dem Klienten in einer *nichtdirektiven* Beratung – später klienten- bzw. personzentrierte Beratung genannt (Rogers 1951 bzw. 1977) – ermöglichen, neue Einsichten zu gewinnen und sich so zu entwickeln, dass der Klient zu einer selbständigen und autonomen Lösung seines Problems in der Lage ist. Mit dem in Kapitel 3.3.1 vorgestellten Modell professionalisierten Handelns ist dieser Ansatz überaus gut vereinbar. Dagegen wird offensichtlich, dass das oben angedeutete (humangenetische) Verständnis der Nichtdirektivität als Aufforderung zu einer reinen Informationsvermittlung mit Rogers' Konzeption einer nichtdirektiven Beratung nur wenig zu tun hat.[164]

Nichtsdestotrotz waren es humanistische Psychologen, die dem Begriff der Nichtdirektivität in der genetischen Beratungspraxis zumindest semantisch zu einem gewissen Bekanntheitsgrad verhalfen. Vor allem in den 1940/50er Jahren, der Geburtsstunde der genetischen Beratung in den USA, arbeiteten viele Psychologen in dieser Praxis. Überhaupt war die genetische Beratung damals noch nicht im medizinischen Zuständigkeitsbereich angekommen: Die genetischen Berater der ersten Stunde waren vielmehr Biologen, also Nichtmediziner, die das traditionelle Konzept einer Arzt-Patient-Beziehung nicht kannten und eher in einer neutralen Informationsvermittlung ihre Hauptaufgabe sahen (vgl. Wolff & Jung

164 Dass Rogers' Konzeption von Nichtdirektivität in der Humangenetik missverstanden wurde, konstatiert auch Wolff 1998: 179.

1994: 196). Worte wie »Nichtdirektivität« oder »neutrale Informationsvermittlung« fügten sich dann gut in die allgemeine Entwicklung in der Medizin weg von einem Paternalismus in der Arzt-Patient-Beziehung hin zu mehr Patientenautonomie (vgl. Kap. 2.3.3). Gerade in den USA fand die Institutionalisierung der genetischen Beratung zu einer Zeit statt – in den 1970er Jahren –, in der die sich unter anderem für mehr Selbstbestimmungsrechte einsetzende Bürgerrechtsbewegung auf ihrem Höhepunkt war (vgl. Nippert 1995).

Der entscheidende Faktor für die Karriere der Nichtdirektivität in der humangenetischen Beratung sind jedoch die konkreten historischen Erfahrungen mit der Eugenik in der Zeit des Nationalsozialismus und die andauernden Bemühungen der Humangenetik weltweit, sich von dieser Geschichte und der Eugenik generell abzugrenzen (vgl. Nippert 1995; Wachbroit & Wasserman 1995: 238; Wolff & Jung 1994: 196f.). Bis in die 1990er Jahre hinein stand auch tatsächlich allein die Fortpflanzung im Mittelpunkt der genetischen Beratung (vgl. Kap. 2.2.1). Es ging also letztlich – wie schon in Kapitel 2.3.3 ausgeführt – immer um die Frage, ob das jeweilige Klientenpaar »gesunde« Kinder bekommen würde, bzw. im Rahmen einer Pränataldiagnostik sogar um die Fortsetzung oder den Abbruch einer Schwangerschaft. Anrüchige bzw. deutlich negativ besetzte Begriffe wie »Selektion«, »Eugenik«, »Verbesserung des Genpools der Bevölkerung« oder »unwertes Leben« stehen damit fast zwangsläufig im Raum. Zudem sind mit der Handlungsoption eines Schwangerschaftsabbruchs ganz spezifische Normen und Wertkonflikte aufgerufen. Beides unterscheidet eine pränataldiagnostische genetische Beratung grundlegend von differentialdiagnostischen und prädiktiven genetischen Beratungen (vgl. Kap. 2.2.1). Letztere stehen daher auch viel weniger unter eugenischem Verdacht als erstere.

In Deutschland hat die Nichtdirektivität meines Erachtens vor allem deshalb Eingang in die genetische Beratungspraxis gefunden und ihre heutige Bedeutung erlangt, weil ihr die Patientenautonomie stärkender Ansatz hier auf besonders fruchtbaren Boden fiel: Erstens waren die Bemühungen der Humangenetik, sich von der eugenischen Vergangenheit abzugrenzen, in Deutschland besonders intensiv (vgl. Weingart et al. 1988: 669f.). Zweitens war die genetische Beratung aufgrund der begrenzten gendiagnostischen Möglichkeiten zunächst fast ausschließlich auf reproduktive Fragen bezogen (vgl. Kap. 2.2.1). Und drittens fokussierte der Diskurs darüber, wie eine »richtige« oder »gute« genetische Beratung auszusehen habe, vor allem auf die Entscheidungsproblematik in diesen reproduktiven Fragen: Schwangerschaft oder Schwangerschaftsverzicht? Pränataldiagnostik oder keine Pränataldiagnostik? Schwangerschaftsabbruch (infolge einer Pränataldiagnostik) oder Fortsetzung der Schwangerschaft? (vgl. Reif & Baitsch 1986; Kap. 2.2.4). Umso auffälliger ist, dass das ethische Prinzip der Nichtdirektivität für die humangenetische Beratung *insgesamt* als zentral angesehen wird, also auch für differentialdiagnostische und prädiktive genetische Beratungen, obwohl die drei genannten Punkte dort so gut wie keine Rolle spielen. Oftmals geht es in differentialdiagnostischen und prädiktiven genetischen Beratungen ja gar nicht um Fragen der Fortpflanzung, so dass weder eugenische Bedenken noch reproduktive Entscheidungen und schon gar nicht die Frage eines etwaigen Schwangerschaftsabbruchs von Belang sind.

Dieser Befund scheint mir nur mit einer *Pfadabhängigkeit* erklärbar:[165] Die Nichtdirektivität ist als Beratungsprinzip für die sich seit den 1990er Jahren entwickelnde differentialdiagnostische und prädiktive genetische Beratung von der bis dato dominierenden reproduktiven bzw. pränataldiagnostischen Beratungspraxis einfach übernommen worden, ohne dass noch einmal gesondert über den Sinn eines solchen Prinzips für die differentialdiagnostische und prädiktive genetische Beratung reflektiert worden wäre. Dies scheint erst langsam nachgeholt zu werden. So finden sich in der humangenetischen Fachliteratur mittlerweile erste Hinweise darauf, dass zum Beispiel in Fällen prädiktiver genetischer Beratung, in denen bei einem positiven Gentestbefund Handlungsoptionen bestehen (z.B. Früherkennungsmaßnahmen bei erblichen Tumorerkrankungen), gleichsam direktive ärztliche Empfehlungen *pro* Gentest bzw. *pro* Vorsorgeuntersuchungen durchaus angebracht sein können (etwa Gadzicki & Schlegelberger 2009: 471; prognostisch schon Biesecker 1998: 152; vgl. auch Kap. 4.5.2 und 4.5.3).

3.3.3 Die prädiktive genetische Beratung: eine professionalisierte Praxis?

Aus unseren professionalisierungstheoretischen Überlegungen in Kapitel 3.3.1 folgt, dass es in der prädiktiven genetischen Beratung, wenn sie eine

165 Allgemein zum Konzept der Pfadabhängigkeit siehe Werle 2007. In unserem Fall scheinen wir es mit einer »legitimationsbasierten Pfadabhängigkeit« (Beyer 2005: 17) zu tun zu haben, die in dem Maße bröckelt, wie die Gefahr eines – die Nichtdirektivität legitimierenden – Eugenikverdachts bezüglich der genetischen Beratung schwindet.

professionalisierte Praxis ist bzw. sein sollte, um die stellvertretende Bewältigung lebenspraktischer Probleme ihrer Klienten gehen muss und dass die Erfassung und Behandlung dieser Probleme in der Praxisform eines Arbeitsbündnisses sowie auf eine möglichst nicht-standardisierte, das heißt die drei für professionalisiertes Handeln charakteristischen Spannungen aushaltende Art und Weise erfolgen muss. Wenn wir im nachfolgenden Kapitel 4 die Frage, inwiefern es sich bei der Praxis prädiktiver genetischer Beratung um eine professionalisierte Praxis handelt (vgl. Kap. 3.3.1), empirisch untersuchen wollen, müssen wir also in erster Linie klären, mit welcher Art von Problemen die Klienten zur prädiktiven genetischen Beratung kommen und wie diese Probleme vom Arzt erfasst und behandelt werden.

Worin könnten nun die lebenspraktischen, *behandlungsbedürftigen Probleme* der Klienten in der prädiktiven genetischen Beratung bestehen? Angesichts der in den einschlägigen Diskursen dominierenden Deutung, die prädiktive Gendiagnostik diene in erster Linie der Prävention von Krankheiten (vgl. Kap. 2.1.4 und 3.1), könnte man vermuten, dass eine zukünftige (genetisch bedingte) Krankheit selbst das behandlungsbedürftige Problem der Klienten ist. Aus professionalisierungstheoretischer Perspektive scheidet diese Möglichkeit jedoch aus, denn wie wir bei der Diskussion des Begriffs der »prophylaktischen Krisenbewältigung« gesehen haben (vgl. Kap. 3.3.1), muss das Klientenproblem ein gegenwärtiges, manifestes (nicht: zukünftiges, potentielles) sein. Immerhin könnte ein behandlungsbedürftiges Problem der Klienten in entsprechenden Zukunftsängsten bestehen, also in der aktuellen Befürchtung einer zukünftigen (genetisch bedingten) Erkrankung bzw. in der (gegenwärtigen) Sorge um die zukünftige Gesundheit. Schließlich haben Studien gezeigt, dass der negative Befund eines prädiktiven Gentests in vielen Fällen zu Erleichterung oder zu einem Anstieg von Zuversicht und Selbstvertrauen bei den Betroffenen führt (vgl. Kap. 2.1.2) und dass nicht wenige Klienten die genetische Beratung mit der Hoffnung auf ein für sie positives Ergebnis aufsuchen (vgl. Kap. 2.2.2).

Folgt man dem im Diskurs vorherrschenden Bild, welches die humangenetische Beratung als Informations- und Entscheidungshilfegespräch beschreibt (vgl. Kap. 2.2.4), liegt es freilich näher zu vermuten, dass es sich bei dem behandlungsbedürftigen Problem der Klienten in der prädiktiven genetischen Beratung um so etwas wie ein Entscheidungs- und/oder ein Informationsproblem handelt. Bei einem *Entscheidungsproblem* hätte der Klient Schwierigkeiten, sich für oder gegen einen »gendiagnostischen Wissenszuwachs« (Regenbogen 2003: 22), also einen prädiktiven Gentest zu entscheiden. Vielleicht weiß er nicht, von welchen Kriterien er seine Entscheidung abhängig machen soll, oder er will sich anders entscheiden als sein Ehepartner es von ihm verlangt, oder er ist einfach hin und her gerissen zwischen dem Wunsch nach einem Gentest und der Angst vor etwaigen negativen Konsequenzen. Jedenfalls ginge er zur Beratung, um Hilfe bei der Entscheidungsfindung zu bekommen.

Bei einem *Informationsproblem* hingegen hätte der Klient Schwierigkeiten, sich in einem »Dschungel der Informationen« (Bergmann et al. 1998: 208) zurechtzufinden, also bestimmte, ihm bereits vorliegende medizinisch-genetische Informationen (richtig) zu verstehen, einzuordnen oder für sich zu bewerten. Vielleicht sieht er sich mit widersprüchlichen Informationen konfrontiert, oder er traut seinen bisherigen Informationsquellen (z.B. Internet) nicht, oder er ist einfach überfordert und verwirrt angesichts einer Vielzahl von Informationen, die auf ihn einstürzen. Jedenfalls ginge er zur Beratung, um Hilfe beim Umgang mit für ihn relevanten (medizinisch-genetischen) Informationen zu bekommen.

In diesem Zusammenhang ist darauf aufmerksam zu machen, dass ein bloßes Informations*defizit* auf Seiten des Klienten oder gar reine Neugierde bezüglich des eigenen persönlichen Genoms keine lebenspraktisch-krisenhaften Probleme, also keine im professionalisierungstheoretischen Sinne behandlungsbedürftigen Probleme darstellen würden. Sollte es den Klienten in der prädiktiven genetischen Beratung tatsächlich nur um eine Art Auskunft gehen, wie man sie tendenziell auch an einem Bahnhofsschalter bekommt, sollten sie also einfach nur ein paar Informationen wollen, die ihnen genauso gut via Flyer oder Internet vermittelt werden könnten, oder sich allein aus Neugierde oder ähnlichen Motiven genetisch testen lassen wollen, dann wäre eine professionalisierte Praxis, welche die krisenhaften Probleme ihrer Klienten in einem professionellen Arbeitsbündnis zu bewältigen sucht, gar nicht notwendig. Eine derartige Praxis wäre dann schlichtweg nicht professionalisierungsbedürftig und dementsprechend auch keine professionalisierte Praxis (vgl. Kap. 3.3.1).

Wenn aber die Klienten die prädiktive genetische Beratung mit behandlungsbedürftigen Problemen der beschriebenen Art aufsuchen, ist aus professionalisierungstheoretischer Sicht entscheidend, wie die Ärzte diese Probleme erfassen und behandeln. Zur Problem*erfassung* werden etwa die ärztliche Eigen- und die Familienanamnese beitragen (vgl. Kap. 2.2.1). Allerdings dürfte es damit allein nicht getan sein, schließlich geht es um die Erfassung eines für den Klienten *lebenspraktischen* und nicht rein medizinisch-genetischen Problems. Zur Problem*behandlung* mag etwa die ärztliche Informationsvermittlung beitragen (vgl. Kap. 2.2.1). So könnte zum Beispiel eine bestimmte Information neu für den Klienten sein und ein anderes Licht auf sein Problem werfen. Allerdings dürfte die Vermittlung von Informationen allein nur selten ausreichen, um das behandlungsbedürftige Problem des Klienten zu bewältigen. Sollte der Arzt gar nur in der Informationsvermittlung seine Aufgabe sehen und auch dann nichts weiter unternehmen, wenn seine Informationen das Problem des Klienten offensichtlich nicht allein lösen können, sollte er also in diesem Sinne *nichtdirektiv* handeln, würde dies der Logik professionalisierten Handelns widersprechen (vgl. Kap. 3.3.2). Das heißt, wenn sich die prädiktive genetische Beratung insgesamt als eine derartig nichtdirektive Praxis erweisen und sie dementsprechend auch auf jegliche Handlungsempfehlungen verzichten sollte, dann handelte es sich streng (professionalisierungstheoretisch) genommen *nicht* um eine (vollständig) professionalisierte Praxis (vgl. Kap. 3.3.1).[166]

Dass wir uns zum Zwecke der empirischen Untersuchung der Frage, inwiefern es sich bei der Praxis prädiktiver genetischer Beratung um eine professionalisierte handelt, die tatsächliche Beratungspraxis, also konkrete (prädiktive) genetische Beratungsgespräche ansehen müssen, liegt auf der Hand. Darüber hinaus ist jedoch noch ein weiterer Zugang sinnvoll. Kai-Olaf Maiwald (2003: 157) hat darauf hingewiesen, dass es im Kontext von Professionen zu eng wäre, nur das je konkrete, auf den Klienten bezogene Handeln – etwa im Rahmen einer ärztlichen Sprechstunde – zur beruflichen Praxis zu zählen. Vielmehr müsse auch die beständige reflexive Vergegenwärtigung der je eigenen beruflichen Praxis als Teil professionellen Handelns gelten.

> »Deshalb stellt die Reflexion auf die eigene Arbeit mit den Klienten im Hinblick auf einen zukünftig besseren Umgang mit spezifischen Problemen professionalisierungstheoretisch gesehen nicht eine bloß ephemere Deutung dar, sondern ist selbst konstitutiver Bestandteil professioneller Praxis.« (ebd.)

Wenn also die prädiktive genetische Beratung eine (nicht) professionalisierte Praxis sein sollte, müsste sich dies sowohl auf der Ebene des konkreten

166 Angesichts der Prominenz und weit verbreiteten Akzeptanz des ethischen Prinzips der Nichtdirektivität (vgl. Kap. 2.2.3) überwog deshalb zu Beginn des Forschungsprozesses, von dem dieses Buch Zeugnis ablegt, ganz klar die Skepsis bezüglich der Frage, ob es sich bei der prädiktiven genetischen Beratung um eine professionalisierte Praxis handelt (vgl. Heyen 2010b).

Beratungshandelns als auch auf der Ebene der *Praxisreflexion* durch die Berater widerspiegeln. Dementsprechend sind im Rahmen der empirischen Untersuchung nicht nur genetische Beratungsgespräche erhoben, sondern auch Interviews mit genetischen Beratern geführt worden (vgl. Kap. 4.1.1).

In den Interviews geht es vor allem darum, möglichst reichhaltige Praxisbeschreibungen zu generieren, anhand derer dann beispielsweise rekonstruiert werden kann, worin für die befragten Ärzte das Ziel der Beratungspraxis besteht, wie ihr reflexiver Zugriff auf das behandlungsbedürftige Problem der Klienten aussieht, worauf sie bei der Erfassung und Behandlung dieser Probleme Wert legen und wie sie ihre Rolle im Beratungsprozess verstehen. In solchen Praxisbeschreibungen bzw. in den Interviews insgesamt müsste dann auch der berufliche Habitus der Befragten zum Ausdruck kommen. Da die im Rahmen der beruflichen Sozialisation erfolgende Ausbildung eines spezifischen Professionshabitus typisch für Professionelle ist (vgl. Maiwald 2005: 65f.), lässt sich dementsprechend auch hier fragen, inwiefern von einem professionalisierten Habitus der genetischen Berater die Rede sein kann.[167]

Bei den prädiktiven genetischen Beratungsgesprächen selbst geht es schließlich vor allen Dingen um die Rekonstruktion der Strukturen des je konkreten Beratungshandelns und um die Frage, inwiefern dieses als professionalisiert im Sinne der Professionalisierungstheorie zu bezeichnen ist (vgl. Kap. 3.3.1). Wie bereits ausgeführt, muss hierzu in erster Linie geklärt werden, mit was für einem Problem der jeweilige Klient zum Beratungsgespräch kommt und wie dieses Problem vom jeweiligen Arzt erfasst und behandelt wird. Bei der im nun folgenden Kapitel 4 vorzustellenden empirischen Untersuchung werden wir daher zuallererst fragen, worin das behandlungsbedürftige Problem der Klienten in der prädiktiven genetischen Beratung besteht.

167 Mit Habitus sind bei Oevermann (2001b: 45) spezifische »Handlungsprogrammierungen« angesprochen, welche »das Verhalten und Handeln von Individuen kennzeichnen und bestimmen«. Er schließt damit vor allem an Bourdieu (1967) an, der den Habitus als einen »modus operandi« fasst: Der Habitus ist »ein sozial konstituiertes System von strukturierten und strukturierenden Dispositionen« (Bourdieu & Wacquant 1992: 154), die »als Erzeugungs- und Ordnungsgrundlagen für Praktiken und Vorstellungen« fungieren (Bourdieu 1980: 98).

4 Die problembewältigende Praxis der prädiktiven genetischen Beratung – empirische Untersuchung

Dieses Kapitel ist der empirischen Untersuchung der vorliegenden Arbeit gewidmet. In ihrem Mittelpunkt wird zunächst die Frage nach dem behandlungsbedürftigen Problem der Klienten in der prädiktiven genetischen Beratung stehen. Sie ergab sich – in der einen oder anderen Form – aus allen drei im vorangegangenen Kapitel 3 entfalteten theoretischen Perspektiven. Aus professionalisierungstheoretischer Perspektive ist darüber hinaus nach der Erfassung und Behandlung dieses Klientenproblems durch den Arzt zu fragen, aus gesellschaftstheoretischer Perspektive nach den Kommunikationen der Beratungspraxis und ihrer Codierung. Dahinter stehen die beiden in Kapitel 1 aufgeworfenen, zentralen Fragen dieser Arbeit nach dem ärztlichen Handeln in der prädiktiven genetischen Beratungspraxis und ihrem gesellschaftlichen Ort. Die Bearbeitung der professionalisierungstheoretischen Frage, inwiefern es sich bei dieser Praxis um eine professionalisierte handelt, erfordert mit Abstand am meisten Aufmerksamkeit und Aufwand. Im Vergleich dazu werden die gesellschafts- und die unterscheidungstheoretische Perspektive deutlich in den Hintergrund treten. Sie bleiben nichtsdestoweniger relevant und werden im abschließenden Kapitel 5 zurück in den Fokus rücken.

Zunächst gilt es jedoch, das fallrekonstruktive Design der empirischen Untersuchung sowie das konkrete methodische Vorgehen zu skizzieren (Kap. 4.1). Erhoben und analysiert wurden in erster Linie prädiktive genetische Beratungsgespräche sowie Interviews mit in der Beratung tätigen humangenetischen Ärzten. Außerdem wird kurz die Vorgehensweise bei der nachfolgenden Darstellung der Analysen und Befunde begründet.

Es folgt die umfassende, exemplarische (Sequenz-)Analyse eines ausgewählten prädiktiven genetischen Beratungsgesprächs zu einer unheilbaren neurodegenerativen Erkrankung (Kap. 4.2). Zumindest in Ansätzen geht es hier bereits um alle für die (drei) theoretischen Perspektiven wesentlichen Aspekte: das behandlungsbedürftige Klientenproblem, seine Erfassung und Behandlung durch den Arzt, die professionalisierte Art und Weise dieses problembewältigenden Handelns, die Orientierung der Beratungskommunikationen an der Unterscheidung krank/gesund sowie die Beobachtung der prädiktiven Gendiagnostik als Therapie.

Die im Zuge der exemplarischen Analyse gewonnenen Befunde werden daraufhin durch eine Vielzahl von Belegstellen aus anderen erhobenen prädiktiven genetischen Beratungsgesprächen sowie durch weitere Analyseergebnisse zugleich bestätigt, ergänzt, veranschaulicht und systematisiert. Dabei liegt das Augenmerk vor allem auf dem Klientenproblem und seiner ärztlichen Erfassung und Behandlung (Kap. 4.3). Die Frage, inwiefern dieses Beratungshandeln auf eine professionalisierte Art und Weise erfolgt, verdient besondere Aufmerksamkeit und wird daher separat behandelt (Kap. 4.4). Auch im Anschluss, wenn die Befunde der Analysen der Interviews mit den humangenetischen Ärzten präsentiert werden, steht die professionalisierungstheoretische Perspektive im Vordergrund. Dann nämlich geht es um die Praxisreflexion der genetischen Berater (Kap. 4.5). Am Ende des Kapitels schließlich werden die zentralen Befunde der gesamten empirischen Untersuchung noch einmal zusammengefasst (Kap. 4.6).

4.1 Methodisches Vorgehen

Gegenstand der empirischen Untersuchung – so wie der vorliegenden Arbeit insgesamt (vgl. Kap. 1) – ist die Praxis prädiktiver genetischer Beratung. Die zentralen an sie gerichteten Fragen nach dem Beratungshandeln der Ärzte bzw. nach den Beratungskommunikationen und ihrer Codierung machen ein *fallrekonstruktives Untersuchungsdesign* erforderlich. Es geht ja gerade nicht darum, bestimmte bereits bekannte Merkmale der Beratungspraxis auf eine wie auch immer geartete Weise zu quantifizieren und daraufhin ihre Ausprägung zu messen (z.B. Zufriedenheit der Klienten, Erinnerung an erhaltene Informationen oder gar Häufigkeit der Entscheidung für bzw. gegen einen Gentest). Solche eher ergebnisorientierten Studien liegen ohnehin zahlreich vor (vgl. Kap. 2.2.2). Angesichts der Offenheit der Forschungsfragen gilt es vielmehr, konkrete prädiktive genetische Beratungsgespräche möglichst unmittelbar, also in ihrem natürlichen Ablauf einer Analyse zugänglich zu machen. Den Kern des Datenmaterials bildet daher eine Reihe auditiv aufgezeichneter Beratungsgespräche. Da wir aus professionalisierungstheoretischen Gründen auch ein Interesse an der Reflexion der genetischen Beratungspraxis durch die Berater haben (vgl. Kap. 3.3.3), sind zudem Interviews mit in der genetischen Beratung tätigen humangenetischen Ärzten geführt worden. Auch hier wurde einer nicht-standardisierten Vorgehensweise der Vorzug gegeben, schließlich geht es in erster Linie um die Erhebung von möglichst reichhaltigen Praxisbeschreibungen der Berater (vgl. Kap. 3.3.3).

Zur Auswertung der aufgezeichneten prädiktiven genetischen Beratungsgespräche und Interviews benötigen wir eine Methode der Strukturrekonstruktion. Insbesondere die für die empirische Untersuchung insgesamt zentrale professionalisierungstheoretische Frage, inwiefern es sich bei der Praxis prädiktiver genetischer Beratung um eine professionalisierte Praxis handelt, zielt ja gerade auf eine spezifische Strukturlogik, nämlich die professionalisierten Handelns (vgl. Kap. 3.3.1). Ein inhaltsanalytisch vorgehendes, das Datenmaterial nur absuchendes und codierendes Verfahren bliebe hier zu sehr an der Oberfläche. Eine Methode, welche die Rekonstruktion von Handlungs- und Kommunikationsstrukturen erlaubt, ist dagegen die *objektive Hermeneutik*. Sie wurde von Ulrich Oevermann entwickelt und gehört mittlerweile zum etablierten sozialwissenschaftlichen

Methodenkanon.[168] »Objektiv« heißt sie vor allem deshalb, weil es ihr im Gegensatz zu vielen anderen Verfahren primär nicht um die subjektiv-intentionale Perspektive von Personen bzw. den subjektiv gemeinten Sinn von Äußerungen geht, sondern um eine *nicht*-subjektive – in eben diesem Sinne objektive – Bedeutungsebene bzw. latente Sinnstrukturen. Abgesehen davon, dass die objektive Hermeneutik wie gefordert eine rekonstruktive Methode darstellt, bietet sie sich für die vorliegende Arbeit aus zweierlei Gründen ganz besonders an: Zum einen ist sie mit der in Kapitel 3.3 vorgestellten, ebenfalls von Oevermann entwickelten Professionalisierungstheorie gleichsam maximal kompatibel, zumal objektiv-hermeneutische Strukturanalysen an der Modellbildung ganz wesentlich beteiligt waren. Zum anderen gilt mittlerweile die objektive Hermeneutik als methodologisch überaus gut vereinbar mit der soziologischen Systemtheorie, die ja unseren unterscheidungs- und gesellschaftstheoretischen Überlegungen in Kapitel 3.1 bzw. 3.2 zugrunde liegt.[169]

Damit ist das Design der empirischen Untersuchung grob umrissen. Die folgenden Abschnitte dienen der Konkretisierung des methodischen Vorgehens. Zunächst wird referiert, welche Daten wie und warum für die Untersuchung eigens erhoben worden sind, und das für die Analysen relevante Datenmaterial näher beschrieben (Kap. 4.1.1). Danach wird das Verfahren der objektiven Hermeneutik, mit dem das Datenmaterial ausgewertet wurde, skizziert und die nachfolgende Darstellung der Analysen und Befunde vorbereitet (Kap. 4.1.2).

4.1.1 Datenerhebung und Datenmaterial

Insgesamt sind für die empirische Untersuchung der vorliegenden Arbeit 16 genetische Beratungsgespräche erhoben und zwölf Interviews mit humangenetischen Ärzten geführt worden – und zwar zwischen den Monaten

168 Auf eine detaillierte Darstellung der Methode, ihrer methodologischen Begründung und ihrer Generalisierungslogik wird daher verzichtet. Siehe hierzu Oevermann et al. 1979; Oevermann 1981, 1983, 1986, 2000a, 2001a, 2002b; einführend auch Wernet 2000. Um die Nachvollziehbarkeit der Analysen zu gewährleisten, wird immerhin das konkrete Vorgehen der objektiven Hermeneutik in Kapitel 4.1.2 skizziert.

169 Siehe nur Bora 1994; Schneider 1995, 2004, 2008 und die entsprechenden Beiträge in Sutter 1997. Beispiele für größere Studien, in denen sowohl systemtheoretisch als auch objektiv-hermeneutisch gearbeitet wird, sind etwa Bora 1999; Buchholz 2008; Dickel 2011; Mölders 2011; Torka 2009.

August 2007 und Dezember 2008. Die genetischen Beratungsgespräche fanden in entsprechenden ärztlichen Einrichtungen in vier verschiedenen Großstädten zweier deutscher Flächenländer statt. In diesen beiden Bundesländern – allerdings in insgesamt fünf verschiedenen Großstädten – üben auch alle interviewten Humangenetiker ihren Beruf aus.[170]

Die Auswahl der *genetischen Beratungsgespräche* richtete sich nach einer Reihe von Kontrastkriterien: So stehen in einigen Gesprächen neurodegenerative Erkrankungen im Fokus (Chorea Huntington, spinocerebelläre Ataxie) – Krankheiten, auf die gegebenenfalls prädiktiv-deterministisch getestet wird und bei denen derzeit keinerlei therapeutische oder präventive Handlungsmöglichkeiten bestehen (vgl. Kap. 2.1.1). In anderen Gesprächen geht es dagegen um erbliche Tumorerkrankungen (Brust- und Eierstockkrebs, Dickdarmkrebs) – Krankheiten, auf die gegebenenfalls prädiktiv-probabilistisch getestet wird und bei denen sehr wohl präventive bzw. therapeutische Handlungsmöglichkeiten bestehen (vgl. Kap. 2.1.1). Außerdem sind einige (wenige) Beratungsgespräche in der niedergelassenen Praxis einer Fachärztin für Humangenetik durchgeführt worden, die anderen hingegen in universitären Einrichtungen (Institut für Humangenetik bzw. Universitätsklinikum; vgl. Kap. 2.2.1). Schließlich werden manche Beratungsgespräche von Ärztinnen, andere von Ärzten geführt, und auch auf Seiten der Klienten sind beide Geschlechter vertreten.

Darüber hinaus wurde versucht, möglichst vollständige Beratungsprozesse zu erheben, das heißt zum Beispiel in den Fällen, in denen ein prädiktiver Gentest durchgeführt worden ist, auch das jeweilige Gespräch der Befundmitteilung (vgl. Kap. 2.2.1). Deshalb finden sich unter den 16 genetischen Beratungsgesprächen nicht nur Erstgespräche, also Gespräche, in denen der Klient den humangenetischen Arzt erstmalig aufsucht, sondern auch Befundmitteilungen sowie zusätzliche Beratungsgespräche. In manchen Fällen erbrachte der prädiktive Gentest einen negativen, in anderen einen positiven Befund. Nicht zuletzt wurde dafür Sorge getragen, dass auch Beratungsfälle erhoben worden sind, in denen es überhaupt nicht zu einem (prädiktiven) Gentest kommt.

Die 13 genetischen Beratungsgespräche, die an universitären Einrichtungen durchgeführt wurden, sind mit einem digitalen Aufnahmegerät aufgezeichnet worden. Der jeweilige Klient wurde vor dem Beratungsgespräch

170 Auf genauere Angaben muss hier aus Gründen der Anonymisierung verzichtet werden, teilweise wäre mit der Ortsangabe die jeweilige Einrichtung bzw. der (zum Teil einzig) praktizierende Arzt bereits bestimmt.

über das Forschungsprojekt informiert und erklärte (schriftlich) sein Einverständnis zu der Tonaufnahme. Zusammen hat das so erhobene Tonmaterial eine Länge von knapp elf Stunden. Anwesend waren hier immer nur Berater und Klient(en). Bei den drei genetischen Beratungsgesprächen, die in einer niedergelassenen Arztpraxis stattfanden, wurde mir dagegen eine Tonaufnahme nicht gestattet. Stattdessen sind diese Beratungsgespräche teilnehmend beobachtet und entsprechende Beobachtungsprotokolle erstellt worden. Zieht man die Zeitspanne für die etwaige Entnahme einer Blutprobe für den Gentest ab, dauerten die so erhobenen 16 genetischen Beratungsgespräche im Durchschnitt circa 45 Minuten (vgl. Kap. 2.2.1): Das längste Gespräch war ein Erstgespräch und dauerte in etwa eineinhalb Stunden; das kürzeste Gespräch dauerte in etwa acht Minuten, hier wurde ein negativer Gentestbefund mitgeteilt. Die Gespräche in der niedergelassenen Praxis waren übrigens keineswegs kürzer als die Gespräche an den universitären Einrichtungen, sondern dauerten ebenfalls circa 40 bis 45 Minuten.

In einem der Beratungsgespräche, die in der niedergelassenen Arztpraxis durchgeführt wurden, lag der Fokus wider Erwarten auf einer zukünftigen Pränataldiagnostik, während eine prädiktive Gendiagnostik überhaupt keine Rolle spielte (vgl. Kap. 2.1.1). Es wurde daher nicht weiter berücksichtigt – ganz im Gegensatz zu solchen Beratungsgesprächen, in denen zwar der Klient schon einmal erkrankt war, es also letztlich um eine genetische Differentialdiagnostik ging, aber durchaus die prädiktive Aussagekraft des Gentests im Fokus stand und auch eine prädiktive Gendiagnostik in Bezug auf die Kinder des Klienten diskutiert wurde. In den folgenden Abschnitten des Kapitels 4 wird also auf insgesamt 15 genetische Beratungsgespräche Bezug genommen. Sie wurden von fünf verschiedenen humangenetischen Ärzten durchgeführt (vier Frauen, ein Mann). Für eine rekonstruktive Analyse, wie sie für die Zwecke der vorliegenden Arbeit erforderlich ist (vgl. Kap. 4.1.2), kommen freilich nur die auditiv aufgezeichneten Beratungsgespräche in Betracht. Die teilnehmend beobachteten Gespräche können nur ergänzend herangezogen werden.

Bei der Auswahl der humangenetischen Ärzte, mit denen ein *Interview* geführt wurde, spielte ein Teil der genannten Kontrastkriterien ebenfalls eine Rolle: So sind unter den zwölf befragten Ärzten acht Frauen und vier Männer. Die meisten sind an universitären Einrichtungen beschäftigt (neun), interviewt wurden aber auch niedergelassene Ärzte (drei). Zudem sind manche der Befragten erst seit ein paar Jahren in der Humangenetik tätig und noch dabei, die Weiterbildung zum Facharzt für Humangenetik zu absolvieren (vgl. Kap. 2.3.1 und 2.3.3); sie weisen ein entsprechend jüngeres Alter auf. Andere hingegen haben schon sehr viele Jahre Berufserfahrung (in der Humangenetik) und entsprechende Zusatzqualifikationen längst erworben; sie weisen ein entsprechend höheres Alter auf. Zur letzteren Gruppe gehören freilich auch die drei niedergelassenen Ärzte (zwei Frauen, ein Mann) sowie zwei Humangenetiker (eine Frau, ein Mann), die als Professoren jeweils einem universitären Institut vorstehen.

Darüber hinaus wurden alle die humangenetischen Ärzte interviewt, welche die 16 Beratungsgespräche durchgeführt haben. Die insgesamt zwölf Interviews sind mit einem digitalen Aufnahmegerät aufgezeichnet worden. Allerdings ging die Aufnahme des zuletzt geführten Interviews durch einen technischen Defekt verloren. Unmittelbar im Anschluss des Gesprächs wurde deshalb ein Erinnerungsprotokoll erstellt. Zusammen hat das Tonmaterial der (elf) Interviews eine Länge von über acht Stunden. Im Durchschnitt dauerten alle zwölf Interviews circa 47 Minuten, im Einzelnen zwischen etwa 30 und 70 Minuten.

Bei dem Interview mit einem der erwähnten Institutsdirektoren stellte sich heraus, dass dieser sein letztes genetisches Beratungsgespräch zu Beginn der 1980er Jahre durchgeführt hat. Da seine unmittelbaren Praxiserfahrungen erstens schon so lange zurückliegen, sich zweitens das bis heute geltende psycho(soziobio)logische Paradigma humangenetischer Beratung in den 1980er Jahren überhaupt erst entwickelte und drittens die hier interessierende prädiktive Gendiagnostik erst seit Beginn der 1990er Jahre im Rahmen genetischer Beratung eingesetzt wird (vgl. Kap. 2.2.1), der befragte Humangenetiker also noch kein einziges *prädiktives* genetisches Beratungsgespräch durchgeführt hat, wurde sein Interview nicht weiter berücksichtigt. In Kapitel 4.5, in dem die Interviews im Mittelpunkt stehen, wird folglich auf insgesamt elf Interviews Bezug genommen. Auch hier gilt selbstverständlich, dass nur die auditiv aufgezeichneten Gespräche für eine rekonstruktive Analyse in Betracht kommen (vgl. Kap. 4.1.2). Das per Erinnerung protokollierte Interview kann nur ergänzend herangezogen werden.

Die Interviews wurden als nicht-standardisierte, *offene Interviews* geführt.[171] Festgelegt waren nur drei (grobe) Themenblöcke, die in jedem Gespräch angesprochen werden sollten, gegebenenfalls mittels einer ent-

171 Für eine Einführung zu dieser Befragungsform und der Art ihrer Gesprächsführung siehe etwa Hopf 2000 bzw. Hermanns 2000 und Froschauer & Lueger 2003.

sprechenden Einstiegsfrage. Ansonsten folgte das Gespräch weitgehend organisch den thematischen Schwerpunkten, die die Befragten in ihren (ersten) Antworten selbst setzten. Gleich zu Beginn wurde nach dem beruflichen Werdegang gefragt. Ziel war es hier zu eruieren, was die Befragten dazu bewegt hat, Medizin zu studieren und sich in Richtung der (wissenschaftslastigen) Humangenetik zu spezialisieren, und welche Relevanzen bei ihren beruflichen Entscheidungen und in ihrem beruflichen Alltag eine Rolle spiel(t)en, wie also ihr berufliches Selbstverständnis aussieht. Zu diesem Zweck wurden die Humangenetiker auch gefragt, ob sie sich eher als Arzt oder als Wissenschaftler sehen. Da die genetische Beratung in diesem Zusammenhang nicht zwangsläufig im Vordergrund stehen muss, um also zu vermeiden, dass die Schilderung des beruflichen Werdegangs durch die Thematisierung der genetischen Beratungspraxis gewissermaßen gefiltert wird, wurde dieser Themenkomplex gleich als erstes angesprochen. Es folgte der bei Weitem umfangreichste Teil der Interviews zu den Praxiserfahrungen der befragten Ärzte mit der (prädiktiven) genetischen Beratung. Hier war das Ziel, möglichst reichhaltige Praxisbeschreibungen und Fallschilderungen zu generieren, um beispielsweise herauszufinden, worin die Ärzte die zentralen Aufgaben und Anforderungen in der Beratung sehen, welches in ihren Augen die Schwierigkeiten der Beratung sind oder wie sie ihre Klienten sehen bzw. positionieren. Abschließend wurden die Humangenetiker nach der Bedeutung der Leitlinien zur genetischen Beratung (vgl. Kap. 2.3.2 und 2.3.3) für ihre eigene Beratungspraxis gefragt, schließlich handelt es sich hier um ein zentrales (Professions-)Dokument der beiden humangenetischen Fachverbände (vgl. Kap. 2.3.1). Direkt angesprochen wurde gegebenenfalls auch das Prinzip der Nichtdirektivität (vgl. Kap. 2.2.3 und 3.3.2). Allerdings war dies nur selten notwendig, weil die befragten Ärzte das Konzept der nichtdirektiven Beratung im Laufe des Gesprächs in der Regel von sich aus thematisierten.

Zum Datenmaterial der Untersuchung gehören neben den genetischen Beratungsgesprächen und den Interviews auch diverse *Dokumente*. Hierbei handelt es sich zum einen um die gerade erwähnten Leitlinien zur genetischen Beratung, und zwar in der Fassung von 1996 (BVmedgen & GfH 1996; vgl. Kap. 2.3.2).[172] Zum anderen wurde mir von einem universitären Institut die Kopie einer fallkonkreten humangenetischen Stellungnahme zur Verfügung gestellt, die dem Klienten nach dem Erstgespräch und der

172 Die neuere, nur wenig veränderte Fassung vom 27. September 2007 (GfH & BVDH 2007) war zum Zeitpunkt der Analyse noch nicht erschienen.

Befundmitteilung in Form eines dreiseitigen Beratungsbriefes zugeschickt wurde (vgl. Kap. 2.2.1). Da auch jene beiden Beratungsgespräche auditiv aufgezeichnet worden sind, liegt ein – mit Erstgespräch, Befundmitteilung und Beratungsbrief – gewissermaßen kompletter prädiktiver genetischer Beratungsfall (zu erblichem Dickdarmkrebs) vor. Zwei weitere universitäre Einrichtungen stellten mir jeweils eine (Brief-)Vorlage für derartige Stellungnahmen mit entsprechenden Textbausteinen zur Verfügung. Im einen Fall bezieht sie sich auf erblichen Brust- und Eierstockkrebs, im anderen Fall auf eine bestimmte Form der spinocerebellären Ataxie (SCA3).

Bevor in Kapitel 4.1.2 das Verfahren der objektiven Hermeneutik, mit dem das gerade vorgestellte Datenmaterial ausgewertet wurde, skizziert werden soll, wollen wir – als Hintergrund für die nachfolgenden Analysen und zur besseren Einordnung der in den prädiktiven genetischen Beratungsgesprächen verhandelten Problematik – einen Blick auf diejenigen Krankheitsbilder werfen, die im Fokus der erhobenen Beratungsgespräche stehen. Das sind zum einen die neurodegenerativen Erkrankungen der spinocerebellären Ataxie und der Chorea Huntington und zum anderen die erblichen Tumorerkrankungen Dickdarmkrebs und Brustkrebs:

Zwar sind verschiedene Formen der spinocerebellären Ataxie bekannt, im erhobenen Datenmaterial kommt jedoch nur die sogenannte *spinocerebelläre Ataxie vom Typ 3* (SCA3) vor, die auch als Machado-Joseph-Krankheit bezeichnet wird. Sie führt zur Zerstörung von Nervenzellen in bestimmten Bereichen des Rückenmarks und des Gehirns, insbesondere des Kleinhirns, und ist derzeit weder heil- noch verhinderbar. Charakteristische körperliche Symptome sind etwa Störungen in der Koordination von Bewegungsabläufen, Gleichgewichtsstörungen, Augenmuskellähmungen, Sprech- und Schluckstörungen. Ausprägung und Verlauf der Erkrankung sind allerdings sehr variabel. In den meisten Fällen treten erste Krankheitsanzeichen zwischen dem 30. und dem 45. Lebensjahr auf. Die SCA3 führt oft, aber nicht immer dazu, dass die Betroffenen im späteren Leben auf einen Rollstuhl angewiesen sind und/oder bettlägerig und damit pflegebedürftig werden. Die der SCA3 zugrunde liegende Genveränderung, welche in einer zu hohen Anzahl von Wiederholungen bestimmter Erbbausteine besteht, folgt einem autosomal-dominanten Erbgang, das heißt, Kinder einer betroffenen Person erben die Anlage in durchschnittlich 50 Prozent der Fälle. *Wenn* sie die Genveränderung geerbt haben, werden sie die Erkrankung der SCA3 allerdings mit an Sicherheit grenzender Wahrscheinlichkeit im Laufe ihres Lebens entwickeln (nahezu vollständige Penetranz; vgl. Kap. 2.1.1).

Die *Chorea Huntington* (CH) – auch als Morbus Huntington, Huntingtonsche Krankheit oder erblicher Veitstanz bezeichnet – führt ebenfalls zur Zerstörung von Nervenzellen in bestimmten Gehirnbereichen und ist genauso wenig heil- oder verhinderbar wie die SCA3. Erste Krankheitsanzeichen sind unwillkürliche Bewegungsabläufe, Koordinationsstörungen, innere Unruhezustände oder eine depressive Grundstimmung. Sie treten gewöhnlich im Alter von 35 bis 45 Jahren auf, vereinzelt aber auch schon im Kindes- oder erst im Greisenalter. Die Symptomatik verstärkt sich im Verlauf der Erkrankung bis hin zum vollständigen Verlust der motorischen Kontrolle und der intellektuellen Fähigkeiten. 15 bis 20 Jahre nach Krankheitsbeginn tritt zumeist der Tod ein. Auch die der Chorea Huntington zugrunde liegende Genveränderung besteht in einer zu hohen Anzahl an Wiederholungen bestimmter Erbausteine und folgt ebenfalls einem autosomal-dominanten Erbgang. Wer sie geerbt hat, wird mit an Sicherheit grenzender Wahrscheinlichkeit irgendwann in seinem Leben erkranken (nahezu vollständige Penetranz).

Dickdarmkrebs ist die zweithäufigste tumorbedingte Todesursache in der mitteleuropäischen Bevölkerung und die dritthäufigste Krebserkrankung in Deutschland. Bei etwa fünf Prozent der Patienten liegt eine der heute bekannten erblichen Formen vor. Zu diesen gehört auch der im erhobenen Datenmaterial relevante *erbliche Dickdarmkrebs ohne Polyposis* (HNPCC)[173], auch Lynch-Syndrom genannt. Über die Generationen einer von HNPCC betroffenen Familie finden sich in der Regel zahlreiche Krebserkrankungen. Der Tumorentstehung liegen hier Veränderungen in den DNA-Reparaturgenen zugrunde (vgl. Kap. 2.1.1). Für HNPCC-Anlageträger besteht ein Risiko von 70 bis 80 Prozent, im Laufe ihres Lebens an Dickdarmkrebs zu erkranken (unvollständige Penetranz), wobei dies schon in vergleichsweise jungen Lebensjahren (d.h. vor dem 50. Lebensjahr) und wiederholt geschehen kann. Darüber hinaus können Tumore auch in anderen Organen wie Magen, Gebärmutter, ableitende Harnwege, Dünndarm oder an der Haut auftreten. Entsprechend dem gegenüber der Allgemeinbevölkerung deutlich erhöhten Krebsrisiko wird Anlageträgern in der Regel empfohlen, ab dem 25. Lebensjahr diverse Früherkennungs- und Vorsorgeuntersuchungen wahrzunehmen, denn je früher ein Tumor

173 HNPCC ist die Abkürzung für »Hereditary Non-Polyposis Colorectal Cancer«.

entdeckt wird, desto besser sind die Heilungschancen. Auch die Anlage für HNPCC folgt einem autosomal-dominanten Erbgang, die Wahrscheinlichkeit, dass das Kind eines Betroffenen die Anlage erbt, liegt also bei 50 Prozent.

Brustkrebs schließlich ist in der mitteleuropäischen Bevölkerung die häufigste Krebserkrankung bei Frauen. Etwa jede zehnte Frau erkrankt im Laufe ihres Lebens an Brustkrebs. In fünf bis zehn Prozent der Fälle ist die Erkrankung genetisch bedingt. Für diesen familiären oder *erblichen Brustkrebs* (BK) werden unter anderem Veränderungen in den mit BRCA1 und BRCA2 benannten (Tumorsupressor-)Genen verantwortlich gemacht, die in Kontrollmechanismen von Zellwachstum und Zellteilung eingebunden sind.[174] Für Frauen, die eine derartige Genmutation geerbt haben, besteht ein Risiko von bis zu 80 Prozent, im Laufe ihres Lebens an Brustkrebs zu erkranken, aber auch ein erhöhtes Risiko von bis zu 60 Prozent, irgendwann an Eierstockkrebs zu erkranken (unvollständige Penetranz; vgl. Kap. 2.1.1). Im Zusammenhang mit den Genen BRCA1 und BRCA2 wird daher oft von familiärem bzw. erblichem Brust- *und* Eierstockkrebs gesprochen (siehe Gerhardus et al. 2005a). Häufig tritt eine Erkrankung in relativ jungen Lebensjahren auf (vor dem 45. Lebensjahr), und auch das Wiederholungsrisiko ist bei Mutationsträgerinnen erhöht. Darüber hinaus kommt es in den betroffenen Familien vor, dass – entgegen alltagsweltlicher Vermutungen – auch Männer an Brustkrebs erkranken. Entsprechend dem gegenüber der Allgemeinbevölkerung deutlich erhöhten Krebsrisiko wird Anlageträgerinnen in der Regel ein intensives Früherkennungsprogramm empfohlen. Auch prophylaktische Operationen wie Mastektomie (Entfernung des Brustdrüsengewebes) bzw. Ovarektomie (Entfernung der Eierstöcke) sind möglich und reduzieren nach humangenetischem Kenntnisstand das Erkrankungsrisiko. Die BRCA1- und BRCA2-Mutationen folgen – wie alle anderen besprochenen Genveränderungen auch – einem autosomal-dominanten Erbgang, die Anlage wird also in 50 Prozent der Fälle an die Nachkommen weitergegeben.

Im Folgenden soll nun – wie angekündigt – das Verfahren der objektiven Hermeneutik skizziert werden, mit dem das vorgestellte Datenmaterial ausgewertet wurde.

---

174 BRCA steht für »Breast Cancer«. Beide Gene werden auch gerne als »Brustkrebsgene« bezeichnet.

4.1.2 Datenauswertung: das Verfahren der objektiven Hermeneutik

Im Zentrum des objektiv-hermeneutischen Verfahrens steht die *Sequenzanalyse* (vgl. Oevermann 2001a: 30ff.). Sie geht von der Sequenzialität allen sinnhaften Geschehens aus und hat die Rekonstruktion von Fallstrukturen zum Ziel. Das meint Folgendes: Jede Äußerung impliziert grundsätzlich eine ganze Bandbreite an möglichen Anschlüssen, realisiert wird jedoch immer nur eine dieser Optionen. Für die Anschlussselektion gilt dasselbe, auch sie selbst eröffnet einen (neuen) Raum von Möglichkeiten, aus dem sequenziell wiederum nur eine selektiert wird.

»An jeder Sequenzstelle eines Handlungsverlaufs wird also einerseits aus den Anschlußmöglichkeiten, die regelgemäß durch die vorausgehenden Sequenzstellen eröffnet wurden, eine schließende Auswahl getroffen, und andererseits ein Spielraum zukünftiger Anschlußmöglichkeiten eröffnet.« (ebd.: 31)

Der Begriff der Sequenzialität zielt demnach nicht einfach auf ein zeitliches Nacheinander, sondern auf eine Sequenz von Selektionen, die für sich je kontingent sind, also immer auch anders möglich gewesen wären. Strukturen sind dann Muster der Verknüpfung derartiger Selektionen. Das heißt, die »Kette solcher Selektionsknoten ergibt die konkrete Struktur des Gebildes« (Oevermann 1991: 270). Die je konkrete *Fallstruktur* erschließt sich also aus der spezifischen Relation zwischen den in der analysierten Sequenz aufeinander verweisenden Selektionen.

Nun manifestieren sich aber in einem zu analysierenden Text bzw. Protokoll immer mehrere Fallstrukturen. So können beispielsweise die genetischen Beratungsgespräche im Hinblick auf das Klientenproblem und seine Erfassung und Behandlung durch den Arzt analysiert werden (vgl. Kap. 3.3.3), aber auch im Hinblick auf das Arzt- und Medizinbild der Klienten oder im Hinblick auf die Beziehungsstruktur von Ehepaaren, die zur Beratung kommen. Im Vorfeld einer konkreten Analyse muss deshalb immer erst die sie leitende Fragestellung – die *Fallfrage* – festgelegt werden. Sie bestimmt, was überhaupt als Fall gelten soll.

Die Rekonstruktion der im Text gegebenen (Sinn-)Strukturen beginnt dann mit der *extensiven Sinnauslegung* der ersten (später: der jeweiligen) protokollierten Äußerung. Dies geschieht praktisch dadurch, dass »Geschichten« von verschiedenen Situationen bzw. Kontexten erzählt werden, in denen die vorliegende Äußerung gut vorkommen könnte, also als eine situationsangemessene, wohlgeformte erscheint (vgl. Oevermann 1983: 236f.). Der tatsächliche Kontext der Äußerung ist dabei auszublenden, denn es geht hier um die Explikation ihrer *allgemeinen* Geltungsbedingungen. Anschließend werden die generierten »Geschichten« nach Gemeinsamkeiten und Unterschieden abgeklopft, entsprechend gruppiert und zu Lesarten verdichtet. Erst in einem nächsten Schritt werden die Lesarten mit den tatsächlichen Kontextbedingungen der analysierten Äußerung verglichen. Dieser Schritt ist insbesondere dann instruktiv, wenn der faktische Äußerungskontext nach der Lesartenbildung überraschend erscheint.

Bei dem beschriebenen Vorgehen ist eine Reihe von *Prinzipien der objektiv-hermeneutischen Textinterpretation* in Anschlag zu bringen (vgl. hierzu Wernet 2000: 21ff.). Das Prinzip der Kontextfreiheit ist bereits angedeutet worden: Vorgängiges Wissen über den spezifischen Kontext bzw. Fall, das nicht aus der Analyse selbst gewonnen worden ist, darf immer erst nach einer kontextunabhängigen Bedeutungsexplikation einbezogen werden.[175] Gemäß dem Prinzip der Wörtlichkeit ist der zu interpretierende Text auch bei etwaigen Widersprüchlichkeiten oder vermeintlichen (Sprech-)Fehlern wörtlich und in diesem Sinne »ernst« zu nehmen. Das Prinzip der Extensivität verlangt die Berücksichtigung *aller* Textelemente, also auch derjenigen, die auf den ersten Blick unwichtig oder irrelevant erscheinen mögen. Es bezieht sich zudem auf die Bildung von Lesarten, die ebenfalls extensiv, das heißt möglichst erschöpfend erfolgen soll. Das Prinzip der Sparsamkeit schließlich besagt, dass nur solche Lesarten erlaubt sind, die ohne umständliche Zusatzannahmen auskommen und von der zu analysierenden Äußerung auch tatsächlich gedeckt sind.

Die Kombination von extensiver Sinnauslegung einer jeden Äußerung bzw. Sequenzstelle mit dem weiter oben skizzierten sequenzanalytischen Vorgehen (Prinzip der Sequenzialität) ermöglicht dann sukzessive die Bildung einer Hypothese über die Fallstruktur des Textes. Ist diese *Fallstrukturhypothese* hinreichend gesättigt und klar konturiert, kann das Tempo der Analyse beschleunigt und der weitere Text gezielt nach Stellen durchsucht werden, welche die Fallstrukturhypothese modifizieren oder gar falsifizieren. Solche Stellen sind dann gegebenenfalls wieder einer Feinanalyse der beschriebenen Art zu unterziehen. Im Ergebnis liegt eine vollständige Rekonstruktion der Fallstruktur vor.

Für die empirische Untersuchung der vorliegenden Arbeit sind insgesamt zehn extensive (Sequenz-)Analysen in der dargelegten Verfahrensweise durchgeführt worden. Die Auswahl aus dem in Kapitel 4.1.1 vorge-

175 Oevermann (2001a: 41) nennt dies die methodisch kontrollierte Herstellung künstlicher Naivität.

stellten Datenmaterial erfolgte nach dem Kriterium des maximalen Kontrastes (vgl. dazu Oevermann 2002b: 18). Da Datenerhebung und -analysen einander weitgehend begleiteten, wurde sie freilich nicht komplett im Vorfeld der ersten extensiven Analyse, sondern sukzessive bestimmt. Das heißt, welches Material als nächstes zu analysieren (bzw. zu erheben) war, wurde auch auf Grundlage der Ergebnisse der vorangegangenen Analyse entschieden. Nur die Tonaufnahmen der Beratungsgespräche und Interviews, die für eine extensive Analyse in die engere Wahl kamen, wurden transkribiert (und dabei anonymisiert). Diese Transkripte bildeten dann das Material für die Sequenzanalysen.

Extensiv analysiert wurden vier (prädiktive) genetische Beratungsgespräche, vier Interviews und zwei Dokumente. Bei den Beratungsgesprächen handelt es sich um drei Erstgespräche von jeweils verschiedenen Beratern zu erblichem Dickdarmkrebs (GB HNPCC 1), zur spinocerebellären Ataxie vom Typ 3 (GB SCA3) bzw. zu erblichem Brustkrebs (GB BK 1) sowie um eine Befundmitteilung (GB HNPCC 3; positiver Gentestbefund).[176] Bei den Interviews handelt es sich in einem Fall um das Gespräch mit einer niedergelassenen Ärztin (INT 6), in den anderen drei Fällen um Gespräche mit Humangenetikern, die an universitären Einrichtungen beschäftigt sind (INT 1; INT 4; INT 10).[177] Von den Dokumenten extensiv analysiert wurden schließlich die Leitlinien zur genetischen Beratung und der fallkonkrete Beratungsbrief (vgl. Kap. 4.1.1).

Weitere extensive Analysen erwiesen sich als verzichtbar: Das übrige relevante Datenmaterial (vgl. Kap. 4.1.1) wurde noch einmal gesichtet und gründlich nach Stellen durchsucht, die den kumulierten Befunden der zehn Analysen möglicherweise widersprechen oder etwas strukturell Neues hinzufügen. Letztlich bestätigten sich die Befunde aber nur, so dass sich die anhand der zehn extensiven Analysen rekonstruierten Strukturen der prädiktiven genetischen Beratungspraxis problemlos auf das gesamte vorliegende Datenmaterial hin generalisieren lassen. Darüber hinaus wurde eine

176 Die Kürzel dienen der Identifikation der einzelnen Beratungsgespräche, »GB« meint dementsprechend »genetische Beratung«. An zweiter Stelle ist die Abkürzung der im Fokus des Gesprächs stehenden Erkrankung angegeben: »CH« steht für Chorea Huntington, »SCA3« für spinocerebelläre Ataxie vom Typ 3, »HNPCC« für erblichen Dickdarmkrebs, »BK« für erblichen Brustkrebs (vgl. Kap. 4.1.1). Sind zu derselben Erkrankung mehrere Beratungsgespräche im Datenmaterial vorhanden, findet sich an dritter Stelle noch eine entsprechende Nummer.

177 Analog zur vorangegangenen Fußnote dienen die Kürzel der Identifikation der einzelnen Interviews: »INT« steht für »Interview«, es folgt eine entsprechende Nummer.

Vielzahl von solchen Stellen auffällig, in denen die Befunde der extensiven Fallanalysen besonders prägnant zum Ausdruck kommen. Darin liegt der Grund, weshalb in den Kapiteln 4.3, 4.4 und 4.5 auf das gesamte (relevante) Datenmaterial Bezug genommen wird.

Dass im Rahmen der vorliegenden Arbeit nicht alle zehn extensiven und entsprechend umfangreichen Analysen dargestellt werden können, versteht sich von selbst. Andererseits erscheint es aus Gründen der Transparenz und intersubjektiven Überprüfbarkeit der Ergebnisfindung auch nicht vertretbar, einfach nur die Befunde der Analysen zu präsentieren. Im Folgenden wird deshalb ein mittlerer Weg versucht: Im nächsten Kapitel 4.2 soll exemplarisch die extensive Analyse eines prädiktiven genetischen Beratungsgesprächs möglichst umfassend dargestellt, also eine vollständige sequenzanalytische Fallrekonstruktion durchgeführt werden.[178] Zu diesem Zweck wurde ein Fall ausgewählt (GB SCA3), in dem sich viele zentrale Befunde der gesamten empirischen Untersuchung besonders deutlich manifestieren. Mit dieser Vorgehensweise wird dreierlei ermöglicht: Erstens kann zumindest ein prädiktives genetisches Beratungsgespräch (nahezu) in seiner Gesamtgestalt präsentiert werden, zweitens lässt sich das oben skizzierte Verfahren der objektiv-hermeneutischen Sequenzanalyse beispielhaft veranschaulichen, und drittens kann die Rekonstruktion zentraler Strukturen der prädiktiven genetischen Beratungspraxis besser – weil anhand einer konkreten Fallanalyse – nachvollzogen werden. Hingegen werden in den anschließenden Kapiteln 4.3, 4.4 und 4.5 in der Regel keine Analysen mehr dargestellt, sondern zum einen die bis dahin gewonnenen Befunde durch Belege aus dem übrigen Datenmaterial zugleich bestätigt und ergänzt, zum anderen weitere zentrale Befunde der empirischen Untersuchung vorgestellt und ebenfalls mithilfe ausgewählter Stellen aus dem Datenmaterial belegt und illustriert. Damit bei allen Details nicht die großen Linien verloren gehen, werden am Ende jedes dieser Kapitel die wichtigsten Punkte in Form von kurzen Zusammenfassungen gebündelt (siehe Kap. 4.2.3, 4.3.4, 4.4.3 bzw. 4.5.5). Kapitel 4.6 schließlich fasst noch einmal die zentralen Befunde der gesamten empirischen Untersuchung zusammen.[179]

---

178 Bei aller Ausführlichkeit sind freilich auch hierfür erhebliche Abkürzungen vorzunehmen, schließlich geht es um die *zielführende* Darstellung der Ergebnisfindung einer rekonstruktiven Analyse und nicht um die Beschreibung oder das Protokoll des ursprünglichen, von vielerlei *Umwegen* geprägten Analyseprozesses.

179 Insgesamt bewegt sich Kapitel 4 ganz auf der empirischen Datenbasis der vorliegenden Untersuchung (vgl. Kap. 4.1.1). Die Generalisierbarkeit ihrer Befunde wird erst im nachfolgenden Kapitel 5 diskutiert.

4.2 Exemplarische Analyse eines genetischen Beratungsgesprächs

Bei dem im Folgenden zu analysierenden Protokoll handelt es sich um das Transkript eines auditiv aufgezeichneten prädiktiven genetischen Beratungsgesprächs zur spinocerebellären Ataxie vom Typ 3 (vgl. Kap. 4.1.1) zwischen einer Ärztin und einem Klientenpaar (GB SCA3). Wie in Kapitel 4.1.2 ausgeführt, muss im Vorfeld einer fallrekonstruktiven Sequenzanalyse zunächst bestimmt werden, was überhaupt als Fall gelten soll. Unseren professionalisierungstheoretischen Überlegungen in Kapitel 3.3.3 entsprechend formulieren wir gleich zwei Fallfragen. Die *erste Fallfrage* lautet: Mit welchem Problem kommen die Klienten zur genetischen Beratung? Die *zweite Fallfrage* lautet: Wie wird das Problem der Klienten von der Ärztin erfasst und behandelt? Dabei bedient die (erste) Fallfrage nach dem (behandlungsbedürftigen) Problem der Klienten auch unser unterscheidungs- und gesellschaftstheoretisches Interesse an der empirischen Praxis prädiktiver genetischer Beratung (vgl. Kap. 3.1.3 bzw. 3.2.3). Die (andere) gesellschaftstheoretisch inspirierte Frage, ob bzw. inwiefern sich die Kommunikationen dieser Gesprächspraxis an der Unterscheidung krank/gesund – dem binären Code des Gesundheitssystems – orientieren (vgl. Kap. 3.2.3), führen wir dagegen aus Darstellungsgründen nur im Hintergrund mit. Zu eindeutig sind hier die Evidenzen. Da die folgenden Ausführungen – dem Zweck dieses Kapitels 4.2 entsprechend (vgl. Kap. 4.1.2) – recht umfangreich ausfallen, sind in die Darstellung der Analyse jeweils ein Zwischenfazit zur ersten Fallfrage (Kap. 4.2.1) und zur zweiten Fallfrage (Kap. 4.2.2) eingefügt.

Wir beginnen die extensive Sequenzanalyse des vorliegenden prädiktiven genetischen Beratungsgesprächs (GB SCA3) mit der ersten protokollierten Äußerung. Da vor Einschalten des Aufnahmegerätes zunächst das Einverständnis der Klienten für die Tonaufnahme eingeholt bzw. bestätigt werden muss, wird es sich hierbei allerdings nicht um die (allererste) Begrüßungshandlung zwischen Ärztin und Klienten handeln. Die erste Sequenzstelle des Transkripts lautet denn auch:[180]

---

180 Die protokollierten Sprechbeiträge sind kursiv gesetzt. Für eine bessere Lesbarkeit wurden sie orthographischen Regeln weitgehend angepasst. Vor dem Beitrag ist der jeweilige Sprecher angegeben. »A« steht für die Ärztin, »M« für den Mann des Klientenpaares, »F« für die Frau des Klientenpaares. Die Zahlen in Klammern, die dem zitierten Sprechbeitrag folgen, bezeichnen die entsprechenden Zeilen des Transkripts. Die verwendeten

A: *Vielleicht wenn Sie als erstes nochmal also sagen, welche Fragen Sie haben, warum Sie hier sind, …* (Zeilen 3–4)

Die Ärztin[181] eröffnet das Gespräch mit einer an das Gegenüber gerichteten Aufforderung, den Grund seines Kommens zu schildern. Dies unterstellt, dass das Gegenüber die Ärztin nicht grund*los* aufgesucht hat. Es wird hier also keine rein diffuse Sozialbeziehung installiert (vgl. dazu Kap. 3.3.1), eine Antwort des Gegenübers wie »Ich wollte mal mit Ihnen plaudern!« oder »Ich kam grad so vorbei« käme für den Sprecher überraschend. Vielmehr wird ein konkretes *Anliegen* des Gegenübers erwartet. Dies wiederum macht nur Sinn, wenn man annimmt, dass es zumindest bestimmte Anliegen gibt, zu denen der Sprecher meint, etwas Wertvolles sagen oder beitragen zu können. Es wird hier also eine Erwartungserwartung kommuniziert: Der Sprecher erwartet, dass sein Gegenüber (berechtigterweise) erwartet, der Sprecher könne ihm bei einem bestimmten Anliegen irgendwie behilflich sein. Entsprechend sind Einstiegsfragen wie »Warum sind Sie hier?« oder »Was führt Sie zu mir?« oder auch expliziter »Wie kann ich Ihnen helfen?« typisch für professionelle (ärztliche) Praxen.

Das erwartete Anliegen des Gegenübers wird hier allerdings mit »Fragen« spezifiziert. Zwar wird diese Einschränkung im zweiten Anlauf zurückgenommen und damit der Raum der möglichen oder legitimen Anliegen geweitet, aber zuallererst erwartet die Ärztin, dass ihr Gegenüber Fragen hat und nicht etwa: Schmerzen, Forderungen oder Wünsche. Dabei sollen diese Fragen »als erstes« ausgesprochen werden. Das impliziert, dass mindestens zwei weitere Schritte vorgesehen sind. Wenn die Fragen nur gestellt werden sollen, damit sie daraufhin einfach beantwortet werden, würde der erste Schritt »Fragen stellen« nicht mit »als erstes« eingeleitet werden: »Sagen Sie als erstes, welche Fragen Sie haben, und dann werde ich diese beantworten.« Eine solche Konstruktion würde die Markierung mit »als erstes« überflüssig machen. Diese ist vielmehr nur dann sinnvoll, wenn neben dem Fragenbeantworten noch etwas Anderes, mindestens ein dritter Schritt vorgesehen ist (etwa Fragen der Ärztin, gemeinsame Diskussion, Untersuchungen). Dies ist auffällig und schränkt den Raum von

Transkriptionszeichen orientieren sich an den – ansonsten freilich auf eine viel detailgenauere Transkription zielenden – Konventionen des Gesprächsanalytischen Transkriptionssystems (GAT; vgl. Selting et al. 1998: 114f.) und sind am Ende des Buches aufgeführt.

181 Wir bezeichnen den Sprecher hier direkt als Ärztin, um die Sache *in der Darstellung* nicht unnötig zu verkomplizieren.

möglichen Kontexten, in denen diese Äußerung fallen könnte, weiter ein. Nicht nur, dass hier keine rein diffuse Sozialbeziehung installiert wird, auch Settings, in denen es allein um Fragen und Antworten geht (z.B. eine Auskunftsstelle), sind hier kaum mehr denkbar. Weder der Angestellte am Bahnhofsschalter noch der Verkäufer in einem Fachgeschäft noch der Professor in seiner Sprechstunde würde das Gespräch in der Regel beginnen mit »Sagen Sie als erstes, welche Fragen Sie haben, …«, obwohl Fragen in diesen Settings zweifellos eine große Rolle spielen. Mit dem folgenden Zusatz »warum Sie hier sind« scheiden diese Kontexte dann ohnehin aus. Durch die Fokussierung auf Fragen sind aber auch professionelle Kontexte wie ein psychotherapeutisches oder ein herkömmliches Arzt-Patient-Gespräch nicht mehr zu erwarten, jedenfalls nicht ohne Zusatzannahmen. Übrig bleibt nur der Kontext einer prinzipiell professionalisierungsbedürftigen Beratung, also einer Beratung, bei der es nicht nur um Fragen und Antworten geht. Die Ärztin installiert das Gespräch hier folglich als *Beratungsgespräch*.

Dabei wird dem Schildern des Anliegens bzw. der Fragen eine zentrale Bedeutung zugesprochen. Es soll »als erstes« geschehen, weitere Schritte sollen darauf aufbauen. Es scheint also eine Art standardmäßigen Ablauf des Beratungsgesprächs zu geben. Durch das »vielleicht« wird dieser weitere Ablauf allerdings als fakultativ markiert, das Gegenüber – im Folgenden: der Klient – könnte gegen diesen Vorschlag der Ärztin im nächsten Zug Einspruch erheben.[182] Indem hier ein noch weiter zu explizierender Ablauf angekündigt wird, wird außerdem zum Ausdruck gebracht, dass vom Klienten erstens nicht erwartet werden kann, dass er mit dem gewöhnlichen Ablauf eines solchen Gesprächs vertraut ist – auch dies spricht gegen ein herkömmliches Arzt-Patient-Gespräch – und dass es zweitens kein Gespräch sein wird, das schon nach ein paar Minuten beendet sein wird. Das mit der vorliegenden Eröffnung als Beratung installierte Gespräch wird folglich tendenziell als umfangreiche und für den Klienten außergewöhnliche Praxis gerahmt.

A: … *dann gucken wir in der Familie, wer hat welche Erkrankungen,* … (4–5)

182 Der mit »vielleicht«, »nochmal« und »also« etwas holprige Beginn ist möglicherweise dem von der Ärztin selbst und unmittelbar zuvor vorgenommenen Einschalten des Aufnahmegerätes geschuldet. Er bleibt allerdings ohne Effekte.

Dies ist der erwartete zweite Schritt des vorgeschlagenen Beratungsablaufs. Dabei handelt es sich offenbar nicht um die Antworten auf die Fragen des Klienten und auch nicht um etwas, was die Ärztin alleine unternimmt, sondern um eine gemeinsame Tätigkeit (»wir«). Zudem wird weiter eingeschränkt, worauf sich die Fragen bzw. das Anliegen des Klienten beziehen können, nämlich auf Familie und auf Krankheiten. Wenn man nicht die alles andere als sparsame Lesart bemühen will, dass der Sprecher eine solche Autorität (etwa eine Majestät) ist, dass Ärzte zu ihm kommen und dabei er das Gespräch bestimmt, dann muss es hier um die Familie des Zuhörers gehen. Welcher Art aber kann das Anliegen des Klienten sein, wenn als erste Beratungsmaßnahme seine Familienverhältnisse untersucht werden sollen? Denkbar wären immerhin Vermögens- und Erbschaftsangelegenheiten, Ahnenforschung, vielleicht noch eine spezielle Berufsberatung, die Familienkontexte berücksichtigt. Spätestens mit »wer hat welche Erkrankungen« scheiden allerdings auch diese Varianten aus. Wenn in dem hier eröffneten Beratungsgespräch Krankheiten in der Familie des Klienten eine solche Bedeutung zugeschrieben wird, ist nichts Anderes denkbar, als dass das Anliegen des Klienten und seine Fragen mit der Vererbung solcher (Familien-)Erkrankungen zu tun haben. Das hier protokollierte Gespräch ist folglich schon nach zwei Zügen als (umfangreiches und für den Klienten außergewöhnliches) genetisches Beratungsgespräch installiert, und zwar als eines, bei dem es hinsichtlich der Verwandten des Klienten jeweils um die Frage »krank oder gesund?« gehen wird. Dabei deutet sich mit der Ankündigung eines gemeinsamen, die (private) Familie des Klienten und deren Krankheiten betreffenden Tuns bereits ein hierfür notwendiges, für professionalisiertes Handeln generell charakteristisches Arbeitsbündnis zwischen Berater und Klient an (vgl. Kap. 3.3.1). Die folgende Sequenz kann vor diesem Hintergrund nicht mehr überraschen:

A: … *nehmen n Familienstammbaum auf, und dann gehen wir so in die Genetik n bisschen rein.* (5–7)

Der Hinweis auf die Erhebung eines Stammbaums präzisiert, wie das »in der Familie gucken« aussehen wird. Als dritter Schritt des vorgeschlagenen Ablaufs wird angekündigt, »n bisschen in die Genetik reinzugehen«. Dass die Genetik als die Lehre der (menschlichen) Vererbung im Gespräch eine Rolle spielen wird, kommt nach dem letzten Zug nicht unerwartet. In sie »reinzugehen« ist gleichwohl eine merkwürdige Formulierung. Die Genetik wird so als eine Räumlichkeit beschrieben, in die man »reingehen« und sich umschauen kann. Da man nicht nur »n bisschen« einen Raum betreten kann, sind hier wohl nicht die Räumlichkeiten der genetischen Abteilung einer Klinik angesprochen – in diese würde man auch nur »gehen« und nicht »reingehen« –, sondern die Genetik als Lehr- oder Wissens-»Gebäude«. Die Ärztin benennt damit nicht nur das Feld ihrer Expertise, sie kündigt auch an, dem Klienten als Laien einen Einblick in diese Expertise zu geben. Da diese erneut als gemeinsam deklarierte (»wir«) Tätigkeit als dritter Schritt des vorgeschlagenen Ablaufs beschrieben wird, scheint damit mehr angesprochen als ein paar Sätze zur Ursache einer Krankheit, wie sie vielleicht ein Hausarzt seinem Patienten gegenüber äußert. Vielmehr muss angenommen werden, dass die Ärztin diesem Expertise-Einblick eine wichtige Rolle bei der Bearbeitung des Anliegens ihres Klienten zuschreibt. Was diesem Zweck darüber hinaus dienen oder überhaupt auf diesen dritten Schritt folgen soll, erfahren wir nicht. Mit dem Expertise-Einblick allein kann es ja nicht getan sein, sonst wäre der zweite angekündigte Schritt der Stammbaumerhebung überflüssig. Es wird nicht gesagt »Und dann gebe ich Ihnen einen Ratschlag« oder »Und dann besprechen wir, was das für Sie bedeutet«. Dies kann von einem Beratungsgespräch aber durchaus erwartet werden. Insofern bleibt das Bild der genetischen Beratung hier selektiv und unvollständig. Es muss sich bei der Stammbaumerhebung und dem Genetik-Einblick also um diejenigen Bestandteile humangenetischer Beratung handeln, die für die Ärztin zum standardmäßigen Ablauf gehören und vom Klienten möglicherweise nicht erwartet werden, die also notwendig, dem Klienten aber womöglich unbekannt sind. Bedingung für beides ist im Übrigen, dass der Klient sein Anliegen schildert.

Zusammenfassend ist nach dieser eröffnenden Sequenz festzustellen, dass das genetische Beratungsgespräch von der Ärztin als ein eben solches eingerichtet wird. Die Ärztin erwartet ein Anliegen des Klienten, das mit Familie, Krankheit und Genetik zu tun hat, und schlägt eine bestimmte Abfolge von für sie notwendigen, vom Klienten womöglich nicht erwarteten gemeinsamen Schritten vor, auf die sich der Klient einlassen muss, wenn ihm geholfen werden soll. Damit ist ein typisch professionelles – weil auf stellvertretende Problembewältigung zielendes – Setting installiert. Eine solch präzise Rahmung des Gesprächs als genetisches Beratungsgespräch erfolgt freilich nicht immer. Wie wir noch sehen werden, kann die Eröffnung einer genetischen Beratung auch ganz anders aussehen (vgl. Kap. 4.4.1).

M: *Ja, also bei uns geht es darum ähm …* (8)

Zum ersten Mal ergreift das Gegenüber – der Klient – der Ärztin das Wort, wobei sofort klar wird, dass es sich hierbei um mindestens zwei Personen (»uns«) handelt. Mit »ja« markiert der Sprecher sein Einverständnis zur Situationsdeutung der Ärztin und damit auch seine Bereitschaft, der Aufforderung, den Grund seines Kommens zu schildern, nachzukommen. Die einleitenden Worte »bei uns geht es darum« lassen ein eher komplexes Anliegen erwarten, für dessen Schilderung ein einzelner Satz nicht ausreichen wird. Zudem wird das Anliegen als ein den anwesenden Klienten gemeinsames deklariert (»uns«), es betrifft nicht nur den Sprecher allein. Alles, was jetzt folgt, muss aus seiner Perspektive etwas mit diesem gemeinsamen Anliegen zu tun haben.

M: … *wir haben jetzt vor* <Ziffer> *Wochen geheiratet* … (8–9)

Die Klienten positionieren sich als frisch verheiratetes Ehepaar, und diese Eheschließung scheint zur Vorgeschichte des Anliegens zu gehören, durch sie erst ist etwas virulent geworden. Da der einleitenden Situationsdeutung der Ärztin nicht widersprochen wurde, dürfte sich das Anliegen allerdings nicht auf Scheidungswünsche, erste Eheprobleme (etwa des Zusammenlebens oder der Sexualität) oder durch die Ehe bedingte Finanzschwierigkeiten beziehen. Wenn die Ehe nicht ganz unvorbereitet und überstürzt geschlossen wurde, ist durch diese Einleitung vielmehr ein Anliegen erwartbar geworden, dass sich auf eigene Kinder, auf Familienplanung bezieht.

M: … *und - ja, planen halt ne Familie zu gründen.* (A: *M-hm?*) *Mein Vater hat ne genetische Erkrankung, nen Gendefekt -* … (A: *Ja …?*) (9–14)

In der Tat wird eine Familie nicht per Eheschließung sondern durch eigene Kinder gegründet. Offensichtlich hat das Paar also (noch) keine Kinder. Diese Familiengründung wird hier nicht als Wunsch, sondern als Plan, also als ein konkretes, zukünftiges Vorhaben kommuniziert, über das prinzipiell schon entschieden worden ist. Das hat etwas Technisch-Strategisches. Im Übrigen ist damit noch kein Anliegen oder Problem benannt. Entsprechend signalisiert die Ärztin aktives Zuhören, womit sie den Sprecher darin bestärkt fortzufahren.

Die zweite Information, die der Sprecher der Ärztin gibt, ist die, dass sein Vater einen »Gendefekt« hat. Wie »Krankheit« hat »Gendefekt« eine negative Konnotation, wobei beide Begriffe im Hinblick auf das Ausmaß der Bedrohung, das von ihnen ausgehen kann, abstrakt bleiben. Gleichwohl geht es hier nicht um eine neutrale Genveränderung, sondern um einen »Fehler«, ein »Kaputtsein«, ein »Nichtfunktionieren«, eben eine »Erkrankung«. Die Ärztin setzt auch nach dieser Information ein Zuhörsignal.

Aus den beiden Informationen »Familiengründungsplan« und »Gendefekt des Vaters« erschließt sich, um was es den Klienten nur gehen kann: um die Konsequenzen des »Gendefekts« für die geplante »Familiengründung«. Dabei bleiben die Ausführungen unkonkret und distanziert: Die Erkrankung des Vaters wird nicht benannt, der Akt der Familiengründung als Teil eines Plans verstanden.

M: … *und die Frage ist jetzt halt, inwieweit das Auswirkungen auf - ja - den Nachwuchs haben könnte.* (A: *Okay.*) (15–17)

Der Sprecher (im Folgenden: M) beschließt die insgesamt äußerst schlüssige Darstellung seines Anliegens mit der als Frage formulierten, gerade schon gezogenen Konklusion: Welche »Auswirkungen« könnte der Gendefekt des Vaters auf die »geplanten« Kinder haben? Damit bedient er tatsächlich die Erwartung der Ärztin, dass die Klienten mit Fragen zur Beratung kommen. Diese sind hier ganz offensichtlich an der richtigen Adresse: Ihr Anliegen dreht sich exakt um die von der Ärztin eingeführten Begriffe Familie, Krankheit und Genetik – mit der Präzisierung auf den eigenen »Nachwuchs«. Mit keinem Wort geht es M bisher um seine eigene Gesundheit, die durch den Gendefekt des Vaters ja ebenfalls gefährdet sein könnte. Seine zentrale Relevanz ist die Familienplanung, und diese ist ein gemeinsames Anliegen des Klientenpaares.

Man kann schon nach diesen wenigen Zügen sehen, wie sich das Gespräch an der Unterscheidung krank/gesund orientiert (vgl. Kap. 3.2.3): Wie von der Ärztin erwartet, geht es darum, ob bestimmte Familienmitglieder (der Vater, die Kinder) des Klienten krank oder gesund sind bzw. sein werden. Dabei wird der Gendefekt mit der Krankheit im Prinzip gleichgesetzt (»mein Vater hat ne genetische Erkrankung, nen Gendefekt«). Die Eheschließung der beiden Klienten bedingt für sich allein offensichtlich genauso wenig ein Problem wie die Tatsache der Erkrankung des Vaters von M. Virulent wird beides erst vor dem Hintergrund einer geplanten Familiengründung: Wird der »Nachwuchs« *gesund oder krank* sein?

Die Beobachtung einer gewissen Distanz von M zu seinem eigenen Anliegen verdichtet sich weiter: »Nachwuchs«, »Familiengründung«, »planen« oder »Auswirkung« sind eher technisch-distanzierte Ausdrücke, die keinerlei Authentizität vermitteln, das heißt irgendwelche Aussagen über das innere Erleben machen. Zwar gerät der Sprecher vor »Nachwuchs« und »planen« ins Stocken (»ja«), was auf eine gewisse Unsicherheit bei der Wortwahl hinweist, letztlich wird diese aber umso bewusster getroffen. Es wird nicht von »Kindern«, »Kinderwunsch« oder gar »Babies« gesprochen, man erfährt auch nicht, ob bzw. wie sehr die Klienten sich auf eigene Kinder freuen oder ob bzw. wie sehr sie eine Vererbung der Krankheit des Vaters fürchten. Die Klienten scheinen zwar wie erwartet eine Frage zu haben, aber von dieser und der Antwort eher wenig betroffen zu sein.

Obwohl die Frage bzw. das Anliegen der Klienten nun grob umrissen ist und die Ärztin nach ihrem »Okay« wieder die Gesprächsführung in die Hand nehmen könnte, scheint M noch nicht zufrieden mit seiner Schilderung, denn er redet weiter:

M: *Also wir sind vor gewisse - ja, wie soll man sagen ...?*
F: *Also wie - wie das zu vererben ist. Also wir haben das schon grob angeschnitten, als wir in* <A-Stadt> *in der Neurologie waren, und da hat man uns informiert, dass es halt so fünfzig-fünfzig die Chance ist, dass er das hat, wenn er das wiederum hat, wieder fifty-fifty die Chance ist, dass unsere Kinder das bekommen. Und uns geht's auf lange Sicht gesehen halt darum, dass wir ihn schon testen lassen, weil ich - oder weil wir halt einfach sagen, fünfzig-fünfzig ist uns die Chance, dass unsere Kinder das bekommen, das ist uns einfach zu groß.*
M: *Wenn ich den Gendefekt habe, möchten wir den nicht an unsere Kinder weitergeben.* (A: *Okay.*) *Ja, und darum - darum geht's eigentlich.* (18–32)

Die Ehefrau (F) nutzt die Wortfindungsschwierigkeiten ihres Mannes, um selbst das Wort zu ergreifen, und führt den begonnenen Satz von M fort, ungefähr in der Art »Wir sind vor gewisse Fragen gestellt, zum Beispiel wie das zu vererben ist«. Dies fügt dem bisher Gesagten nichts hinzu. In der Folge schildert F das Anliegen des Paares erneut, wird dabei allerdings deutlich konkreter: Die Klienten wollen M daraufhin »testen lassen«, ob auch er den Gendefekt hat oder nicht. Da wir bisher nichts von irgendwelchen Symptomen von M erfahren haben, würde es sich bei diesem Gentest um einen prädiktiven handeln (vgl. Kap. 2.1.1). Das Paar ist also keinesfalls so unbedarft, wie das nach den unkonkreten Ausführungen von M schien, der ganz allgemein nach den »Auswirkungen« des Gendefekts auf »den

Nachwuchs« fragte. Vielmehr positioniert F das Paar als vorinformiert (»grob angeschnitten«). »In der Neurologie« – diesmal die Räumlichkeiten einer Klinik-Abteilung und kein Lehr-»Gebäude« – haben sie erfahren, dass der offenbar zu einer neurologischen Krankheit disponierende Gendefekt des Vaters generell mit einer Wahrscheinlichkeit von 50 Prozent weitervererbt wird (vgl. hierzu Kap. 4.1.1). Auffällig ist, dass diese Wahrscheinlichkeit mit dem positiv konnotierten Wort »Chance« und nicht mit dem negativ konnotierten Wort »Risiko« bezeichnet wird, obwohl es doch ganz offensichtlich um ein unerwünschtes Ereignis geht (»dass er das hat«, »dass unsere Kinder das bekommen«, »zu groß«; vgl. die denkbare Formulierung »die Chance eine Krankheit zu bekommen«). Auch F geht mit dem Anliegen also eher distanziert um, wenngleich sie immerhin von »unseren Kindern« spricht. Dies betrifft auch den Gendefekt, der von F ebenfalls wie eine Krankheit, die man »bekommen« oder »haben« kann, behandelt wird, ohne dass eines der beiden konkret benannt würde (»das«). Dieser distanzierte, fast schon abgeklärte Umgang mit der möglichen Vererbung des Gendefekts zeigt sich auch in dem Entschluss, zu dem das Paar gekommen ist: Wenn M den Gendefekt von seinem Vater nicht geerbt hat, dann will das Paar eine Familie gründen; wenn M dagegen den Gendefekt geerbt hat, dann wollen die beiden auf eigene Kinder verzichten (»zu groß«, »nicht weitergeben«).

Auffällig ist, wie auch F das Paar als ein Handlungssubjekt positioniert (»wir«): Man hat »uns« informiert, »wir« wollen M (!) testen lassen, die Wahrscheinlichkeit einer Vererbung des Gendefekts an »unsere« Kinder ist »uns« zu groß usw. M bleibt sogar beim »wir«, wenn es um »seinen« Gendefekt geht: »möchten wir den nicht an unsere Kinder weitergeben«. Der Klient in diesem Beratungsgespräch ist also eindeutig das Paar. M ist zusätzlich als Test*objekt* relevant (»dass er das hat«, »wir *ihn* testen lassen«), Handlungs*subjekt* ist aber das gemeinsame »wir«. Nach wie vor spielt die Gesundheit von M keine Rolle.

Wenn den Klienten aber schon vollkommen klar ist, dass sie M »testen lassen« wollen, und sie auch schon wissen, welche Konsequenzen sie aus dem Testergebnis ziehen werden, kann man dann berechtigterweise davon sprechen, dass hier ein behandlungsbedürftiges Problem (vgl. Kap. 3.3.3) vorliegt? Bisher wohl eher nicht, denn offenbar ist ja alles, was die Klienten von der Ärztin brauchen, die *Auskunft* (sic!), ob M den Gendefekt von seinem Vater geerbt hat oder nicht. Nur dies wollen sie *wissen* – mehr nicht.

Bisher scheint das Anliegen der Klienten also in einer allein für die gemeinsame Familienplanung relevanten, reinen Auskunftsfrage zu bestehen.

Die zitierte Sequenz abschließend, bekräftigt M, dass es dem Paar letztlich darum geht, keine Kinder mit Gendefekt zu bekommen – »eigentlich«. In Wahrheit geht es also um die Kinder, *aber* da ist noch etwas Anderes. Neben dem nun explizierten Hauptanliegen der Klienten scheint es demnach noch eine Art Nebenanliegen zu geben, dessen Schilderung im Folgenden zu erwarten ist.

M: *Und ähm, mir ist bewusst, dass es für mich natürlich auch irgendwelche Einwirkungen dann haben kann auf mein Leben, wie man das eben weitergestaltet. Aber - MEIN Wunsch nach eigenen Kindern ist so groß, dass ich das - wissen möchte. Weil ich momentan noch mit ner Ungewissheit lebe:* (A: *Okay.*) *Hab ich diesen Gendefekt, hab ich diesen Gendefekt nicht?* (A: *Hm.*) (32–40)

Was die ganze Zeit ausgeblendet war, wird jetzt doch Thema, nämlich das »Leben« von M selbst. Sein (fraglicher) Anlageträgerstatus wird dabei weiter als etwas Distanziertes, Fremdes behandelt: Wenn M die Anlage trägt, hat das »*Aus*wirkungen« auf »den Nachwuchs«, aber »*Ein*wirkungen« auf »sein Leben«. Der Gendefekt wirkt also als etwas dem Sprecher Äußerliches auf sein Leben ein. Dabei spricht M von der »Weitergestaltung« des Lebens. Demnach geht es hier nicht nur um etwaige Folgen für seinen Beruf, seine Gesundheit oder seine Hobbies, also nicht nur um einzelne Ausschnitte seines Lebens, sondern um das große Ganze. »Mein Leben« – das betrifft M voll und ganz.

Und trotzdem: Obwohl es hier nicht um eine Lappalie geht, bleibt offen, ob oder inwiefern die *Gendefektsfrage* – die Frage, ob M den Gendefekt hat oder nicht – das Leben von M *aktuell* tangiert. M ist bewusst, dass sich sein Leben in Zukunft ändern wird bzw. muss, wenn er den Gendefekt hat, aber stellt das für ihn auch gegenwärtig eine akute, krisenhafte Belastung dar? Man findet hierfür keinen Anhaltspunkt. Der Umgang von M mit der Gendefektsfrage bleibt distanziert: »wie man das eben weitergestaltet« – als ob die »Weitergestaltung« *seines* Lebens nicht an ihm allein liegen würde; als ob es ein allgemeines Rezept gäbe, nach dem in einer derartigen Situation zu handeln wäre (»man«). Die möglichen »Einwirkungen« bleiben mit »irgendwelche« in höchstem Maße unspezifiziert. Auch lebt M nicht *in* einer Ungewissheit, sondern »*mit*« ihr. Ob er den Gendefekt hat, ist zwar ungewiss, die Gendefektsfrage eine offene Frage, aber M lebt »mit einer Ungewissheit«, wie man mit einem Schicksal, einem Rollstuhl, einer Allergie, einem unzuverlässigen Auto oder einer hässlichen Nase lebt. Freilich ist all dies nichts Angenehmes, aber wenn man damit lebt, hat man doch gelernt, damit umzugehen, hat man gewissermaßen einen routinierten Umgang mit einem das Leben begleitenden, besonderen Umstand gefunden. »Damit muss man leben!« meint ja gemeinhin: »Das gehört zum Leben dazu!«, »Daran muss man sich gewöhnen!«. Dass M eine Veränderung vor Augen hat, ändert an dieser Deutung nichts: »Momentan lebe ich noch mit ner Schrottkarre, aber morgen kauf ich mir ein neues Auto.« Es gibt demnach keinerlei Anzeichen dafür, dass die Ungewissheit von M als übermäßig belastend erlebt wird.

Etwas weniger distanziert betont M die zentrale Relevanz der Familienplanung: »Mein Wunsch nach eigenen Kindern ist so groß, dass ich das wissen möchte.« Eigene Kinder sind also das Hauptanliegen, »darum geht's eigentlich« (Zeile 32). Hierfür möchten die Klienten nun Gewissheit erlangen, möchten »wissen«, ob M den Gendefekt hat oder nicht. Konsequenzen eines Gentests für das Leben von M werden dabei »bewusst« in Kauf genommen.

Zusammenfassend können wir die Lage der Klienten folgendermaßen rekonstruieren: Bekannt ist, dass der Vater von M einen Gendefekt hat. Es besteht *Ungewissheit*, ob M diesen Gendefekt geerbt hat oder nicht. Bei M und F besteht Kinderwunsch, welcher durch die Eheschließung an Aktualität gewonnen hat. M und F haben beschlossen, keine Kinder mit Gendefekt in die Welt setzen zu wollen.[183] Für die Familienplanung ist es daher essentiell, dass sich M testen lässt, ob er den Gendefekt seines Vaters hat oder nicht. Wenn M den Gendefekt geerbt hat, dann verzichtet das Paar auf eigene Kinder; etwaige weitere Folgen für M sind sekundär. Wenn M den Gendefekt nicht geerbt hat, dann wird der Kinderwunsch in die Tat umgesetzt. Wir haben es hier also mit einer Art *Entscheidungsalgorithmus* zu tun. Die Klienten benötigen Gewissheit in der Gendefektsfrage, um zu

183 Dieser Entschluss ist für sich bemerkenswert. Offensichtlich wird ein Kind mit Gendefekt von den Klienten als Zumutung angesehen. Eine Zumutung für die elterliche Erziehung und Pflege scheidet insofern aus, als es ja um eine spätmanifeste Krankheit geht – sonst säße M nicht symptomlos in diesem Gespräch. Die Zumutung muss sich also aus dem Gendefekt heraus für das Kind selbst ergeben. Das aber bedeutet, dass auch das Leben von M – so er denn Anlageträger ist – als Zumutung für M gesehen wird. Wenn das Paar sich also dazu entschlossen hat, kein weiteres Leben des Typs »M« zu zeugen, markiert es damit auch das aktuelle Leben von M als unzumutbar und letztlich nicht lebenswert. Mit anderen Worten: M möchte im Zweifelsfall sein eigenes Leben nicht reproduziert wissen.

wissen, ob sie eine Familie gründen (werden) oder nicht. Solange die Ungewissheit besteht, ist die Familienplanung gewissermaßen blockiert. Um diese Blockade aufzulösen, brauchen sie von der Ärztin die Antwort auf die Gendefektsfrage, wünschen sie einen prädiktiven Gentest. *Das Anliegen der Klienten ist folglich die Auskunft bezüglich der Gendefektsfrage.*

Eine professionalisierte Beratungspraxis scheint bei einem solchen Anliegen nicht erforderlich (vgl. Kap. 3.3.3). Die Klienten könnten genauso gut einen Gentest über das Internet anfordern. Dementsprechend könnte die Ärztin den Gentest nun in die Wege leiten. Jedoch macht sie keinerlei Anstalten, nach ihrer Eröffnung des Gesprächs selbst wieder das Wort zu ergreifen. Vielmehr setzt sie weiterhin und beständig Zuhörsignale. Tatsächlich beendet der Klient seine Rede nicht. Er fährt fort:

M: *Und jahrelang hab ich mich damit eigentlich gar nicht auseinandergesetzt, hab's vielleicht auch, ohne es zu wissen, verdrängt - ja? Weil ich hab's ja bei meinem Vater gesehen. Er hat diese Krankheit, die ist ausgebrochen und - ist auch eigentlich ein stetiges Weitergehen der Krankheit. Und bei mir ist es dann halt so, dass ich jahrelang eigentlich nie so richtig damit auseinandergesetzt habe. Auch unwissentlich - ja? Ist das überhaupt vererbbar? Und wie kann das sein? Kann das überhaupt so sein? Aber jetzt kommt auch die (Stätte/Stelle) wo man dann - ja, wo man mehr damit (reingeht).* (40–51)

M zeichnet ein Bild von der Vergangenheit, welche sich deutlich von der Gegenwart unterscheidet: »Jahrelang hab ich das so und so gemacht, aber jetzt ist alles anders.« Was der Auslöser für die veränderte Situation in der Gegenwart war, erfährt man nicht – möglicherweise ist es die Eheschließung, seine Frau oder eine mittlerweile deutlich sichtbare Verschlechterung des Gesundheitszustands seines Vaters. Jedenfalls hat die hier als problematisch behandelte Gendefektsfrage für M früher keine Rolle gespielt. Dass er etwas mit der Krankheit seines Vaters zu tun haben könnte, war M nicht bewusst – ob verdrängt oder nicht. Diese fehlende Auseinandersetzung mit dem Gendefekt wurde unterstützt durch eine langsame, »stetige« Entwicklung der Krankheit des Vaters, die im Alltag schwerer zu bemerken ist als eine schubhafte mit plötzlichen, starken Veränderungen. Die Fragen »Ist das vererbbar?« und »Wie kann das sein?« verdeutlichen das frühere Ausmaß des Wissensdefizits von M. Dies alles ist nun anders: Die Gendefektsfrage beschäftigt M (und seine Frau), er hat sich mittlerweile damit auseinandergesetzt und beschlossen, die Ungewissheit durch einen prädiktiven Gentest auszuräumen. Nach den bisherigen Ausführungen haben wir allerdings nach wie vor keinen konkreten Anlass anzunehmen, diese Auseinandersetzung habe ein außeralltägliches und somit tendenziell hilfsbedürftiges Ausmaß angenommen. Dies ändert sich mit der folgenden Sequenz:

M: *Und je mehr wir uns damit auseinandersetzen, umso größer ist eigentlich die Ungewissheit und ähm eher der Drang dazu, ne Klarheit zu haben,* (A: *Okay.*) *um nicht mehr in dieser Ungewissheit zu leben.* (51–55)

Auffällig ist zunächst, dass M plötzlich wieder von »wir« spricht, nachdem er in der Sequenz zuvor immer nur von sich gesprochen hat (»ich«): Früher hat (nur) er sich mit der Gendefektsfrage nicht beschäftigt, jetzt setzen sich er *und* seine Frau (»wir«) damit auseinander. Dies ist ein Indiz dafür, dass F eine nicht unwichtige Rolle bei der Frage zukommt, was denn bei M bzw. dem Paar die verstärkte Auseinandersetzung mit der Gendefektsfrage ausgelöst hat.

Je mehr sich das Paar nun also damit auseinandersetzt, »umso größer ist die Ungewissheit«. Dies ist ein überaus merkwürdiger Sprachgebrauch, denn Ungewissheit ist nicht steigerungsfähig. Entweder etwas ist ungewiss oder nicht. Eine Sache kann aber nicht »ungewisser« als eine andere oder »ungewisser« als früher sein. Es geht hier ja um die Ungewissheit, ob M den Gendefekt des Vaters geerbt hat oder nicht. Dieses »ob« läuft auf ein »ja« oder »nein« hinaus. Es handelt sich gewissermaßen um eine binäre Ungewissheit, sie kann nicht »größer« oder »kleiner« werden. Wie aber ist dann dieser Sprachgebrauch zu deuten? Doch nur so, dass nicht die Ungewissheit selbst »größer« wird, sondern ihre Bedeutung, die sie für das Leben des Paares hat. Die Ungewissheit selbst wird unerträglicher, sie wird zunehmend zur Belastung. Die folgenden Äußerungen bestätigen diese Lesart: Der »Drang zur Klarheit« wird größer, nicht die Unklarheit selbst, sondern das Verlangen, das Streben nach Klarheit und Gewissheit. Deren Zweck (»um«) ist es, »nicht mehr *in* dieser Ungewissheit zu leben«. Dies ist eine andere Aussage als die von oben, nach der M »*mit* einer Ungewissheit lebt« (Zeile 37). Die Ungewissheit ist hier nicht mehr ein bloß lebensbegleitender Umstand, sie ist vielmehr allumfassend, sie umgibt und prägt das Leben von M. Das hat etwas Existenzielles, denn M lebt dauerhaft »in« einem ungewissen Zustand. Dieser scheint unerträglich (geworden) zu sein, denn er soll durch »Klarheit« beendet werden. Deshalb sind M und seine Frau hier in diesem Beratungsgespräch.

Es fällt nach dieser Sequenz schwer, das Anliegen der Klienten weiterhin als bloßes Auskunftsanliegen zu beschreiben. Sicherlich, an der Zentralität der Gendefektsfrage hat sich nichts geändert. Insofern bleibt das *explizite Anliegen* der Klienten die Auskunft bezüglich der Gendefektsfrage. Aber es deutet sich doch an, dass für die Klienten diese Auskunft keine ist, wie man sie alltäglich am Bahnhofsschalter, im Touristeninformationsbüro oder an der Theaterkasse bekommt. In unserem Fall scheint die dem Auskunftsbedürfnis zugrunde liegende Ungewissheit vielmehr eine erhebliche Belastung für die Klienten darzustellen. Das lässt vermuten, dass hinter Auskunftsanliegen und Ungewissheit mehr liegt als eine bloße Informations- oder Wissenslücke. Es ist daher lohnenswert, sich den bisher rekonstruierten Fall der Klienten noch einmal genauer anzuschauen.

Der Vater von M hat einen Gendefekt, eine genetische Erkrankung. M lebt in einer Partnerschaft mit F, bei beiden besteht (perspektivisch) Kinderwunsch. Durch die Eheschließung wird die Familienplanung aktuell und virulent. M und F beginnen sich spätestens jetzt mit der Frage auseinanderzusetzen, was aus dem Gendefekt des Vaters von M für die eigene Familienplanung folgen könnte. Sie erkennen die Möglichkeit, dass M den Gendefekt geerbt haben und selbst an zukünftige eigene Kinder weitergeben könnte. Es besteht also Unsicherheit darüber, ob das Paar – wenn F jetzt schwanger wäre – ein Kind mit Gendefekt bekommen würde. M und F informieren sich weiter über die Erkrankung und ihre Vererbung und bewerten ein Leben mit Gendefekt bzw. mit der Erkrankung ausgesprochen negativ, denn sie beschließen, keine eigenen Kinder mit Gendefekt in die Welt setzen zu wollen. Sie sind jetzt nicht nur unsicher, ob sie ein Kind mit Gendefekt bekommen werden, es steht auch zu erwarten, dass – spätestens wenn F schwanger wäre – sie sich genau darüber Sorgen machen (würden); schließlich wollen sie eigene Kinder mit Gendefekt unbedingt vermeiden (»möchten wir den nicht an unsere Kinder weitergeben«; Zeilen 29f.), *obwohl* sie eigene Kinder überaus gerne möchten (»mein Wunsch nach eigenen Kindern ist so groß«; Zeilen 35f.). M und F haben also ein *Problem mit der Unsicherheit*, in Zukunft Kinder mit Gendefekt bekommen zu können. Sie setzen sich mit dieser Unsicherheit weiter auseinander und erkennen, dass eine entscheidende Frage die ist, ob M den Gendefekt nun geerbt hat oder nicht (Gendefektsfrage). Schließlich entwickeln sie mit dem schon angesprochenen Entscheidungsalgorithmus einen Weg, wie sie mit dem *Unsicherheitsproblem* umgehen können: Wenn M den Gendefekt nicht geerbt hat, dann ist die Unsicherheit ohnehin beseitigt, lösen sich die Sorgen auf.

Wenn M den Gendefekt hingegen geerbt hat, dann besteht die Unsicherheit, Kinder mit Gendefekt zu bekommen, weiter. Dieser Unsicherheit begegnen M und F dann mit einem kompletten Verzicht auf eigene Kinder.

Es ist leicht einzusehen, dass die *Ungewissheit*, ob M den Gendefekt geerbt hat oder nicht, nicht gleichzusetzen ist mit der *Unsicherheit* von M und F, Kinder mit Gendefekt zu bekommen. Denn wenn M den Gendefekt geerbt hat, ist zwar die Ungewissheit in der Gendefektsfrage beseitigt, die Unsicherheit, ob der Gendefekt an ein Kind weitervererbt wird, besteht jedoch weiter (»fifty-fifty«; Zeile 23). Das Problem mit der Unsicherheit wird von M und F in diesem Fall allerdings entschärft durch den Verzicht auf eigene Kinder. Insofern haben die Klienten schon einen gewissen Umgang mit ihrem Unsicherheitsproblem gefunden – und zwar *bevor* sie zur genetischen Beratung gegangen sind. Die von ihnen gesammelten Informationen, ihre Auseinandersetzung mit der Thematik und schließlich der von ihnen entwickelte Entscheidungsalgorithmus sind erste, aber durchaus profunde Schritte zur Bewältigung des Problems. Umso mehr hängt nun an der Beseitigung der Ungewissheit in der Gendefektsfrage, denn gemäß dem Entscheidungsalgorithmus ist sie es letztlich, die darüber entscheidet, ob M und F eigene Kinder bekommen (wollen bzw. dürfen) oder nicht. Insofern wird die Familienplanung von der Ungewissheit in der Gendefektsfrage blockiert. Kein Wunder also, dass diese Ungewissheit – wie in der zuletzt zitierten Sequenz deutlich zu sehen – zunehmend zur Belastung für die Klienten wird. Umgekehrt ist diese außeralltägliche Belastung plausibel nur damit zu begründen, dass die Unsicherheit, Kinder mit Gendefekt zu bekommen, ein Problem für die Klienten darstellt. Die Zentralität der Gendefektsfrage darf also nicht darüber hinwegtäuschen, dass das eigentliche Problem der Klienten nicht in der Ungewissheit liegt, ob M den Gendefekt hat oder nicht, sondern in der Unsicherheit, eigene Kinder mit Gendefekt zu bekommen. Nur ist dieses Problem mit der Unsicherheit von den Klienten eben schon bearbeitet und (mindestens) in Ansätzen bewältigt worden.

Hinter dem expliziten Anliegen der Klienten (Auskunft bezüglich der Gendefektsfrage) liegt folglich ein in Teilen schon bewältigtes Problem mit der Unsicherheit, Kinder mit Gendefekt zu bekommen. Insofern ist das *originäre* Problem, das die Klienten zur genetischen Beratung getrieben hat, ihre Unsicherheit und *nicht* ein Informations- oder Wissensdefizit, das mit einer bloßen Auskunft zu schließen wäre (vgl. Kap. 3.3.3). Dieser Lesart folgend ist das Auskunftsanliegen der Klienten nur das Ergebnis einer schon erfolgten Auseinandersetzung mit einem Unsicherheitsproblem. Explizites Anliegen der Klienten ist also die Auskunft bezüglich der Gendefektsfrage, ihr *implizites Anliegen* aber die *Bewältigung der Unsicherheit*, Kinder mit Gendefekt zu bekommen. Offen bleibt, ob dieses Unsicherheitsproblem einer professionalisierten Behandlung bedarf oder ob es von den Klienten schon so weit bearbeitet ist, dass tatsächlich nur noch die Auskunft bezüglich der Gendefektsfrage zu seiner (finalen) Bewältigung fehlt.

F: *Vor allem, wir haben die ganze Zeit ja immer noch so gesagt: Ja, wenn wir Kinder kriegen, die ham ja dann vierzig, fünfzig gesunde Jahre, bis uns dann auch die Professorin da in* <A-Stadt> *gesagt hat, dass es halt eigentlich eher untypisch ist, dass das so spät beginnt wie bei Deinem Papa, dass der typische Verlauf eigentlich wesentlich früher beginnt, ist mit - ähm Mitte zwanzig, dreißig,* (M: *Ja.*) *und wo ich sag, also …*
M: *Und ich bin bisher* (F: (   )), *wie die Professorin in* <A-Stadt> *festgestellt hat, neurologisch total unauffällig.* (A: *Okay.*) *Ja? Ist schon mal ein positives Zeichen. Aber wie gesagt, es hat eigentlich keine Bedeutung, weil es kann auch mit vierzig ausbrechen.* (56–71)

Offenbar sind die Klienten auf Grundlage des Krankheitsverlaufs des Vaters von M davon ausgegangen, dass die genetische Erkrankung erst spät im Alter von 40 bis 50 Jahren ausbricht, wurden dann aber informiert, dass dies typischerweise »wesentlich früher« geschieht. Erst diese Information scheint sie zu ihrem Entschluss gebracht zu haben, keine Kinder mit Gendefekt in die Welt setzen zu wollen.

Während F weiterhin allein auf Kinder und die Familienplanung fokussiert, macht M deutlich, dass bei ihm (bisher) keine Symptome der genetischen Erkrankung festgestellt werden konnten. Wir waren davon ohnehin ausgegangen, da Symptome bisher noch überhaupt kein Thema waren. Zwar nährt der neurologische Befund die Hoffnung, dass M den Gendefekt seines Vaters nicht geerbt hat (»positives Zeichen«), »eigentlich« hat er aber nichts zu bedeuten. Die Ungewissheit in der Gendefektsfrage bleibt bestehen. Unklar ist, ob diese Ungewissheit M tatsächlich vor allem deshalb belastet, weil sie die Familienplanung blockiert, oder ob dabei die Gesundheit von M nicht doch eine Rolle spielt.

Bemerkenswert ist mittlerweile das Zuhörverhalten der Ärztin. Seit Beginn des Gesprächs sind nun schon knapp drei Minuten vergangen, und sie lässt den Klienten weiterhin den Raum, sich diffus zu ihrem Problem zu äußern. Dabei scheint die Ärztin jede für sie besonders relevante Information der Klienten mit einem »Okay« zur Kenntnis zu nehmen: die Formulierung der Frage nach den »Auswirkungen« des Gendefekts des Vaters auf den eigenen »Nachwuchs« (Zeilen 12ff.), den Entschluss, keine Kinder mit Gendefekt bekommen zu wollen (Zeilen 29ff.), den Hinweis, dass M die »Einwirkungen« auf sein eigenes Leben bewusst sind (Zeilen 32ff.), die Markierung der Ungewissheit in der Gendefektsfrage als belastend (Zeilen 51ff.) und schließlich die Information, dass M symptomfrei ist (Zeilen 64ff.). Im Prinzip sind das die Basisinformationen des Falls des Klientenpaares, auf die auch wir unsere bisherige Rekonstruktion gestützt haben. Auch die Ärztin braucht diese Informationen, um das Problem der Klienten zu erfassen und so zu einem Verstehen des Beratungsfalls zu gelangen. Spekulativ könnte man vermuten, dass die Ärztin nach diesen Basisinformationen explizit gefragt hätte, wenn die Klienten sie nicht von sich aus erzählt hätten. Jedenfalls scheint dies im vorliegenden Gespräch nicht nötig zu sein, da die Klienten nach einer anfänglich eher distanzierten Schilderung ihres Anliegens (v.a. durch M) mittlerweile in ihren Ausführungen nichts mehr zu hemmen scheint.

A: *Ja, das stimmt,* [*aber …*]
F: [*Man*] *macht sich halt diese komplett blöden - ne? Dass man sagt: Ach ja, er ist ja so ganz anders wie Dein Papa und - ne? - völlig sportlich und ganz anders. Und der Papa war halt nie sportlich, der war halt eh* ( ) *ne? Aber in* <A-Stadt> *auch gesagt: Das sagt überhaupt* [*nichts, ob* ( ) *oder nicht und …*]
M: [*Hat damit gar nichts - damit gar nichts zu tun.*] (72–79)

Zum ersten Mal seit der Eröffnung setzt die Ärztin zu einem eigenen inhaltlichen Redebeitrag an. Offensichtlich will sie der Aussage von M, der Befund der Symptomfreiheit sei ohne Bedeutung, nur eingeschränkt zustimmen (»aber«). F lässt sie aber nicht zu Wort kommen. Da es sich bei ihrem Gegenüber ja um die Ärztin handelt, zu der die Klienten mit einem Anliegen kommen, ist dies auffällig und lässt erwarten, dass F noch einen besonders wichtigen Punkt loswerden will: »Man macht sich halt diese komplett blöden …« Gedanken, Sorgen, Vorwürfe – so hätte der Satz weitergehen können. Exemplarisch wird dazu eine Laientheorie angeführt: Der Vater von M war »nie sportlich« und ist jetzt krank. M dagegen ist »ganz anders« und »völlig sportlich«, ergo wird er gesund bleiben und die Krankheit des Vaters nicht bekommen. Die Klienten wissen mittlerweile selbst, dass dieser Schluss nicht gezogen werden kann (»sagt überhaupt nichts«), aber solcher Art sind die unerwünschten (»blöden«) Gedanken, die zumindest F im Alltag durch den Kopf gehen. F scheint nach (beruhigenden) Anhaltspunkten zu suchen, die plausibel machen sollen, dass M zukünftig nicht erkranken wird. Dahinter kann nur die Befürchtung stecken, M könnte den Gendefekt des Vaters geerbt haben und daher selbst in Zukunft erkranken. Diese Sorgen werden im Folgenden noch deutlicher:

M: *Und momentan ist es so, wenn man mal irgendwo aus m Gleichgewicht kommt,* (A: *Ja.*) *dann hat man gleich …* (1,5) (A: *Ja.*) *ne? Ist das jetzt was, oder ist das jetzt nix? Und andere Menschen kommen auch aus m Gleichgewicht, aber - also die haben da überhaupt keinen Hintergrund, oder die denken sich nichts dabei. Und ich hab dann gleich so: Na ja, vielleicht ist das doch n Zeichen, dass es das is oder nicht.* (80–88)

Schon kleinste Alltagsbegebenheiten reichen offenbar aus, damit M sich sorgenvoll fragt, ob dies nun nicht das erste »Zeichen« für das Kommen der genetischen Erkrankung ist. M scheint sich gewissermaßen unter eine permanente Selbstbeobachtung zu setzen: Er muss nur »mal irgendwo aus dem Gleichgewicht kommen«, schon befürchtet er, dass dies der Anfang vom Ende ist. Zwar versucht M sich damit zu beruhigen, dass auch »andere Menschen aus dem Gleichgewicht kommen« und ein solches Ereignis also überhaupt nichts in Bezug auf die Krankheit bedeuten muss. Doch scheint dies nicht zu helfen, der besorgte Gedanke kommt automatisch (»und ich hab dann gleich so«). Dabei bereitet es ihm – auch nach der Ermutigung durch die Ärztin (»ja«) – Schwierigkeiten, das Gefühl, das ihn in solchen Situationen ereilt, in Worte zu fassen (»dann hat man gleich …«).

M macht sich also Sorgen, er könnte in naher Zukunft die gleiche Krankheit wie sein Vater entwickeln. Er ist unsicher, ob er nicht bald schwer krank werden wird. In der Tat geht es hier um keine Lappalie, sondern um eine neurodegenerative Erkrankung, die den Betroffenen aller Voraussicht nach zum Pflegefall werden lässt (vgl. Kap. 4.1.1). Entsprechend groß müssen Sorgen und Unsicherheit sein. Es handelt sich hier nicht um Alltagssorgen, die einen zwar tagein, tagaus beschäftigen, aber auch schnell wieder verschwunden sind. Vielmehr scheint die Unsicherheit so erheblich, dass selbst kleinste Bewegungen, die M früher überhaupt gar nicht ins Bewusstsein gedrungen wären, bei M Sorgen um die eigene Gesundheit auslösen können (»Ist das jetzt was, oder ist das jetzt nix?«). Man könnte hier also durchaus davon sprechen, dass die Unsicherheit manche

Alltagsroutinen von M zum Scheitern bringt und insofern von krisenhaftem Ausmaß ist (vgl. Kap. 3.3.1).

Einige Symptome dieser Krise haben die Klienten nun schon geschildert: Der »Drang zur Klarheit« wird größer (Zeilen 52f.), das »Leben in der Ungewissheit« ist unerträglich geworden (Zeile 55), sie machen sich »komplett blöde« Gedanken (Zeile 73) und große Sorgen, ob an sich harmlose Alltagsbegebenheiten nicht doch »vielleicht Zeichen« für die genetische Erkrankung sind (Zeilen 87f.). Wie die zuletzt zitierte Sequenz zeigt, wird die Belastung durch die Ungewissheit in der Gendefektsfrage aber nicht nur deshalb immer größer (vgl. Zeile 52), weil die Gendefektsfrage darüber entscheidet, ob die Klienten eigene Kinder bekommen wollen, sondern auch, weil das Alltagsleben zunehmend unter den *Sorgen um die zukünftige Gesundheit* von M leidet. Auch hier sieht man sofort, dass die Ungewissheit, ob M den Gendefekt geerbt hat, nicht gleichzusetzen ist mit der Unsicherheit von M, in Zukunft schwer krank zu werden. Denn wenn ein prädiktiver Gentest feststellen sollte, dass M den Gendefekt geerbt hat, ist zwar die Ungewissheit in der Gendefektsfrage beseitigt, die Unsicherheit, in Zukunft zu erkranken, würde aber eher noch verstärkt werden. So würde zum Beispiel die Unsicherheit, ob ein kleiner Gleichgewichtsverlust im Alltag nicht schon ein erstes Symptom der Krankheit darstellt, nach einem positiven Gentestbefund sicherlich zu- und nicht abnehmen, weil man ja nicht weiß, wann, also in welchem Alter die Krankheit ausbrechen wird (vgl. Zeilen 56ff.; Kap. 4.1.1).

Festzuhalten bleibt nach dieser Sequenz, dass das Unsicherheitsproblem der Klienten *zwei Dimensionen* aufweist. Es geht nicht nur um die Unsicherheit, Kinder mit Gendefekt zu bekommen, sondern auch um die Unsicherheit, dass M die gleiche genetische Erkrankung wie sein Vater entwickeln könnte. Neben der Familienplanung scheint damit auch die Gesundheit von M eine zentrale Relevanz der Klienten zu sein.

M: *Wenn man weiß, dass man's hat, - ist mit Sicherheit erstmal ähm n psychologischer - ja, wie soll ich sagen? Ja? - Eingriff.* (A: *M-mh.*) *Aber ähm - ja, damit muss man* [*sich einfach auseinandersetzen.*]

F: [*Hat man* (*Gewissheit*).]

M: *Aber die Ungewissheit ist momentan quälender als das, was irgendwann vielleicht rauskommt.* (A: *Ja.*)

F: *Ja, und letzten Endes ist die Chance ja auch wieder, so seh ich das immer, ähm fünfzig-fünfzig, dass es nicht so ist, dass wir dann vielleicht endlich die Gewissheit haben, er hat es nicht, ne?* (A: *Okay.*) *Und wir können eigene Kinder bekommen und …*

M: *Also der Hauptansatz …*
F: … *man macht sich nicht mehr ständig Gedanken: Oh, jetzt bin ich gestolpert. Jetzt hab ich mich zwei Mal mehr versprochen wie sonst, und es könnte ja sein … Sondern dann hat man vielleicht auch ne - ähm in dem Fall positive Gewissheit zu sagen: Nee, völliger Schwachsinn.* (A: *M-mh.*) *Wir ham's testen lassen und Du hast's* (*nicht*). (88–111)

Diese Sequenz fügt dem bisher Rekonstruierten kaum Neues hinzu. Indem M den etwaigen positiven Gentestbefund als »psychologischen Eingriff« bezeichnet, bringt er erneut zum Ausdruck (vgl. Zeilen 33ff.), dass ihm die Tragweite eines solchen Befunds für sein Leben bewusst ist (»mit Sicherheit«). Es gibt zwei Gründe, warum M bereit ist, eine solche Intervention (vgl. Kap. 3.3.1) in Kauf zu nehmen: Zum einen möchte er gerne eigene Kinder, aber nur solche ohne Gendefekt. Er muss seinen Anlageträgerstatus also für die Familienplanung kennen (vgl. Zeilen 33ff.). Zum anderen schätzt M die Ungewissheit in der Gendefektsfrage im Alltag schlimmer (»quälender«) ein als die Gewissheit, den Gendefekt tatsächlich zu haben. Offensichtlich glaubt er, auch mit einer solchen (ungünstigen) Gewissheit auf Dauer eher einen routinierten Umgang finden zu können (»damit muss man sich einfach auseinandersetzen«) als mit der momentanen Ungewissheit.

F hingegen schildert die den Sorgen komplementären Hoffnungen, die sich das Paar macht. Sie sind hier eng bezogen auf die Gendefektsfrage (»Chance fünfzig-fünfzig«): Die Klienten hoffen, dass M den Gendefekt nicht hat (negativer Befund), bzw. sie sorgen sich, dass M den Gendefekt hat (positiver Befund). F führt aber auch aus, welche grundlegenderen Hoffnungen mit dieser speziell auf die Gendefektsfrage bezogenen Hoffnung einhergehen: zum einen die *Hoffnung*, »eigene Kinder bekommen zu können«, zum anderen die *Hoffnung* auf einen unbelasteten Alltag (»sich nicht mehr ständig Gedanken machen«). Komplementär dazu steht hinter der Sorge, dass M den Gendefekt geerbt hat, einerseits die *Sorge*, keine Kinder »bekommen zu können«, andererseits die *Sorge* vor einer schweren Krankheit bei M, die früh den Alltag des Paares belasten würde (»es könnte ja sein«). Die Sorge, keine Kinder »bekommen zu können«, ist wiederum eine vermittelte, denn sie ergibt sich ja nur aus dem Entschluss der Klienten, keine Kinder mit Gendefekt in die Welt setzen zu wollen. Hinter all diesen Hoffnungen und Sorgen stehen die beiden Unsicherheiten, a) dass das Paar Kinder mit Gendefekt bekommen könnte und b) dass M in Zukunft schwer erkranken könnte. Dies sind die beiden Dimensionen des Unsicherheitsproblems der Klienten.

M: *Also der Hauptansatz sind eigentlich - eigentlich eigene Kinder.* (A: *M-mh.*) *Das ist eigentlich der Hauptansatz. Also wir können auch sagen, wir adoptieren Kinder, da hat meine Frau weniger n Problem mit.* (A: *M-mh.*) *Ich würd sagen: Okay, auf Rücksicht auf äh ja: meine Gefühle – wie auch immer – würden wir sofort Kinder adoptieren. Aber dadurch hat sich von der Gewissheit her nichts bei mir verändert.* (A: *Ja.*) *Ja?* (A: *Okay.*) *So, und die Ungewissheit ist dann noch weiterhin.* (A: *Okay.*) (4). (112–123)

Das bisher rekonstruierte Bild vom Umgang der Klienten mit der Unsicherheit, Kinder mit Gendefekt zu bekommen, findet hier seine Komplettierung: Wenn M den Gendefekt nicht geerbt hat, werden »eigene Kinder« gezeugt; wenn M den Gendefekt hingegen geerbt hat, werden Kinder adoptiert, auf »eigene Kinder« wird verzichtet (Entscheidungsalgorithmus). Die primäre zentrale Relevanz der Klienten ist und bleibt die Familienplanung. Offenbar könnte F aus »Rücksicht« auf etwaige »Gefühle« von M auch auf die Gewissheit in der Gendefektsfrage verzichten. In diesem Fall würde der Unsicherheit, Kinder mit Gendefekt zu bekommen, mit der Adoption von Kindern begegnet. M hat aber gar nichts gegen die Gewissheit in der Gendefektsfrage. Zum einen will er lieber »eigene Kinder« als adoptierte, dies ist der »Hauptansatz« (vgl. Zeilen 35f.: »Mein Wunsch nach eigenen Kindern ist so groß, dass ich das wissen möchte«). Zum anderen belastet die Ungewissheit eben sein Alltagsleben, wie in den vorangegangenen Sequenzen zu sehen war.

Die Schilderung des Anliegens bzw. des Problems der Klienten scheint hier zu einem Ende gekommen zu sein, denn nach dem erneuten Zuhörsignal der Ärztin (»okay«) verstreichen ganze vier Sekunden, bis in der Folge dann die Ärztin zum ersten Mal seit Beginn des Gesprächs einen längeren Redebeitrag liefert. Nachdem die Klienten bisher eher damit aufgefallen sind, sich gegenseitig (Zeilen 18f., 28f., 63f., 79f., 103f.) und ein Mal sogar der Ärztin (Zeilen 72f.) ins Wort zu fallen, ist dies ein deutliches Zeichen dafür, dass sie fürs Erste alles gesagt haben, was ihnen wichtig erscheint. Der Aufforderung der Ärztin, den Grund ihres Kommens zu schildern (Zeilen 3f.), sind die Klienten damit ausführlich nachgekommen. Dabei hat schon ihre Problemschilderung mit über vier Minuten (4 Min. 20 Sek.) länger gedauert als wohl so manches Arzt-Patient-Gespräch in einer Klinik.

4.2.1 Zwischenfazit zum behandlungsbedürftigen Klientenproblem

Im Hinblick auf die erste Fallfrage »Mit welchem Problem kommen die Klienten zur genetischen Beratung?« lässt sich die rekonstruierte *Fallstrukturhypothese* folgendermaßen zusammenfassen: Die Klienten des vorliegenden Beratungsgesprächs haben ein Unsicherheitsproblem, und zwar ein zweidimensionales, doppeltes. Die Klienten M und F haben erstens ein Problem mit der Unsicherheit, ihre eigenen zukünftigen Kinder könnten den Gendefekt des Vaters von M erben. Sie haben zweitens ein Problem mit der Unsicherheit, M könnte in Zukunft die gleiche schwere genetische Erkrankung bekommen wie sein Vater. Dabei meinen diese Unsicherheiten in erster Linie nicht Ungewissheiten von zukünftig möglichen Ereignissen, sondern Zustände der Klienten selbst. Es geht also nicht darum, dass die Zukunft unsicher ist – das ist sie immer –, sondern dass die Klienten selbst unsicher sind und damit ein Problem haben. Die erste Unsicherheit betrifft die Familienplanung (primäre zentrale Relevanz). Mit ihr haben sich die Klienten schon auseinandergesetzt und einen halbwegs routinierten Umgang gefunden. Dieser besteht in der Entwicklung eines Entscheidungsalgorithmus, demzufolge die Gendefektsfrage darüber entscheidet, ob die Klienten Kinder zeugen oder adoptieren (wollen). Insofern blockiert die Ungewissheit in der Gendefektsfrage die Familienplanung. Die zweite Unsicherheit betrifft die Gesundheit von M (sekundäre zentrale Relevanz). Sie hat zur Folge, dass kleinste Ereignisse als erste Symptome der Krankheit gedeutet werden. Diese Gesundheitssorgen stellen eine Belastung im Alltag dar. Von der – gleich ob positiven oder negativen – Gewissheit in der Gendefektsfrage erhoffen sich die Klienten sowohl eine Erleichterung im Umgang mit den *Gesundheitssorgen* als auch die Auflösung der *Familienplanungsblockade*, also einen helfenden Beitrag zur Bewältigung ihres *doppelten Unsicherheitsproblems.* Ihr *explizites Anliegen* ist daher die *Auskunft bezüglich der Gendefektsfrage*, also der Wunsch nach einem prädiktiven Gentest.

Es ist evident, dass sich die ausführliche Problemschilderung der Klienten, ja ihr doppeltes Unsicherheitsproblem selbst, an der Unterscheidung krank/gesund orientiert (vgl. Kap. 3.2.3). Die erste Unsicherheit betrifft ja die Frage, ob das Paar in Zukunft Kinder mit Gendefekt, also potentiell *kranke* Kinder oder Kinder ohne Gendefekt, also gewissermaßen *gesunde* Kinder bekommen könnte bzw. würde. Die zweite Unsicherheit betrifft die Frage, ob M in Zukunft *krank* werden oder *gesund* bleiben wird. Die Gendefektsfrage schließlich, auf die das explizite Anliegen der Klienten fokussiert, zielt auf die Ungewissheit, ob M den Gendefekt geerbt hat, also (potentiell) *krank* oder *gesund* ist. Wenn also das doppelte Unsicherheitsproblem der Klienten und ihr explizites Anliegen im weiteren Verlauf des Beratungsgesprächs auch nur irgendwie bearbeitet werden, ist eine Orientierung an der Unterscheidung krank/gesund auch für die folgenden Kommunikationen zu erwarten.

Das verbleibende Transkript des genetischen Beratungsgesprächs könnte nun gezielt nach Stellen durchsucht werden, die unsere Fallstrukturhypothese modifizieren oder gar falsifizieren. Im Folgenden stellen wir dieses Vorhaben jedoch zugunsten der zweiten Fallfrage »Wie wird das Problem der Klienten von der Ärztin erfasst und behandelt?« zurück. Freilich wird uns dabei das doppelte Unsicherheitsproblem der Klienten immer wieder begegnen.

A: *Also, es ist schon so, dass die Erkrankung ja nicht über Nacht dann ganz doll ist. Es ist so was, was irgendwann kommt und dann langsam beginnt. Und da ist es sicherlich nicht verkehrt, sich einmal neurologisch durchchecken zu lassen, und wenn die Kollegin jetzt sagt: Da ist alles in Ordnung, dass man vielleicht auch erstmal die nächste Zeit Ruhe hat und, wenn man mal stolpert, sagt: Das ist eben wie bei allen anderen, ich bin ja jetzt untersucht worden, und JETZT hab ich ja noch nichts.* (F: *M-mh.*)
M: *Richtig.*
A: *Also JETZT bin ich gesund - und dann …* (123–134)

In ihrem ersten Redebeitrag seit der Eröffnung des Beratungsgesprächs nimmt die Ärztin zunächst Bezug auf die Gesundheitssorgen der Klienten. Die genetische Krankheit, um die es geht, ist eine, die »langsam beginnt« und »nicht über Nacht ganz doll ist«. Damit ist gesagt, dass Symptome der Krankheit wie Gleichgewichts-, Bewegungs- oder Sprechstörungen nicht so plötzlich auftauchen, dass sie mit den von den Klienten geschilderten Alltagsbegebenheiten (vgl. Zeilen 80f. und 106f.) einfach in Verbindung gebracht werden könnten. Das hat etwas Beruhigendes, denn die Gesundheitssorgen der Klienten werden bezüglich der geschilderten Alltagssituationen als unbegründet bzw. unnötig markiert. Zudem lobt und bestärkt die Ärztin, wenn auch eher zurückhaltend, das von den Klienten an den Tag gelegte Verhalten: Sich »neurologisch durchchecken zu lassen« sei »sicherlich nicht verkehrt«. Wenn dann nämlich wie bei M (vgl. Zeilen 64ff.: »bin neurologisch total unauffällig«) nichts gefunden wird, kann dies ebenfalls eine beruhigende Wirkung entfalten (»die nächste Zeit Ruhe haben«). Dabei bleibt auch in den Ausführungen der Ärztin die Unsicherheit, dass M in Zukunft schwer erkranken wird, bestehen, schließlich betont sie, dass eine neurologische Untersuchung nur zeige, dass man »jetzt *noch* nichts« habe, eben nur »*jetzt* gesund« sei (vgl. Zeile 58, wo auch F von »gesunden Jahren« spricht). Indem die Ärztin die »Professorin in A-Stadt« (Zeile 66) als »Kollegin« bezeichnet, positioniert sie sich im Übrigen explizit als wissenschaftlich-medizinische Expertin.

Nachdem die Ärztin also der ausführlichen diffusen Problemschilderung der Klienten aktiv (»ja«, »m-mh«, »okay«) zugehört hat, besteht ihr erster Beitrag zum Unsicherheitsproblem der Klienten in einer *Beruhigungskommunikation* (paraphrasiert etwa: »Nach Ihrem neurologischen Check können Sie die nächste Zeit ruhig bleiben!«) und einer *Bestärkungskommunikation* (paraphrasiert etwa: »Gut, dass Sie sich neurologisch haben untersuchen lassen!«). Dabei ist vollkommen unerheblich, ob die Ärztin eine Beruhigung bzw. Bestärkung intendiert (hat), und auch nachrangig, ob damit entsprechende Effekte bei den Klienten erzielt werden. Die beiden Begrifflichkeiten zielen vielmehr – unserer zweiten Fallfrage entsprechend – auf die in der Sequenz rekonstruierbare *Funktion* des Redebeitrags der Ärztin im Hinblick auf das Unsicherheitsproblem der Klienten: Vor dem Hintergrund der von ihnen geschilderten alltäglichen Gesundheitssorgen und der berichteten neurologischen Untersuchung von M bedeutet der auf eine realistische Einschätzung der Dinge zielende Hinweis der medizinischen Expertin, dass sich die Erkrankung nicht plötzlich entwickle und dass man, wenn heute neurologisch nichts gefunden werde, nicht morgen erste Symptome zeigen könne, faktisch eine Beruhigung. Gleichzeitig wird damit das Verhalten von M, sich einer neurologischen Untersuchung unterzogen zu haben, für gut befunden bzw. bestärkt. Allerdings scheint der Beitrag der Ärztin tatsächlich keine Effekte bei den Klienten zu zeitigen. Offensichtlich wissen diese um die (potentiell) beruhigende Wirkung einer neurologischen Untersuchung, die Ausführungen der Ärztin sind für sie nichts Neues (M: »richtig«). F fährt fort:

F: *Ich mein, wir können uns das bei seinem Papa ja angucken. Ich krieg das jetzt erst seit* <Ziffer> *Jahren mit, und man sieht aber halt, dass es - nicht rapide, aber dass es halt stetig und langsam immer schlechter wird, ne? Dass es also - am Anfang konnt ich mich mit Deinem Papa noch gut unterhalten, jetzt mittlerweile versteh ich ihn so gut wie gar nicht mehr, also - ähm oder so telefonieren oder so mit Deinem Papa ist schon schwierig, ne? Is halt …*
M: *Telefonieren geht eigentlich so gut wie nie.*
F: … *den Verlauf können wir uns halt bei Deinem Papa angucken, ne?* (3)

A: *Also, mit Sprechen hat er Probleme, kann er denn noch normal essen oder gibt's da auch Probleme?* (135–147)

Nach dem Einwurf der Ärztin, die genetische Erkrankung breche nicht von heute auf morgen aus, positioniert F sich und ihren Mann (»wir«) als gut über die Krankheit Bescheid wissend. Sie haben im alltäglichen, (für F »seit x Jahren«) andauernden Umgang mit dem Vater von M die »langsame«, »stetige« Entwicklung (»Verlauf«) des Krankheitsbildes gut vor Augen (»angucken«). Zum einen wissen die Klienten damit selbst, was die Ärztin gerade sagte, dass also die Krankheit nicht »über Nacht ganz doll ist« (Zeile 124). Zum anderen bekommen sie damit gleichsam das Schreckensszenario (»immer schlechter«), auf das sich ihre Gesundheitssorgen beziehen, tagtäglich vorgeführt. Der Krankheitsverlauf beim Vater ist also gewissermaßen beruhigend (so lange nichts Vergleichbares bei M zu beobachten ist) und beunruhigend (so könnte der zukünftige Gesundheitszustand von M aussehen) zugleich.

Die Ärztin wartet auch nach diesem Redebeitrag von F lange ab (3 Sekunden), ob F diesen wirklich beendet hat, bevor sie selbst eine Frage zum Gesundheitszustand des Vaters stellt. Dabei fasst sie die Ausführungen der Klienten treffend mit »Probleme mit Sprechen« zusammen und fragt nach Ess- bzw. Bewegungsproblemen. Die Antwort darauf wird ihr wohl eine bessere Einschätzung darüber erlauben, wie weit die Krankheit des Vaters von M schon fortgeschritten ist. Dass sie sich nach dem Gesundheitszustand des Vaters des Klienten M erkundigt, ist insofern auffällig, als es zunächst einmal begründungsbedürftig ist, wieso in einem professionellen Beratungs- oder Arzt-Patient-Gespräch Verwandte des Klienten bzw. Patienten überhaupt eine Rolle spielen (sollen). Für die Lesarten, dass sich die Ärztin aus reiner Anteilnahme für den Gesundheitszustand des Vaters von M interessiert oder weil die Klienten sich um den Vater sorgen, gibt es nach dem bisherigen Gesprächsverlauf keinerlei plausible Anhaltspunkte. Es liegt also weitaus näher anzunehmen, dass die Frage der Ärztin zu ihrem eigenen *Verständnis des Falls* beiträgt. Schließlich hatte die Ärztin ja bereits zu Beginn dieses – eben genetischen – Beratungsgesprächs darauf hingewiesen, dass die Familie des Klienten und insbesondere die erkrankten Familienmitglieder von Bedeutung für sie sein würden (Zeilen 4f.).

Des Weiteren bemerkenswert ist, dass die Ärztin den Klienten bisher sehr viel Raum gegeben hat. Die Klienten sind nie unterbrochen worden, vielmehr ließ die Ärztin sie immer so lange reden, bis sie ihre Ausführungen selbst beendeten (vgl. die abwartenden Pausen in den Zeilen 123 und

145). Zudem nahmen die Beiträge der Ärztin seit ihrer Eröffnung des Gesprächs beide Bezug auf die vorangegangenen Ausführungen der Klienten. Dagegen hat sie die zu Beginn angekündigte Stammbaumerhebung (Zeilen 5f.) noch nicht in die Wege geleitet. Die Gesprächsführung der Ärztin ist bisher also alles andere als autoritär, sie kann vielmehr als äußerst *klientenzentriert* bezeichnet werden.

Im Folgenden schildern die Klienten – durch weitere Fragen der Ärztin angeregt – den Gesundheitszustand des Vaters von M etwas genauer. Für unsere beiden Fallfragen ergibt sich daraus nichts Neues. Wir springen in der Sequenzanalyse daher zu dem Punkt, an dem die Ärztin zur Erhebung des Familienstammbaums überleitet (Zeilen 206ff.). Zuvor soll das Übersprungene jedoch kurz paraphrasiert werden.

Die Klienten beantworten zunächst die Frage der Ärztin nach den Essbzw. Bewegungsproblemen des Vaters von M. Das Essen sei »schon arg eingeschränkt« (Zeile 152). Dem Vater falle »häufiger was aus dem Mund wieder raus« (154f.) und den »Rest vom Teller« müsse er »gefüttert bekommen« (158f.), weil er »die Bewegung der Hand nicht mehr so steuern kann« (156f.). Dies und den Umstand, dass der Vater keine »zwei, drei Schritte« (169) mehr gehen, sondern nur »sehr wackelig« »gerade eben noch stehen« (170f.) könne, zählen die Klienten zu den »Sachen, die eher ins Auge springen« (164). Die Krankheit des Vaters ist also nicht mehr zu übersehen, was bei den Klienten eine Auseinandersetzung mit dem Thema sicherlich befördert hat (vgl. Zeilen 40ff.) und die Sorgen um die Gesundheit von M nährt. Daraufhin fragt die Ärztin, ob der Vater »noch zuhause« (173) sei, was der Fall ist, da er »von der Mutter gepflegt« (174f.) wird. Diese Frage der Ärztin zielt auf das Wohlbefinden und die Pflege des Vaters, also eher auf ein ärztlich-behandelndes als ein rein medizinisch-wissenschaftliches Fallverständnis. Die Klienten führen weiter aus, dass der Vater »nicht bettlägerig« (177f.) und »vom Kopf her absolut fit« (184) sei, unter anderem noch die »Steuererklärung« (186) mache, aber: »er kann sich halt nicht so mitteilen, wie er möchte« (181f.). Dies klassifiziert die Ärztin als »Sprachproblem« (183), was M bestätigt. Sie fragt, wann das alles »so angefangen« (191) habe. M muss überlegen und schätzt »so vor so zwanzig Jahren« (195), als der Vater Anfang 40 war. Schließlich fragt die Ärztin, ob »es denn auch sofort so erkannt worden« (197) sei. Angefangen, so M, habe es mit einem »Hörsturz« (199) und mit darauf folgenden »Gleichgewichtsstörungen« (201).

M: … *So fing, so fing,* (A: *M-mh*) *so fing das alles an.*
A: *Okay.* (2) *Ähm Sie sagten, er ist jetzt Anfang sechzig …*
M: *Er ist* <Datum> *geboren.*
A: <Jahreszahl> - *is er also* <Ziffer>*undsechzig.* <<Schreibgeräusche>(2)> *Dann schauen wir eben mal noch in die Familie rein: Woher kommt's vielleicht? Gibt's noch weitere Geschwister, andere Personen? …*
M: *Ja,* (A: *M-mh.*) *also mein Großvater hatte Multiple Sklerose.*
A: *Okay. Der Vater Ihres Vaters.* (F: *M-mh.*)
M: *Der Vater meines Vaters.* <<Schreibgeräusche>(2)>. (204–218)

Nach einer erneuten, das Ende der Ausführungen von M abwartenden, kurzen Pause fragt die Ärztin (implizit) nach dem Alter des Vaters, um dieses oder gar das von M unaufgefordert genannte komplette Geburtsdatum zu notieren. Spätestens jetzt – ob sie sich zuvor schon Notizen gemacht hat, ist unklar – beginnt die Ärztin den Fall zu protokollieren, für die Patientenakte und/oder zur Erleichterung ihres Fallverstehens. Sie kündigt an, »eben mal noch in die Familie reinzuschauen« (Familienanamnese; vgl. Kap. 2.2.1 und 3.3.3) und kommt damit auf die schon zu Beginn des Gesprächs (Zeilen 5f.) in Aussicht gestellte Aufnahme eines Familienstammbaums zurück. Rückblickend wird deutlich, dass schon ihre – sich an den Ausführungen der Klienten orientierenden – Fragen zum Gesundheitszustand und zur Pflegebedürftigkeit des Vaters gewissermaßen der Familienanamnese dienten, denn der Fall des Vaters von M gehört ja zur Fallgeschichte seiner Familie. Insofern hat die Ärztin zur angekündigten Stammbaumerhebung recht unauffällig übergeleitet. Es wird im Folgenden also weiter um das *Fallverständnis* der Ärztin gehen.

Die *Familienanamnese* wird von ihr erneut (vgl. Zeilen 6f.) als ein nächster, keinesfalls aber letzter und auch nicht übermäßig bedeutender Schritt in diesem Gespräch markiert (»eben mal noch«, bevor …). Dabei behandelt die Ärztin »die Familie« eher distanziert (»reinschauen«; »gibt's noch«), spricht nicht von »Ihrer Familie« oder »Ihren Geschwistern«. Auch die Frage »Woher kommt's vielleicht?« wirkt insofern vom Anliegen der Klienten distanziert, als diese bisher gar kein Interesse an der Herkunft der Erkrankung in der Familie bekundet haben. Überhaupt soll es nun ja weder um die Kinder der Klienten (»der Hauptansatz«; Zeile 112) noch um die Gesundheit von M gehen. Damit verschwinden die Klienten und ihr Problem scheinbar aus dem Fokus des Gesprächs, im Folgenden sollen sie der Ärztin vielmehr Auskunft über die Familie geben. Der Fall von M bzw. der Klienten scheint also hinter den Fall der Familie von M zurückzutreten. Dies ist nur damit erklärbar, dass die Ärztin für ein komplettes Verständnis des genetischen Beratungsfalls neben den Informationen über das konkrete Anliegen und Problem der Klienten (Individuallogik) auch Informationen zur Familie der Klienten (Familienlogik) benötigt. Der Fall des Klienten scheint gewissermaßen nur vor dem Hintergrund des Falls der Familie verstehbar. Problem und Anliegen haben die Klienten – ebenfalls nach Aufforderung der Ärztin – ja bereits ausführlich geschildert. Dies bediente in erster Linie die *Individuallogik*. Nun beginnt die Ärztin per Befragung (»gibt's noch weitere Geschwister?«) Informationen zur Familie der Klienten zu gewinnen. Dies bedient die *Familienlogik*.

Dass es im Folgenden erst einmal nicht konkreter um das doppelte Unsicherheitsproblem der Klienten gehen soll, scheint diese nicht weiter zu verwundern oder zu stören. Noch bevor die Ärztin – was auch denkbar wäre – eine spezifischere, auf eine konkrete Person in der Familie bezogene Frage formuliert, nennt M bereitwillig das Familienmitglied, das ihm offenbar zuerst einfällt: sein Großvater. Die Information, dass dieser Multiple Sklerose hatte, schiebt er gleich hinterher, obwohl die Ärztin auch danach nicht konkret gefragt hat. Allerdings hatte sie zu Beginn des Gesprächs bereits angedeutet, dass es bei der Stammbaumerhebung um die Frage »Wer hat welche Erkrankungen?« (Zeile 5) gehen wird.

Wenn wir über die zuletzt zitierte Sequenzstelle hinaus noch einmal den *gesamten* bisherigen Gesprächsverlauf Revue passieren lassen, dann ist nicht zu übersehen, wie stark die gemäß der Professionalisierungstheorie für das Arbeitsbündnis von Professionellem und Klient zentrale *Spannung von Diffusität und Rollenförmigkeit* (vgl. Kap. 3.3.1) auch im vorliegenden genetischen Beratungsgespräch zum Ausdruck kommt. Was haben die Klienten nicht schon alles an privaten und intimen Dingen einer ihnen vollkommen fremden Person bereitwillig und ausführlich mitgeteilt: ihre Familienplanung, ihre Sorgen um die zukünftigen Kinder, ihre alltäglichen Sorgen um die Gesundheit von M, der schlechte Gesundheitszustand des Vaters, dass diesem das Essen »häufiger aus dem Mund rausfällt« (Zeilen 154f.), er gefüttert werden muss und nicht mehr laufen kann – und nun beginnen die Klienten auch noch, der Ärztin über weitere Krankheiten in der Familie Auskunft zu geben. Wenn sie nicht ein Anliegen hätten, wenn sie nicht hilfsbedürftig wären und sich diese Hilfe von der Ärztin erhofften – so ist zumindest anzunehmen –, würden sie im Traum nicht darauf kommen, all die bisher analysierten bzw. paraphrasierten diffusen Erzählungen gegenüber einer ihnen fremden Person vorzubringen. Die Ärztin wiederum zeigt an eben dieser Diffusität großes Interesse und stellt Fragen – freilich ohne den Klienten nun ebenfalls von eigenen Sorgen und der eigenen Familie zu berichten. Zudem hat sie gleich zu Beginn des Gesprächs (vgl. Zeilen 4ff.) und erneut in der zuletzt zitierten Sequenz (»schauen wir in die Familie rein«) die Anamnese als ein gemeinsames Tun, eine gemeinsame Praxis beschrieben und damit implizit ein *Arbeitsbündnis* zwischen ihr und den Klienten zugleich gefordert und in Anspruch genommen. Tatsächlich ist sie ja für ihr Fallverständnis auf ein Arbeitsbündnis mit den Klienten angewiesen. Ohne deren Bereitschaft, auf Fragen zu antworten, die den engsten Familienkreis betreffen und möglicherweise als höchst unangenehm empfunden werden, ohne die Kooperation der Klienten also, kann die Ärztin keine Anamnese durchführen. Angesichts der diffusen Problemschilderung der Klienten und der schon begonnenen Anamnese liegt uns also gewissermaßen eine typische Arzt-Patient-Interaktion vor.

F: *Wobei das für mich dann ja auch wieder so ne Sache ist: Ist es wirklich so gewesen? Oder ist es vielleicht auch ähm diese SCA3 gewesen und es war einfach noch, weil das is ja glaub ich noch gar nicht so lange …*
M: *Also - damals hieß es halt immer Multiple Sklerose. Ja?* (A: *Ja.*) *Aber vielleicht weil das noch nicht so* ( ) …
A: *Es ist nicht so selten, dass das ähm bei, bei …*
M: … *Krankheitsverlauf* ( ).
A: *Genau. Dass dann in der Familie nun MS ist oder Parkinson oder irgendwelche unklaren Gangstörungen, die einem früher einfach nicht ein -* (M: *Ja.*) *gesprochen werden konnten.* (1) *Haben Sie noch Geschwister?*
M: *Ich hab keine Geschwister, nein.* (2) *Mein Vater hat noch* <Ziffer> *Brüder.* <<Schreibgeräusche>(1)>
A: *Okay. Und Sie, Sie selber haben jetzt auch noch keine Kinder, also* (F: *N-nh.*) *sozusagen jetzt im Vorhinein schon* … (1) *Äh wie alt sind Sie beide heute?*
M: *Ich bin* <Zahl>*, werd jetzt* <Zahl>.
F: *Und ich bin* <Zahl>. (A: *Okay.*) (219–238)

F schaltet sich ein und bringt ihre Zweifel zum Ausdruck, ob die in der Familie von M erzählte Geschichte vom Großvater »wirklich so gewesen ist«. Zum ersten Mal fällt der Name der genetischen Krankheit des Vaters von M: »SCA3« (spinocerebelläre Ataxie vom Typ 3; vgl. Kap. 4.1.1). Auffällig ist, dass das Akronym zuerst von den Klienten und nicht von der Ärztin verwendet wird. Es scheint ihnen also durchaus vertraut zu sein. F vermutet, dass der Großvater ebenfalls SCA3 hatte und nicht – wie erzählt wird – Multiple Sklerose. Man sieht hier erneut, wie sehr sich auch F mit der genetischen Krankheit in der Familie von M auseinandersetzt. Sie ist keinesfalls nur eine Begleitperson von M, sondern zusammen mit M der Klient dieses Beratungsgesprächs. A wiederum zeigt sich erneut klientenzentriert, indem sie auf den Einwurf von F eingeht und bestätigt, dass die falsche Benennung einer Krankheit im Rahmen einer familiären Erzählung »nicht so selten« sei. Gleichwohl lässt sie sich nicht beirren und fährt nach kurzer Pause mit ihrer Befragung fort (»Haben Sie noch Geschwister?«; »Sie haben noch keine Kinder?«; »Wie alt sind Sie?«).

Aus Datenschutzgründen kann die weitere *Familienanamnese* nicht in der detaillierten Form des Transkripts wiedergegeben werden. Für unsere Fallfragen ergibt sich daraus aber ohnehin nichts Neues: Die Ärztin fragt zunächst nach Fehlgeburten und früh verstorbenen Kindern der Mutter von M. Darauf antwortet interessanterweise F, was M kurz irritiert (»Hat sie Dir das selbst erzählt?«; Zeile 250). Dies ist ein erneuter Hinweis für das Eingebundensein von F in die Familie von M (F: »Frauen reden über so was«; Zeile 251). Weiterhin fragt die Ärztin nach dem Alter und dem Gesundheitszustand der Mutter und ob die Eltern von M miteinander verwandt sind. Anschließend fragt sie nach Alter und Gesundheitszustand von den Brüdern des Vaters sowie deren Kindern. An dieser Stelle wird ersichtlich, dass die Ärztin nicht einen vollkommen standardisierten Befragungsbogen durchgeht, sondern nur nach dem fragt, was die Klienten noch nicht erwähnt haben und was zu dem bisher Gesagten passt (Die »Brüder Ihres Vaters - wie alt sind die jetzt?«; Zeilen 265f.). Zwischendurch betont sie, dass ungefähre Angaben für ihre Zwecke ausreichend sind (»ungefähr reicht auch«; Zeile 269). Auch sonst reagiert die Ärztin flexibel auf diffuse Familienanekdoten und Einwürfe der Klienten und knüpft mit ihren Fragen an den jeweils vorangegangenen Redebeitrag der Klienten an. Beides vermeidet einen Verhörcharakter des Gesprächs. Berichten die Klienten von der Krankheit eines Mitglieds der Familie von M, fragt die Ärztin genauer nach. In einem dieser Fälle bleiben die Klienten sehr diffus in ihren Ausführungen (M: »das Krankheitsbild ist jetzt nicht so ganz eindeutig«; Zeilen 300f.), worauf die Ärztin nachfragt, ob sich das Familienmitglied schon einmal einer neurologischen Untersuchung unterzogen hat. An dieser Stelle wird die *Familienlogik* überdeutlich. Die Ärztin ist nicht nur an der Gesundheit von M und seinen zukünftigen Kindern interessiert, sondern auch an der von Familienmitgliedern, denn diese gehören mit zum Fall der Familie von M. Effekte auf die Kommunikation der Klienten hat dies allerdings nicht.

Daraufhin kommt die Ärztin auf den schon erwähnten Großvater von M zurück, fragt, wie alt dieser geworden ist und welche weiteren Krankheiten er hatte. Außerdem fordert sie M auf, »sich so zurück« zu »erinnern« (Zeile 374) und zu überlegen, ob er »Parallelen« (375) bei den Krankheitsverläufen des Vaters und des Großvaters sehe. Auch hier steht ganz offensichtlich das Fallverständnis der Ärztin – genauer: die Frage, ob der Großvater die gleiche genetische Krankheit hatte wie der Vater – im Vordergrund. Eine »volle Parallele« (401f.) zu sehen, fällt M zwar »schwer« (404), allerdings erwartet er, dass sein »Vater irgendwann auch mal genau so seinen Alltag verlebt« (391f.), wie es der auf »Totalpflege« (395) angewiesene Großvater am Ende seines Lebens getan hat. Schließlich fragt die Ärztin nach der Großmutter und nach weiteren bekannten Krankheiten in der »Familie der Großeltern« (418).

Im Ergebnis liegt der Ärztin ein vollständiges Bild der Familie väterlicherseits von M über drei Generationen vor (Großvater, Vater, M). Angesichts der Schreibgeräusche kann man davon ausgehen, dass sie dieses Bild protokolliert hat. Für jedes Mitglied der drei Generationen hat die Ärztin auf implizite oder explizite Weise das Geschlecht, die Verwandtschaftsbeziehung, das aktuelle Alter bzw. das Sterbealter sowie Informationen zum aktuellen Gesundheitszustand bzw. zur Todesursache erfragt – und nicht etwa berufliche Tätigkeiten oder persönliche Vorlieben. Die eruierten Informationen dienen also dem an der Unterscheidung krank/gesund und der Familie von M orientierten *Fallverständnis* der Ärztin. Es folgt die Befragung zur Familie mütterlicherseits von M über drei Generationen. Auch hier erfragt die Ärztin die gleichen Informationen wie zuvor bei der Familie väterlicherseits. Im Anschluss wendet sich die Ärztin an F:

A: *Ähm, der Vollständigkeit halber machen wir's normalerweise, weil's ja auch um Ihre Kinder geht, dass wir* (F: *Ja.*) *auch bei Ihnen schauen, nicht dass wir da immer nur so SCA gucken und dann* (F: *M-mh.*) *was Anderes woanders vielleicht übersehen.* (F: *M-mh.*) *Ähm - haben SIE noch Geschwister?* (485–489)

Die Ärztin leitet über zur Anamnese bezüglich der Familie von F. Für die Ärztin ist diese offenbar legitimierungsbedürftig. Drei Gründe führt sie für die Familienanamnese von F an: Erstens »machen wir's normalerweise« so. An dieser Stelle bezieht sich das »wir« nicht auf das mittlerweile eingerichtete Arbeitsbündnis zwischen Ärztin und Klienten, sondern auf die Institution, für die die Ärztin arbeitet, und ihre Expertenkollegen (»wir vom Institut xy machen das so und so«). Damit positioniert sich die Ärztin als

Teil einer größeren übergeordneten Praxis.[184] Grund für diese Routine-Praxis ist zweitens die »Vollständigkeit«. Das hat etwas Verwaltungsförmiges, denn »der Vollständigkeit halber« wird etwas nur gemacht, wenn es keinen weiteren sachlichen Grund dafür gibt. Die Vollständigkeit ist dann Selbstzweck. Bliebe es bei diesen zwei Gründen für die Familienanamnese von F, hätte diese ein stark bürokratisches Moment. Es wird jedoch noch ein dritter Grund angeführt: »weil's ja auch um Ihre Kinder geht«. Das »auch« bezieht sich hier nicht auf die Reihe der drei Gründe, sondern auf den Umstand, dass es nicht nur um die Kinder von M, sondern »auch« um die von F geht. Die Ärztin möchte diesbezüglich nichts »übersehen«. Das dritte Glied dieser Begründungskette mildert das verwaltungsförmige Moment wieder ab, denn letztlich gibt es einen sachlichen Grund für die Familienanamnese von F. Immer wenn bei einem Klientenpaar Kinderwunsch besteht, wird die Familienanamnese (»normalerweise«) bei beiden Familien durchgeführt (»Vollständigkeit«), um alle Gesundheitsaspekte bezüglich zukünftiger Kinder berücksichtigen zu können und nichts zu »übersehen«, was für die Familienplanung der Klienten relevant sein könnte.

Dieser Punkt ist bemerkenswert. Bisher war die Ärztin mit einer Beruhigungs- und Bestärkungskommunikation (Zeilen 123ff.) und der Familienanamnese von M – so könnte man sagen – allein mit der Gesundheit von M bzw. der Gendefektsfrage befasst. Dies bediente die sekundäre zentrale Relevanz der Klienten bzw. passte zu ihrem expliziten Anliegen (Auskunft bezüglich der Gendefektsfrage). Die nun angekündigte Familienanamnese von F hat damit nichts mehr zu tun, denn sie wird ja gerade damit begründet, dass »immer nur so SCA gucken« unzureichend ist. Mit der Familienanamnese von F bearbeitet die Ärztin also nicht mehr das explizite Anliegen der Klienten. Vielmehr setzt sie basaler an, nämlich an dem von den Klienten geäußerten Kinderwunsch (z.B. Zeilen 35f.) und ihrer primären zentralen Relevanz der Familienplanung. Dabei unterstellt sie, dass die Klienten nicht nur keine Kinder mit Gendefekt, sondern auch keine Kinder mit »was Anderem« bekommen möchten, dass die Klienten also gesunde Kinder im umfassenden Sinne wollen, daher an einer etwaigen Aufdeckung weiterer Gesundheitsrisiken für eigene Kinder interessiert sind und folglich gegen eine Familienanamnese von F nichts einzuwenden

184 Dies geschah auch schon bei der Überleitung der Ärztin zur Familienanamnese bezüglich der Mutter von M: »Bei Ihrer Mutter in der Familie, da gucken wir auch immer noch rein.« (Zeilen 449f.)

haben. Die Familienanamnese von F ist also deshalb legitimierungsbedürftig, weil die Ärztin mit ihr über das explizite Anliegen der Klienten hinausgeht. Die drei von der Ärztin angeführten Gründe liefern genau diese Legitimierung. Zugleich machen sie das von der Ärztin intendierte weitere Vorgehen transparent und eröffnen damit den Klienten die Möglichkeit, Einspruch zu erheben, etwa mit: »Wir wollen nur wissen, ob M den Gendefekt hat, alles andere interessiert uns nicht!« Allerdings signalisiert F sehr schnell ihr Einverständnis (»ja«; »m-mh«), so dass die Ärztin kurz darauf mit der Familienanamnese von F beginnt (»Haben Sie noch Geschwister?«).

Zentrale Relevanz der Ärztin ist also bisher ganz offensichtlich, zu einem *umfassenden ärztlichen Fallverständnis* zu gelangen. Dieser Fall beinhaltet aber nicht nur den Fall der Familie von M (Gendefekt), sondern auch den Fall der Familie von F (»was Anderes«), folgt also gleichsam einer doppelten Familienlogik. Demnach scheint der Fall für die Ärztin tatsächlich das Klienten*paar* mit seinem expliziten Auskunftsanliegen (Gendefektsfrage) und seinen beiden zentralen Relevanzen (Familienplanung und Gesundheit von M) zu sein.

Was an der zuletzt zitierten Sequenzstelle ebenfalls zum Ausdruck kommt, ist die gemäß der Professionalisierungstheorie für das Arbeitsbündnis von Professionellem und Klient zentrale *Spannung von Autonomie und Abhängigkeit* (vgl. Kap. 3.3.1). Die Abhängigkeit der Klienten von der Hilfe bzw. Beratung der Ärztin ist ohnehin evident. Sie ergibt sich aus dem Umstand, dass die Klienten dieses genetische Beratungsgespräch aufgesucht haben, sowie aus dem rekonstruierten doppelten Unsicherheitsproblem. Zudem zeigt sich die Abhängigkeit der Klienten in ihrer Bereitschaft, eine Vielzahl an privaten Informationen und Geschichten zu erzählen und bei der Befragung der Familienanamnese (kooperativ) mitzuwirken. Dagegen ist die Autonomie der Klienten bisher kaum zum Vorschein gekommen. Durch die Markierung der Familienanamnese von F als legitimierungsbedürftig und die angeführten Gründe wird diese Autonomie der Klienten hier zumindest angedeutet, denn die Ärztin hätte zur Familienanamnese von F auch ohne weitere Erklärung überleiten können (etwa mit: »Kommen wir nun zu Ihnen, Frau F. Haben Sie noch Geschwister?«). Andersherum hätte die Ärztin auch explizit machen können, dass sie nun eine Familienanamnese von F für sinnvoll hält, dabei aber voraussetzt, dass die Klienten sich für etwaige weitere Gesundheitsrisiken der gemeinsamen Kinder interessieren. Ein solches Vorgehen käme dem zuweilen geforderten »Recht auf Nicht-Informiertwerden« der Klienten genetischer Beratung entgegen (vgl. Kap. 2.2.3). Die Ärztin wählt hier einen Mittelweg: Sie begründet ihr weiteres Vorgehen und holt sich implizit das Einverständnis der Klienten, allerdings ohne diese darüber aufzuklären, welche etwaigen unerwünschten Folgen eine solche Familienanamnese von F für die Klienten haben könnte (z.B. neue Risiken, die womöglich ein Überdenken des Entscheidungsalgorithmus der Klienten erforderlich machen).

Im Folgenden nimmt die Ärztin den Familienstammbaum von F über drei Generationen auf. Dabei geht sie nach dem gleichen Muster vor wie bei der Familienanamnese von M, fragt bezüglich jeden Familienmitglieds nach Geschlecht, Verwandtschaftsbeziehung, Fehlgeburten, aktuellem Alter bzw. Sterbealter sowie nach Informationen zum aktuellen Gesundheitszustand bzw. zur Todesursache. Wir überspringen diese Passage und setzen unsere Analyse nach Abschluss der gesamten Familienanamnese (von M und F) fort. Das genetische Beratungsgespräch dauert nun schon 26 Minuten.

A: *Okay, gut.* (2) *Ja, dann würd ich n bisschen über die SCA erzählen. Es ist natürlich so, Einiges haben Sie ja auch schon vorab gehört, und ähm ähm Vererbung und so würd ich jetzt einfach noch mal kurz anreißen, dann n bisschen erzählen, wie so ne prädiktive Diagnostik, das heißt ne Vorhersage-Diagnostik überhaupt abläuft, weil Sie sagten ja, Sie wollen das in Zukunft dann irgendwie machen. Da sind auch so n paar Dinge vorher noch zu regeln. Ich weiß nicht, inwieweit das auch Frau* <Nachname> *schon angesprochen hat …?* (601–610)

Wieder macht die Ärztin ihr beabsichtigtes weiteres Vorgehen für die Klienten transparent. »Wenn Sie nichts dagegen haben, würd ich jetzt dies und jenes tun«, so ihr die Autonomie der Klienten wahrender Vorschlag. Außerdem kommt an dieser Stelle die für professionalisiertes Handeln charakteristische *Spannung von Wissensbasis und Fallspezifität* (vgl. Kap. 3.3.1) zum Ausdruck. Zu Beginn des Gesprächs hatte die Ärztin ja angekündigt, nach der Stammbaumerhebung »in die Genetik n bisschen reinzugehen« (Zeilen 6f.). Konnte man dort noch einen allgemeinen Einblick in das Lehr- und Wissens-»Gebäude« der Genetik erwarten, erfährt dieser Einblick hier eine erhebliche Beschränkung und Präzisierung. Die Ärztin möchte im Folgenden nur etwas über die genetische Erkrankung SCA3, deren »Vererbung« und die entsprechende »prädiktive Diagnostik« »erzählen«. Damit reagiert sie auf die Informationen der Klienten, durch die sie zu ihrem Fallverständnis gekommen ist. Nun soll es um eine für den vorliegenden Fall spezifische Erkrankung gehen (SCA3), die entsprechenden Vererbungsregeln will die Ärztin nur »noch mal kurz anreißen« – schließlich sind die Klienten über die »fifty-fifty Chance« (Zeile 23) der Vererbung schon informiert (»Einiges haben Sie ja auch schon vorab gehört«). Zudem bedienen die Informationen zum prädiktiven Gentest exakt das explizite Anliegen der Klienten (»Sie sagten ja, Sie wollen das machen«). Es wird hier also kein standardisiertes allgemeines Informationspaket zur Genetik angekündigt, sondern nur spezifische, auf den Fall des Klientenpaares abgestimmte Informationen. Um auch damit keine Redundanz bei den Klienten zu erzeugen, fragt die Ärztin sogar implizit danach, welche Informationen zum Ablauf der »Vorhersage-Diagnostik« die Klienten schon von der – ihr offenbar bekannten – Professorin in A-Stadt erhalten haben. Darüber hinaus ist die Spannung von Wissensbasis und Fallspezifität bei der gesamten, allein dem Fallverständnis der Ärztin dienenden Familienanamnese deutlich geworden.

F: *Ja, die hat halt nur uns auf hier verwiesen und gesagt, dass wir hier halt sowohl ne psychologische Betreuung mit dabei wäre als auch ne Beratung in äh Versicherungsfragen, zum Beispiel bevor wir testen lassen, was müssten wir an Versicherung haben wollen, wenn's dann erstmal positiv getestet sein SOLLTE …* (1,5)
A: *… dass das besser vorher …* (F: *Ja.*) *Das stimmt. M-mh. Okay, also wir schauen uns natürlich die die* <<Papiergeräusche> *Chromosomen an äh des Menschen*>. *Sechsundvierzig Stück hat normalerweise jeder Mensch in jeder Körperzelle. Und der Mann hat ja ein X und ein Y und die Frau zwei X, und alles andere ist gleich.* (M: *M-mh.*) *Und so äh wie Frau* <Nachname> *das auch sagte, dass die Wahrscheinlichkeit ist fünfzig Prozent, dass man es weitergibt, weil die Erkrankung ist autosomal-dominant. Das heißt, man hat ja von jedem Chromosom ein Paar, also zwei Stück, und gibt immer eins an die Kinder weiter. Das heißt, Ihr Vater* (1) *hier hat zwei Chromosomen. Hier ist das Gen für die SCA3 drauf und auf dem einen Gen ist ne Veränderung, da komm ich gleich noch drauf zu, und das heißt, das eine* (1) *kann er entweder weitergeben oder das andere kann er weitergeben. Und das zweite kriegen Sie dann von Ihrer Mutter, und alles ist in Ordnung bei ihr, so.* (M: *M-mh.*) <<schnell> *Jetzt auch* ( ) *und wie man* ( )*.*> *Ähm - so dass, wie das richtig ist, fünfzig-fünfzig ist die Chance, dass man es geerbt hat.* (611–637)

F macht deutlich, dass sie und M über das Procedere einer prädiktiven Gendiagnostik kaum etwas wissen. Die Ärztin nimmt dies zur Kenntnis (»m-mh«) und beginnt wie angekündigt damit, die Klienten über die Vererbung der SCA3 zu informieren. Dies geschieht offenbar mit Hilfe eines Schaubildes (»hier«) und in einer äußerst knappen Form, da nicht explizit erklärt wird, was Begriffe wie »Chromosom«, »X«, »Y« oder »autosomal-dominant« bedeuten. Die Ärztin unterstellt den Klienten also ein beträchtliches Maß an Vorwissen, was erneut auf die Fallspezifität hinweist. Dies scheint insofern gerechtfertigt, als die Klienten sich ja schon im Zuge der neurologischen Untersuchung von M in A-Stadt informiert und mit der Gendefektsfrage intensiv auseinandergesetzt haben. Zudem wurde die »fifty-fifty Chance« (Zeile 23) von den Klienten selbst ins Spiel gebracht. Folglich begnügt sich die Ärztin hier damit, kurz den Hintergrund dieser »Wahrscheinlichkeit« zu erläutern (»kurz anreißen«; Zeile 604). Sie fährt fort:

A: *Wenn man es NICHT geerbt hat, kann man es dann auch nicht weitergeben. Also es ist - manchmal gibt's da so was, das überspringt ne Generation oder so …*
F: *Das war ja [unsere Frage (ne? Inwieweit …)]*
A: *… [äh also] mh manchmal ist es so, wenn jemand vielleicht jünger verstirbt, ein Unfall oder so, dann hatte er noch keine Symptome, und dann SCHEINT es eine Generation zu überspringen. Nur, wenn man Genetisches untersucht, da kann man sicher sagen: Da is nix* (M: *Mh.*) - <<schnell> *oder da is irgendwas.*> *Und wenn da nix ist, also wenn alles in Ordnung ist, dann kann es auch nicht in die nächste Generation weitergegeben werden.*
M: *Dann bleibt das auf der Strecke sozusagen.*
A: *Genau. Und von der anderen Familie da ist ja jetzt auch nichts,* (F: *M-mh.*) *was da so sein könnte. Und wenn man es hat, dann geht's wieder nach hier oben, und das Risiko für Kinder ist fünfzig zu fünfzig.* (M: *Mh.*) *Sagt natürlich nichts aus für irgendwelche anderen Erkrankungen, geht allein um die SCA3.* (M: *Mh.*) (637–658)

Diese Sequenzstelle ist aufschlussreich. Nachdem die Ärztin eine grundlegende Gesetzmäßigkeit der Vererbung angeführt hat (»Was man nicht geerbt hat, kann man auch nicht weitergeben!«), rekurriert sie auf eine ihr offenbar geläufige Erzählung,[185] nach der etwas »ne Generation überspringt«. Hier meldet sich F zu Wort und weist die von der Ärztin angedeutete Erzählung rückwirkend als eine der Fragen des Paares (»unsere«) aus. Dabei unterstellt sie, diese Frage – ausformuliert etwa: »Inwieweit kann der Gendefekt eine Generation überspringen?« – im Verlauf des Gesprächs schon einmal gestellt zu haben (»ja«), was nicht der Fall ist.[186]

185 Die Ärztin sagt »manchmal gibt's da so was« und nicht etwa »manchmal kommt es allerdings vor, dass …«, womit eine Ausnahme der Regel eingeleitet würde.

186 M hatte lediglich von den Fragen »Ist das überhaupt vererbbar? Und wie kann das sein?« (Zeile 48) im Rahmen seiner Auseinandersetzung mit der Gendefektsfrage berichtet.

Die Ärztin macht daraufhin deutlich, dass es in der Tat nicht möglich ist, dass etwas »Genetisches« eine Generation überspringt, selbst wenn es so »scheint«. M übersetzt die Erläuterungen der Ärztin für sich damit, dass »das« – der Gendefekt – dann »auf der Strecke bleibt«, was die Ärztin bestätigt (»genau«).

Die Information, dass ein Gendefekt keine Generation überspringen kann, scheint bei den Klienten einen Bedarf zu treffen, von Bedeutung für sie zu sein. Die Information betrifft letztlich den Entscheidungsalgorithmus der Klienten, demzufolge diese nur dann eigene Kinder zeugen werden, wenn M den Gendefekt des Vaters *nicht* geerbt hat, eben *weil* sie Kinder *mit* Gendefekt vermeiden wollen. Dieser Algorithmus funktioniert aber nur unter der Voraussetzung, dass eigene Kinder mit Gendefekt nicht mehr im Bereich des Möglichen liegen, *wenn* M den Gendefekt *nicht* geerbt hat. An diesem Punkt gab es bei den Klienten offenbar eine gewisse Restunsicherheit. Der für sie problematischen Unsicherheit, in Zukunft Kinder mit Gendefekt zu bekommen, waren die Klienten zwar schon mit dem Entscheidungsalgorithmus begegnet. Wie man an der »Frage« von F und der Reaktion von M aber erkennen kann, war dieser gewissermaßen nicht ganz wasserdicht. Die allgemeine Unsicherheit, Kinder mit Gendefekt zu bekommen, kulminierte vielmehr in der spezifischen Unsicherheit, Kinder mit Gendefekt bekommen zu können, *auch wenn* M den Gendefekt nicht geerbt hat. Diese spezifische Unsicherheit ist nun durch die Information der Ärztin zur Vererbungsregel ausgeräumt. Die Klienten können an ihrem Entscheidungsalgorithmus, den sie zur Bewältigung ihrer (allgemeinen) Unsicherheit entwickelt haben, festhalten. Dagegen bleibt die Ungewissheit in der Gendefektsfrage, welche letztlich über den einzuschlagenden Pfad im Algorithmus entscheidet, bestehen.

Führen wir uns die zweite Fallfrage »Wie wird das Problem der Klienten von der Ärztin (erfasst und) behandelt?« vor Augen, lässt sich an dieser Stelle festhalten: unter anderem mit *Informationen* zur Vererbung des in Frage stehenden Gendefekts. Überhaupt hat die Ärztin bisher schon auf sämtliche Anliegen und Probleme der Klienten Bezug genommen: Hinsichtlich des expliziten Auskunftsanliegens der Klienten (Gendefektsfrage) hat sie angekündigt, Informationen zum Ablauf der »prädiktiven Diagnostik« zu geben (Zeilen 605f.). Was den allgemeinen Kinderwunsch der Klienten (»Hauptansatz«; Zeilen 112f.) betrifft, hat die Ärztin die Familienanamnese auf die Familie von F ausgedehnt, welche – wie sie den Klienten an der zuletzt zitierten Sequenzstelle explizit mitteilt – »ja jetzt auch nichts«

Auffälliges zum Vorschein gebracht hat, weshalb es von nun an wirklich »allein um die SCA3 geht«. Hinsichtlich der ersten Dimension des Unsicherheitsproblems der Klienten, der Unsicherheit, Kinder mit Gendefekt zu bekommen, hat die Ärztin den Klienten gerade – wie gezeigt – eine entscheidende Information gegeben. Und schließlich konnten wir im Hinblick auf die zweite Dimension des Unsicherheitsproblems der Klienten, der Unsicherheit, dass M in Zukunft schwer erkranken könnte, schon eine Beruhigungs- und eine Bestärkungskommunikation der Ärztin – allerdings ohne Effekte auf die Kommunikation der Klienten – beobachten (Zeilen 123ff.). Ob der Ärztin dies alles bewusst ist oder ob sie dies alles auch genau so beabsichtigt hat, ist für unsere rekonstruktiven Zwecke ohne Belang (vgl. Kap. 4.1). Festzustellen ist nur, dass schon jetzt sämtliche explizierten Anliegen und rekonstruierten Probleme der Klienten von der Ärztin zumindest in Ansätzen bearbeitet worden sind.

In der Folge reproduzieren sich zunächst die bisher rekonstruierten Strukturmomente des genetischen Beratungsgesprächs. Wir wechseln daher wieder in den Paraphrasiermodus. Im Anschluss an die zuletzt zitierte Sequenz erläutert die Ärztin wie angekündigt (»n bisschen über die SCA erzählen«; Zeilen 601f.), worin genau die »Anlage für die SCA3« (Zeile 678) besteht, nämlich in einer »ne gewisse Schwelle« (676) überschreitenden Anzahl von »Wiederholungen« (675) bestimmter »Erbbausteine« (662) (vgl. Kap. 4.1.1). Der genaue »Mechanismus dahinter« (690) sei »noch nicht so erkannt« (690f.), und es gebe auch keine »Medikamente, um das Ganze zu stoppen« (691). Es werde zwar »geforscht« (693), es sei aber unklar, »ob und wann was kommt« (693). »Das Gen zu verkürzen oder diese Wiederholung zu verkürzen, wär sicherlich sehr schön, aber ...« (695f.) – an dieser Stelle wird die Ärztin von F mit dem Hinweis unterbrochen, dass sie dies auch schon in A-Stadt »nachgefragt hatten« (697f.). Die von der Ärztin zuletzt gegebenen Informationen, welche sich ja unter anderem auf die (derzeit nicht vorhandenen) Heilungsmöglichkeiten der SCA3 und damit auf die Gesundheitssorgen der Klienten bezogen, scheinen also für diese nicht unbedingt neu gewesen zu sein. Darüber hinaus, so M, hätten sie in A-Stadt auch gefragt, »ob man das ausgliedern kann« (699f.), sich also nach Möglichkeiten einer gezielten künstlichen Befruchtung durch eine Samenzelle ohne Gendefekt erkundigt (»künstlichem Wege«; Zeile 702). Ihnen wurde jedoch gesagt, dass »das nicht möglich ist« (703), was von der Ärztin bestätigt wird. Daraufhin ergreift F das Wort:

F: *Es ist ja so, dass wir gesagt haben: Egal welchen Weg wir jetzt gehen, ähm rauskommen tut's eh. Auch wenn wir jetzt sagen - also es besteht ja wohl noch die Möglichkeit zu sagen, man wird auf natürlichem Wege schwanger, lässt es in der Frühschwangerschaft austesten und dann gegebenenfalls wegmachen, was für mich überhaupt GAR keine Option ist, weil ähm - (ich/echt) nicht* (M: *Mh.*) *- ähm und aber selbst dann findet man's ja raus,* (A: *Mh.*) *dann kann man's auch vorher testen lassen.* (A: *Mh.*) (709–717)

Dass F an dieser Stelle einen Einblick in die Beweggründe der Klienten gibt, M genetisch testen zu lassen, ist interpretationsbedürftig. An sich war die Ärztin ja gerade dabei, Informationen zur genetischen Erkrankung SCA3 und zu deren (nicht vorhandenen) Heilungsmöglichkeiten zu geben. Sie hatte die Klienten weder etwas gefragt noch wie zu Beginn des Gesprächs aufgefordert, ihr Anliegen zu schildern. Wieso also an dieser Stelle dieses Statement von F? Die erste Lesart deutet den Einwurf von F als Zeichen der Ungeduld: Die Informationen der Ärztin sind F (zum Teil) bekannt, und das explizite Anliegen der Klienten besteht in dem Wunsch nach einer Gentestung. F ruft also der Ärztin in Erinnerung, dass sie ja eigentlich wegen des Gentests hier sind. Hierfür hätte es allerdings erheblich sparsamere Ausdrucksformen gegeben, etwa »Wie ist das denn jetzt mit dem Gentest?« oder impliziter »Wie lange wird es eigentlich dauern, bis wir das Ergebnis des Tests bekommen?«. Auch dass F hier von selbst, ohne vorangegangene Andeutung der Ärztin die Möglichkeit einer Pränataldiagnostik thematisiert, spricht gegen diese Lesart. Tatsächlich muss sie spätestens mit den nachfolgenden Sequenzen verworfen werden, denn F führt dort weiter aus, weshalb sie grundsätzlich gegen eine Pränataldiagnostik ist (s.u.).

Die zweite Lesart deutet den Einwurf von F als Ausdruck des *Unsicherheitsproblems* der Klienten, genauer: als Ausdruck ihres schon halbwegs routinierten Umgangs mit der Unsicherheit, Kinder mit Gendefekt zu bekommen. Wir erfahren hier gewissermaßen den letzten noch fehlenden Baustein in der Herleitung des offenkundig wohl überlegten Entscheidungsalgorithmus der Klienten: die grundsätzliche Ablehnung eines Schwangerschaftsabbruchs (»wegmachen, was für mich überhaupt gar keine Option ist«). Aus ihr folgt wiederum die Ablehnung einer Pränataldiagnostik. Die Klienten wollen erstens Kinder, zweitens keine mit Gendefekt, drittens lieber eigene als adoptierte und lehnen viertens einen Schwangerschaftsabbruch grundsätzlich ab. Aus diesen Einstellungen und dem Umstand, dass (fünftens) eine gezielte künstliche Befruchtung nicht möglich ist, leitet sich der mit dem Wunsch nach einer Gentestung verbundene Entscheidungsalgorithmus der Klienten unmittelbar und lückenlos ab: Wenn M den Gendefekt nicht geerbt hat, werden eigene Kinder gezeugt; wenn M den Gendefekt geerbt hat, werden Kinder adoptiert. Die Komplexität dieser Überlegungen lässt einerseits das Ausmaß der Auseinandersetzung der Klienten mit ihrer Unsicherheit erahnen, zeigt aber andererseits auch ihren schon halbwegs routinierten Umgang mit dieser Unsicherheit. Die zitierte Sequenzstelle reproduziert also die bereits rekonstruierte Fallstruktur des Problems der Klienten mit der (ersten) Unsicherheit, Kinder mit Gendefekt zu bekommen.

Warum F die Hintergrundüberlegungen des Paares an eben dieser Stelle vervollständigt, darüber kann nur spekuliert werden. Eine eindeutige Funktion wie die der Erinnerung im Rahmen der zuerst angeführten und verworfenen Lesart ist für die zweite Lesart jedenfalls nicht zu erkennen. Offensichtlich ist nur das Bedürfnis von F, diese Überlegungen der Ärztin mitzuteilen. Dahinter mag eine allgemeine Redseligkeit stecken oder das Gefühl, endlich einmal einen Zuhörer bzw. Gesprächspartner für dieses schwierige Thema gefunden zu haben, oder gar eine gezielte Präsentation der Überlegungen, um diese von einer Expertin auf Konsistenz, Lückenlosigkeit und etwaige Fehlannahmen prüfen zu lassen.

Im Anschluss an die zitierte Sequenzstelle sagt F noch ein paar Mal, dass »dieser Schritt« (Zeile 720) des Schwangerschaftsabbruchs für sie »definitiv nicht« (727) in Frage komme. Die Ärztin merkt an, dass bei einer Pränataldiagnostik »die Schwangerschaft so früh dann leider auch nicht mehr« sei (728f.) – F hatte ja von der »Frühschwangerschaft« geredet (s.o.; Zeile 713) –, worauf F die etwaigen »Komplikationen« (737) eines pränataldiagnostischen »Eingriffs« (736) anspricht. M bestätigt: »Für uns ist es keine Alternative.« (744) Es folgt ein erneutes Plädoyer von F »gegen Abtreibung« (747): »Für mich ist das Mord. Also, ich möchte nicht mein eigenes Kind umbringen.« (748f.) M ergänzt, dass dieses wegen eines Gendefekts abgetriebene Kind ja »von Grund auf ein gesundes Kind« (753f.) sein würde, so wie er »von Grund auf auch erstmal ein gesunder Mensch« (754f.) sei – eine Aussage, die Zweifel an ihrem Wahrheitsgehalt gleich mittransportiert und daher wie ein Appell oder eine fragwürdige Behauptung anmutet. Zustimmend sagt F, sie würde »diesem Wesen« dann »schon mal zwanzig gesunde Jahre« »rauben« (761f.). Als die Ärztin anführt, ab wann eine Pränataldiagnostik frühestens überhaupt möglich wäre, wird sie von den Klienten unterbrochen. »Da brauchen wir gar nicht drüber reden«

(767), sagt M, obwohl es ja die Klienten waren, die dieses Thema zur Sprache gebracht hatten. Die Ärztin war diesem Thema in einer erneut klientenzentrierten, keineswegs unflexibel-standardisierten Weise gefolgt. Nun kehrt sie, den Themenabbruch der Klienten respektierend, zu ihren Informationen über die SCA3 zurück:

A: *Okay.* (1) *Ähm - wie Sie auch sagten, (ja) ne gewisse Anzahl Jahre sind ja auch da, wo man ganz normal lebt. Ähm wie Frau* <Nachname> *auch sagte: Es ist schon sehr variabel, wann denn erste Symptome kommen. Also man sagt zwischen dreißig, Mitte dreißig, fünfundvierzig, so - da ist das Alter, wo meistens erste Symptome kommen. Es gibt aber durchaus Fälle, wo es eben über sechzig ist, und selten mal auch, wo's unter dreißig ist.* (M: *Mh.*) *Also es ist schon sehr, sehr weites Spektrum …*
M: *Also es gibt Fälle, wo die Krankheit erst mit sechzig angefangen hat, sich bemerkbar zu machen?*
A: *Genau,* [*genau.*]
M: <<erstaunt> [O*kay.*]>
A: *Mh, also …*
F: <<leise> ( ) *kleiner Hoffnungsschimmer.*>
M: *Ja, natürlich.* (770–784)

Auffällig ist zunächst, dass die Ärztin von der »Anzahl Jahre« spricht, »wo man ganz normal« und nicht etwa »gesund« lebt. Dies ist zumindest ein Indiz dafür, dass sie eine symptomfreie Person mit Gendefekt nicht unbedingt als »gesund« bezeichnen würde (vgl. hierzu die Überlegungen in Kap. 3.2.3). Nach den Informationen zu den Vererbungsregeln der SCA3, der ursächlichen Genveränderung und den nicht bestehenden Heilungsmöglichkeiten führt die Ärztin nun aus, wann bei Anlageträgern »erste Symptome kommen« können. Mit »unter dreißig« bis »über sechzig« Jahren ist die Zeitspanne ziemlich groß. Entgegen der Annahme der Ärztin scheint die Professorin in A-Stadt das obere Ende dieses »sehr weiten Spektrums« nicht erwähnt zu haben, denn die Information, dass die Krankheit sich auch erst »mit sechzig« »bemerkbar« machen kann, ist für die Klienten neu (»also es gibt Fälle …?«; »okay«). Sie wird von ihnen als »kleiner Hoffnungsschimmer« gewertet.

Hoffnung ist gewissermaßen die andere Seite der Sorge, ihr Gegenstück. Wenn ich auf etwas hoffe, sorge ich mich zugleich vor der Nicht-Erfüllung dieser Hoffnung; wenn ich mir Sorgen mache, dass etwas Bestimmtes passiert, dann mache ich mir zugleich Hoffnungen, dass dies eben gerade nicht passiert. Die Information der Ärztin, dass die Krankheit manchmal erst im Alter von 60 Jahren ausbricht, nährt bei den Klienten offenbar die Hoffnung, der etwa 30jährige M könnte noch 30 symptomfreie Lebensjahre haben, selbst wenn er den Gendefekt seines Vaters geerbt haben sollte. Dieser Hoffnung komplementär ist die Sorge, dass es eben genau so nicht kommt, sondern M viel früher schon Krankheitssymptome entwickeln wird. Hinter diesen (Gesundheits-)Sorgen und Hoffnungen steht die Unsicherheit, dass M in Zukunft die genetische Erkrankung der SCA3 entwickeln könnte. Insofern reproduziert die zitierte Sequenzstelle die bereits rekonstruierte Fallstruktur des Problems der Klienten mit der (zweiten) Unsicherheit, M könnte in Zukunft schwer erkranken.

Darüber hinaus zeigt die Sequenzstelle noch etwas Anderes: Indem die Information die Hoffnungen der Klienten nährt, mildert sie gleichzeitig deren Sorgen. Wenn die Klienten sich Sorgen machen, M könnte den Gendefekt geerbt haben und deshalb in Zukunft mit Sicherheit erkranken, ist es *beruhigend* zu hören, dass dies vielleicht erst in 30 Jahren geschieht und nicht in fünf Jahren. Die beruhigende Wirkung der Information auf die Klienten drückt sich im kommunizierten »kleinen Hoffnungsschimmer« aus. Dabei spielt es (wieder) keine Rolle, ob die Ärztin diesen Effekt beabsichtigt hat oder nicht. Festzuhalten bleibt lediglich, dass die (neue) Information der Ärztin das Problem der Klienten mit ihrer Unsicherheit, M könnte in Zukunft schwer erkranken, bearbeitet und damit Effekte bei den Klienten zeitigt.

Wie nachhaltig der beruhigende Effekt dieser Information auf die Klienten ist, zeigt eine spätere Sequenzstelle, an der M sagt: »*Man hat so kleine Rettungsanker. Also ich werfe (mir/mit) kleinen Rettungsanker. Wenn Sie sagen: Kann auch sein, dass die Krankheit erst mit sechzig ausbricht,* (A: *M-mh.*) *dann ist das für mich – auch wenn man das Ergebnis hat, und es fällt dann nicht so aus, wie man sich das wünscht – n kleiner Rettungsanker.*« (Zeilen 1020–1026) Erneut ist zu sehen, dass ein etwaiger positiver Gentestbefund, obwohl auch er Gewissheit in der Gendefektsfrage bringt, weder die Unsicherheit noch das Problem mit ihr beseitigt (»auch wenn man das Ergebnis hat«). Malt man das von M angedeutete Bild weiter aus, so steht gewissermaßen die See für das Leben, das Unwetter oder der Sturm für die Krise bzw. das Unsicherheitsproblem und der »Rettungsanker« (unter anderem) für die beruhigende Information der Ärztin. Solche »Rettungsanker« bewahren das Schiff vor dem Untergang, sie geben M Halt und Sicherheit dort, wo Unsicherheit herrscht. Sie sind in der Lage, die Sorgen von M abzumildern, M zu beruhigen und ihm damit zu helfen, mit der Unsicherheit umzugehen. Die

Information der Ärztin ist für M ein solcher »Rettungsanker« und lässt sich daher als Beitrag zur Behandlung des (zweiten) Unsicherheitsproblems von M rekonstruieren.

4.2.2 Zwischenfazit zur ärztlichen Problemerfassung und -behandlung

Im Hinblick auf die zweite Fallfrage »Wie wird das Problem der Klienten von der Ärztin erfasst und behandelt?« können wir folgendes Zwischenfazit ziehen: Der *Problemerfassung* dienten die an die Klienten adressierte Aufforderung zur diffusen Problemschilderung zu Beginn des Gesprächs sowie die Familienanamnese der Klienten (Stammbaumerhebung, Befragung). Zentrale Relevanz der Ärztin ist dementsprechend, zu einem umfassenden ärztlichen Fallverständnis zu gelangen (Individual- und Familienlogik). Zur *Problembehandlung* trugen bisher in erster Linie Informationen bei. Diese helfen den Klienten beim Umgang mit ihrem doppelten Unsicherheitsproblem (Entscheidungsalgorithmus bzw. Beruhigung). Zu beobachten waren auch eine Beruhigungs- und eine Bestärkungskommunikation, welche allerdings ohne Effekte auf die Kommunikation der Klienten blieben. Die Gesprächsführung der Ärztin ist überaus klientenzentriert, das heißt den Themen der Klienten inhaltlich folgend, auf den spezifischen Fall der Klienten zugeschnitten sowie tendenziell die Autonomie der Klienten wahrend.

Nachdem sich die Fallstruktur hinsichtlich der ersten Fallfrage nach dem Problem der Klienten reproduziert hat und wir auch hinsichtlich der zweiten Fallfrage erste zentrale Strukturmomente rekonstruiert haben, lässt sich das Tempo der Analyse wie auch ihrer Darstellung noch einmal deutlich erhöhen. Die meisten der übrigen Gesprächspassagen fügen dem bisher Rekonstruierten strukturell nichts Neues hinzu. Im Folgenden werden daher vor allem solche Sequenzstellen in den Blick genommen, die bezüglich der Behandlung des Klientenproblems aufschlussreich sind.

Im Anschluss an die Information, wann bei Anlageträgern »erste Symptome kommen« können (Zeile 773), und deren Bewertung als »Hoffnungsschimmer« (783) durch die Klienten (s.o.) fährt die Ärztin fort und erläutert, dass neben der individuellen Ausformung des Gendefekts (der Anzahl von »Wiederholungen«; vgl. Zeile 675) »auch andere Faktoren« »ne Rolle« (786) dabei spielen, wann die Krankheit sich zu entwickeln beginnt. Der »Tendenz« (794) nach gleichen sich die Zeitpunkte »innerhalb einer Familie« (791), es handelt sich hierbei aber »wirklich nur« um »Wahrscheinlichkeiten«, »man kann es nicht genau sagen« (797ff.). M zeigt erneut Interesse und fragt nach, ob man also auch bei einer »Austestung« an »dieser Kette« des Gendefekts nicht den Zeitpunkt ablesen könne, wann »es« »zum Ausbruch kommt« (800ff.). Die Ärztin bestätigt dies: Die »Genetik« könne nur »sagen, ist es da und ist es nicht da«. Die »Neurologie« könne »sagen, sind jetzt Symptome da« oder nicht (807ff.). Daran anknüpfend berichtet M, dass er sich »bereit erklärt« (818) hat, an einer wissenschaftlichen Studie teilzunehmen, »wo alle zwei Jahre ne größere neurologische Untersuchung gemacht wird« (819f.). Nach M erklärt auch F, wieso sie diese Forschung für unterstützenswert hält:

F: … *also ich find, das gehört dann einfach dazu, der nächsten Generation, übernächsten Generation halt einfach vielleicht zu ermöglichen, mit dieser Krankheit zu leben, ohne dass sie zum Ausbruch kommt, ne?*
A: *Ja, man kann auch n bisschen was tun, ne?*
M: *Ja! Ich kann was tun.* (A: *M-mh.*) *Dieser Aufwand, der hält sich in* (F: ( )) *einem sehr, sehr kleinen Bereich* (A: *M-mh.*) *und - wie gesagt, von daher sag ich, man wär im Grunde genommen - eingeschränkt,* (F: *Also wir haben* …) *wenn man sagen würde, man würde es nicht tun.*
A: *M-mh m-mh. Und Sie kriegen auch alle zwei Jahre ne Untersuchung und können sagen: So, wie sieht's bei mir jetzt aus.*
F: *Jetzt ist alles wieder gut - oder alles noch gut und ähm* … (846–857)

Zunächst sticht die paradox anmutende Aussage von F ins Auge, späteren Generationen solle es ermöglicht werden, »mit dieser Krankheit zu leben, ohne dass sie zum Ausbruch kommt«. Das Paradoxon löst sich allerdings auf, wenn mit »Krankheit« der Gendefekt selbst gemeint ist (»mit dem Gendefekt zu leben, ohne dass die Krankheit zum Ausbruch kommt«). F bezeichnet also an dieser Stelle den *Gendefekt als Krankheit*, und zwar unabhängig davon, ob Symptome sichtbar sind oder nicht (vgl. dagegen die Zeilen 58 und 761f., wo F von »gesunden Jahren« spricht). Im Übrigen impliziert auch der Ausdruck »Krankheitsausbruch« immer schon, dass etwas Krankhaftes bereits vorliegt (etwa ein Virus oder eben ein Gendefekt), bevor es »ausbricht« und als Krankheit für jedermann sichtbar wird (vgl. hierzu erneut die Überlegungen in Kap. 3.2.3).

Doch interessiert uns an der zitierten Sequenzstelle vor allem die Kommunikation der Ärztin. Sie bestärkt die Entscheidung von M, regelmäßig an der besagten neurologischen Untersuchung teilzunehmen, indem sie zwei Vorteile dieser Teilnahme herausstellt: Erstens würde man damit

»auch n bisschen was tun«. Wenn es also schon keine Möglichkeiten der Heilung gibt (vgl. Zeilen 690ff.), so kann man als Anlageträger jedenfalls selbst aktiv werden und muss sich nicht untätig seiner Unsicherheit und seinen Gesundheitssorgen hingeben – so womöglich die dahinter stehende Überlegung. Zweitens erfährt man durch die Untersuchung alle zwei Jahre: »Wie sieht's bei mir jetzt aus?«, ob man also nach wie vor symptomfrei ist oder nicht. Dies hat enormes Beruhigungspotential, jedenfalls im negativen Befundfall, wenn also keine Symptome festgestellt werden. Eben darauf hatte die Ärztin ja auch schon einmal explizit hingewiesen (»die nächste Zeit Ruhe«; vgl. Zeilen 128ff.). Es ist also nicht das erste Mal, dass die Ärztin die Klienten darin bestärkt, sich neurologisch untersuchen zu lassen. Zudem hatte sie auch schon die diesbezüglich geltende Arbeitsteilung von »Genetik« und »Neurologie« erwähnt (vgl. Zeilen 807ff.). Man kann also durchaus davon ausgehen, dass die Ärztin ihren Klienten eine neurologische Untersuchung *explizit* empfehlen würde, wenn die Klienten nicht schon selbst Schritte in diese Richtung unternommen hätten. Mit ihrer *Bestärkungskommunikation*, die in etwa der Logik folgt: »Das ist gut und richtig, was Sie tun!«, empfiehlt die Ärztin ihren Klienten *implizit* eben genau die Verhaltensweise, welche die Klienten schon selbständig eingeschlagen haben. Ich bezeichne diese Bestärkungskommunikation der Ärztin als *implizite Handlungsempfehlung.*

Diese implizite Handlungsempfehlung, sich regelmäßig neurologisch untersuchen zu lassen, *behandelt das Problem* der Klienten mit der Unsicherheit, M könnte in Zukunft die schwere genetische Erkrankung der SCA3 entwickeln. In der Kommunikation der Klienten kann sie freilich keine unmittelbaren Effekte zeitigen, da diese sich ja schon im Vorfeld der Beratung für eine regelmäßige neurologische Untersuchung entschieden hatten. Dass eine solche Untersuchung im negativen Befundfall tatsächlich geeignet ist, die Betroffenen zu beruhigen, ihnen Erleichterung zu verschaffen und damit ihre Sorgen abzumildern, zeigen die Ausführungen von M kurz nach der zitierten Sequenzstelle: »*Nach dieser Untersuchung hatt ich - ich sag mal, n besseres Gefühl als vorher -* (A: *M-mh.*) *weil gesagt wurde: Es ist alles okay.*« (Zeilen 863–865) Kurz darauf fügt M hinzu: »*Da war dann alles in Ordnung.* (A: *Okay.*) *Und das hatte für mich dann auch wieder erstmal so n kleinen so - puh - gut - momentan -* (A: *Ist alles in Ordnung.*) *ist alles okay.* (A: *Okay.*) *Ja?* (A: *M-mh.*) *Und ähm - da diese, diese andere Testung ja alle zwei Jahre (gilt/geht), ähm bin ich dann auch für mich erstmal in so ner, so ne kleine Gewissheit, dass die nächsten zwei Jahre* (A: *M-mh.*) *dann auch erstmal - so weiter verlaufen werden.*« (Zeilen 876–888)

An den Ausführungen von M ist zudem erkennbar, dass die Klienten sich auch schon mit ihrer (zweiten) Unsicherheit, M könnte in Zukunft schwer erkranken, auseinandergesetzt und angefangen haben, mit dieser Unsicherheit irgendwie umzugehen. Dieser Umgang ist noch nicht so ausgereift und routiniert wie derjenige bezüglich der (ersten) Unsicherheit, Kinder mit Gendefekt zu bekommen (Stichwort: Entscheidungsalgorithmus), aber erste Entscheidungen sind auch hier getroffen: Unabhängig davon, ob M den Gendefekt geerbt hat, will er sich regelmäßig neurologisch untersuchen lassen. Im Falle, *dass* er den Gendefekt geerbt hat, wären die Konsequenzen dieser Untersuchungen freilich sehr viel bedeutsamer, als wenn er den Gendefekt nicht geerbt hat. Im ersten Fall bestünde nämlich die Unsicherheit, in Zukunft schwer zu erkranken, fort. Diese Unsicherheit ließe sich auch nicht beheben. Es ginge vielmehr darum, einen einigermaßen *routinierten Umgang mit dieser Unsicherheit* zu entwickeln, so dass sie kein Problem mehr darstellen, nicht mehr krisenhaft sein würde. Sich regelmäßig auf Symptome hin untersuchen zu lassen, um aus einem negativen Befund Beruhigung für die nächsten zwei Jahre zu ziehen, könnte eine geeignete Maßnahme in diesem Sinne sein. Im Idealfall bliebe die Unsicherheit, in Zukunft schwer zu erkranken, bestehen, man hätte aber gelernt, sich darüber im Alltag keine größeren Sorgen mehr zu machen, eben weil man sich regelmäßig untersuchen ließe, zusätzlich vielleicht alle (persönlichen, beruflichen, familiären usw.) Vorbereitungen auf den eventuellen Ausbruch der Krankheit getroffen und sich womöglich sogar an die Unsicherheit »gewöhnt« hätte. Wie gesagt, sähe so der Idealfall aus. In der Realität freilich wird dies – wenn überhaupt – alles andere als einfach zu bewerkstelligen sein.

Dies macht auf einen weiteren wichtigen Punkt aufmerksam: Die genetische Beratung kann den Klienten nur eine Hilfestellung dafür bieten, einen routinierten Umgang mit ihrem doppelten Unsicherheitsproblem zu entwickeln. Sie ist gleichsam *nur ein Baustein in der Auseinandersetzung der Klienten mit ihrem Unsicherheitsproblem.* Gerade im vorliegenden Fall ist offensichtlich, wie sehr sich die Klienten mit ihren beiden Unsicherheiten schon im Vorfeld dieses (ersten) genetischen Beratungsgesprächs auseinandergesetzt haben. Entsprechend wenig direkt zu beobachtende Effekte auf die Kommunikation der Klienten konnte die Ärztin bisher mit ihren eigenen Gesprächsbeiträgen erzielen. Die Klienten haben sich informiert, sich für eine regelmäßige neurologische Untersuchung bereit erklärt (Gesundheitssorgen) und einen Entscheidungsalgorithmus entwickelt (Familienplanung). Dies alles teilen sie der Ärztin auch ohne deren Aufforderung ausführlich mit. Die Klienten positionieren sich also als überaus mitteilungsbedürftig, was nur erneut auf das Ausmaß des Unsicherheitsproblems verweist, mit dem sie sich auseinanderzusetzen haben. Ganz offensichtlich wollen sie eben nicht nur eine Auskunft bezüglich der Gendefektsfrage (Gewissheit), sondern auch über ihr in Teilen schon bearbeitetes doppeltes Unsicherheitsproblem sprechen. Dass die Klienten einer genetischen Beratung in der Auseinandersetzung mit ihrer Problematik schon so weit fortgeschritten sind wie im vorliegenden Gespräch, ist freilich nicht immer der Fall (vgl. Kap. 4.3 und 4.4).

In der Folge bleibt das Gespräch noch eine Weile bei der wissenschaftlichen Studie, in deren Rahmen sich M regelmäßig neurologisch untersuchen lassen möchte. Daraufhin schildern die Klienten erneut und unaufgefordert, inwiefern sie sich bisher mit ihren Unsicherheiten auseinandergesetzt haben. Offenbar ist die Belastung bei F größer (»meine Frau hatte damit mehr Probleme«; Zeilen 947f.) als bei M, der beruflich zeitweise gut abgelenkt zu sein scheint (»dass man da auch keine Zeit hat, sich damit auseinanderzusetzen, ähm was aber auch natürlich auch ganz gut ist«; Zeilen 957ff.). Hierauf folgt eine erneute Bestärkungskommunikation bzw. implizite Handlungsempfehlung der Ärztin: »Das stim-, also man man soll natürlich nicht jeden Tag nun Tag und Nacht daran denken.« (Zeilen 960f.) M betont aber sofort, dass er sich »schon damit« (962) auseinandersetzt und dies vor allem auch die nächsten Tage nach dem Beratungsgespräch tun wird. Wir erfahren, worin die Klienten die Chancen und Risiken eines Gentests sehen (s.u.), dass F zuerst »mit diesem Thema auf den Tisch gekommen« (978f.) ist und beide »jetzt eh schon die Einstellung: Wir leben in den Tag« (1038f.) haben. F fährt fort:

F: *Also, ich find diese Ungewissheit* (A: *M-mh.*) *nicht zu wissen, was ist jetzt, find ich im Moment eigentlich am Allerschlimmsten. Ähm nicht zu wissen, is es jetzt so, ist es nicht, wie geht's mit uns weiter? Ich find, wenn man da ne Gewissheit hat, in welcher Richtung auch immer, kann man zumindest damit weiterarbeiten und sagen: Okay, man hat das jetzt, ne? Wir haben die Versicherung, das haben wir VORHER alles gemacht. Wir - gehen jetzt halt den Weg, dass wir sagen, ähm dann gibt's keine eigenen Kinder, aber dann macht man sich mal n bisschen schlau, was ist mit Adoption? Und und ähm ne? Dass man zumindest weiß, jetzt kann es weitergehen.* (A: *M-mh.*) *Ich*

find dieses Stillstehen zu müssen im Moment als recht - uuhaa - ist nichts für mich, also das ist so …
A: *Also, es gibt durchaus Leute, die sagen, so ne Ungewissheit mit: Ach, ich hab's zu fünfzig Prozent nicht, damit kann ich gut leben,* (F: *Hm.*) *das ist besser für mich. Und es gibt Personen, die sagen: Die Ungewissheit ist ganz schlimm, mir ist n - Nein natürlich immer lieber, ich hab's nicht, aber ein ein klares Ja oder Nein, das ist mir lieber als n Vielleicht.*
M: *Das ist bei mir definitiv so der Fall.* (1045–1068)

Diese Sequenzstelle veranschaulicht noch einmal, dass auch der prädiktive Gentest für sich schon das Unsicherheitsproblem der Klienten *behandelt.* F findet die »Ungewissheit« in der Gendefektsfrage »am Allerschlimmsten«, sie schüttelt sich (»uuhaa«) vor dem »Stillstehen« und zieht die »Gewissheit« in jedem Fall (»in welcher Richtung auch immer«) der »Ungewissheit« vor. Warum? Weil die Ungewissheit die Lebensführung im Allgemeinen (»wie geht's mit uns weiter?«) und die Familienplanung im Besonderen (»eigene Kinder«) blockiert, sie die Krise gewissermaßen auf Dauer stellt. Erst mit der Gewissheit können die Klienten »weiterarbeiten«, erst mit ihr »kann es weitergehen«, lassen sich weitere Routinen beim Umgang mit dem Unsicherheitsproblem entwickeln.

Erneut ist zu betonen, dass die Ungewissheit in der Gendefektsfrage selbst nur einen Teilaspekt des Unsicherheitsproblems der Klienten darstellt, eben denjenigen, der durch den Gewissheit bringenden Gentest behandelt werden kann. Nur weil sich die Klienten mit der ersten Unsicherheit, Kinder mit Gendefekt zu bekommen, schon umfassend auseinandergesetzt und diesbezüglich einen Entscheidungsalgorithmus entwickelt haben, kann das Problem mit dieser Unsicherheit, ergo die Familienplanungsblockade mittels der Gewissheit in der Gendefektsfrage gelöst werden. Die zweite Unsicherheit, dass M in Zukunft schwer erkranken könnte, ließe sich dagegen bestenfalls durch einen negativen Gentestbefund ausräumen. Aber auch ein positiver Befund (»man hat das jetzt«) ist den Klienten lieber als die anhaltende Ungewissheit, weil sie sich auch für diesen Fall einen leichteren Umgang mit ihrem dann weiter bestehenden Unsicherheitsproblem erhoffen (»wir haben die Versicherung«). Der von den Klienten gewünschte, Gewissheit bringende prädiktive Gentest lässt sich folglich als Beitrag zur Behandlung ihres doppelten Unsicherheitsproblems rekonstruieren. Vor dem Hintergrund der unterscheidungstheoretischen Überlegungen in Kapitel 3.1.2 können wir den prädiktiven Gentest auch als eine mögliche *Therapie des Unsicherheitsproblems* der Klienten bezeichnen.

Die Ärztin verdeutlicht, dass diese Therapie »Gentest« nicht für alle Klienten gleichermaßen geeignet ist, dass ein Gentest also nur eine Therapie*möglichkeit* unter anderen darstellt. Ob ein Gentest eine geeignete Therapie für den jeweiligen Klienten ist, hängt ihrer Ansicht nach in starkem Maße von diesem selbst ab. Was für die einen richtig ist, ist für die anderen falsch (»es gibt Personen, die sagen …«). Diese autonomiewahrende Äußerung der Ärztin ist nun gleichsam das Gegenteil einer Handlungsempfehlung. Anstatt mit einer Empfehlung einen Raum möglicher Handlungen zu schließen, öffnet sie einen bereits geschlossenen, denn die Klienten haben ja schon mehrfach bekundet, dass sie den Gentest wünschen. Insofern wäre eine Empfehlung auch überflüssig, es sei denn, die Ärztin würde von einem Gentest abraten wollen. Indem sie sowohl die Entscheidung für als auch gegen einen Gentest gleichermaßen als richtig deklariert, erleichtert sie den Klienten gewissermaßen, zu der entgegengesetzten Seite zu wechseln, und gibt ihnen so die Möglichkeit, hier und jetzt noch einmal über ihren Entschluss nachzudenken. Mit dieser *Reflexionsanregung* prüft die Ärztin zugleich die Entscheidung der Klienten für die Therapie »Gentest«. Tatsächlich signalisiert M sofort, dass er die Gewissheit eines Gentests (»ein klares Ja oder Nein«) der Ungewissheit (»n Vielleicht«) vorzieht (»das ist bei mir definitiv so der Fall«) und sich damit »definitiv« *für* den Gentest entschieden hat. Der Einwurf der Ärztin hat ihn also keineswegs irritiert, verunsichert oder nachdenklich gemacht. Spätestens hier wird deutlich, dass die Klienten in diesem Beratungsgespräch alles andere als ein Entscheidungsproblem haben (vgl. Kap. 3.3.3).

Auch mit den Chancen und Risiken der möglichen Therapie »Gentest« bzw. ihrer *Entscheidung für den Gentest* haben sich die Klienten schon beschäftigt. Kurz vor der zitierten Sequenz hatte F bereits geschildert, was ein negativer Gentestbefund bei ihr bewirken würde: »Dann spring ich, glaub ich, erstmal drei Tage durch die Gegend und freu mich.« (Zeilen 1017ff.) Zudem bedeutete ein solcher Befund für die Klienten, dass ihrem »Wunsch nach leiblichen Kindern« (997) gemäß dem Entscheidungsalgorithmus nichts mehr im Wege steht. Von einem positiven Gentestbefund hingegen erwartet M einen »psychischen Knacks« (1004) und F, dass »einen das erstmal aus den Socken haut« (1012). Die Ärztin führt mit »Wir wollen natürlich möglichst gut vorbereiten, die Personen, die hierher kommen« (1005f.) eine auf die Befürchtung negativer psychischer Folgen eines

Gentestbefunds zielende Beruhigungskommunikation an. Derartigen Folgen soll mittels genetischer Beratung nach Möglichkeit vorgebeugt werden. Doch M weiß, dass er bei einem positiven Befund sein »zukünftiges Leben dann anders gestalten« (1029) wird. Die Klienten haben hinsichtlich der Therapie »Gentest« also gewissermaßen schon eine *Risikoabwägung* oder *Folgenabschätzung* vorgenommen – mit dem Ergebnis, dass die etwaigen positiven Folgen des Gentests als Chancen (»eigene Kinder« etc.) die etwaigen negativen Folgen des Gentests als Risiken (»psychischer Knacks« etc.) überwiegen. Die primäre zentrale Relevanz der Klienten bleibt die Familienplanung (vgl. auch Zeilen 32ff.).

Entsprechend der Entscheidung der Klienten für den prädiktiven Gentest sagt M kurz nach der zuletzt zitierten Sequenz: »Also für uns stellt sich eigentlich jetzt die Frage, wie sind die weiteren Abläufe?« (Zeilen 1078f.) Es wird in der Folge also um das Procedere der Therapie »Gentest« gehen. 46 Minuten dauert mittlerweile das Beratungsgespräch. Rückblickend fällt auf, dass die von der Ärztin angekündigten Informationen zur Krankheit der SCA3 und ihrer Vererbung doch recht knapp ausgefallen sind. Angesichts der intensiven Auseinandersetzung der Klienten mit dem Thema und ihrem hohen Informationsstand scheint das dem spezifischen Fall der Klienten aber durchaus angemessen. Gleiches gilt für die Entscheidung der Klienten für den Gentest, die ja offenkundig wohl bedacht ist (siehe Risikoabwägung; Reflexionsanregung).

Die Ärztin reagiert auf die Frage von M nach dem Procedere der Therapie »Gentest« erneut klientenzentriert und klärt zunächst über die standardmäßige Vorschrift auf, dass der »genetischen Beratung« (1082) eine »Bedenkzeit« von »mindestens vier Wochen« (1086f.) folgt (vgl. Kap. 2.2.1), in der eben auch »bestimmte Dinge zu regeln« (1087f.) sind. Hierzu zählen auch die von den Klienten schon erwähnten »Versicherungen« (1089). Die Ärztin informiert darüber, dass »Versicherungen nicht nach Vorhersagen in genetischen Tests fragen sollen« (1093f.).[187] Thematisiert werden die »private Krankenversicherung« (1100), die »Berufsunfähigkeitsversicherung« (1104), die »Lebensversicherung« (1108) und die »Pflegeversicherung« (1114). M ist wichtig, über Versicherungen »in der Zukunft abgesichert zu werden« (1128). Zudem fragt er sich, wer alles von dem »kompletten Ergebnis« (1131) erfahren wird, worauf die Ärztin autonomiewahrend klar stellt: »Wir sagen das nur denen, den Sie wollen.« (1140) Das

187 Mittlerweile ist dies nach § 18 GenDG – mit einigen wenigen Ausnahmen – verboten.

Beratungsgespräch dreht sich hier folglich um Unsicherheiten und Befürchtungen für den Fall eines positiven Gentestbefunds, dass M also den Gendefekt seines Vaters geerbt hat. Angesprochen ist damit die (zweite) Unsicherheit der Klienten, M könnte in Zukunft schwer erkranken, mit all den Folgeproblemen (Risiken), die sich sowohl aus einem positiven Gentestbefund als auch aus dem dann erwartbaren Ausbruch der Krankheit ergeben. Bei der erneuten Frage von M, ob zusätzlich zur Berufsunfähigkeitsversicherung eine Pflegeversicherung »sinnvoll« (1165) sei, um »finanziell abgesichert« (1169) zu sein, ist die Ärztin überfragt, denn sie verweist auf eine andere Beratungsstelle:

A: *Wir arbeiten hier mit einem Sozialarbeiter auch zusammen, denn der (   ) ist im* <Klinikname>. *Und zwar kümmert der sich - oder das das Haupt - oder angeschlossen ist er an die Station für Huntington. Also, das ist ja auch ne Erbkrankheit, die die ähnlich ist: mit Wiederholung, man kann nicht so viel da tun. Und und mhm der ist, denk ich, so, wenn man sehr ganz diffizile Fragen hat, sicherlich der richtige Ansprechpartner. Da kann ich Ihnen nachher auch ne Telefonnummer mitgeben, dass man da an - sich anmeld - mal anruft.* (M: *M-mh.*) *Was wir immer empfehlen: Versicherung, bevor man den Bluttest macht. Weil JETZT sind Sie gesund, Sie waren ja sogar beim Neurologen gewesen, alles ist in Ordnung, und Sie wissen ja nicht, wie ihr Status ist.* (F: *Mh.*) *Und* (M: *Mh.*) *von daher geben Sie alles wahrheitsgemäß an.* (1) *Weil ungünstig ist, wenn irgendwie, durch n dummen Zufall, im Nachhinein was rauskommt und die Versicherung bezahlt nicht, dann haben Sie all die Jahre die Beiträge bezahlt für nix.*
M: *Richtig. Genau darum geht's mir. Dann kann man das Geld lieber* (A: *Anlegen.*) *selber anlegen.* (1182–1205)

Neben dem Verweis auf eine andere Beratungsstelle, die auf »ganz diffizile« Versicherungsfragen spezialisiert ist, finden wir hier eine explizite Handlungsempfehlung der Ärztin: »Versicherung, bevor man den Bluttest macht«. Zunächst allgemein formuliert (»immer empfehlen«) wird sie sofort auf den spezifischen Fall der Klienten bezogen (»Sie waren ja sogar beim Neurologen«). Zuvor hatte die Ärztin auch schon davon abgeraten, beim Abschluss der Versicherung von dem anstehenden Gentest zu erzählen (Zeilen 1158ff.), sowie eine Berufsunfähigkeitsversicherung empfohlen (»ist sicher sinnvoll«; Zeile 1104), welche die Klienten aber ohnehin schon abgeschlossen haben (»haben wir schon«; Zeile 1106).

Auch mit dem *Verweis auf ein weiteres Beratungsangebot* und mit der *expliziten Handlungsempfehlung* bearbeitet die Ärztin das doppelte Unsicherheitsproblem der Klienten. Beides bezieht sich auf die »Dinge« (1088), die vor der Durchführung der Therapie »Gentest« bzw. »Bluttest« noch zu erledigen sind, um etwaigen negativen Folgen für die (finanzielle) Lebensführung vorzubeugen. Gleichzeitig betrifft beides ganz konkret die (zweite) Unsicherheit der Klienten, M könnte in Zukunft schwer erkranken, denn hierzu zählen Fragen wie: Werde ich krank? Wann werde ich krank? Wie schnell werde ich durch die Krankheit wie eingeschränkt sein? Wie lange kann ich noch berufstätig sein? Werde bzw. wann werde ich pflegebedürftig? Wer wird dann für mich sorgen? Werden ich oder meine Angehörigen diese Pflege bezahlen können? Etc. Die Versicherungsfragen der Klienten ergeben sich hieraus ganz zwanglos. Ihre Beantwortung wird für einen routinierten Umgang mit dem Unsicherheitsproblem nicht unerheblich sein. Im Übrigen ist der Abschluss einer Versicherung schon für sich genommen Ausdruck eines Versuchs, sich auf eine offene, unsichere Zukunft (finanziell) einzustellen. M jedenfalls möchte vermeiden, »all die Jahre« Versicherungsbeiträge zu zahlen und dann im Krankheitsfall trotzdem von der Versicherung nicht unterstützt zu werden (»genau darum geht's mir«).

Die explizite Handlungsempfehlung der Ärztin bleibt ohne sichtbare Effekte auf die Kommunikation der Klienten. Ohnehin scheinen sich die Klienten vorgenommen zu haben, alle etwaigen Versicherungen *vor* dem Gentest abzuschließen (M: »Pflegeversicherung - wär die sinnvoll, wär die nicht sinnvoll, weil wenn, dann müsst ich die vorher abschließen«; Zeilen 1165ff.). Dagegen trifft der Verweis der Ärztin auf ein weiteres Beratungsangebot einen großen Bedarf der Klienten. F meint kurz nach der zitierten Sequenz: »*Nee, aber dann wenden wir uns vielleicht noch mal an den* (A: *M-mh.*) *und besprechen das mit dem n bisschen genauer und* (M: *Ja.*) - *weil das find ich schon wichtig, wenn's dann so sein sollte, zumindest zu wissen, sich nicht auch noch zusätzlich Gedanken machen zu müssen, was ist mit unserer finanziellen Existenz.*« (Zeilen 1247–1252) Später schreiben sich die Klienten den Namen und die Telefonnummer des Sozialarbeiters auf (Zeilen 1592ff.) und kündigen mehrfach von sich aus an, mit ihm Kontakt aufzunehmen (Zeilen 1499f. und 1699f.).

Auch im Hinblick auf die zweite Fallfrage »Wie wird das Problem der Klienten von der Ärztin erfasst und behandelt?« sind nun die wesentlichen Strukturmomente des vorliegenden genetischen Beratungsgesprächs rekonstruiert. Das letzte Zwischenfazit lässt sich folgendermaßen ergänzen: Der *Behandlung des Klientenproblems* dienen in erster Linie Informationen und die Therapie »Gentest«, über deren Procedere die Klienten aufgeklärt werden. Zu beobachten waren aber auch implizite Handlungsempfehlungen (Bestärkungskommunikationen), explizite Handlungsempfehlungen, Beruhigungskommunikationen, eine Reflexionsanregung und der Verweis auf ein weiteres Beratungsangebot. Diese hatten nur teilweise Effekte auf die Kommunikation der Klienten. Die Gesprächsführung der Ärztin bleibt klientenzentriert, fallspezifisch und autonomiewahrend.

Die Analyse des übrigen Gesprächs erbrachte keine wesentlichen Neuerungen oder Änderungen des bisher Rekonstruierten. Die beiden Fallstrukturen reproduzieren sich (weiterhin). Die Darstellung der Analyse könnte deshalb an dieser Stelle abgebrochen werden. Gleichwohl soll sie bis zum Ende des Beratungsgesprächs im Paraphrasiermodus fortgeführt werden. Dies geschieht aus zwei Gründen: Zum einen können so noch einige Sequenzstellen angeführt werden, welche die Analyseergebnisse zugleich belegen und illustrieren. Zum anderen soll auf diese Weise in der vorliegenden Arbeit, die ja die prädiktive genetische Beratung zum Thema hat, zumindest ein Beratungsgespräch in seiner Gesamtgestalt zum Ausdruck gebracht werden (vgl. Kap. 4.1.2).

In der Folge positioniert sich F als Pflegerin von Beruf (»bin vom Fach«, »zig Berufsjahre«; Zeilen 1256ff.) und kündigt an, die etwaige zukünftige Pflege von M selbst übernehmen zu wollen. M betont den Zusammenhalt des Paares (»Wir sind auch der Überzeugung, dass wir das beide zusammen durchstehen«; Zeilen 1263f.) und schildert diffus, dass ihn »gerade das« »bestätigt« (1266) habe, seine »Frau zu heiraten« (1268), schließlich habe F über »diese ganze Thematik« »ja schon vor der Hochzeit« (1270f.) Bescheid gewusst. Noch einmal bekräftigt er seinen Entschluss, sich testen zu lassen. Die Ärztin signalisiert ihr Verständnis (»für Sie steht's sozusagen fest«; Zeile 1292) und gibt den Klienten – zum Teil auf deren konkrete Fragen hin – weitere *Informationen zum Procedere der Therapie ›Gentest‹*: wie lange es dauern wird, »bis ein Ergebnis da ist« (1302), dass M zur Befundmitteilung wieder eine oder mehrere Begleitpersonen mitbringen soll (»mindestens zu zweit«; Zeile 1306) und dass auch die Ärztin das Ergebnis im Vorfeld nicht kennen wird (»ich krieg das im Briefumschlag, und wir machen das hier erst zusammen auf«; Zeilen 1317f.), damit »man vorab ganz objektiv alles noch besprechen« (1318f.) und nichts in ihre Stimme am Telefon »reininterpretieren kann« (1321).

Es folgt eine *explizite Handlungsempfehlung* der Ärztin, vor dem Gentest »mindestens einmal zum Psychologen« zu gehen »oder mehrmals, wie man's brauch« (1328f.). »Ein Mal« markiert sie gar als »Pflicht« (1329f.), als Vorschrift. Sie empfiehlt eine bestimmte »Kollegin«, die sich »mit der

Thematik und allem Drum und Dran auskennt« (1330ff.). Wir haben es hier also wieder mit einem *Verweis auf ein anderes Hilfsangebot* zu tun. Mit beidem trifft die Ärztin (erneut) einen Bedarf der Klienten. So sagt M an späterer Stelle: »*Mindestens ein psychologisches Gespräch im Vorhinein würd ich definitiv auch haben wollen.* (A: *M-mh m-mh.*) *Unabhängig davon, ob man das jetzt* (F: … *muss oder nicht.*) *haben muss oder nicht* (A: *Ja.*) - *würd ich definitiv haben wollen.*« (Zeilen 1452–1456) Noch später kündigt er an, sich genau an die von der Ärztin empfohlene Psychologin wenden zu wollen. Warum? M: »*Also n Psychologen zu haben, der ähm das Krankheitsbild n bisschen kennt, der …* (F: … *der halt weiß, wovor haben wir Angst.*) … *ja, der ein bisschen weiß, worum es geht.* (A: *Mh.*) *Das find ich da ganz wichtig.*« (Zeilen 1569–1573) Und: »*Der halt Erfahrung in dem Bereich mit hat.* (A: *Mh.*) *Und nicht einer - n Psychologe, der irgendwo, was weiß ich, Alkoholkranke oder oder oder* (F: *Depressive.*) *Depressive oder so behandelt.* (A: *M-mh.*) *Das ist halt, das ist wichtig.*« (Zeilen 1580–1583) Dass die Klienten trotz ihrer bereits erfolgten intensiven Auseinandersetzung mit der Gendefektsfrage, ihrer bereits getroffenen Entscheidung für den Gentest und trotz des sich dem Ende zuneigenden genetischen Beratungsgesprächs ein derartiges Interesse an einem psychologischen Gespräch bekunden und darüber hinaus von »Angst« sprechen, mag als Beleg für die Krisenhaftigkeit ihres doppelten Unsicherheitsproblems gelten. An anderer Stelle erkundigt sich M gar, ob der Psychologe auch bei der Befundmitteilung »mit dabei sein« »kann« (1324f.), was die Ärztin autonomiewahrend bejaht (»er kann mit dabei sein, wenn Sie das möchten«; Zeile 1326).

Was die Klienten »definitiv ausschließen« wollen, ist die »Eltern« von M »zu involvieren« (1363f.). Hier geht es nun wieder um die *Risikoabwägung* bzw. *Folgenabschätzung* der Therapie »Gentest«. Weil M »weiß« (1386), dass seine Eltern ein positives Gentestergebnis »nicht verkraften« (1385f.) würden, will er versuchen sie »da rauszuhalten« (1378). Eine psychische Belastung der Eltern von M als mögliche unerwünschte Folge der Therapie »Gentest« soll also vermieden werden. Die Ärztin prüft diese Risikovermeidungs- bzw. Vorsorgestrategie der Klienten, indem sie fragt, ob die Eltern denn wissen, »dass Sie hier sind und was Sie vorhaben« (1365f.), und ob die Klienten »meinen«, das etwaige »ungünstige« Testergebnis vor den Eltern »geheim halten« (1398f.) zu können. Ersteres ist nicht der Fall, zu Letzterem sagt M: »Ich werd's versuchen.« (1401) Die Klienten begründen ihren Entschluss außerdem damit, dass sie es so »vielleicht schaffen« werden, sich »diese positive Einstellung zu bewahren« (1406ff.). Sie wollen im Zweifelsfall erst einmal selbst einen routinierten Umgang mit der durch einen positiven Gentestbefund verstärkten (zweiten) Unsicherheit, dass M in Zukunft erkranken könnte bzw. erkranken wird, entwickeln (»wie wir damit klar kommen«, »wenn wir's für uns verarbeiten können«; Zeilen 1390 bzw. 1414), bevor sie anderen vom Gentest und seinem Ergebnis erzählen. Die Mutter, die »solche Sachen eigentlich nie verarbeitet« (1420f.), würde bei jedem Besuch »anfangen zu weinen« (1422f.) und die Klienten damit »nach ner gewissen Verarbeitungsphase jedes Mal wieder runterreißen« (1425f.). »Das würd definitiv für mich nicht gut sein«, sagt M (1430). Seine Eltern aus der gendiagnostischen Untersuchung »rauszuhalten«, ist folglich nicht nur ein Akt der Fürsorge, sondern dient auch der besseren Bewältigung des Unsicherheitsproblems der Klienten.

Die Ärztin reagiert erneut mit einer *Reflexionsanregung*: »*Ja, also Sie kennen auch Ihre Familie am besten. Man kann sagen: Ich krieg da Unterstützung. Oder es ist besser so: Ähm die verkraften das nicht, ich sag's ihnen nicht. Das müssen Sie natürlich entscheiden* (M: *Ja.*) *letztendlich.*« (Zeilen 1440–1444) Implizit fragt die Ärztin hier autonomiewahrend nach, ob die Klienten bedacht haben, dass die Familie bei der Bewältigung des Unsicherheitsproblems auch »Unterstützung« leisten kann, was *für* die Einweihung der Eltern spricht. Die Klienten scheinen diesen Punkt bei ihren Überlegungen aber durchaus berücksichtigt zu haben, denn F führt aus: »*Ja, für so was ist besser, sich dann, wenn wir merken oder wenn Du merkst, da ist irgendwie Bedarf,* (M: *Also …*) *ähm sich jemand Außenstehenden, Professionellen herbei zu holen,* (A: *Mh, mh.*) *der n objektiven Blickwinkel da drauf hat, den das Ganze auch emotional ähm* (A: *M-mh.*) *aufgrund seiner Professionalität einfach nicht berührt.*« (Zeilen 1445–1450) Professionalisierungstheoretisch ist hiermit die Spannung von Diffusität und Rollenförmigkeit angesprochen (vgl. Kap. 3.3.1). Gerade weil die Klienten aus den genannten Gründen auf die familiäre Unterstützung verzichten wollen, zeigen sie so großes Interesse an der professionellen Hilfe durch einen Psychologen.

Es folgt ein weiterer Hinweis der Ärztin zum Procedere der Therapie »Gentest«. Mit Blick auf die gemäß der Professionalisierungstheorie für das Arbeitsbündnis von Professionellem und Klient zentrale Spannung von Autonomie und Abhängigkeit (vgl. Kap. 3.3.1) kommt in ihm eine gewissermaßen maximale *Wahrung der Autonomie der Klienten* zum Ausdruck: »*Also Sie können sich auch so viel Zeit lassen, wie Sie brauchen. Also Sie müssen nicht nach vier Wochen hier auf der Matte stehen,* (F: *Mh.*) (M: *M-mh.*) *Sie können auch in zwei Monaten oder in einem Jahr kommen. Also das ist, wie Sie wollen. Und das ist auch so - wir rufen Sie nicht an und sagen: Vier Wochen sind rum, Sie können kommen. Son-*

dern - das war's von uns, Sie bekommen den Brief[188] *und - SIE müssen sich melden. SIE rufen an: Ich hab alles erledigt, ich will zum Bluttest. Und SIE rufen an nach frühestens drei bis sechs Wochen: Ich will mein Ergebnis haben.* (M: *Mh.*) (F: *Mh.*) *Weil Sie jederzeit auch aussteigen können aus dem Test oder sagen können: Ich möcht jetzt noch n bisschen warten, oder es geht mir grad beruflich so schlecht, jetzt möcht ich nicht so n Ergebnis haben, ich hol's mir später ab. Also -* (F: *Mh.*) *SIE bestimmen das Tempo. Und wir melden uns auch nicht, weil dann hat man so n - ja, wenn man dann den Anruf kriegt: Das Ergebnis ist da. Dann hat man doch so n Druck, dass man auch kommt.* (F: *Mh.*) *Also dass* (M: *Ja.*) *dass das von IHRER Seite dann immer ausgeht.* (F: *Gut.*)« (Zeilen 1457–1477)

Des Weiteren weist die Ärztin die Klienten daraufhin, dass bei der Befundmitteilung »für die bestmöglichste Sicherheit des Ergebnisses« (1485f.) ein weiteres Mal »Blut abgenommen« (1480) wird, damit »wir das intern nochmal bestätigen« (1488f.). M erklärt sich einverstanden (»zur Sicherheit«, »nicht dass« »was verwechselt wurde«; Zeilen 1490f.). Nach dieser erneuten *Information* deutet sich zum ersten Mal das Ende des Beratungsgesprächs an. M fasst nämlich für sich zusammen: »So, das heißt, der weitere Ablauf wär jetzt der, dass …« (1496). Daraufhin zeigen sich die Klienten mit dem Procedere der Therapie »Gentest« sehr zufrieden: »Wie die Vorgänge sind, das äh gefällt mir auch« (1529f.), bekundet M, und F lobt – auch mit Blick auf ihre Erfahrung in A-Stadt: »Diese Ruhe und dieses - einfach ähm diese Sensibilität, mit der mit diesem Thema umgegangen wird« (1535f.), »weil das ist genau das, was man braucht, ne?« (1539). Tatsächlich ist mit »Ruhe« und »Sensibilität« eine *professionelle Hilfe* angesprochen und nicht etwa eine familiäre Unterstützung (keine emotionale Ruhe) oder eine technokratische Gentestung (keine Sensibilität). Diese professionelle Hilfe bei der Bewältigung ihres doppelten Unsicherheitsproblems können die Klienten nicht nur im Rahmen einer genetischen Beratung erhalten, sondern auch von anderen Stellen (Neurologie, Psychologie, Versicherungsberatung) mit ihren jeweiligen, ganz eigenen Problembehandlungs- bzw. Therapiemöglichkeiten.

Es ist bezeichnend für die unautoritäre und nicht-standardisierte, eben *klientenzentrierte Gesprächsführung* der Ärztin, dass nicht sie, sondern die Klienten das Ende des genetischen Beratungsgesprächs einläuten. Allerdings stimmt sie diesem Ende noch nicht zu: »Vielleicht so ne ganz allge-

188 Gemeint ist das humangenetische Gutachten, welches den Klienten im Anschluss an das Beratungsgespräch in Form eines (Beratungs-)Briefes zugesandt wird (vgl. Kap. 2.2.1 und 4.5.2).

meine Sache noch.« (1610) Es ist also keineswegs so, dass die Ärztin die Gesprächsführung aus der Hand gegeben hat. Zwar ist sie den Themenwechseln, Fragen und Ausführungen der Klienten immer gefolgt, die Punkte ihrer eigenen Agenda hat sie dabei aber nicht vernachlässigt (Familienanamnese, Informationen zur Krankheit und ihrer Vererbung, Entscheidung der Klienten für den Gentest, Informationen zum Procedere der Therapie »Gentest« etc.). Wann immer die Klienten keinen weiteren Redebedarf zu dem jeweiligen Gesprächsthema signalisierten, kam die Ärztin zurück zum zuvor unterbrochenen Punkt oder leitete einen neuen ein.

So auch an dieser Stelle, an der die Ärztin erneut eine explizite Handlungsempfehlung ausspricht: »*Es ist ja mh schon so, dass bestimmte Bereiche im Gehirn, vor allem das Kleinhirn betroffen ist - deshalb auch die Gleichgewichtsstörungen. Dinge, die das Gehirn zusätzlich schädigen, ähm die sollte man natürlich vermeiden. Das ist sozusagen das Einzigste, was Sie selber n bisschen tun können.*« (Zeilen 1612–1617) Diese *explizite Handlungsempfehlung* bedient unmittelbar die (sekundäre) zentrale Relevanz der Klienten: die Gesundheit von M. Entsprechend deutliche Effekte hat sie auf die Kommunikation der Klienten. M fragt sogleich nach: »Das heißt?« (1618), worauf die Ärztin antwortet: »*Heißt zum Beispiel: Viel Alkohol ähm ist nicht gut für's Gehirn. Also, man kann schon mal n Glas Bier oder n Glas Wein trinken. Aber eben regelmäßig jeden Abend oder so, das sollte man nicht tun.* (M: *Mh.*)« (Zeilen 1619–1622) F vermutet zusätzlich: »keine Drogen« (1623), was die Ärztin bestätigt und ergänzt: »Zigaretten rauchen nicht« (1624f.). Anschließend schildert M sein Gesundheitsverhalten im Alltag: »Ich rauche nicht« (1627), »ich trinke keinen Kaffee« (1628), »Alkohol trink ich in der Regel eigentlich gar nicht« (1630f.). Allerdings trinke er manchmal »auf ner Fete« (1633) »vielleicht n bisschen zu viel« (1635), worauf die Ärztin einwirft: »Aber das ist ja auch okay.« (1636) Wie sehr die Ärztin mit ihrer expliziten Handlungsempfehlung wieder einen Bedarf der Klienten getroffen hat, zeigt auch die Aussage von M »So was ist schon mal gut zu wissen« (1648f.) und seine darauf folgende Frage: »*Sind irgendwelche Sachen, die - die hilfreich sein können? Ich sag mal: Is - Lesen hilfreich? Wenn man Bücher liest, ist das hilfreich, irgendwie das Gehirn zu trainieren, oder bringt das was? Hat das n Sinn? Oder die Frau Professor sagte, ähm dass ich viel Sport mache, das ist schon mal hilfreich.*« (Zeilen 1656–1661) Die Ärztin geht auch auf diese, die *Gesundheitssorgen* der Klienten zum Ausdruck bringenden Fragen ein: »*Ja, also ne gewisse Fitness ist sicherlich gut, weil - wenn man schon, sozusagen wenn erste Symptome kommen und man hat schon schon - also sozusagen der der Startpunkt schon schlechter ist, dann ist das natürlich nicht günstig. Also Sport* [...] *ist fast sogar noch besser wie Lesen oder so was.*« (Zeilen 1669–1681) Als F noch einmal das Gesundheitsverhalten des Paares zusammenfasst, lobt die Ärztin: »*Ja. Also, da ist insofern alles dann ja schon im besten - besten Bahnen bei Ihnen geordnet.* (M: *Ja, ist gut zu wissen.*)« (Zeilen 1689–1691) Mit dieser *Bestärkungskommunikation empfiehlt* sie den Klienten *implizit*, ihr Gesundheitsverhalten genau so beizubehalten.

Nun scheinen alle Fragen der Klienten geklärt und alle Punkte auf der Agenda der Ärztin abgearbeitet (F: »Na gut«, M: »Gut«, A: »Okay«; Zeilen 1692ff.). Erneut sind es die Klienten, die das Ende des Gesprächs einleiten (M: »Dann haben Sie recht vielen Dank, ja?«; Zeile 1695). F und M fassen noch einmal ihre nächsten Schritte zusammen (Psychologin und Sozialarbeiter kontaktieren). Wie sehr die nun anstehende Therapie »Gentest« eine Intervention in sein Leben darstellt, deutet M an, wenn er sagt: »*Bei mir kommt eventuell auch noch ne berufliche Veränderung hinzu, wobei - ich ganz ehrlich sagen muss, wenn ich das jetzt alles so mach, dann will ich die jetzt momentan nicht haben.* (1) *Weil das wär n zusätzlicher Stressfaktor.*« (Zeilen 1755–1759) Schließlich bringt F noch einmal das explizite Anliegen der Klienten – die Auskunft bezüglich der Gendefektsfrage, die zur Bewältigung ihres doppelten Unsicherheitsproblems beitragen soll – auf den Punkt: »*Wie gesagt, ich find diese diese Ungewissheit, das belastet mich am meisten.* [...] *Diese Ungewissheit einfach, nicht zu wissen, ja oder nein oder - man kann sich halt auf nichts einstellen, weil man nicht weiß, was is, ne?*« (Zeilen 1764–1772) Nach etwa 75 Minuten endet mit dem erneuten Dank der Klienten das (aufgezeichnete) Beratungsgespräch.

4.2.3 Zusammenfassung

Fassen wir die extensive Sequenzanalyse dieses prädiktiven genetischen Beratungsgesprächs (GB SCA3) zusammen. Rein formal gesehen sieht die *Ablaufstruktur des Gesprächs* folgendermaßen aus: Eröffnung des Gesprächs durch die Ärztin, diffuse Problemschilderung der Klienten, Familienanamnese (Stammbaumerhebung), Informationen zur Krankheit und ihren Vererbungsregeln, Besprechung weiterer Fragen und Anliegen der Klienten, Besprechung der Therapie »Gentest« und ihres Procederes, Gesprächsabschluss.

Im Hinblick auf die erste Fallfrage »Mit welchem Problem kommen die Klienten zur genetischen Beratung?« haben wir folgende *erste Fallstruktur* rekonstruiert: Die Klienten M und F haben ein doppeltes Unsicherheitsproblem. Sie haben erstens ein Problem mit ihrer Unsicherheit, Kinder mit Gendefekt zu bekommen, und sie haben zweitens ein Problem mit ihrer Unsicherheit, M könnte in Zukunft schwer erkranken. Entsprechend sind ihre zentralen Relevanzen die Familienplanung und die Gesundheit von M. Bewältigung dieses Unsicherheitsproblems hieße, einen routinierten Umgang mit den beiden Unsicherheiten zu entwickeln, so dass sie – selbst wenn sie fortbestehen – kein (krisenhaftes) Problem mehr darstellen. In Ansätzen ist dies den Klienten schon im Vorfeld des genetischen Beratungsgesprächs gelungen. Bezüglich der ersten Unsicherheit haben sie einen Entscheidungsalgorithmus entwickelt, demzufolge der Gentest darüber entscheidet, ob sie eigene leibliche Kinder bekommen (negativer Befund) oder Kinder adoptieren (positiver Befund). Das Problem mit dieser Unsicherheit besteht in einer Familienplanungsblockade durch die Ungewissheit in der Gendefektsfrage. Bezüglich der zweiten Unsicherheit haben die Klienten beschlossen, M regelmäßig auf erste Symptome hin untersuchen zu lassen. Das Problem mit dieser Unsicherheit bleiben die den Alltag stark belastenden Gesundheitssorgen. Die schon erfolgte Auseinandersetzung der Klienten mit den beiden Unsicherheiten mündet in ihrem konkret formulierten, expliziten Anliegen: die Auskunft bezüglich der Gendefektsfrage, also der Wunsch nach einer Gentestung. Diesbezüglich haben sie eine Risikoabwägung bzw. Folgenabschätzung vorgenommen. Hinter jenem Auskunftsanliegen der Klienten liegt aber ihr doppeltes Unsicherheitsproblem, auch wenn dies zu Beginn des Gesprächs lange nicht ersichtlich war. Hingegen haben die Klienten kein Entscheidungsproblem.

Schon angesichts des rekonstruierten doppelten Unsicherheitsproblems der Klienten ist evident, dass sich das analysierte genetische Beratungsgespräch primär an der *Unterscheidung krank/gesund* orientiert (vgl. Kap. 3.2.3). Die erste Unsicherheit der Klienten besteht darin, Kinder mit Gendefekt, also zumindest potentiell kranke Kinder zu bekommen. Solche wollen die Klienten vermeiden, sie möchten gesunde Kinder. Die zweite Unsicherheit der Klienten besteht darin, dass M in Zukunft krank werden könnte. Ihre Hoffnung dagegen ist, dass er gesund bleibt. Schließlich wird der Gendefekt im Gespräch zum Teil sogar selbst als Krankheit behandelt. Die für das Beratungsgespräch zentrale Gendefektsfrage fragt also letztlich danach, ob M etwas Krankhaftes in sich trägt oder nicht, ob er in Zukunft krank werden oder gesund bleiben wird.

Im Hinblick auf die zweite Fallfrage »Wie wird das Problem der Klienten von der Ärztin erfasst und behandelt?« haben wir folgende *zweite Fallstruktur* rekonstruiert: Dem ärztlichen Fallverständnis (Individuallogik und Familienlogik) und damit der Erfassung des Problems dienen die an die Klienten zu Beginn des Gesprächs adressierte Aufforderung zur diffusen Problemschilderung und die umfassende Familienanamnese. Der Behandlung des Problems dienen Informationen vielfältiger Art, der prädiktive Gentest selbst, explizite Handlungsempfehlungen, implizite Handlungsempfehlungen (Bestärkungskommunikationen), Beruhigungskommunikationen, Reflexionsanregungen und der Verweis auf weitere Hilfs- und Beratungsangebote. Diese Behandlungsmethoden und -möglichkeiten haben nicht immer beobachtbare Effekte auf die Kommunikation der Klienten. Mit Blick auf deren doppeltes Unsicherheitsproblem verfügen sie jedoch alle über ein gewisses Behandlungs- und Beruhigungs*potential.* Insbesondere die Therapie »Gentest« nimmt im Beratungsgespräch eine wichtige Stellung ein, über ihr Procedere wird ausführlich aufgeklärt, ihre »Risiken und Nebenwirkungen« werden besprochen. Die Gesprächsführung der Ärztin ist dabei überaus klientenzentriert, das heißt nicht standardisiert sondern fallspezifisch, nicht autoritär-dominant sondern autonomiewahrend.

In Anbetracht der erfolgten Sequenzanalyse und ihrer Ergebnisse ist es vor dem Hintergrund der Professionalisierungstheorie (vgl. Kap. 3.3.1) naheliegend zu dem Schluss zu kommen, dass *die Ärztin in diesem genetischen Beratungsgespräch das Problem der Klienten auf eine insgesamt professionalisierte Weise bearbeitet.* Es wurde kein Strukturmoment rekonstruiert, das der Logik einer professionalisierten Problembewältigung widerspricht oder die konkrete Problembearbeitung behindert. Im Gegenteil konnten an manchen Sequenzstellen exemplarisch die drei für professionalisiertes Handeln charakteristischen Spannungen veranschaulicht werden. Sie wurden ausgehalten und liefen keineswegs Gefahr, einseitig aufgelöst zu werden. Die Ärztin rahmte das Gespräch als das, was es ist: ein genetisches Beratungsgespräch. Sie installierte ein Arbeitsbündnis zwischen ihr und den kooperativen Klienten, das besonders bei der Familienanamnese zum Tragen kam. Sie gewährte den Klienten fast unbegrenzten Raum, sich diffus zu ihrem behandlungsbedürftigen Problem zu äußern, ohne dabei die Gesprächsführung aus der Hand zu geben. Sie machte ihr Vorgehen transparent und hielt die Autonomie der Klienten hoch, ohne auf explizite Handlungsempfehlungen zu verzichten. Ihre Beiträge gingen zumeist gezielt auf den spezifischen Beratungsfall und die Bedürfnisse der Klienten ein, fußten aber gleichwohl auf ihrer allgemeinen Expertise. Schließlich bearbeitete sie nicht irgendein Problem bzw. Anliegen, sondern eben genau jenes, das die Klienten zu Beginn des Gesprächs diffus schilderten und im Gesprächsverlauf immer wieder zum Ausdruck brachten. Dieses doppelte Unsicherheitsproblem der Klienten ist *nach* dem Gespräch nicht komplett gelöst, so wie es *vor* dem Gespräch nicht vollkommen unbehandelt war. Die Sequenzanalyse hat aber deutlich gemacht, dass dieses genetische Beratungsgespräch durchaus zur Bewältigung des Problems der Klienten beiträgt und mit der eingeleiteten Therapie »Gentest« noch weiter beitragen wird. Hierfür musste die Ärztin das doppelte Unsicherheitsproblem der Klienten vor dem Hintergrund ihrer Expertise erfassen und behandeln, was sie auf eine professionalisierte Art und Weise tat.

4.3 Das Unsicherheitsproblem und seine stellvertretende Bewältigung

Mittels der extensiven Sequenzanalyse eines prädiktiven genetischen Beratungsgesprächs haben wir in Kapitel 4.2 rekonstruiert, dass die Klienten des analysierten Falls mit einem (doppelten) Unsicherheitsproblem zur Beratung gekommen sind. Natürlich muss nun gefragt werden, ob in anderen Fällen die Klienten mit ähnlichen oder mit ganz anderen Problemen die prädiktive genetische Beratung aufsuchen. Was die in dieser Arbeit untersuchten Beratungsgespräche angeht, ist Ersteres der Fall. Unabhängig davon, ob eine unheilbare Krankheit im Fokus des Gesprächs steht (etwa Chorea Huntington) oder eine, bei der Präventionsmöglichkeiten bestehen (etwa erblicher Dickdarmkrebs), ob es sich um ein Erstgespräch handelt, um eine Befundmitteilung oder um ein zusätzliches Beratungsgespräch nach erfolgter prädiktiver Gendiagnostik, ob die Klienten männlichen oder weiblichen Geschlechts sind: Immer ließ sich auf Seiten der Klienten ein Unsicherheitsproblem rekonstruieren. Im Datenmaterial der vorliegenden Untersuchung (vgl. Kap 4.1.1) kommt dieses Unsicherheitsproblem in zwei verschiedenen Ausformungen vor.

Die eine Ausformung nenne ich das *Unsicherheitsproblem ›Gesundheitssorgen‹*. Man könnte auch von einem Gesundheitsunsicherheitsproblem sprechen, wenn dies nicht so sperrig wäre. Ein Klient mit einem solchen Problem ist unsicher, ob er selbst und/oder ein eigenes (lebendes oder potentielles) Kind in Zukunft schwer erkranken könnte, er macht sich deshalb Sorgen um die eigene Gesundheit und/oder die Gesundheit seiner (lebenden oder potentiellen) Kinder und erfährt diese Sorgen als Belastung seines Alltags. Anstoß für die Gesundheitssorgen ist in der Regel die Familiengeschichte. Ein oder mehrere Familienangehörige haben schon unter einer bestimmten Krankheit gelitten oder sind gar an ihr gestorben, und langsam wird dem Klienten bewusst, dass es ihm und/oder seinen Kindern ähnlich ergehen könnte. Je belastender die Sorgen werden, desto mehr stellen sie eine Art kognitiven Schmerz für den Klienten dar. Ist der Leidensdruck groß genug, sucht dieser die genetische Beratung auf, nicht zuletzt um zu erfahren, ob die befürchtete Gefahr einer zukünftigen Erkrankung tatsächlich besteht und was er tun kann, wenn sie besteht.

Die andere Ausformung nenne ich das *Unsicherheitsproblem ›Planungsblockade‹*. Man könnte sie auch als Planungsunsicherheitsproblem bezeichnen, was aber ebenfalls zu sperrig wäre. Ein Klient mit einem solchen

Problem ist unsicher, ob er selbst und/oder ein eigenes (lebendes oder potentielles) Kind in Zukunft schwer erkranken könnte, und dies blockiert seine Familien- und/oder Lebensplanung, weil er je nachdem so oder anders plant. Der Klient kommt nicht weiter, er kann bestimmte Dinge, die er wünscht (Familiengründung, ein weiteres Kind, Hausbau, Berufswechsel, Unternehmensgründung etc.), nicht in die Wege leiten, weil er dazu wissen muss, ob die befürchtete Gefahr einer zukünftigen Erkrankung tatsächlich besteht und was er tun kann, wenn sie besteht.

Den beiden Ausformungen gemeinsam ist die dem (Unsicherheits-) Problem zugrunde liegende Unsicherheit. Sie unterscheiden sich jedoch darin, *weshalb* die Unsicherheit für den Klienten problematisch ist. Im ersten Fall wird die Unsicherheit zum Problem, weil sie den Alltag belastende Gesundheitssorgen verursacht. Im zweiten Fall wird die Unsicherheit zum Problem, weil sie eine Planungsblockade verursacht. Es ist also wichtig zu betonen, dass die Unsicherheit alleine nicht ausreicht, damit ein behandlungsbedürftiges Problem beim Klienten vorliegt. Unsicher sind viele Dinge im Leben, aber nicht alle werden zur Belastung. Erst indem die Unsicherheit in Bezug auf eine spezifische Krankheit Sorgen im Alltag bedingt bzw. die Familien- oder Lebensplanung blockiert, wird sie zur Belastung, und nur deshalb hat der Klient ein Problem mit dieser Unsicherheit.

In dem in Kapitel 4.2 extensiv analysierten genetischen Beratungsgespräch ist uns ein Fall begegnet, in dem beide Ausformungen des Unsicherheitsproblems zugleich relevant sind. Wir haben deshalb von einem doppelten Unsicherheitsproblem gesprochen. Das gemeinsame Auftreten der beiden Ausformungen scheint jedoch eher die Ausnahme zu sein. In der überwiegenden Mehrzahl der untersuchten Gespräche tritt das Unsicherheitsproblem »Gesundheitssorgen« alleine, also ohne begleitende Planungsblockaden auf. Umgekehrt ist allerdings zu erwarten, dass – wie im analysierten Fall – das Unsicherheitsproblem »Planungsblockade« in der Regel mit Gesundheitssorgen einhergeht.

In den folgenden Abschnitten soll das Bild, das durch die ausführliche Fallanalyse in Kapitel 4.2 gezeichnet worden ist, durch weitere Befunde der empirischen Untersuchung zugleich bestätigt und ergänzt werden. Da exemplarisch bereits eine vollständige sequenzanalytische Fallrekonstruktion durchgeführt worden ist, wird aus Platz- und Lesbarkeitsgründen auf eine Darstellung weiterer Analysen verzichtet. Stattdessen sollen ausgewählte Sequenzstellen aus dem übrigen Datenmaterial zitiert und kommentiert werden. Das dient vor allem der Illustration und sollte nicht zu dem Fehlschluss verleiten, die vorgestellten Ergebnisse wären allein auf Grundlage der angeführten Zitate zustande gekommen (zum Vorgehen bei der Datenauswertung und der Darstellung der Befunde siehe Kap. 4.1.2).

4.3.1 Das Problem der Klienten mit ihrer Unsicherheit

Nicht immer kommt das Unsicherheitsproblem in den prädiktiven genetischen Beratungsgesprächen so explizit zum Ausdruck wie in dem Fall in Kapitel 4.2. Selbst dort schien es ja zunächst so, als hätten die Klienten M und F ein reines Auskunftsanliegen bezüglich der Gendefektsfrage, bis sich im Verlauf des Gesprächs dann herausstellte, dass dieses explizite Anliegen nur Ausdruck eines gleichsam dahinter liegenden doppelten Unsicherheitsproblems ist. Allerdings sind die Klienten nicht immer so mitteilsam wie M und F (vgl. Kap. 4.2), was die Rekonstruktion des Problems der Klienten erschwert. Aber selbst wenn der Klient zu Beginn eines Beratungsgesprächs nur sagt, dass er wissen will, ob er Träger einer bestimmten genetischen Anlage ist, er also explizit einen Gentest machen möchte, finden sich im weiteren Verlauf immer auch Anzeichen für ein dahinter liegendes – dann implizites – Unsicherheitsproblem, zumeist in Form von Gesundheitssorgen.

In einem Beratungsfall zu erblichem Brustkrebs etwa schildert die Klientin ihr Anliegen wie folgt:[189] »*Es geht dadrum äh - die Dame bei der* <Krankenkasse> *sagte, man könnte sich das statistisch irgendwie errechnen lassen,* (A: *M-mh.*) *wie groß die Wahrscheinlichkeit wäre, irgendwann an Brustkrebs zu erkranken.*« (GB BK 2; 00:50) Explizites Anliegen dieser Klientin ist ganz offensichtlich eine Auskunft, nämlich bezüglich der Frage nach der Wahrscheinlichkeit einer zukünftigen Erkrankung (Risikofrage). Man könnte hier wie auch in anderen Gesprächen den Eindruck gewinnen, die Klientin

189 In den Kapiteln 4.3, 4.4 und 4.5 sind alle angeführten Ausschnitte aus den Protokollen des Datenmaterials (vgl. Kap. 4.1.1) kursiv gesetzt. Im Anschluss ist das Material bzw. das Gespräch, aus dem zitiert wird, angegeben (vgl. Kap. 4.1.2 zur Erklärung der Kürzel), gegebenenfalls mit den Zeilen des Transkripts bzw. der (Anfangs-)Zeitstelle der Tonaufnahme in Minuten und Sekunden. Für eine bessere Lesbarkeit wurden die Zitate orthographischen Regeln weitgehend angepasst. »K«, »A« bzw. »I« bezeichnen die Sprecherrollen »Arzt«, »Klient« bzw. »Interviewer«. Ansonsten werden dieselben Transkriptionszeichen verwendet wie bei der ausführlichen Fallanalyse in Kapitel 4.2. Das Verzeichnis findet sich am Ende des Buches.

würde einfach nur eine Zahl in Erfahrung bringen wollen und ansonsten keiner weiteren Beratung oder Hilfe bedürfen. Dem ist aber mitnichten so. Vielmehr stellt sich im weiteren Verlauf des Gesprächs heraus, dass die Klientin schon regelmäßig zur Krebsvorsorge geht, die Krankenkasse ihr aber diesbezüglich Leistungen gestrichen hat. Dies lässt ihre Sorgen vor einer zukünftigen Krebserkrankung wieder schärfer hervortreten: »*Bis jetzt hatt ich so die Sicherheit, gut, ich geh ja jedes Jahr - geh auch jedes Jahr zur Krebsvorsorge, aber jetzt - bei dieser Mammographie hab ich nur noch dieses Recht, alle zwei oder sogar nur alle drei Jahre zu gehen, weil ich das Alter auch noch nicht habe.* (A: *Mmh.*) *Wobei ich dann immer sage: Was nützt mir das Alter,* (*was/wenn*) *ich hab und geh jedes Jahr und krieg's vorher.*« (GB BK 2; 28:48) Nach Familienanamnese und eingehendem Fallverständnis empfiehlt die Ärztin der Klientin zwar keinen prädiktiven Gentest, aber jährlich eine Mammographie durchführen zu lassen. Die Aussicht auf die Wiederaufnahme einer regelmäßigen und engmaschigen Früherkennung scheint die Klientin zu beruhigen: »*Wenn schon von der Krankenkasse jetzt das gestrichen wird, wenn ich dann da jetzt wie gesagt - ne Anregung für die Ärzte kriege, dass da ne regelmäßige Kontrolle gemacht werden soll, wär ich SCHON einigermaßen beruhigt.*« Und kurz darauf: »*Damit wär ich schon so für mein äh Seelenheil und Nerven schon n bisschen beruhigt.*« (GB BK 2; 31:05 bzw. 31:43)

Insgesamt stellt sich der Fall folgendermaßen dar: Aufgrund von zum Teil intensiv erlebten Brustkrebsfällen in der Familie macht sich die Klientin erhebliche Sorgen, selbst in Zukunft an Brustkrebs zu erkranken. Ihr schon routinierter Umgang mit dieser Unsicherheit besteht in einem regelmäßigen Gang zur Früherkennung. Als ihr die Krankenkasse diese plötzlich nicht mehr finanzieren will, wird ihr Unsicherheitsproblem wieder akut und sie wendet sich, dem Hinweis ihrer Krankenkasse folgend, an eine genetische Beratungsstelle. Dort wird gewissermaßen für die Wiederaufnahme ihres routinierten Umgangs mit der Unsicherheit gesorgt. Ihr explizites Anliegen der Auskunft bezüglich der Risikofrage oder auch ein ihr leicht zu unterstellendes Anliegen, einfach die Krebsvorsorge wieder finanziert zu bekommen, dürfen nicht darüber hinwegtäuschen, dass das originäre Problem der Klientin ein Unsicherheitsproblem in Form von Gesundheitssorgen ist.

In einem (anderen) Beratungsgespräch zu erblichem Dickdarmkrebs äußern sich die beiden Klienten – zwei Schwestern – knapp, aber doch aufschlussreich zu ihrem Anliegen: »*Unser Vater hat ja den Gen- defekt und ähm, dann wurde uns geraten, dass wir halt auch das Gespräch aufsuchen und ähm, wir ham halt dann - zu fünfzig Prozent könnten wir halt diesen Genfehler auch haben, und deswegen* (A: *Genau.*) *bin ich hier, um rauszukriegen, ob wir den haben* (A: *Ja.*) *und wie's dann weitergeht, falls wir ihn haben.*« (GB HNPCC 1; Zeilen 12–19) Auch hier ist das explizite Anliegen der Klienten zunächst einmal eine reine Auskunft, nämlich bezüglich der Gendefektsfrage »Haben wir diesen Gendefekt geerbt oder nicht?«. Aber schon in dieser kurzen Schilderung wird deutlich, dass mit einem einfachen »Ja« oder »Nein« die Bedürftigkeit der Klienten keineswegs hinreichend behandelt wäre. Vielmehr fragen sie auch explizit nach Handlungsempfehlungen, wie sie nämlich mit einer etwaigen positiven Gendiagnose umgehen sollen. Die Klienten antizipieren also eine weitere Beratungsbedürftigkeit für den Fall, dass sie den Gendefekt geerbt haben.

Man kann nun fragen: Welche Motivation muss bei den Klienten angenommen werden, damit ihr Gang zur genetischen Beratung mit einem derartigen Anliegen Sinn macht? Mit anderen Worten: Was treibt die Klienten zur Beratung? Zwar haben sie die Beratungsstelle auf Anraten eines Dritten aufgesucht (»wurde uns geraten«), ihr Kommen wird jedoch als intrinsisch motiviert und selbstbestimmt markiert (»ich bin hier, um rauszukriegen«), die Unterstellung einer Art Fremdbestimmung fällt also schwer.[190] Stellt man zudem in Rechnung, dass es hier um eine Erkrankung geht, die unbehandelt zum Tod führt (Krebs), scheiden auch Kandidaten wie reine Neugierde oder ein nüchternes Wissensbedürfnis aus (vgl. Kap. 3.3.3), zumal die Beratung nicht ohne einen gewissen Aufwand zu haben ist (in diesem Fall: Anfahrt, zwei Termine, Blutabnahme etc.). Ohne den weiteren Verlauf des Gesprächs zu kennen, spricht also schon an dieser Stelle viel dafür, dass die Klienten unsicher sind, in Zukunft schwer zu erkranken, und dass es diese Unsicherheit ist, die sie in Gestalt von Gesundheitssorgen so umtreibt, dass sie eine genetische Beratungsstelle aufsuchen, um mittels einer negativen Gendiagnose oder mittels Handlungsempfehlungen einen Umgang mit dieser Unsicherheit zu finden.[191] Sicherlich variiert das

190 Entscheidend für die Frage der Fremdbestimmung ist, ob sich jemand das von außen herangetragene Problem zu eigen macht, bevor er Hilfe sucht, oder nicht. Bei den Schwestern scheint Ersteres der Fall zu sein. Anders verhielte es sich, wenn sie die Beratung *allein* auf Wunsch eines Dritten, also ohne jegliche Eigenmotivation aufsuchen würden. Dann aber – so ist zu vermuten – hätten sie ihr Anliegen auch entsprechend formuliert (etwa: »und deswegen will unser Vater, dass wir rauskriegen …«). Zur Problematik eines fremdbestimmten Anliegens von Klienten der genetischen Beratung siehe Kapitel 4.5.2.

191 Dies bestätigt sich im weiteren Gesprächsverlauf.

Ausmaß der Gesundheitssorgen von Klient zu Klient und von Krankheit zu Krankheit. Nicht immer stellt sich ihre Belastung im Alltag so schwerwiegend dar wie in dem in Kapitel 4.2 analysierten Fall. Strukturell liegt diesen Sorgen jedoch das gleiche (Unsicherheits-)Problem zugrunde.

Expliziter kommen die Gesundheitssorgen in einem anderen Beratungsgespräch zu erblichem Dickdarmkrebs zum Ausdruck. Nach Aufforderung der Ärztin schildert die Klientin ihr Anliegen zwar wieder zunächst nüchtern als Auskunft bezüglich der Gendefektsfrage: »*Warum ich hier bin? Ich möchte jetzt endlich wissen, ob ich auch dieses äh vererbbare Darmkrebsrisiko hab,* (A: *M-mh.*) *weil äh ich war ja jetzt auch zur Untersuchung gewesen, und da hat man so so kleine Polypen festgestellt, ein größerer, der war in Ordnung, und der andere KÖNNTE umschlagen.*« (GB HNPCC 5; 06:00) Erneut stellt sich im Laufe des Gesprächs aber heraus, dass hinter diesem expliziten Auskunftsanliegen der Klientin ein Unsicherheitsproblem in Form von Gesundheitssorgen liegt. Dies deutet sich ja auch schon im Hinweis der Klientin auf aktuelle Befunde an. Später erzählt sie dann, dass ihre Mutter lange Jahre schwer krank gewesen, aber wegen einer generellen Angst vor Diagnosen und Untersuchungen bis zu ihrem Tod nie zum Arzt gegangen sei. »*Deswegen sag ich, ich mache eigentlich, wenn ich denke, da könnte was rauskommen: Ich geh dann zum Arzt, ne?* (A: *M-mh.*) *Weil ich das mit meiner Mutter gesehen hab, und ich hab gesagt: So elendig möchte ich net äh einge- die ist richtig eingegangen, kann man sagen.* (A: *M-mh.*) *Und des möchte ich net. Das war mir ne Lehre, und deswegen hab ich die Vorsorgeuntersuchungen immer gemacht.*« (GB HNPCC 5; 64:18) Zu dieser Erfahrung mit der Mutter kommen mehrere Krebserkrankungen des Bruders, bei dem dann auch HNPCC diagnostiziert worden ist. »*Und ich bin ja dann n bisschen ängstlich*« (GB HNPCC 5; 07:58), sagt die Klientin bereits früh und mehrfach im Gespräch. Sie geht daher ohnehin schon regelmäßig zur Krebsvorsorge, und zwar lieber ein Mal mehr als ein Mal zu wenig. Als bei ihr erstmalig – wenngleich noch gutartige – Polypen entdeckt werden, lassen die Gesundheitssorgen sie (und ihren Mann) endgültig nicht mehr los. Die Klientin beschließt, zur genetischen Beratung zu gehen und sich testen zu lassen – in der Hoffnung, mit ihren Sorgen dann besser umgehen zu können. »*Wie gesagt: Wenn ich irgendwas habe, geh ich auch und will auch wissen, was es jetzt ist.* (A: *M-mh.*) *Dann geb ich net eher Ruh, bis ich's weiß.*« Darauf fasst die Ärztin zusammen: »*Sie möchten, dass das, was - möglich ist zu tun, dass das auch* (K: *Genau.*) *bestmöglich* (K: *Genau.*) *- so*«, worauf die Klientin betont: »*Ich möcht nämlich neunzig Jahre* <<lacht> *alt werden - wenn's geht*>.« (GB HNPCC 5; 66:44) Einige Wochen später findet die Befundmitteilung statt: Die

Klientin hat den Gendefekt *nicht* geerbt. Ihre Erleichterung und Freude über die negative Gendiagnose ist groß, zumal sie wenige Tage vor dem Gespräch wegen starker Bauchschmerzen ins Krankenhaus musste, dies ihre Sorgen verstärkte und sie deshalb eher mit einem positiven Befund gerechnet hatte: »*Ich hab gesagt, jetzt nach dem dann kommt das auch noch.* <<lacht>> […] *Das ist ja toll.* […] *Wunderbar.* […] *Ein schönes Ergebnis* <<lacht>>.« (GB HNPCC 6; 03:55)

Unabhängig also davon, ob das explizite Anliegen der Klienten zu Beginn des genetischen Beratungsgesprächs als Gendefektsfrage (»Hab ich den in meiner Familie schon bekannten Gendefekt oder nicht?«),[192] als Risikofrage (»Wie hoch ist das Risiko, dass ich in Zukunft erkranke?«) oder als Betroffenheitsfrage (»Liegt in meiner Familie eine genetische Veranlagung vor?«) formuliert wird, hinter diesen auf eine bloße Auskunft zielenden Fragen ließ sich – in den von mir untersuchten Gesprächen – immer ein Unsicherheitsproblem der beschriebenen Art rekonstruieren. Für die Existenz eines solchen Problems bei den Klienten spricht auch, dass ihnen mit der Beantwortung der jeweiligen Auskunftsfrage allein nicht immer geholfen ist. Wenn der prädiktive Gentest *positiv* ausfällt, der Klient also den in Frage stehenden Gendefekt geerbt hat, oder wenn er erfährt, dass er ein extrem *hohes Risiko* hat, in Zukunft zu erkranken, oder wenn festgestellt wird, dass in seiner Familie *sehr wahrscheinlich* eine genetische Veranlagung vorliegt, dann ist zwar die Gendefekts- bzw. Risiko- bzw. Betroffenheitsfrage beantwortet, aber die eigentlichen Fragen drängen dann umso mehr: Wann bricht die Krankheit aus? Was kann ich tun, um den Ausbruch zu verzögern oder gar zu verhindern? Was bedeutet das für mich, meine Verwandten und Kinder? Etc.

Dass auch nach Beantwortung eines zu Beginn der Beratung explizierten Auskunftsanliegens ein behandlungsbedürftiges Problem beim Klienten vorliegen kann, zeigt ein Fall, in dem zwei Brüder bereits positiv auf Chorea Huntington getestet worden sind und nach der Befundmitteilung erneut die genetische Beratung aufsuchen.[193] Einer der Klienten führt dort aus: »*Also das ist für mich momentan das - Belastendste eigentlich an der ganzen*

192 Die Gendefektsfrage steht auch hinter einem explizit geäußerten Wunsch nach einer Gentestung.

193 Die genetische Beratung vor und nach dem prädiktiven Gentest haben die beiden Brüder jeweils getrennt voneinander in verschiedenen Städten in Anspruch genommen. Gemeinsam wenden sie sich nun an die (spezialisierte) Beratungsstelle eines Huntington-Zentrums. Ärztin und Klienten begegnen sich in diesem Gespräch also zum ersten Mal.

Sache. Ähm - man weiß jetzt, ein Stück von diesen Unsicherheiten ist weg, ne? (A: *M-mh.*) *Also hab ich's oder hab ich's net. Aber wann kriege ich's? Wie schwer krieg ich's? In welcher Form? Ist das eher ne äh motorische äh Komponente oder ist das eher eine auf ner psychischen oder wie ist das?* (A: *M-mh.*) *Da gibt's ja die unterschiedlichsten Formen und Mischformen, und da ist ja alles möglich, ne? Ähm - das ist halt das, was einem unheimlich an den Nerven zehrt so, ne? Und ähm - da muss man halt sehen, dass man das irgendwie in n Griff kriegt.*« (GB CH; Zeilen 130–140) Und: »*Wie geht das alles weiter? Und ähm - wie ist die Prognose? Und - obwohl das ja keiner sagen kann, das ist ja eben das Pro-* (A: *Ja.*) *das ist ja* (A: *Ja.*) *das Problem, ne? Aber das sind so die Fragen, die einem eigentlich keiner beantworten kann, die aber eben im Raum stehen, ne?*« (GB CH; Zeilen 153–159) Dementsprechend ist das Anliegen der Klienten, Hilfe beim Umgang mit ihrem ausgeprägten Unsicherheitsproblem zu bekommen. Dabei belasten ihre Gesundheitssorgen den Alltag – natürlich auch nach dem prädiktiven Gentest – ganz erheblich: »*Sie liegen abends auf der Couch - und da macht es mal so …* (A: *Ja.*) *Oder Sie haben mal ähm gearbeitet und dann fangen hier so einzelne Muskelpartien an zu zucken. Da kriegen Sie n Föhn. Da stellen sich die Nackenhaare, ja?* (A: *Ja.*) *Obwohl man weiß, dass das ganz normal ist, ja? Ähm das hat jeder, aber in dieser Situation ist das extrem, äh weil man extrem auf seine Bewegungsabläufe* (A: *M-mh.*) *auch achtet, ne? Und ähm das das macht einem schon zu schaffen - das nimmt einen schon mit dann.*« (GB CH; Zeilen 193–204)

Dabei ist es keinesfalls so, dass die beiden Klienten es bereuen würden, den Gentest gemacht zu haben: Wir haben »*dann uns auch testen lassen, weil wir's beide wissen wollten*«, sagt einer der Klienten im Beratungsgespräch, und sein Bruder fügt hinzu: »*Die Zeit der Ungewissheit,* […] *das war also für mich persönlich schlimmer - diese Ungewissheit zu haben. Und jetzt - weiß ich's, jetzt kann ich mein Leben, über mein Leben nachdenken, kann das neu ordnen, nachdem was wir jetzt wissen.* (A: *M-mh.*) *Ähm und - ich denke damit kann ich besser umgehen, als wenn ich äh das jetzt nicht wüsste.*« (GB CH; Zeilen 41–42 bzw. 80–89) Während also die Ungewissheit in der Gendefektsfrage durch den prädiktiven Gentest ausgeräumt ist, besteht das Problem mit der Unsicherheit, irgendwann in Zukunft schwer zu erkranken, fort: »*Aber letztendlich kann keiner sagen, ob ich net doch irgendwie in fünf Jahren oder in zwei Jahren anfang und Symptome krieg und dann da dran versterbe jetzt.*« (GB CH; Zeilen 171–174) Es ist also evident, dass nicht die Ungewissheit, einen Gendefekt geerbt zu haben, sondern die Unsicherheit, in Zukunft schwer zu erkranken, das behandlungsbedürftige Problem der Klienten war und nach wie vor ist.

Dieses Unsicherheitsproblem belastet einen der beiden Brüder auch bei der Ausübung seines Berufs als Pfleger: »*Ich kann mit den Leuten gar nicht mehr so umgehen, wie wenn ich jetzt unbefangen wär,* (A: *M-mh.*) *ja? Weil ich immer denk:* [...] *eigentlich bist Du ja auch totkrank, ja?*« (GB CH; 31:33) Er beklagt sich: »*Diese ganze Ungewissheit. Wenn man jetzt sagen könnte, das wär so und so und so - dann wär das nochmal viel einfacher.* [...] *Aber so ist es ganz ganz schwierig,* (A: *M-mh.*) *ähm sein Leben zu ordnen, überhaupt da* (A: *Ja.*) *nen Weg zu finden, da geordnet durchzugehen irgendwie, auch selbstbestimmt noch das alles zu machen dann, möglichst lange halt.*« (GB CH; 35:35) Auf der anderen Seite hofft und bangt er: »*Wenn ich richtig viel Glück hab, kann ich siebzig werden und hab nie Symptome.* (A: *Genau.*) *Das ist halt des, ne? Und des ist aber des, was einen so zermürbt, ja? Das ist das, was einen so - KRANK macht letztendlich auch.* [...] *Das ist net, wie wenn Sie sagen: Ich muss jetzt zweitausend Meter schwimmen und dann äh bin ich fertig, sondern Sie wissen halt nie, wie lang Sie schwimmen müssen.* [...] *Das macht einen see- also seelisch krank so n bisschen, ne?*« (GB CH; 54:36)

Teilweise bezieht sich das Unsicherheitsproblem »Gesundheitssorgen« auch mehr auf die Gesundheit der Kinder eines Klienten als auf seine eigene Gesundheit. In einem weiteren Beratungsfall zu erblichem Dickdarmkrebs sucht eine ältere Klientin die genetische Beratung auf, weil sie selbst schon mehrfach unter Krebserkrankungen gelitten hat und der ärztliche Verdacht besteht, dass dies eine genetische Ursache haben könnte. In Bezug auf eine akute Krebserkrankung, die gerade mit einer Chemotherapie behandelt wird, zielt der Gentest, für den sie sich nach dem Gespräch entscheidet, eher auf eine (genetische) Differentialdiagnose, wenngleich damit auch eine prädiktive Aussage für die gesundheitliche Zukunft der Klientin verbunden ist (vgl. Kap. 2.1.1). Insofern handelt es sich bei dem Gespräch auch um eine differentialdiagnostische genetische Beratung (vgl. Kap. 2.2.1 und 4.1.1). Abgesehen von ihrem akuten Gesundheitsproblem macht sich die Klientin aber vor allem Sorgen um die zukünftige Gesundheit ihrer (erwachsenen) Kinder, also darum, dass es ihren Kindern einmal genauso ergehen könnte wie ihr selbst. Implizit wird dies an mehreren Stellen deutlich. Nachdem die Klientin zu Beginn des Gesprächs von dem Verdacht ihrer behandelnden Ärzte berichtet hat, kommt sie sofort auf ihre Kinder zu sprechen: »*Und da ich* <Ziffer> *Kinder habe ...*«, worauf der Arzt den Satz fortsetzt: »*Ja, ... wollten Sie das ganz gerne selbst* (K: *Ja.*) *auch überprüft haben.*« (GB HNPCC 4; 03:10) Später informiert der Arzt über den erblichen Dickdarmkrebs und fasst zusammen: Man hat »*gute Chancen, dass diejenigen Personen, die auch diesen äh diese Genveränderung haben äh, dass die erst gar nicht an*

Krebs erkranken müssen, wenn sie ne gute Vorsorge machen. Also man hat jetzt die Chance, dann immer dem Krebs so einen Schritt voraus zu sein, ja? Und das war ja auch letztendlich mit einer der Gründe, warum Sie heute gekommen sind, weil Sie (K: *Ja.*) *ja Ihre Kinder schützen wollen.*« Die Klientin bestätigt: »*Ja, darum geht's. Ja.*« (GB HNPCC 4; 38:57) Immer wieder bringt sie ihre Kinder ins Spiel: »*Aber das könnte ja meine Tochter erben, nich?*« oder »*Wie ist das denn mit meinen Kindern?*« oder, als es um die Möglichkeit geht, dass ihre Kinder den etwaigen Gendefekt geerbt haben könnten: »*Was müssen die tun, um das zu erfahren?*« (GB HNPCC 4; 39:43 bzw. 42:09 bzw. 49:06). Das Unsicherheitsproblem kann sich also auch auf die Gesundheit der Kinder beziehen. Allerdings werden der Klientin im Verlauf des Beratungsgesprächs die Konsequenzen eines etwaigen positiven Gentestbefunds auch für ihre eigene Gesundheit zunehmend bewusst. Zu der starken Belastung durch ihre akute Krebserkrankung kommen nun noch weitere Sorgen, nämlich um ihre eigene zukünftige Gesundheit: »*Muss ich damit rechnen, dass mir das jetzt nochmal passiert?* (A: *Das ist nicht ausgeschlossen.*) <<stöhnt>> *Das halt ich nicht mehr aus.*« (GB HNPCC 4; 44:11)

Auch die interviewten genetischen Berater berichten von Anliegen der Klienten, welche sich als Ausdruck eines Unsicherheitsproblems rekonstruieren lassen.[194] Eine Ärztin führt aus: »*Ein guter Teil kommt, der sagt: Ich bin noch jung, ich will Kinder kriegen, ergo möchte wissen, ob ich das weitergeben kann oder nicht,* (I: *M-mh.*) *und dann sagen, entscheid ich mich für oder gegen Kinder.* [...] *Dann gibt's welche, die sagen: Ich habe schon Kinder, es ist mir wichtig, hab ich's an die weitergegeben? Ähm was kann ich denen sagen?* (I: *Ja.*) *In diese Richtung. Und dann n häufiger Punkt ist, dass die sagen: die Ungewissheit. Also ich weiß, ich hab n Risiko von fünfzig Prozent,* (I: *Mh.*) *dass ich dieselbe Erkrankung wie Mutter oder Vater bekomme, und diese Ungewissheit ist so schlimm: Ja oder Nein oder Vielleicht. Und jedes - jedes Zimperlein, was man hat, was damit in Verbindung gebracht wird, sehen die dann als erste Symptome und ähm sagen: Ich bin so unruhig, ich MUSS jetzt wissen: Ja oder Nein. - Damit kann ich besser umgehen wie mit einem Vielleicht.* [...] *Ganz selten, dass mal jemand sagt: Ich will wissen ähm - ich möchte mich jetzt, was weiß ich, beruflich umändern, ähm oder wir ham grad n Haus gekauft und ich hab*

194 In den folgenden Interviewpassagen schildern die humangenetischen Ärzte mögliche Klientenanliegen aus der Perspektive der Klienten selbst, also gewissermaßen in Form von Ich-Botschaften, so als würden sie das Anliegen in den Worten der Klienten wiedergeben. Dies dient hier nur der Ergänzung der bisherigen, sich auf mögliche Klientenanliegen beziehenden Befunde. Zur darüber hinausgehenden professionellen Reflexion der in der Beratung zu lösenden Klientenprobleme siehe Kapitel 4.5.1.

große finanzielle Hürden und hab das jetzt erfahren und würde ähm dann natürlich die Sache anders angehen: Ich würde vielleicht keinen Kredit mehr aufnehmen, ich würde den gesicherten Arbeitsplatz behalten und mich nicht selbständig machen, was ich überlege (I: *M-mh.*) *momentan.*« (INT 9; Zeilen 271–307) Der zu Beginn dieses Kapitels 4.3 dargelegten Terminologie folgend handelt es sich beim zuerst genannten Beispiel der Ärztin um ein Unsicherheitsproblem »Planungsblockade«, und zwar hinsichtlich der Familienplanung, beim zweiten Beispiel um ein Unsicherheitsproblem »Gesundheitssorgen«, und zwar hinsichtlich der Gesundheit der Kinder, beim dritten Beispiel um ein Unsicherheitsproblem »Gesundheitssorgen« hinsichtlich der eigenen Gesundheit und beim vierten Beispiel um ein Unsicherheitsproblem »Planungsblockade« hinsichtlich der Lebens- bzw. Berufsplanung. Ein solches kommt auch in folgender Schilderung einer (anderen) Ärztin zum Ausdruck: Ein Gentest »*kann für den einen wichtig sein, der sagt: Na ja, ich mache n - ich übernehm jetzt ne Firma und - und äh begeb mich da in ein finanzielles Risiko.* (I: *Mh.*) *Das mach ich aber nur, wenn ich weiß, dass ich jetzt dieses Gen von meiner Mutter, meinem Vater eben nicht mitbekommen habe, diese diese Mutation.*« (INT 2; Zeilen 572–577)

In einigen wenigen Interviews deutet sich noch ein etwas anders gelagertes Klientenproblem an. Es betrifft weniger die Zukunft des Klienten als eine vergangene oder aktuelle Erkrankung und stellt möglicherweise eine dritte Ausformung des Unsicherheitsproblems dar – sozusagen ein Krankheitsunsicherheitsproblem. Bei der Aufzählung möglicher Klientenanliegen in der genetischen Beratung sagt eine Ärztin etwa: »*Manchmal auch in die Vergangenheit: Kann es sein, dass meine verstorbenen Geschwister an der Erkrankung gelitten haben, deswegen verstorben sind?*« (INT 11; 13:25) Hier sucht der Klient offenbar nach einer (genetischen) Erklärung für Krankheit und Tod von Angehörigen, also für ein vergangenes Ereignis, dessen Bewältigung ihm sehr schwer fallen mag. Mit anderen Worten: Er ist unsicher, warum seine Geschwister (vielleicht so plötzlich) erkrankt und verstorben sind, und diese Unsicherheit behindert die Verarbeitung des (vergangenen) Krankheitsereignisses.

Eine andere Ärztin führt aus: »*Ich erinner mich noch gut an eine Frau mit einem - mit Eierstockkrebs, die äh selbst auch ne Tochter - ne kleine Tochter hatte, und die mir, als ich ihr gesagt habe, dass sie ne Mutation trägt, fast um n Hals gefallen ist und gesagt hat: Ich bin SO froh, dass ich DAS weiß! Damit weiß ich, dass ICH nichts falsch gemacht habe, dass ICH nicht, weil ich früher geraucht habe und weil ich früher mal n etwas - n lockeren Lebensstil hatte,* (I: *M-mh.*) *dass das nichts damit zu tun hat, äh dass ich Krebs bekommen habe.* (I: *M-mh.*) *Also das war für sie ne unheimlich entlastende äh Mitteilung.*« (INT 2; Zeilen 558–568) Auch hier geht es um das Verstehen und die Bewältigung eines Krankheitsereignisses, um die Suche nach Gründen und Erklärungen für diese Krankheit. Die Klientin des geschilderten Falls hatte sich offenbar große Vorwürfe gemacht, hatte sich durch ihr vergangenes Verhalten schuldig für ihre Krebserkrankung und deren mögliche Konsequenzen für sie und ihre Tochter gefühlt. Sie war sich also unsicher, ob sie etwas falsch gemacht haben und somit selbst schuld für ihr Leiden sein könnte, und diese Unsicherheit war belastend, weil sie die Bewältigung des (aktuellen) Krankheitsereignisses erschwert hatte.

Allerdings sind die beiden zitierten Interviewpassagen die einzigen Stellen im gesamten Datenmaterial, die auf ein möglicherweise anders gelagertes Unsicherheitsproblem hinweisen. Im Vergleich zu den ersten beiden Ausformungen ist die empirische Basis für diese etwaige dritte Ausformung des Unsicherheitsproblems also recht dünn. Zudem scheint eine prädiktive Gendiagnostik hier nicht gerade im Vordergrund zu stehen. Im zuletzt zitierten Fall liegt der Fokus ganz klar auf einer genetischen Differentialdiagnostik (vgl. Kap. 2.1.1), und beim zuerst zitierten Fall bleibt die Zielsetzung einer etwaigen genetischen Untersuchung völlig unklar. Es ist also äußerst fraglich, ob sich die beiden von den Ärztinnen geschilderten Fälle überhaupt als Fälle prädiktiver genetischer Beratung beschreiben ließen (vgl. Kap. 2.2.1). Aus diesen Gründen wird die Möglichkeit einer dritten Ausformung des Unsicherheitsproblems nicht weiter verfolgt und berücksichtigt.

Festzuhalten bleibt, dass sich im gesamten Datenmaterial, also sowohl in den genetischen Beratungsgesprächen als auch in den Ausführungen der humangenetischen Ärzte zu möglichen Klientenanliegen in den Interviews, nur ein einziger Problemtypus rekonstruieren ließ: der des Unsicherheitsproblems. Dabei sind in Hinblick auf die prädiktive genetische Beratung durchaus auch andere Problemtypen denkbar, zum Beispiel ein Entscheidungsproblem oder ein Informationsproblem (vgl. Kap. 3.3.3). Es kann und soll auch nicht ausgeschlossen werden, dass Entscheidungs-, Informations- oder ganz anders geartete Probleme in der Praxis prädiktiver genetischer Beratung als behandlungsbedürftige Klientenprobleme vorkommen. Im Datenmaterial der vorliegenden Untersuchung allerdings tauchen sie an keiner Stelle auf.[195]

Die Klienten gehen also zur prädiktiven genetischen Beratung, um Hilfe beim Umgang mit der Unsicherheit einer in Zukunft möglichen Krankheit zu bekommen. Sie suchen den Arzt folglich nicht mit körperlichen Beschwerden oder Schmerzen auf. Vielmehr ist das Problem mit der Unsicherheit – Gesundheitssorgen oder eine Planungsblockade – ein kognitives, gleichwohl aber ein gesundheits- bzw. krankheits*bezogenes*. In den beiden folgenden Abschnitten wollen wir uns, den professionalisierungstheoretischen Überlegungen in Kapitel 3.3.3 entsprechend, noch einmal der Art und Weise widmen, wie das behandlungsbedürftige (Unsicherheits-)Problem der Klienten in der prädiktiven genetischen Beratung vom Arzt erfasst (Kap. 4.3.2) und behandelt (Kap. 4.3.3) wird.

4.3.2 Die Erfassung des Unsicherheitsproblems

Als ärztliche Handlungen, die der Problemerfassung dienen, haben wir in dem extensiv analysierten Beratungsgespräch in Kapitel 4.2 schon die Aufforderung an die Klienten zur diffusen Problemschilderung sowie die umfassende Familienanamnese (Stammbaumerhebung) kennen gelernt. Weitere solche Handlungen ließen sich in den übrigen genetischen Beratungsgesprächen finden, etwa gezieltes Nachfragen, um dem Klienten Raum zur Selbstexplikation zu geben, die Eigenanamnese des Klienten, also die Befragung zu seiner eigenen Krankengeschichte, sowie das Studium von Unterlagen ärztlicher Befunde, die der Klient zur Beratung mitbringt. Im Folgenden sollen diese Handlungen wieder mit Hilfe ausgewählter Stellen aus den Beratungsgesprächen veranschaulicht werden.

Handelt es sich um den erstmaligen Kontakt des Klienten mit dem Arzt, fordert dieser den Klienten zu Beginn des genetischen Beratungsgesprächs in der Regel auf, sein Anliegen zu schildern. Eine Variante dieser *Aufforderung zur diffusen Problemschilderung* ist uns schon in dem in Kapitel 4.2 analysierten Fall begegnet. Ein anderer Arzt formuliert sie folgendermaßen:

---

195 Um Missverständnissen vorzubeugen: Es geht hier um das initiale oder *originäre* (behandlungsbedürftige) Problem des Klienten, das ihn dazu bewegt, die prädiktive genetische Beratung aufzusuchen, und auf das die stellvertretende Problembewältigung *primär* zielt. Dass während des professionellen Bewältigungsprozesses dieses originären (Unsicherheits-)Problems andere (etwa Entscheidungs- oder Informations-)»Probleme« eine Rolle spielen können, wird damit nicht ausgeschlossen (vgl. hierzu auch Kap. 4.5.1).

»*Gut, Frau* <Name>*, dann erzählen Sie doch mal, was so Ihr Anliegen ist, warum Sie hier sind.*« (GB HNPCC 4; 00:40) Eine Ärztin fragt besonders knapp: »*Was führt Sie jetzt hierhin?*« (GB BK 2; 00:04) Den Formulierungen gemeinsam ist, dass sie nach dem Grund des Kommens des Klienten fragen, und zwar in einer so offenen Art und Weise, dass der Klient keinerlei konkrete Vorgaben erhält, an die er anknüpfen könnte, sondern vielmehr gezwungen ist, selbst zu entscheiden, wie er sein Anliegen vorträgt und welche Schwerpunkte er dabei setzt. Wie wichtig eine solch offene Formulierung für die Anregung einer diffusen Problemschilderung des Klienten ist, werden wir noch anhand eines anderen Beratungsfalls zu erblichem Brustkrebs sehen (GB BK 1; vgl. Kap. 4.4.1).

Eine ähnliche Funktion während des Gesprächs erfüllen *Nachfragen* des genetischen Beraters, die direkt an eine Erzählung des Klienten anknüpfen und/oder auf dessen Wahrnehmungen, Empfindungen oder Gedanken zielen. In dem Fall der auf Chorea Huntington bereits positiv getesteten Brüder etwa fragt die Ärztin im Anschluss an die erste Problemschilderung der Klienten: »*Und - wie war das so, also die Beratung dann vor Ort und als Sie dann erfahren haben, dass es - dass doch Sie Anlageträger sind?*« (GB CH; Zeilen 77–79) Damit regt sie die Klienten an, weiter über ihre Problemlage zu sprechen und zu erzählen, wie sie sich nach dem positiven Gentestbefund gefühlt und was sie gedacht haben. In einem anderen genetischen Beratungsgespräch zu erblichem Brustkrebs eruiert die Ärztin mehrfach, wie stark sich die Klientin um ihre zukünftige Gesundheit sorgt, und zwar sowohl direkt: »*Wie hoch schätzen Sie denn selbst Ihr Risiko ein, Krebs zu kriegen?*« als auch indirekt: »*Ich weiß jetzt nicht, wie viel Sorgen Sie sich machen ...*« (GB BK 4). Auch hier geben die Antworten der Klientin Aufschluss über das Ausmaß ihres Unsicherheitsproblems. In einem weiteren Gespräch zu erblichem Brust- und Eierstockkrebs schließlich erzählt die Klientin, dass sie andernorts schon einmal bei einer genetischen Beratung war. Als klar wird, dass sie entsprechend gut informiert ist, fragt die Ärztin: »*Und Sie sind jetzt ähm haben sich das schon so durch n Kopf gehen lassen und ...?*« (GB BK 3; Zeilen 136–137) Daraufhin berichtet die Klientin, dass sie sich schon letztes Jahr für einen prädiktiven Gentest entschieden hatte und was dann alles dazwischen gekommen ist. Die Erzählung der Klientin zusammenfassend fragt die Ärztin schließlich bestätigend nach: »*Also das heißt, das tragen Sie schon länger mit sich rum den Gedanken,* (K: *Genau.*) *das ist jetzt nichts ganz Neues?* (K: *Nee, nee.*)« (GB BK 3; Zeilen 165–169)

Derartige gezielte Nachfragen sowie die Aufforderung zur diffusen Problemschilderung haben beide die Funktion, dem Klienten *Raum zur Selbstexplikation* zu geben. Auch Ausredenlassen und aktives Zuhören durch das Setzen von Zuhörsignalen, wie wir es schon in dem in Kapitel 4.2 analysierten Fall beobachten konnten, dient diesem Ziel. Der Klient soll erzählen, was ihm widerfahren ist, wie seine aktuellen Empfindungen sind, welche Gedanken er sich macht, was ihn belastet usw. Der Arzt nutzt diese Erzählungen, um zu einem Verständnis des Falls zu kommen bzw. um das Problem des Klienten zu erfassen.

Während die ärztlichen Handlungen, die dem Klienten Raum zur Selbstexplikation geben, unmittelbar auf die *lebensweltlich-diffuse* Problemlage des Klienten zielen, geht es bei den im Folgenden vorzustellenden beiden Anamneseformen und dem Befundstudium allein um das ärztliche Verstehen dessen, was *genetisch* der Fall ist. Entsprechend groß ist der Raum, den Eigenanamnese und Stammbaumerhebung in den genetischen Beratungsgesprächen einnehmen, gerade im Vergleich zu den gerade besprochenen ärztlichen Handlungen. Natürlich dient aber auch das Verstehen des genetischen Falls der Problemerfassung, denn nur wenn der Arzt sowohl die lebensweltlich-diffuse Problemlage seines Klienten als auch dessen Kranken- und Familiengeschichte kennt, also nur wenn er zu einem *umfassenden Fallverständnis* kommt, ist er in der Lage, das (Unsicherheits-)Problem des Klienten angemessen zu behandeln. Ohne Kenntnis des genetischen Falls kann der Arzt keine genetische Diagnose stellen, und ohne sie weiß er zum Beispiel nicht, ob er den Klienten beruhigen und von allen Sorgen befreien kann oder ob er ihm vielmehr spezifische Handlungsempfehlungen für einen weniger krisenhaften Umgang mit dem Unsicherheitsproblem mit auf den Weg geben muss. Dies gilt es unbedingt zu berücksichtigen, sollte man sich fragen, was etwa die Stammbaumerhebung mit dem Unsicherheitsproblem des Klienten zu tun hat.

Im Gegensatz zu den genetischen Beratungsgesprächen hinsichtlich neurodegenerativer Krankheiten wird in den (Erst-)Gesprächen zu erblichen Tumorerkrankungen in der Regel auch die Krankengeschichte des Klienten erhoben. Dies geschieht mittels einer gezielten *ärztlichen Befragung*. Besonders naheliegend ist diese *Eigenanamnese* in Fällen, in denen der Klient schon einmal an Krebs erkrankt ist. Entsprechend fragt der Arzt im schon erwähnten Fall der älteren Klientin, die unter einer akuten Krebserkrankung leidet: »*Vielleicht ähm fangen wir dann mal von vorne an, wann das - wann Sie das erste Mal erkrankt sind?*«, »*Und wie ist das damals äh entdeckt worden?*«, und kurz darauf: »*Und ähm wie ging's dann weiter?*« (GB HNPCC 4; 06:31 bzw. 07:11 bzw. 08:10). Aber auch in den Fällen, in denen die Klienten noch nie an Krebs erkrankt sind, werden Fragen zur Krankengeschichte gestellt: »*Bei Ihnen persönlich gab's nie was an der Brust?*« (GB BK 1; Zeilen 38–39), oder allgemeiner: »*Gibt es in Ihrer Krankengeschichte Auffälligkeiten, hatten Sie mal längere Krankenhausaufenthalte?*« (HNPCC 1; Zeilen 79–80), oder eher indirekt: »*Sie sind gesund, oder?*« (GB BK 4). Gegebenenfalls haben die Antworten der Klienten dann weitere Fragen zur Folge. Außerdem erhoben wird, inwieweit die Klienten schon Vorsorgeuntersuchungen in Anspruch genommen haben: »*Haben Sie mal irgendwas an Früherkennung gemacht?*« (GB BK 1; Zeile 41), oder »*Haben Sie schon mal ähm Krebsvorsorgeuntersuchungen wahrgenommen, also mal ne Magenspiegelung gehabt?*« (GB HNPCC 1; Zeilen 105–106), oder an die Erzählung der Klientin anschließend: »*Sie waren zur Darmspiegelung?* [...] *Wann war das?*« (GB HNPCC 5; 06:20), oder »*Ist überhaupt mal ein Polyp bei Ihnen entdeckt worden?*« (GB HNPCC 2; Zeilen 100–101).

Auf die Eigenanamnese folgt in der Regel die *Familienanamnese*, also die Erhebung des Familienstammbaums über mindestens drei Generationen. Wir haben sie im Zuge der extensiven Fallanalyse in Kapitel 4.2 bereits kennen gelernt. Sollte ein Familienmitglied des Klienten im Vorfeld selbst schon bei derselben genetischen Beratungsstelle gewesen sein, liegt dort bereits ein Stammbaum vor. Unter Umständen wird dieser dann hinsichtlich seiner Aktualität überprüft, etwa mit: »*Gibt es bei Ihren Tanten noch Änderungen?*«, oder »*Und da ist auch keine Krebserkrankung aufgetreten in der Zwischenzeit?*« (GB HNPCC 1; Zeilen 191–192 bzw. 204–205). Die erstmalige Erhebung des Familienstammbaums hingegen beginnt meist mit der Frage »*Haben Sie selbst noch Geschwister?*« (GB BK 2; 10:31). In der Folge werden dann für jedes (relevante) Familienmitglied – jedenfalls soweit der Klient darüber Auskunft geben kann – Verwandtschaftsbeziehung, Geschlecht, Alter sowie für die Fragestellung relevante Erkrankungen bzw. Vorsorgeuntersuchungen erhoben. Berichtet der Klient von einer relevanten Krankheit, werden das Alter der jeweiligen Person bei Krankheitsausbruch sowie erfolgte Behandlungsmaßnahmen eruiert. Bei verstorbenen Familienmitgliedern wird zusätzlich nach Sterbealter und Todesursache gefragt. Gegebenenfalls erkundigt sich der Arzt außerdem nach etwaigen Kindern und Fehlgeburten. In vielen der hier untersuchten genetischen Beratungsgespräche erfolgt diese Stammbaumerhebung wie auch die Eigenanamnese auf eine – zumindest in Teilen – standardisierte Art und Weise. Wir kommen darauf in Kapitel 4.4.2 zurück.

Ist die (Krebs-)Erkrankung eines Familienmitglieds des Klienten für das Erstellen der Gendiagnose besonders relevant, kann das genetische Beratungsgespräch sehr lange bei der Krankengeschichte eben dieser Person verweilen. Dabei ist der Arzt auf das diesbezügliche Wissen des Klienten angewiesen. Dieses fällt für ihn nicht immer befriedigend aus. Bei der Terminabsprache werden die Klienten daher gebeten, ärztliche Unterlagen zu den relevanten Krankheitsfällen in der Familie zu besorgen und mitzubringen. Die ärztliche Befragung zur Familie des Klienten wird also ergänzt durch das *Studium von Unterlagen ärztlicher Befunde*. In einem Beratungsfall führt dies beispielsweise dazu, dass sich der Bericht der Klientin, ihr (verstorbener) Vater habe Brustkrebs gehabt, als falsch herausstellt.[196] Die Ärztin fragt zunächst: »*Haben Sie da auch Befunde dabei?*« (GB BK 1; Zeile 288) Daraufhin studiert sie die entsprechenden Unterlagen, liest sie der anwesenden Klientin teilweise sogar vor und kommt schließlich zu dem Schluss: »*Also, hiernach hatte der KEIN Brustkrebs, wenn man hier nach geht.*« (GB BK 1; Zeilen 327–329) Dagegen sind der Ärztin im gleichen Fall die Informationen der Klientin bezüglich der (verstorbenen) Großmutter (K: »*Ich glaub, das war Unterleibskrebs*«) zu unspezifisch. Sie fordert die Klientin daher auf, beim Krankenhaus der Großmutter »*nochmal zu recherchieren*« (GB BK 1; Zeile 221 bzw. 252).

Sowohl Eigen- als auch Familienanamnese können dazu führen, dass der Arzt etwas entdeckt, was mit dem originären (Unsicherheits-)Problem des Klienten und dessen explizitem Anliegen überhaupt nichts zu tun hat. Diese neu gefundene Auffälligkeit in der Kranken- bzw. Familiengeschichte des Klienten kann dann durchaus zur Entwicklung eines neuen (Unsicherheits-)Problems beim Klienten beitragen. In einem Beratungsfall zu erblichem Dickdarmkrebs berichtet die Klientin von einem erwachsenen Sohn und drei Fehlgeburten. Nach Abschluss der Eigenanamnese sagt die Ärztin: »*Ich sage das jetzt mal am Rande: Die Frage ist, ob Sie wir das HEUTE thematisieren wollen, weil Sie eigentlich jetzt wirklich mit ner ganz anderen Fragestellung kommen. Drei Fehlgeburten, das ist schon auffällig viel.* (K: *Mh.*) *Und es KANN sein, nicht - ganz selten, dass es angeborene Chromosomenstörungen gibt,* (K: *Mh.*) *die bei Ihnen möglicherweise in einer balancierten ausgeglichenen Form vorliegen, die aber bei einem entstehenden Kind unbalanciert vorliegen können. Wir bieten eigentlich immer an, dass wir das mit untersuchen.* (K: *Mh.*) *Wenn Sie jetzt gar keine Kinder hätten und jetzt selber keinen eigenen Kinderwunsch mehr, hätt es keine Konsequen-*

196 Entgegen einer weit verbreiteten Laienansicht können auch Männer an Brustkrebs erkranken (siehe etwa Christ 2005: 6; vgl. Kap. 4.1.1).

zen, (K: *Mh.*) *mÖGlicherweise kann ein solches Ergebnis für Ihren Sohn mal Bedeutung haben.* (K: *M-mh.*) *Da Sie in der Humangenetik sind und wir das natürlich immer mit bedenken,* (K: *Mh.*) *bieten wir Ihnen das an, dass wir eine Chromosomenanalyse mit machen. Müssen wir aber jetzt auch nicht, das können Sie sich auch überlegen.*« (GB HNPCC 5; 13:27) Die sich selbst ohnehin schon als »ängstlich« positionierende Klientin zeigt sich sofort interessiert, fragt nach und erfährt, welche Auswirkungen eine solche Chromosomenstörung bei ihren etwaigen Enkelkindern haben könnte. Die Ärztin betont allerdings noch einmal: »*Also, das ist jetzt ein Nebenthema, ja? Ich sage es nur, weil das einfach auch dumm wäre – Sie sind jetzt in der Humangenetik und das IST auffällig –, wenn ich Ihnen das jetzt nicht sagen würde.*« (GB HNPCC 5; 16:55) Im Anschluss wendet sich die Ärztin daher auch wieder dem erblichen Dickdarmkrebs zu. Erst als hierzu alles besprochen ist und sich die Klientin für einen Gentest entschieden hat, wird das »Nebenthema« wieder aufgegriffen. In diesem Beratungsfall wird also nicht nur das Anliegen der Klientin bearbeitet, sondern auch eine erst im Gespräch neu hinzu gekommene Fragestellung. Entsprechend lange – nämlich eineinhalb Stunden, exklusive der Blutabnahme für den Gentest – dauert das Beratungsgespräch.

Insgesamt spielen Problemerfassung und ärztliches Fallverstehen in den untersuchten Beratungsgesprächen eine sehr große Rolle, zumindest in den Erstgesprächen. Wie schon in dem in Kapitel 4.2 analysierten Fall gesehen und auch an den gerade vorgestellten ärztlichen Handlungen zur Problemerfassung leicht erkennbar, ist für den Arzt ein umfassendes Verständnis des einzelnen Beratungsfalls nicht möglich ohne Kenntnis der Familiengeschichte des Klienten. Das Besondere der (prädiktiven) genetischen Beratung ist also, dass der Fall des jeweiligen Klienten nur vor dem Hintergrund des Falls seiner Familie verstehbar ist. Wir haben es beim Fallverstehen der genetischen Beratung folglich mit einer Art Doppellogik zu tun: Zum einen ist da der Fall des individuellen Klienten mit seinem expliziten Anliegen, seinem behandlungsbedürftigen Problem, seiner Krankengeschichte, seiner Persönlichkeit und seinen Empfindungen, Wünschen, Ängsten usw. Dieser Fall folgt einer Individuallogik, wie wir sie auch von anderen ärztlichen Praxen kennen. Zum anderen ist da aber auch der Fall der Familie des Klienten (oder gar der Fall zweier Familien, wie beim Klientenpaar in Kap. 4.2) mit vielen weiteren Persönlichkeiten, Krankengeschichten, etwaigen Konflikten oder Kontaktabsenzen. Dieser Fall folgt eher einer Kollektivlogik, genauer: einer Familienlogik. Das heißt, in der prädiktiven genetischen Beratung gehorcht der einzelne Beratungsfall einer

Doppellogik von Individual- und Familienlogik. In den Beratungsgesprächen führt dies dazu, dass im Zuge der Familienanamnese zeitweise nicht mehr das Anliegen und (Unsicherheits-)Problem des Klienten im Fokus steht, sondern Familienangehörige des Klienten und deren Erkrankungen.

Weiter oben haben wir davon gesprochen, dass der Arzt sowohl die lebensweltlich-diffuse Problemlage als auch den genetischen Fall des Klienten erfassen muss, um zu einem umfassenden Fallverständnis zu gelangen. Es ist zu betonen, dass diese Unterscheidung von dem, was lebensweltlich-diffus der Fall und was genetisch der Fall ist, quer zu der gerade erörterten Differenz von Individuallogik und Familienlogik liegt: Auch der *lebensweltlich-diffuse Fall* des Klienten folgt der Doppellogik von Individual- und Familienlogik, denn auch die individuelle lebensweltlich-diffuse Problemlage des Klienten (etwa: große Gesundheitssorgen) ist nicht ohne seine Familiengeschichte (etwa: die Mutter hatte ständig Krebs und ist früh gestorben) zu verstehen. Genauso folgt natürlich auch der *genetische Fall* sowohl der Familienlogik (etwa: liegt in der Familie eine genetische Veranlagung vor?) als auch der Individuallogik (etwa: hat Klient X den Gendefekt Y geerbt?). In den hier untersuchten genetischen Beratungsgesprächen dominieren bezüglich der Problemerfassung die ärztlichen Handlungen zum Verstehen des genetischen Falls (vor allem Eigen- und Familienanamnese) deutlich gegenüber den Handlungen zum Verstehen des lebensweltlich-diffusen Falls.

4.3.3 Die Behandlung des Unsicherheitsproblems

Als ärztliche Handlungen, die der Problembehandlung dienen, haben wir in dem in Kapitel 4.2 extensiv analysierten Beratungsgespräch bereits Beruhigungskommunikationen, explizite und implizite Handlungsempfehlungen, Reflexionsanregungen sowie den Verweis auf andere Beratungs- und Hilfsangebote kennen gelernt. Darüber hinaus war zu sehen, auf welch vielfältige Weise Informationen zur Behandlung des Klientenproblems beitragen können. Schließlich haben wir den prädiktiven Gentest selbst als eine mögliche Therapie des Unsicherheitsproblems bezeichnet. Dementsprechend können auch die Vermittlung von Informationen und die Mitteilung der prädiktiven Gendiagnose als ärztliche, der Problembehandlung dienende Handlungen gelten. Damit sind schon alle derartigen Handlungstypen benannt, denn in den übrigen genetischen Beratungsgesprächen ließen sich keine weiteren rekonstruieren. Im Folgenden sollen daher die bereits gefundenen ärztlichen Handlungen wieder mit Hilfe ausgewählter Stellen aus anderen Beratungsgesprächen zugleich ergänzt, belegt und veranschaulicht werden. Dabei ist nicht die Frage entscheidend, ob die ärztlichen Handlungen das jeweilige Klientenproblem tatsächlich »erfolgreich« behandeln oder sonst irgendwelche Effekte auf die Kommunikation der Klienten zeitigen, sondern ob sich eine entsprechende *Funktion* plausibel rekonstruieren lässt, ob die Handlungen also über ein *Potential* zur Problembehandlung verfügen.

Kommen wir zunächst zu den *Beruhigungskommunikationen.* Sie beziehen sich direkt auf die Gesundheitssorgen der Klienten und damit auf deren Unsicherheitsproblem. Den Fall der älteren Klientin, die unter einer akuten Krebserkrankung leidet und sich vor allem Sorgen um die Gesundheit ihrer Kinder macht (GB HNPCC 4), haben wir bereits erwähnt. Im Verlauf des Gesprächs treten zu diesen Sorgen und der starken Belastung durch die akute Krankheit zunehmend auch Sorgen um die eigene zukünftige Gesundheit. Hiervon überwältigt, bricht die Klientin schließlich in Tränen aus. Nachdem der Arzt ihr ein Taschentuch geholt und eine Weile abgewartet hat, versucht er die Klientin weiter zu beruhigen: »*Ich kann Ihnen leider nicht sagen, dass Sie nie mehr an Krebs erkranken* (K: *Nein.*) *werden,* (K: *Das weiß ich, das weiß ich.*) *aber die Wahrscheinlichkeit, also jetzt wo Sie wissen, dass Sie dieses erhöhte Risiko haben,* (K: *Ja.*) *wenn Sie wirklich ne gute Vorsorge machen, dann MUSS das nicht mehr passieren.*« Damit unterstreicht der Arzt, dass man etwas tun kann, um das von der Klientin befürchtete Zukunftsszenario einer weiteren Krebserkrankung zu vermeiden. Noch zweifelt die Klientin: »*Ja, was heißt Vorsorge? Ich kann die Ärztin doch nicht zwingen, mich hier alle halbe Jahr zu untersuchen oder* (A: *Nee, aber …*) *was weiß ich, die hat mir gesagt: nach einem Jahr.*« Worauf der Arzt bekräftigt: »*Genau. Das reicht aber auch aus.*« Noch einmal fragt die Klientin unsicher nach: »*Reicht das?*« Nach einem bestimmten »*Ja*« des Arztes zeigt sie sich aber schließlich beruhigt: »*Dann ist gut.*« (GB HNPCC 4; 45:59) In der Folge kommt es zu weiteren Beruhigungskommunikationen des Arztes, bis die Klientin mit einem »*Ja. Gut*« (GB HNPCC 4; 48:10) signalisiert, dass sie bereit ist, den unterbrochenen Gesprächsfaden wieder aufzunehmen.

Nicht immer haben die Beruhigungskommunikationen so offensichtliche Effekte auf die Kommunikation der Klienten wie in diesem Beratungsgespräch. Aber auch in anderen Fällen ist leicht zu sehen, dass sie in erster Linie der Beruhigung des Klienten und damit der Behandlung seines Unsicherheitsproblems dienen. In einem weiteren Beratungsgespräch zu erblichem Dickdarmkrebs etwa kommt es sowohl zu einer Befundmitteilung als auch zu einer Erstberatung: Während zwei Schwestern der (negative) Befund des Gentests auf HNPCC mitgeteilt wird, hat ihr Bruder die genetische Beratung erstmalig aufgesucht, um sich ebenfalls testen zu lassen. Diese spezifische Gesprächssituation berücksichtigend, erläutert der Arzt während der Informationsvermittlung: »*Fünfzig Prozent gilt also für jede Schwangerschaft an sich. Das heißt jetzt nicht, weil's Ihre Schwestern jetzt nicht haben, dass Sie es dann haben unbedingt, ne? Sondern das gilt - jeder von Ihnen (hatte/hätte) dieses* (K: *M-mh.*) *Fünfzig-Prozent-Risiko.*« (GB HNPCC 2; Zeilen 203–207) Der Arzt antizipiert also, dass der negative Gentestbefund der Schwestern die Sorgen des Klienten noch einmal verstärken könnte, dem versucht seine Beruhigungskommunikation vorzubeugen. Außerdem sagt er später zum Klienten: »*Wir wissen ja jetzt nicht, ob Sie Anlageträger sind oder nicht, also so so ne extreme Krankengeschichte wie Ihr Vater, das ist ganz selten - glücklicherweise. Und das heißt auch nicht, dass Sie, falls Sie Anlageträger sein sollten, dass Sie das gleiche Schicksal ereilen muss,* (K: *M-mh.*) *ne? Also man muss nicht erkranken, wenn man die Anlage hat.*« (GB HNPCC 2; Zeilen 292–300) Auch dieser auf eine realistische Einschätzung der Situation hinwirkende Beitrag zielt auf die Beruhigung des Klienten.

Expliziter wird die Beruhigungskommunikation in zwei genetischen Beratungsgesprächen zu erblichem Brust- und Eierstockkrebs. Im einen Fall sagt die Ärztin zu der etwa 35jährigen Klientin, die sich prädiktiv testen lassen möchte und sich in erster Linie vor dem Eierstockkrebs fürchtet: »*Für die Eierstöcke haben wir sowieso - da ist keine Gefahr im Verzug, ne?* (K: *Mh.*) *Das ist - der Eierstockkrebs, auch bei den Mutationsträgerinnen, tritt praktisch nie vor vierzig auf.* (K: *Mh.*) […] *So dass eigentlich man vor vierzig sich über den Eierstockkrebs KEINE Sorgen* (K: *Ja.*) *machen muss, ne?*« (GB BK 3; Zeilen 278–287) Im anderen Fall fragt die Ärztin die Klientin gleich zu Beginn, wie hoch diese ihr Risiko einschätzt, in Zukunft an Brustkrebs zu erkranken. Die Klientin antwortet: »*Ich denke, ich bin schon ganz schön vorbelastet, wenn meine Mutter so oft Krebs bekommen hat. Also, ich denke: so siebzig bis achtzig Prozent vielleicht.*« Darauf reagiert die Ärztin sogleich mit einer Beruhigungskommunikation: »*Das werden wir auf jeden Fall senken können, soviel kann ich Ihnen jetzt schon versprechen, das kann ich schon aus der bisherigen Akte sehen.*« (GB BK 4) Tatsächlich kommt sie später zu dem Schluss: »*Ich kann Sie bezüglich des von Ihnen empfundenen Risikos also erstmal deutlich beruhigen. Das wird in Ihrem Fall nur so um die zwanzig Prozent betragen.*« Die Klientin zeigt sich erfreut: »*Das ist sehr schön.*« (GB BK 4)

In einem anderen genetischen Beratungsgespräch soll der Klientin der Befund des prädiktiven Gentests auf HNPCC mitgeteilt werden. Da die Klientin aber erst wenige Tage zuvor wegen starker Bauchschmerzen ins Krankenhaus musste, übergibt sie der Ärztin zunächst die entsprechenden Unterlagen der ärztlichen Untersuchungen an Magen und Leber. Nachdem die Klientin ihrer Erleichterung über den negativen Gentestbefund Ausdruck verliehen hat – ihr Unsicherheitsproblem bezüglich des erblichen Dickdarmkrebses sollte damit gelöst sein –, deutet sie an, dass sie wegen ihrer Magenerkrankung eigentlich damit gerechnet hatte, den Gendefekt geerbt zu haben. Die Ärztin weist dies zurück: »*Nee, nee, nee. Das hat auch NICHTS damit zu tun*« und lässt eine Reihe von Beruhigungskommunikationen folgen: »*Das ist jetzt auch erstmal nicht ganz dramatisch an dem Magen.* (K: *Gut.*) [...] *Das kann dann schon mal ne Veränderung sein, wo man n höheres Risiko hat, auch Krebs zu bekommen, aber diese Veränderung haben Sie gar nicht, das steht da auch schon drin, also ...* (K: *Prima.*) [...] *Und das ist auch nicht irgendwie erblich bedingt. Das ist auch nicht selten, was da festgestellt worden ist.* (K: *Okay, gut.*)« (GB HNPCC 6; 04:50) Jede dieser Aussagen behandelt die neuen, durch die Magenerkrankung bedingten Gesundheitssorgen der Klientin. Gesagt wird sinngemäß: »Das mit Ihrem Magen ist nicht schlimm!« und »Von einer möglicherweise gefährlichen Veränderung sind Sie gar nicht betroffen!« und »Für Ihre Kinder und Angehörigen steht nichts zu befürchten!« und »Die Medizin hat mit diesem Befund Erfahrung, weiß also, wie man damit umgeht!«. Ein »Machen Sie sich keine Sorgen!« könnte sich hier jedes Mal unmittelbar anschließen. Und tatsächlich: Später im Gespräch, nachdem alle Fragen bezüglich des Gentests abgearbeitet sind, studiert die Ärztin die von der Klientin mitgebrachten Unterlagen zu den Magenuntersuchungen etwas eingehender und kommt schließlich zu dem für die Klientin beruhigenden Schluss: »*Letztlich brauchen Sie sich da überhaupt keine Sorgen drum zu machen.*« (GB HNPCC 6; 30:38)

Auf einen Punkt ist an dieser Stelle hinzuweisen: Trotz der Rolle, welche die akute Magenerkrankung der Klientin in diesem genetischen Beratungsgespräch spielt, geht es auch hier um die Behandlung eines kognitiven (Unsicherheits-)Problems und nicht etwa um die Behandlung von körperlichen Schmerzen. Wegen ihrer Bauchschmerzen ist die Klientin ja in ein Krankenhaus gekommen, dort wird sie nach wie vor (ambulant) untersucht und behandelt. Im genetischen Beratungsgespräch dagegen beschäftigen sie nicht ihre körperlichen Beschwerden, sondern ihre Sorgen, dass sich hinter der Magenerkrankung etwas noch Schlimmeres verbergen könnte, dass diese etwas Erbliches sein, mit den Krebsfällen in ihrer Familie zu tun haben und daher auch für ihre Angehörigen relevant sein könnte. Ihr körperliches Magenproblem hat also zu einem (weiteren) kognitiven Unsicherheitsproblem geführt, das in diesem Beratungsgespräch eben unter anderem mit Beruhigungskommunikationen behandelt wird.

Zu den ärztlichen Handlungen, die der Problembehandlung dienen, gehören auch *explizite Handlungsempfehlungen.* In den genetischen Beratungsgesprächen zu erblichen Tumorerkrankungen betreffen diese vor allem geeignete Früherkennungsmaßnahmen, zielen also auf Krankheitsprävention. Diese im Blick betont eine Ärztin in der Beratung: »*Es gibt auch Ratsuchende, die einfach alles ignorieren, die auch ignorieren, dass sie Risikopersonen sind und gar keine Vorsorge machen,* (K: *M-mh.*) *und davon allerdings rate ich* (K: *Ja.*) *äußerst dringend ab.*« (GB HNPCC 7; 42:21) Konkret wird einer etwa 30jährigen Klientin in einem Beratungsgespräch zu erblichem Brustkrebs empfohlen: »*Und was die Früherkennung angeht, die Vorsorge bei IHNEN jetzt,* (K: *M-mh?*) *ähm* [...] *da reicht es, wenn Sie mit vierzig einsteigen, da jährlich ne Mammographie zu machen.* (K: *M-mh.*) *Vierzig und ähm - dann eventuell noch plus Ultraschall, aber ein Mal im Jahr, das reicht völlig aus.*« (GB BK 1; Zeilen 587–600) Und in einem genetischen Beratungsgespräch zu erblichem Dickdarmkrebs rät der Arzt der Klientin: »*Und das bedeutet also, dass Sie ähm ein ganz engmaschiges Früherkennungsprogramm wahrnehmen sollten.* [...] *Und zwar sollten Sie jährlich ne Dickdarmspiegelung machen lassen,* (K: *Mh.*) *jährlich n Ultraschall vom Bauch,* (K: *Ja.*) *ähm jährlich eine Untersuchung der Haut auch,* [...] *und ne Magenspiegelung jährlich.*« (GB HNPCC 4; 52:51) Ist ein prädiktiver Gentest in den Augen des Arztes sinnvoll, kündigt er an, was er dem Klienten je nach Ausgang des Tests empfehlen würde: »... *ob Sie da Anlageträgerin sind oder nicht, und falls Sie es sind, haben Sie dieses erhöhte Krebsrisiko und sollten dann entsprechend auch ein enges Früherkennungsprogramm durchführen. Haben Sie die Mutation nicht, brauchen Sie dieses Früherkennungsprogramm eben nicht durchzuführen, sondern dann die ganz normalen Krebsfrüherkennungen, die für alle gelten.*« (GB HNPCC 1; Zeilen 623–630)

Tatsächlich weist das Wahrnehmen eines solchen Früherkennungsprogramms erhebliches Beruhigungspotential hinsichtlich der Gesundheitssorgen des Klienten auf: Man kann etwas tun, und man tut dies regelmäßig; im besten Fall wird einem regelmäßig von ärztlicher Seite bestätigt, dass alles in Ordnung ist; im schlechten Fall wird es (wahrscheinlich) nicht zu spät sein, denn die Untersuchungen werden ja durchgeführt, »*damit es erst gar nicht zu Krebs kommt oder damit man ihn so früh erkennt, dass er gut heilbar ist.*«

(GB HNPCC 2; Zeilen 224–225) Befolgt also der Klient die ärztlichen Empfehlungen und geht regelmäßig zur Krebsvorsorge, mag ihm dies durchaus dabei helfen, einen routinierten Umgang mit seinem Unsicherheitsproblem zu entwickeln. In den bereits zitierten Worten einer Klientin: Mit einer regelmäßigen ärztlichen Kontrolle »*wär ich schon so für mein äh Seelenheil und Nerven schon n bisschen beruhigt.*« (GB BK 2; 31:43)

Eine ähnliche Funktion wie die Früherkennung bei erblichen Tumorerkrankungen erfüllt die neurologische Untersuchung bei neurodegenerativen Erkrankungen. In Kapitel 4.2 haben wir ihr enormes Beruhigungspotential bereits thematisiert. Auch in dem Beratungsgespräch der auf Chorea Huntington positiv getesteten Brüder erläutert die Ärztin: »*Man kann sich schon neurologisch untersuchen lassen,* (K: *Mh.*) *und äh die sagen dann, es sind JETZT Symptome da, oder es sind minimalste Symptome da, oder es sind GAR keine Symptome da.*« Die Klienten hatten gehofft, dass so etwas möglich ist, waren sich allerdings nicht sicher: »*Aber das geht?*«, fragt einer der beiden Brüder, und die Ärztin antwortet: »*Das geht. - Das kann man natürlich bei nem normalen Neurologen machen, ähm aber man sollte es besser bei jemandem machen, der sich besonders spezialisiert hat,* (K: *Mh.*) *weil - ja die machen andere Tests, Zusatztests.*« (GB CH; Zeilen 227–237) Als die Ärztin im Anschluss an diese explizite Empfehlung anmerkt, dass die Fahrt zum nächstgelegenen Spezialisten ja ziemlich lang sei, stellt einer der Klienten klar: »*Also, das ist in dem Moment jetzt nicht das Problem. Wenn ich diese Absicherung haben kann, dass* ( ) *alle - dass jemand sagt: Okay, da ist noch gar nichts. Dann fahr ich auch noch mal hierher, das ist mir das wert.*« (GB CH; Zeilen 258–262) Auch er hat ganz offensichtlich das Beruhigungspotential einer neurologischen Untersuchung in Bezug auf sein Unsicherheitsproblem (»Absicherung«) erkannt.[197]

197 In Kapitel 4.2 haben wir – vor dem Hintergrund der unterscheidungstheoretischen Überlegungen in Kapitel 3.1.2 – den prädiktiven Gentest als eine mögliche Therapie des Unsicherheitsproblems bezeichnet. Ebenso lassen sich auch die beschriebenen Früherkennungsuntersuchungen bei den erblichen Tumorerkrankungen sowie die neurologischen Untersuchungen bei den neurodegenerativen Erkrankungen als Therapien des Unsicherheitsproblems bezeichnen. Denn im Hinblick auf die Gesundheitssorgen der Klienten besitzen sie alle erhebliches Beruhigungspotential, wann immer sie einen negativen Befund zum Ergebnis haben, aber auch durch die regelmäßige ärztliche Kontrolle an sich. Selbst schwerwiegende prophylaktische Operationen wie die Entfernung des Brustdrüsengewebes (Mastektomie) oder die Entfernung der Eierstöcke (Ovarektomie) können als Therapien des Unsicherheitsproblems bezeichnet werden. Indem sie ausdrücklich die Krebsprävention zum Ziel haben, behandeln sie nämlich zugleich die Sorgen der Klienten, in Zukunft an Krebs zu erkranken, weisen aber natürlich auch selbst wieder medizinische und psychische »Risiken und Nebenwirkungen« auf. Je nach der im

Wie ebenfalls schon bei dem in Kapitel 4.2 analysierten Fall gesehen, können explizite Handlungsempfehlungen des Arztes aber auch andere Dinge betreffen. In dem gerade zitierten Beratungsgespräch sagt die Ärztin zum Beispiel: »*Also, was wir sonst auch immer noch empfehlen, ist eben die Selbsthilfegruppe.* (K: *M-mh.*) […] *Und da mh findet man natürlich auch Personen, die's die es einem ähnlich ergehen wie Ihnen,* (K: *Mh.*) […] *und die wissen jetzt: Ich bin Anlageträger, und wie sind sie damit umgegangen, die vielleicht auch schon vor fünf oder vor zehn Jahren den Test haben machen lassen.* (1) *Das kann vielleicht auch ne Hilfe sein, dass man dann erfährt, wie sie damit umgegangen sind.* (K: *Mh.*)« (GB CH; 48:30) Die Klienten zeigen sich in der Tat sehr interessiert und studieren eine Liste mit entsprechenden Adressen und Ansprechpartnern, die die Ärztin ihnen reicht. Auch diese Empfehlung zielt darauf ab, den Klienten Wege aufzuzeigen, wie sie lernen können, mit ihrem ausgeprägten Unsicherheitsproblem dauerhaft umzugehen.

Schließlich können sich die ärztlichen Empfehlungen direkt auf den prädiktiven Gentest als eine mögliche Therapie des Unsicherheitsproblems beziehen. In einem genetischen Beratungsgespräch zu erblichem Brustkrebs etwa spricht sich die Ärztin deutlich *gegen* einen Gentest aus: »*Und - das würde ich Ihnen jetzt auch gar nicht anbieten oder raten, dass wir da n Gentest machen.*« (GB BK 1; Zeilen 535–536) Kurz darauf lässt sie noch eine Bewertung dieser Empfehlung folgen: »*Gute Nachricht für SIE,* (K: <<erleichtert> *Ja.*>) *ne? Sozusagen, das heißt, Sie müssen sich jetzt gar nicht gedanklich damit auseinandersetzen, ob Sie sich testen lassen wollen oder nicht, weil - das macht bei der Familienkonstellation keinen Sinn. Kann ich ihnen jetzt schon sagen, brauchen wir nicht zu machen.* (K: *Gut.*)« (GB BK 1; Zeilen 556–563) Die Ärztin ist also offenbar der Ansicht, das Unsicherheitsproblem ihrer Klientin auch ohne die aufwendige und voraussetzungsreiche Therapie »Gentest« erfolgreich behandeln zu können.

Als *implizite Handlungsempfehlungen* sind in Kapitel 4.2 solche Sprechbeiträge bezeichnet worden, die den Klienten darin bestärken, eine schon bestehende oder eingeschlagene Verhaltensweise beizubehalten (Bestär-

Fokus stehenden Krankheit und der prädiktiven Gendiagnose werden all diese ärztlichen Interventionen in der prädiktiven genetischen Beratung als mögliche (therapeutische) Handlungsoptionen besprochen bzw. empfohlen. Im Gegensatz zur Therapie »Gentest« finden die Therapien »Früherkennung«, »neurologische Untersuchung« und »Brust-/Eierstockoperation« allerdings nicht mehr im Rahmen humangenetischer Beratung statt. Sie werden vielmehr von entsprechenden Fachärzten durchgeführt, und dies auch nicht nur im Falle genetisch bedingter Risiken. Als (humangenetische) Therapien des Unsicherheitsproblems werden sie deshalb hier nicht weiter diskutiert.

kungskommunikation). Wir haben im dort analysierten Fall bereits einige kennen gelernt, und auch in den anderen Beratungsgesprächen kommen sie vor. In einem Beratungsgespräch zu erblichem Brustkrebs etwa berichtet die Klientin auf die Frage der Ärztin, ob sie irgendwelche Vorsorgeuntersuchungen in Anspruch nimmt: »*Ein Mal im Jahr wird abgetastet, beziehungsweise ich selber taste ab zuhause.*« Die Nachfrage der Ärztin »*Machen Sie auch. Monatlich so?*« beantwortet die Klientin mit »*Ja*«. Daraufhin empfiehlt ihr die Ärztin mit einem »*Ja. Sehr gut. Also - monatlich reicht dann wirklich auch*« implizit, eben dieses monatliche Abtasten der Brust auch in Zukunft fortzuführen (GB BK 1; Zeilen 42–47). Wie die anderen Früherkennungsmaßnahmen unterstützt nämlich auch dies einen routinierten Umgang der Klientin mit ihrem Unsicherheitsproblem.

Schon der Gang zur genetischen Beratung an sich kann als ein erster Schritt zur Bewältigung des Unsicherheitsproblems gelten. Entsprechend lobt bzw. tröstet der Arzt seine Klientin in dem bereits zitierten Fall (GB HNPCC 4), als diese angesichts ihrer akuten Krebserkrankung, der Sorgen um ihre Kinder und der neu hinzugekommenen Sorgen um ihre eigene zukünftige Gesundheit in Tränen ausbricht: »*Aber so den richtigen Schritt haben Sie ja jetzt schon mal gemacht, dass Sie her gekommen sind.* (K: *Ja.*)« (GB HNPCC 4; 45:52) Freilich hat diese Bestärkungskommunikation keine Relevanz mehr für zukünftige Handlungen der Klientin. Allerdings bestätigt die Klientin zum Schluss des Beratungsgesprächs die Wertigkeit eben dieses Schritts, die genetische Beratung aufgesucht zu haben: »*Jedenfalls hab ich das jetzt erstmal hinter mir,* (A: *Genau.*) *hinter mich gebracht.* (A: *Genau.*) *Das war mir wichtig.* (A: *Sehr gut.*)« (GB HNPCC 4; 67:44)

Nicht zuletzt können sich implizite Handlungsempfehlungen auf die Therapie »Gentest« selbst beziehen. In dem Beratungsgespräch zu erblichem Dickdarmkrebs, in dem zwei Schwestern ein negativer Gentestbefund mitgeteilt wird und ihr Bruder mitgekommen ist, um sich ebenfalls testen zu lassen, beschließt der Arzt seine an den Bruder gerichteten (expliziten) Handlungsempfehlungen zum Früherkennungsprogramm mit den Worten: »*Und das sollte man dann auch sein Leben lang machen und ab dem* <Zahl>*sten Lebensjahr. Und weil das so grade - ham Sie ja schon n bisschen überschritten - ähm* (1) *dann so passt und das jetzt auch Konsequenzen hätte, ist das gar nicht schlecht, dass Sie sich testen lassen.* (K: *Ja.*) *Also bestenfalls kann man Sie da ENTlasten.* (K: *M-mh.*)« (GB HNPCC 2; Zeilen 232–238) Damit empfiehlt der Arzt dem Klienten *implizit* (»gar nicht schlecht«), den prädiktiven Gentest durchführen zu lassen, weil ein etwaiger negativer Befund eben eine sehr gute Therapie für das Unsicherheitsproblem des Klienten darstellen würde (»entlasten«).[198] Als kurz darauf noch einmal die extreme Krankengeschichte des Vaters thematisiert wird, lässt der Arzt eine weitere Bestärkungskommunikation *pro* Gentest folgen: »*Das soll Sie jetzt nicht abschrecken dann von der Testung.*« (GB HNPCC 2; Zeilen 303–304)

Eine implizite Empfehlung für die Therapie »Gentest« erfolgt auch in einem anderen Beratungsgespräch zu erblichem Dickdarmkrebs. Dort begründet der Klient seinen Wunsch nach einer Gentestung folgendermaßen: »*Gerade wenn man sich überlegt, dass ich, wenn ich dann die Untersuchungen mache - und weiß es nicht und mach die zehn Jahre lang umsonst oder so, da würd ich - also - is ja komplett unnötig dann.* (A: *Ja.*) *Lieber von vornherein testen und dann können wir ja immer noch die Untersuchungen machen - oder nicht.*« (GB HNPCC 7; 51:30) Später im Gespräch bestärkt die Ärztin ihn in seiner Argumentation und damit auch in seiner Entscheidung *für* den prädiktiven Gentest: »*Wenn Sie sagen: Ich kann auf jeden Fall mit dem Wissen so oder so gut umgehen,* (K: *Mh.*) *ist das sinnvoll, nicht unnötig – wenn es unnötig ist – Darmspiegelung* (K: *Ja.*) *oder was auch immer wahrzunehmen.*« (GB HNPCC 7; 58:48)

Reflexionsanregungen tauchen in den von mir untersuchten genetischen Beratungsgesprächen eher selten auf, jedenfalls im Vergleich zu den bisher besprochenen ärztlichen Handlungen. Auch sie dienen der Problembehandlung, weil sie dem Klienten (andere) mögliche Wege aufzeigen, *wie* er mit Teilaspekten seines Unsicherheitsproblems (auch) umgehen *könnte*. Durch den in Kapitel 4.2 analysierten Fall haben wir schon zwei Reflexionsanregungen kennen gelernt, die eine bezog sich auf die Frage, inwieweit die Klienten die Eltern von (Klient) M in die Angelegenheit involvieren wollen bzw. sollten, die andere auf die Entscheidung für oder gegen die Therapie »Gentest«. Auch in einem Beratungsgespräch zu erblichem Dickdarmkrebs sagt die Ärztin mit Blick auf den Gentest, der zur Gewissheit in der Gendefektsfrage führen würde: »*Wir haben jetzt mal ganz nüchtern die Sachlage besprochen. Und dann ist es aber jetzt so, wie gehen SIE damit um? Und da ähm gibt es völlig unterschiedliche, alles völlig gleichberechtigte Herangehensweisen, ja? Also es gibt Menschen, die sagen: Ich will es einfach nicht wissen.*« (GB HNPCC 5;

198 HNPCC-Anlageträgern wird generell ein »engmaschiges Früherkennungsprogramm« empfohlen (vgl. Kap. 4.1.1). Das bringt es mit sich, dass in den Beratungsgesprächen davon gesprochen wird, die Klienten würden durch einen etwaigen negativen Gentestbefund »*ent*lastet« (und nicht etwa durch einen positiven Befund *be*lastet), weil sie nach ärztlicher Auffassung nämlich nur dann das ihnen ansonsten empfohlene »engmaschige Früherkennungsprogramm« *nicht* mehr wahrzunehmen bräuchten.

60:40) Zu beachten ist, dass die Klientin in diesem Fall mit dem expliziten Wunsch nach einer Testung zur Beratung gekommen ist. Indem also die Ärztin auf die gleichermaßen legitime Möglichkeit verweist, sich *gegen* einen Gentest zu entscheiden, lädt sie die Klientin dazu ein, noch einmal über ihre Entscheidung *für* die Therapie »Gentest« nachzudenken. In dem Fall der auf Chorea Huntington bereits positiv getesteten Brüder schließlich leidet einer der beiden Klienten auch darunter, bei der Ausübung seines Berufs als Pfleger täglich mit seiner eigenen antizipierten Zukunft der Pflegebedürftigkeit konfrontiert zu sein. An einer Stelle fragt die Ärztin deshalb: »*Und ham Sie schon mal an ne Umschulung oder so was gedacht?*« (GB CH; 32:04) und regt damit ein Gespräch über mögliche andere berufliche Tätigkeiten an, die dem Klienten den Umgang mit seinem Unsicherheitsproblem zumindest nicht noch zusätzlich erschweren.

Auch der *Verweis auf andere Beratungs- und Hilfsangebote* dient in gewisser Weise der Problembehandlung, weil er nämlich den Klienten darauf aufmerksam macht, an welche weiteren Stellen er sich zusätzlich zur genetischen Beratung wenden kann, um einen routinierten Umgang mit seinem Unsicherheitsproblem zu entwickeln. Solche Verweise erfolgen vor allem in Beratungsgesprächen, in denen eine unheilbare neurodegenerative Erkrankung Thema ist (etwa: »*Wir empfehlen auch immer psychologische Unterstützung mitzunehmen,* […] *dass man jemand hat, mit dem man reden kann, der auch nicht zur Familie gehört*«; GB CH; 40:47). Der Arzt erkennt damit an, dass die Hilfestellung, die er im Rahmen seiner genetischen Beratung anbieten kann, für die Bewältigung des Unsicherheitsproblems des Klienten nicht ausreichend sein könnte. Verwiesen wird deshalb auf die Hilfsangebote von Psychologen und Selbsthilfegruppen sowie auf Beratungsangebote für spezifische versicherungstechnische und sozialrechtliche Fragen. Die Klienten nehmen diese Hinweise mit großem Interesse auf (vgl. nur den Fall in Kap. 4.2). Zusammen mit dem Befund, dass sich die Klienten teilweise schon ausgiebig mit ihren Unsicherheiten auseinandergesetzt haben, bevor sie die genetische Beratungsstelle aufsuchen, verweist auch diese ärztliche Handlung darauf, dass die genetische Beratung nur ein Baustein in der Auseinandersetzung der Klienten mit ihrem Unsicherheitsproblem ist. Nur in einem Teil der Fälle kann es gelingen, die Probleme der Klienten im begrenzten Rahmen eines genetischen Beratungsprozesses final zu bewältigen.

Kommen wir schließlich zur ärztlichen *Vermittlung von Informationen.*[199] In den Beratungsgesprächen beziehen sich die Informationen in erster Linie auf die in Frage stehende Erkrankung mit ihren Vererbungsregeln einerseits sowie (gegebenenfalls) auf die Therapie »Gentest« und ihr Procedere andererseits. Informationen zur Therapie »Gentest« behandeln das Unsicherheitsproblem des Klienten eben genau dadurch, dass sie eine mögliche Therapie dieses Problems vorbereiten: den prädiktiven Gentest, der die Ungewissheit in der Gendefektsfrage beseitigt und das Unsicherheitsproblem bestenfalls (bei negativem Befund) komplett lösen kann. Diese Informationen klären den Klienten über den Ablauf der Therapie »Gentest« auf und haben insofern Aufklärungscharakter im klassisch-medizinischen Sinne (vgl. erneut den Fall in Kap. 4.2).

Informationen zur in Frage stehenden erblichen Erkrankung weisen in zweierlei Hinsicht Problembehandlungspotential auf. *Erstens* können sie eine beruhigende Wirkung auf den Klienten haben, nämlich dann, wenn sie Anlass zur Hoffnung geben oder bestimmte Annahmen des Klienten korrigieren, die Ursache für einen Teil seiner Gesundheitssorgen sind. So stellt in dem in Kapitel 4.2 analysierten Fall die Information der Ärztin, die Krankheit SCA3 könne auch erst im Alter von 60 Jahren ausbrechen, einen »Hoffnungsschimmer« und »Rettungsanker« für den Klienten dar. Einen ähnlichen Effekt scheint die Information, dass im Hinblick auf die Entwicklung einer Therapie gegen Chorea Huntington extrem viel geforscht werde, auf einen der beiden bereits positiv getesteten Brüder zu haben – allerdings schon im Vorfeld des hier untersuchten Beratungsgesprächs (GB CH). Zusätzlich zu den starken Sorgen um seine eigene Gesundheit macht dieser sich nämlich Sorgen um die zukünftige Gesundheit seines noch sehr jungen Sohnes. Sein (Haus-)Arzt ginge davon aus, dass in etwa 20 Jahren eine Therapie zur Verfügung stehen werde, berichtet er im Anschluss an

199 Gemäß der Literatur zur humangenetischen Beratung haben die vermittelten Informationen vor allem die Funktion, dem Klienten eine *informierte* Entscheidung hinsichtlich des Gentests zu ermöglichen (vgl. Kap. 2.2). In den hier untersuchten Beratungsgesprächen spielt eine solche Entscheidung allerdings so gut wie keine Rolle. Daher konnten empirisch auch keinerlei Anzeichen dafür gefunden werden, dass die (zumeist ohnehin nicht explizierte) Entscheidung des Klienten von den Informationen überhaupt in irgendeiner Weise beeinflusst wird. Dementsprechend ließ sich für die Informationsvermittlung *in dieser Hinsicht* auch kein Potential zur Behandlung des Unsicherheitsproblems rekonstruieren. Dies wäre zum Beispiel dann gegeben, wenn eine im Gespräch gegebene Information dazu führen würde, dass der Klient eine eigentlich schon getroffene Entscheidung für oder gegen den Gentest revidiert.

dieselbe Information der Beraterin im Gespräch und fügt hinzu: »*Was mir natürlich auch wieder Hoffnung gemacht hat für den Kleinen,* (A: *Hm.*) <Vorname> *ist jetzt* <Zahl>, *wenn der mal dreißig ist und dann kommt - gibt es so was und dann - dann passt das halt wieder.*« (GB CH; Zeilen 423–426)

Zweitens können solche Informationen den Klienten in der Auseinandersetzung mit seinem Unsicherheitsproblem unterstützen, indem sie nämlich dazu beitragen, dass der Klient die erbliche Krankheit, die ihm Sorgen bereitet, besser versteht. Denn es ist sicherlich einfacher, mit einer konkret spezifizierbaren Problematik umzugehen als mit einer diffusen. Die Frage, inwieweit die ärztlichen Informationen vom Klienten auch (richtig) verstanden werden, ist auf Grundlage des hier verfolgten Untersuchungsdesigns freilich nicht zu beantworten, steht aber im Fokus zahlreicher anderer Studien (vgl. Kap. 2.2.2). Auch über die weiteren Effekte eines solchen Verstehens beim Klienten kann nur spekuliert werden. Was in den untersuchten Beratungsgesprächen allerdings beobachtet werden kann, ist ein ausgeprägtes Interesse der Klienten auch an sehr grundlegenden Informationen rund um die in Frage stehende Erkrankung. Bemerkbar macht sich dies sowohl in entsprechenden Zuhörsignalen der Klienten während der Informationsvermittlung (etwa »*Aha.* [...] *Ach so. Ja*«; GB HNPCC 4; 37:46) als auch in Fragen, die die Klienten während der Informationsvermittlung stellen (etwa: »*Da hab ich die Frage, wenn wir* (A: *Ja.*) *jetzt Kinder kriegen,* (A: *Ja.*) *ähm könnten die trotzdem, also wenn wir jetzt den Genfehler nicht haben, könnten* (A: *Hm.*) *die den trotzdem haben?*«; oder in Anbetracht eines Schaubildes: »*Ich hab mal ne Frage:* (A: *Ja.*) *Bei ihm ist jetzt dieses eine Gen ähm* (A: *Ja.*) *mutiert, sag ich mal, kann des bei uns, muss es jetzt genau das gleiche sein oder kann das auch irgend n anderes sein?*«; GB HNPCC 1; Zeilen 402–409 bzw. 581–588).

Generell sind für den Klienten natürlich gerade solche Informationen von Bedeutung, die ihm – ob während der eigentlichen Informationsvermittlungsphase oder an anderer Stelle im Gespräch – eine konkrete Frage beantworten, denn dann befriedigen sie ja ganz offensichtlich einen Bedarf bei ihm. In dem in Kapitel 4.2 analysierten Fall etwa hat die Information der Ärztin, dass der Gendefekt keine Generation überspringen könne, eine Restunsicherheit bei den Klienten beseitigt und somit dazu geführt, dass diese an ihrem Entscheidungsalgorithmus, den sie im Zuge der Auseinandersetzung mit ihrem Unsicherheitsproblem entwickelt hatten, guten Gewissens festhalten können.

Sicherlich nicht zuletzt dient auch die *Mitteilung der prädiktiven Gendiagnose* der Behandlung des Klientenproblems. Sie kann in Form der Befundmitteilung erfolgen, das heißt in Form der Mitteilung des Ergebnisses eines prädiktiven molekulargenetischen Tests. Sie kann aber auch in Form der Mitteilung einer genetischen Diagnose erfolgen, die allein auf der Eigen- und Familienanamnese des Klienten beruht (vgl. Kap. 2.1.1). Den prädiktiven Gentest haben wir bereits in Kapitel 4.2 als eine mögliche Therapie des Unsicherheitsproblems bezeichnet. Indem er die Ungewissheit in der Gendefektsfrage in Gewissheit transformiert, kann er sowohl Planungsblockaden aufheben als auch Gesundheitssorgen im Nu zum Verschwinden bringen. Letzteres gelingt allerdings nur bei einem *negativen* Befund, wenn der Gentest also nachweist, dass der Klient den Gendefekt *nicht* geerbt hat. Das Ergebnis eines solchen Gentests wird dem Klienten dann in einem weiteren Beratungsgespräch mitgeteilt. In einem Fall zu erblichem Dickdarmkrebs etwa beginnt die Ärztin die Befundmitteilung mit den Worten: »*Ich hab gute Nachrichten.* <<lacht>> *Also* …« Der Klient versteht sofort und zeigt sich erleichtert: »*Hab ich ja nochmal Glück gehabt* <<lacht>>«, worauf die Ärztin fortfährt: »… <<lacht> *Sie haben> die Veränderung im Erbgut NICHT geerbt.*« Während sie dem Klienten den Befundbogen erläutert, verleiht dieser seiner Freude weiter Ausdruck mit: »*Das ist ja super.* […] *SEHR schön.* […] *Super.* […] *Das is ja gut.* (1) *Freu ich mich.* […] *Super.* […] *SCHÖN.*« (GB HNPCC 8; 00:29) Kurz darauf betont er noch einmal: »*Bin erleichtert.*« (GB HNPCC 8; 02:48) Während der (erneuten) Blutabnahme[200] erzählt der Klient schließlich von einem bevor stehenden Auslandsaufenthalt und bemerkt hierzu: »*Und dann kann ich auch noch beRUHIGT hinfliegen* …« (GB HNPCC 8; 22:31). Die Gesundheitssorgen des Klienten scheinen mit der Mitteilung des negativen Gentestbefunds also ausgeräumt, sein Unsicherheitsproblem gelöst.

Im Falle eines *positiven* Gentestbefunds verhält es sich freilich nicht ganz so einfach. Ein solches Ergebnis erklärt ja gewissermaßen die Gesundheitssorgen des Klienten für berechtigt und verstärkt sie dadurch womöglich noch. Trotzdem behandelt auch ein positiver Gentestbefund das Unsicherheitsproblem des Klienten. Denn auch ein solches Ergebnis beseitigt die oftmals belastende Ungewissheit in der Gendefektsfrage und kann so etwa

200 In der Regel wird im Anschluss an das Befundmitteilungsgespräch ein zweites Mal Blut abgenommen, und zwar um das Testergebnis mittels der zweiten Probe zu bestätigen und auf diese Weise sicherzugehen, dass es zu keinen technischen Fehlern während der Laboranalysen gekommen ist.

eine Planungsblockade auflösen. Zudem haben wir in Kapitel 4.2, aber auch anhand der schon zitierten Passagen des Beratungsgesprächs der auf Chorea Huntington positiv getesteten Brüder (vgl. Kap. 4.3.1; GB CH; Zeilen 80–89) gesehen, dass manche Klienten die Gewissheit auch im für sie ungünstigen Fall der Ungewissheit vorziehen, weil sie nämlich meinen, mit der Gewissheit besser umgehen zu können als mit einer anhaltenden Ungewissheit. Der Arzt kann den Klienten dann entsprechende Handlungsempfehlungen geben, um ihr Unsicherheitsproblem weiter zu behandeln. In einem genetischen Beratungsgespräch zu erblichem Dickdarmkrebs etwa teilt der Arzt dem Klienten einen positiven Gentestbefund mit. Nach wenigen, den bisherigen Verlauf des Falls zusammenfassenden Worten sagt der Arzt: »*Und ähm Sie hatten ja gewünscht, dass man Sie testet, ob Sie auch Anlageträger dieser Mutation sind, - und ähm wir haben die Mutation leider bei Ihnen auch nachgewiesen.*« (GB HNPCC 3; Zeilen 18–21) Der Klient zeigt sich gefasst, er hatte mit diesem Testausgang gerechnet. In der Folge gibt der Arzt dann unter anderem (explizite) Handlungsempfehlungen, wie der Klient mit diesem positiven Gentestbefund in Zukunft umgehen sollte. Neu sind diese Empfehlungen für den Klienten nicht, schließlich hatte sie der Arzt im vorangegangenen Beratungsgespräch für den Fall eines positiven Befunds bereits angekündigt.

Die Mitteilung der prädiktiven Gendiagnose muss jedoch nicht in Form der Mitteilung eines Gentestbefunds erfolgen. Vielmehr kann der Arzt eine genetische Diagnose auch schon nach der Eigen- und Familienanamnese des Klienten stellen (vgl. Kap. 2.1.1). Sieht er die Möglichkeit einer familiären Belastung durch eine genetisch bedingte Krankheit bzw. die Möglichkeit einer Anlageträgerschaft beim Klienten (»... *und das ist auch wiederum ein Hinweis darauf, dass es sich um einen erblichen Krebs handeln könnte*«; GB HNPCC 4; 42:01), dann bietet es sich an, diese genetische Diagnose durch einen molekulargenetischen Test zu verifizieren bzw. zu falsifizieren. Die das Klientenproblem behandelnde Mitteilung der prädiktiven Gendiagnose erfolgt dann wieder in der gerade besprochenen Form der Mitteilung des Gentestbefunds – jedenfalls wenn der Klient den Test nicht ablehnt. Interessanter für die Frage, wie das Unsicherheitsproblem des Klienten behandelt wird, ist allerdings der Fall, in dem der Arzt bereits aufgrund der Eigen- und Familienanamnese die genetische Diagnose stellt, dass in der Familie des Klienten (wahrscheinlich) *keine* genetische Veranlagung für eine bestimmte Erkrankung vorliegt. Damit gibt es dann auch keinen Grund mehr für einen molekulargenetischen Test. In einem Fall zu erblichem Brustkrebs etwa erklärt die Ärztin nach der Stammbaumerhebung: »*Da kann ich Sie jetzt auf jeden Fall schon mal beruhigen, denn Sie sind in keiner Hochrisikofamilie.*« (GB BK 4) Die genetische Diagnose »keine Hochrisikofamilie« behandelt die Gesundheitssorgen der Klientin, weil sie klar stellt, dass die Krebsbelastung in ihrer Familie deutlich geringer ist als von ihr befürchtet (»*Ich denke, ich bin schon ganz schön vorbelastet, wenn meine Mutter so oft Krebs bekommen hat*«; GB BK 4).

In einem anderen Fall zu erblichem Brustkrebs erläutert die Ärztin ihre genetische Diagnose nach der Eigen- und Familienanamnese auf eine etwas ausführlichere Weise: »*Gut, also jetzt ham wir wirklich mal beide Generationen hier zu Papier gebracht, mütterlicherseits, väterlicherseits, ähm - jetzt hat sich das ja schon ein bisschen relativiert, ne?* (K: *Ja.*) *Also Tatsache - erst hörte sich das ja schon dramatisch an oder zumindest ne Belastung von ZWEI Seiten - und die väterliche gibt es wohl jetzt eigentlich gar nicht, ne?*« (GB BK 1; Zeilen 481–487) Das Befundstudium der Ärztin hat nämlich ergeben, dass der (verstorbene) Vater der Klientin entgegen der in ihrer Familie verbreiteten Auffassung *keinen* Brustkrebs hatte. Was sich durch das Fallverstehen der Ärztin »relativiert« hat, ist unter anderem folgende Aussage der Klientin zu Beginn des Gesprächs: »*Wir ham irgendwie in der ganzen Familie ist Krebs da drin.*« (GB BK 1; Zeilen 15–16) Die Ärztin setzt ihre beruhigenden Erläuterungen fort mit: »*Und was jetzt eigentlich ähm nur bleibt in der mütterlichen Linie, ist eben die Brustkrebserkrankung der Mutter mit* <Zahl> […] *aber ähm nichtsdestotrotz muss man sagen: ähm ist n Einzelfall - ne? In der mütterlichen Linie.*« (GB BK 1; Zeilen 501–508) Es sei daher »*sehr sehr unwahrscheinlich, dass wir da in den Genen bei Ihrer Mutter was finden*« (GB BK 1; Zeilen 530–532), weshalb sie auch von einem Gentest abraten würde. Ihre Früherkennungsempfehlungen fußen auf folgender Einschätzung: »*Ich nenn's jetzt mal moderates Risiko bei Ihnen: Es gibt Brustkrebs in der Familie, aber es ist keine dramatisch hohe Belastung.*« (GB BK 1; Zeilen 591–594) Und an anderer Stelle unterstreicht sie noch einmal, dass sie nicht denke, »*dass da ne Mutation in der Familie vorliegt*« (GB BK 1; Zeilen 698–699). Die genetische Diagnose der Ärztin lautet also letztlich: »Ihre Familie und damit auch Sie selbst sind von einer genetischen Veranlagung nicht betroffen!« Die diesbezüglichen Gesundheitssorgen der Klientin erweisen sich damit als unbegründet. Die (negative) Gendiagnose »Kein erblicher Brustkrebs!« behandelt das Unsicherheitsproblem der Klientin also auf ähnliche Weise wie ein negativer Gentestbefund. Vor dem Hintergrund der unterscheidungstheoretischen Überlegungen in Kapitel 3.1.2 lässt sich insofern nicht nur der prädiktive Gentest, sondern die *prädiktive Gendiagnostik* insgesamt *als Therapie des Unsicherheitsproblems* bezeichnen.

4.3.4 Zusammenfassung

Fassen wir die Befunde der letzten Abschnitte kurz zusammen: Die Klienten gehen zur prädiktiven genetischen Beratung, um Hilfe beim Umgang mit der Unsicherheit einer in Zukunft möglichen Erkrankung zu bekommen. Das behandlungsbedürftige Klientenproblem ist also ein Unsicherheitsproblem, das sich in Form von Gesundheitssorgen oder einer Planungsblockade äußert. Es ist zwar ein kognitives, gleichwohl aber ein gesundheits- bzw. krankheitsbezogenes Problem. Denn was die Klienten umtreibt, sind Fragen wie: Habe ich einen krankmachenden Gendefekt? Werden ich oder meine Kinder in Zukunft schwer erkranken? Was kann ich tun, um gesund zu bleiben? Etc. Dementsprechend orientieren sich die Kommunikationen von Arzt und Klient primär an der Unterscheidung krank/gesund, wie an den zahlreichen zitieren Gesprächspassagen leicht abzulesen ist. Der Erfassung des Unsicherheitsproblems des Klienten dienen sowohl ärztliche Handlungen zum Verstehen des lebensweltlich-diffusen Falls (Aufforderung zur diffusen Problemschilderung und gezieltes Nachfragen, um dem Klienten Raum zur Selbstexplikation zu geben) als auch solche zum Verstehen des genetischen Falls (Eigen- und Familienanamnese, Befundstudium). Dabei folgt der zu verstehende Beratungsfall insgesamt einer Doppellogik von Individual- und Familienlogik. Der Behandlung des Unsicherheitsproblems des Klienten dienen – neben der Therapie »Gentest« – ärztliche Handlungen wie Beruhigungskommunikationen, explizite und implizite Handlungsempfehlungen, Reflexionsanregungen, der Verweis auf andere Beratungs- und Hilfsangebote, die Vermittlung diverser Informationen sowie die Mitteilung der prädiktiven Gendiagnose. Im folgenden Kapitel 4.4 wollen wir uns nun der bisher weitestgehend ausgeklammerten Frage zuwenden, inwiefern die ärztliche Problemerfassung und Problembehandlung in den untersuchten genetischen Beratungsgesprächen auf eine professionalisierte – das heißt die drei für professionalisiertes Handeln charakteristischen Spannungen aushaltende (vgl. Kap. 3.3.1) – Art und Weise erfolgt.

4.4 Zur Professionalisiertheit der Unsicherheitsbewältigung

In Kapitel 3.3.1 haben wir als die drei wesentlichen Strukturmerkmale klientenbezogenen professionalisierten Handelns festgehalten: erstens die für den Professionellen zentrale Handlungsanforderung der stellvertretenden Problembewältigung, zweitens die Praxisform eines Arbeitsbündnisses zwischen Professionellem und Klient und drittens die Spannung von Wissensbasis und Fallspezifität, deren Aushalten für eine nicht-standardisierte, eben fallspezifische Problembewältigung elementar ist. Dass der Arzt in den untersuchten genetischen Beratungsgesprächen vor der Aufgabe steht, seinem Klienten bei der Bewältigung dessen lebenspraktischen Problems (stellvertretend) zu helfen, ist bereits hinreichend belegt worden: Die vorangegangenen Abschnitte haben detailliert gezeigt, mit welchen Handlungen der Arzt das Unsicherheitsproblem seines Klienten zu erfassen (Kap. 4.3.2) und zu behandeln (Kap. 4.3.3) sucht. Sie haben außerdem verdeutlicht, dass diese ärztliche Problemerfassung und -behandlung in Kooperation mit dem Klienten, also in Form eines Arbeitsbündnisses von Arzt und Klient geschieht: Insbesondere bei der Eigen- und Familienanamnese ist der Arzt auf die Kooperation des Klienten angewiesen. Ohne dessen Bereitschaft, über seine eigene Krankengeschichte und die von Familienangehörigen umfassend Auskunft zu geben, wäre ein ärztliches Verstehen des genetischen Falls nicht möglich. Die Lösung des Problems mit der Unsicherheit einer in Zukunft möglichen Erkrankung ist also nicht ohne Weiteres delegierbar. Aber auch der Problembehandlung dienende Handlungen wie Beruhigungskommunikationen, implizite Handlungsempfehlungen oder Reflexionsanregungen sind außerhalb eines interaktiven Settings schwer vorstellbar. Diesem Arbeitsbündnis zwischen Arzt und Klient ist der folgende Abschnitt gewidmet (Kap. 4.4.1). Dabei interessiert uns insbesondere, inwiefern die beiden für das Arbeitsbündnis zentralen Spannungen von Autonomie und Abhängigkeit des Klienten einerseits sowie von Diffusität und Rollenförmigkeit andererseits in den prädiktiven genetischen Beratungsgesprächen ausgehalten werden. Anschließend stellen wir dieselbe Frage hinsichtlich der (dritten) Spannung von Wissensbasis und Fallspezifität (Kap. 4.4.2).

4.4.1 Zum Arbeitsbündnis zwischen Arzt und Klient

In dem extensiv analysierten genetischen Beratungsgespräch in Kapitel 4.2 haben wir bereits beispielhaft verfolgen können, wie die Ärztin kommunikativ ein *Arbeitsbündnis* zwischen ihr und den Klienten (implizit) zugleich fordert und in Anspruch nimmt. Dies geschieht regelmäßig auch in den anderen Beratungsgesprächen, so etwa in dem schon mehrfach erwähnten Fall zu erblichem Brustkrebs, in dem die Klientin zu Beginn des Gesprächs konstatiert: »*Wir ham irgendwie in der ganzen Familie ist Krebs da drin.*« (GB BK 1; Zeilen 15–16) Mit den Worten »*Dann müssen wir erstmal so n bisschen aufdröseln, was jetzt da wirklich vielleicht zusammen gehört oder was ähm was wirklich zu diesem familiären Krebssyndrom passt oder was ähm vielleicht gar nichts damit zu tun hat, ne?*« (GB BK 1; Zeilen 17–21) kündigt die Ärztin sogleich die für das Fallverstehen notwendige gemeinsame Praxis an. Und tatsächlich stellt sich ja später in Folge des ärztlichen Befundstudiums heraus, dass der (verstorbene) Vater der Klientin entgegen deren eigener Annahme *keinen* Brustkrebs hatte. Indem sich die Klientin mit Blick auf jene Unterlagen, die sie selbst zur Beratung mitgebracht hat, als Laie positioniert, entschuldigt sie sich für ihre Falschannahme: »*Bei dem ganzen Fach-Chinesisch* (A: <<lacht>>.) *blick ich net so ganz durch.*« (GB BK 1; Zeilen 338–339) Die Ärztin wiederum weist die Notwendigkeit dieser Entschuldigung zurück und betont, dass sie ja gerade wegen der angesprochenen Asymmetrie der Arzt-Klient-Beziehung (»Fach-Chinesisch«) auf die Kooperation der Klientin und damit auf ein Arbeitsbündnis angewiesen ist: »*Nee nee, deswegen ist ja auch gut, dass Sie die Befunde haben, dann können wir das nämlich noch mal gemeinsam durchgehen.*« (GB BK 1; Zeilen 340–342) Tatsächlich ist es kurz darauf die Klientin, die die Ärztin korrigiert. Diese sucht nämlich nach einer Erklärung für die zahlreichen Erkrankungen des Vaters der Klientin: »*Und also er war - hat Alkohol genossen und war auch ähm Raucher wahrscheinlich, ne?*« Als die Klientin Letzteres verneint, zeigt sich die Ärztin überrascht: »*Nee? Hat nicht geraucht?* (K: *N-nh.*) *Ach! Meistens - also geht ja doch so n bisschen einher, ne?*« (GB BK 1; Zeilen 384–389)

Es verhält sich in den untersuchten Gesprächen übrigens keinesfalls so, dass die Klienten nur zögerlich oder gar widerwillig mit dem Arzt kooperieren, eher im Gegenteil. In dem Beratungsgespräch etwa, in dem zwei Schwestern ihr negativer Gentestbefund mitgeteilt wird und der Bruder mitgekommen ist, um sich ebenfalls testen zu lassen (GB HNPCC 2), erwähnt der Arzt kurz vor der Blutabnahme und eher beiläufig den Stammbaum, worauf eine der beiden Schwestern von sich aus, also ungefragt und obwohl ihr Unsicherheitsproblem mit der Mitteilung des negativen Befunds ja bereits gelöst ist, den Arzt auf eine Neuigkeit in der Familienkrankengeschichte hinweist: »*Steht schon das von unserm Vater drin, das neue* ( )*?*« (GB HNPCC 2; Zeilen 276–277)

Das Arbeitsbündnis zwischen Arzt und Klient ist aber nicht nur bei der Problemerfassung, sondern auch bei der Problembehandlung relevant. Zum Beispiel wählt der Arzt bei der Ankündigung des Ablaufs des (ersten) Beratungsgesprächs, das die beiden Schwestern zur Klärung der Gendefektsfrage aufgesucht haben, folgende Formulierung: »*Anschließend können wir miteinander besprechen, ob Sie sich gerne testen lassen möchten oder nicht.*« (GB HNPCC 1; Zeilen 51–52) Was auf den ersten Blick merkwürdig anmutet – *wir* besprechen, was *Sie* wollen –, erweist sich bei genauerem Hinsehen als durchaus treffender Ausdruck der für das professionelle Arbeitsbündnis zentralen *Spannung von Autonomie und Abhängigkeit des Klienten* (vgl. Kap. 3.3.1). Auf der einen Seite wird hier die Autonomie der Klientinnen gewahrt, denn es soll darum gehen, was *sie* möchten und nicht etwa der Arzt oder ein Dritter. Zudem wird die angekündigte Besprechung als Möglichkeit (»können«) und nicht etwa als Zwangsläufigkeit (»werden«) oder Pflicht (»müssen«) markiert. Auf der anderen Seite wird hier aber auch die Erwartung kommuniziert, den Klientinnen könne ohne eine Besprechung mit dem Arzt nicht klar sein, was sie möchten und was nicht. Dem hier kommunizierten Bild zufolge wird also weder der Arzt noch der Klient *alleine* darüber entscheiden, ob es zu einem Gentest kommt. Stattdessen wird ein Entschluss der *gemeinsamen* Praxis des Arbeitsbündnisses angekündigt (»miteinander besprechen«), bei dem allerdings der Klient das letzte Wort behält (»ob Sie möchten«).

Zu der angekündigten Besprechung kommt es in diesem Beratungsgespräch jedoch nicht, denn in seinem weiteren Verlauf wird immer deutlicher, dass sowohl der Arzt einen Gentest für sinnvoll hält als auch die beiden Schwestern diesen wollen. Ohne Gegenargumente bzw. ein Entscheidungsproblem seitens der Klienten wird eine ausführliche Besprechung jedoch obsolet. Anders verhält es sich in einem genetischen Beratungsgespräch zu erblichem Brustkrebs. Hier hält die Ärztin einen Gentest nur bedingt für sinnvoll, da alle bisher erkrankten Familienangehörigen der Klientin bereits verstorben sind und somit eine Indexpatientin fehlt (vgl. Kap. 2.2.1). Es liegt gewissermaßen keine klare Indikation *für* einen Gentest vor, gleichwohl wäre dieser aber auch nicht unsinnig.[201] Daher wendet sich die Ärztin an die Klientin mit den Worten: »*Wie viel liegt Ihnen am Gentest? Das ist immer, wenn wir nicht den Vergleich nicht haben,* (K: *Ja, klar.*) *ähm liegt das auch so n bisschen bei Ihnen, das mit zu entscheiden,* (K: *Mh.*) *inwiefern Sie das gerne untersucht haben* (K: *Ja.*) *wollen.* (K: *Ja.*) *Ich weiß nicht, ob Sie sich das jetzt zu Hause schon mal irgendwie n bisschen Gedanken gemacht haben.*« Die Klientin antwortet: »*Doch, überlegt hab ich darüber schon. Hab dann so im Nachhinein gesagt: Gut, was bringt's Dir, wenn Du's letztendlich weißt? Welche Vorteile hättest Du davon?*« (GB BK 2; 27:47) Aus den weiteren Ausführungen der Klientin wird deutlich, dass auch ihr der Nutzen eines Gentests nicht einleuchtet. Wichtig ist ihr dagegen eine regelmäßige Krebsvorsorge, bezüglich derer die Ärztin in der Folge auch explizite Empfehlungen ausspricht. Ärztin und Klientin tendieren also beide gegen einen Gentest. Die Ärztin fasst dies zusammen mit den Worten: »*Gut, so ist jetzt erstmal alles - macht's nicht so viel Sinn, da einfach* (K: *Mh.*) *äh ins Blaue hinein zu testen, ne?*« (GB BK 2; 30:56) Auch wenn dies implizit bleibt, ist der Entschluss, die Klientin *nicht* testen zu lassen, von der Ärztin und der Klientin *gemeinsam* getroffen worden. Nicht die Ärztin (allein) hat entschieden und auch nicht die Klientin (allein), sondern gewissermaßen das Arbeitsbündnis. Insofern wird die Spannung von Autonomie und Abhängigkeit auch hier ausgehalten und nicht einseitig aufgelöst.

Zuweilen wird die Autonomie des Klienten in den genetischen Beratungsgesprächen auch explizit hoch gehalten. Bei der extensiven Fallanalyse in Kapitel 4.2 sind wir auf eine solche Passage ja bereits gestoßen. Dort sagte die Ärztin in Bezug auf die Inanspruchnahme des Gentests: »*Also Sie können sich auch so viel Zeit lassen, wie Sie brauchen. Also Sie müssen nicht nach vier Wochen hier auf der Matte stehen, Sie können auch in zwei Monaten oder in einem Jahr kommen. Also das ist, wie Sie wollen.*« (GB SCA3; Zeilen 1457–1460) In dem Beratungsfall, in dem der Bruder seine beiden Schwestern zur Befundmitteilung eben deshalb begleitet, weil er sich selbst testen lassen will, läuft auch von Seiten des Arztes alles auf einen Gentest hinaus. Trotzdem fragt dieser den Klienten am Ende der Beratung noch einmal nach dessen

201 Die Argumentation lautet wie folgt: Solange bei einem bereits erkrankten Familienmitglied (Indexpatient) kein Gendefekt nachgewiesen wird, könnte die Klientin durch den negativen Befund eines eigenen Gentests nicht wirklich entlastet werden, weil unklar bliebe, ob sie a) einen in der Familie vorliegenden Gendefekt *nicht* geerbt hat oder ob umgekehrt b) in der Familie überhaupt kein Gendefekt vorliegt und der familiäre Krebs auf andere Ursachen zurückzuführen ist. Dagegen hätte ein positiver Gentestbefund für die Klientin die gleichen Konsequenzen wie sonst auch.

Einverständnis: »*Und dann - ist das - liegt das an Ihnen, ob Sie die Testung jetzt möchten oder nicht?*« Der Klient bestätigt seinen Wunsch: »*Ja, klar. Sicher. Gerne.*« (GB HNPCC 2; Zeilen 251–253) Nachdem der Arzt kurz das weitere Procedere erläutert hat, betont er noch einmal autonomiewahrend: »*Sie können auch jederzeit noch mal n Rückzieher machen, also wenn Sie in der Zwischenzeit sagen: Nö, ich möcht das nicht wissen, reicht dann n Anruf* (K: <<lächelt>>) *und dann - brechen wir das alles ab.* (K: *Nö, nö, nö.*)« (GB HNPCC 2; Zeilen 265–269)

Nun könnte man umgekehrt fragen, ob dem Klienten hier nicht *zu viel* Autonomie zugemutet wird, die Spannung von Autonomie und Abhängigkeit also einseitig zugunsten der Autonomie aufgelöst wird. Dass dies nicht der Fall ist, ist allerdings schon an den Reaktionen des Klienten zu sehen (»ja, klar«; »nö, nö«). Zudem hatte der Arzt den Klienten erst kurz zuvor darin bestärkt, sich testen zu lassen, ihm einen Gentest also implizit empfohlen (vgl. Kap. 4.3.3): »... *ist das gar nicht schlecht, dass Sie sich testen lassen.*« (GB HNPCC 2; Zeilen 235–236) Eine ähnliche Bestärkungskommunikation erfolgt auch noch einmal kurz nach der autonomiewahrenden Äußerung des Arztes: »*Das soll Sie jetzt nicht abschrecken dann von der Testung.*« (GB HNPCC 2; Zeilen 303–304) Auch hier ist also gleichsam ein Oszillieren zwischen den beiden Spannungsmomenten zu beobachten.

Ähnlich verhält es sich in einem anderen Beratungsgespräch zu erblichem Dickdarmkrebs. Dort hält sich die Ärztin bei der Frage »Gentest oder nicht?« zunächst zurück, stellt diesbezüglich vielmehr die Autonomie des Klienten in den Vordergrund: »*Das ist eine ganz persönliche Entscheidung. Also, WAS bei Ihnen vorliegt, liegt vor.* (K: *Mh.*) [...] *Es ist so, wie es ist. Es geht jetzt um das Wissen darum,* (K: *Mh.*) *wie es ist, dass dass Sie sich gut überlegen: Ähm kann ich mit einer Klarheit, mit einem Wissen* [...] *wirklich gut umgehen?* (K: *Mh.*) [...] *Also, da muss man* [...] *gut überlegen, womit - was ist für einen selber jetzt der beste Weg?*« (GB HNPCC 7; 41:04) Der Klient hatte sich allerdings schon im Vorfeld der Beratung für einen Gentest entschieden und hält nun an diesem Wunsch nach einer Testung fest, auch wegen der Aussicht, bei einem negativen Befund auf die zahlreichen Vorsorgeuntersuchungen verzichten zu können. Später bestärkt die Ärztin ihn in seiner Argumentation und damit auch in seiner Entscheidung *für* den Gentest (vgl. Kap. 4.3.3): »*Wenn Sie sagen: Ich kann auf jeden Fall mit dem Wissen so oder so gut umgehen,* (K: *Mh.*) *ist das sinnvoll, nicht unnötig – wenn es unnötig ist – Darmspiegelung* (K: *Ja.*) *oder was auch immer wahrzunehmen.*« (GB HNPCC 7; 58:48)

Insgesamt kommt die für das professionelle Arbeitsbündnis zentrale Spannung von Autonomie und Abhängigkeit des Klienten in den untersuchten genetischen Beratungsgesprächen in geradezu idealtypischer Weise zum Ausdruck. Auf der einen Seite wird die Autonomie des Klienten in vielerlei Hinsicht gestärkt: Indem die Berater in den Gesprächen ihre weiteren Schritte ankündigen bzw. vorschlagen (etwa: »*Ich würd's jetzt so machen, dass wir erstmal …*«; GB BK 1; Zeile 60; vgl. auch die Analyse in Kap. 4.2), machen sie ihr Vorgehen für den Klienten transparent, was es diesem wiederum erleichtert, bei Bedarf Einspruch zu erheben, Fragen zu stellen oder eigene Wünsche zu äußern. Der Transparenz und damit der Autonomiewahrung dienen auch die zahlreichen Erklärungen, mit denen die Berater ihre Einschätzungen, Handlungen und Empfehlungen begründen.[202] Diese Erklärungen und Begründungen sowie die ärztliche Informationsvermittlung haben zudem die Funktion, den Klienten dabei zu unterstützen, ein möglichst umfassendes Verständnis der in Frage stehenden Krankheit, seiner Situation und seiner Handlungsoptionen zu entwickeln. Auch dies stärkt die autonomen Anteile des Klienten und bildet die Grundlage für eventuell zu treffende Entscheidungen. Außerdem geschieht nichts ohne das Einverständnis des Klienten, nach welchem er im Zweifelsfall auch explizit gefragt wird.

Auf der anderen Seite steht der Klient in einem Abhängigkeitsverhältnis zum genetischen Berater, schließlich ist er es ja, der die Beratung mit einem (Unsicherheits-)Problem aufsucht, welches er ohne fremde Hilfe nicht zu lösen vermag. Mit diesem Problem wird er auch keineswegs alleine gelassen, denn die Ärzte behalten die Gesprächsführung in ihren Händen und bedienen die Abhängigkeit des Klienten mit Beruhigungskommunikationen, expliziten und impliziten Handlungsempfehlungen (vgl. Kap. 4.3.3). Diese Handlungsempfehlungen können auch die Frage einer Gentestung betreffen. *Zu* einem Gentest geraten wird in den hier untersuchten Beratungsgesprächen allerdings nur *implizit* und nur bei Krebskrankheiten, wenn also bei positivem Befund weitere Handlungsmöglichkeiten bestehen. *Explizit* wird von einem Gentest allenfalls *ab*geraten. Wir kommen darauf zurück, wenn es um die Frage des Umgangs der Berater mit dem Prinzip der Nichtdirektivität geht (vgl. Kap. 4.5.2).

202 Wie solche Erklärungen aussehen können, wird beispielhaft im Zusammenhang mit der Spannung von Wissensbasis und Fallspezifität veranschaulicht (vgl. Kap. 4.4.2).

Auch die für das professionelle Arbeitsbündnis ebenfalls zentrale *Spannung von Diffusität und Rollenförmigkeit* (vgl. Kap. 3.3.1) ist für die untersuchten prädiktiven genetischen Beratungsgespräche konstitutiv. Auf der einen Seite ist der Klient in der Beratung als »ganzer Mensch« präsent und relevant. Ohne zu zögern, erzählt er dem an sich ja fremden Arzt (gegebenenfalls) von seinen Sorgen und Nöten, von seinem Kinderwunsch und seiner konkreten Familienplanung, von seinen persönlichen Einstellungen zu Schwangerschaftsabbrüchen und verantwortlicher Elternschaft, von seinem Ehe- bzw. Lebenspartner, Konflikten in der Familie und von seinen beruflichen Perspektiven (vgl. nur den extensiv analysierten Fall in Kap. 4.2). Außerdem zählt er alle nennenswerten Krankheiten seines bisherigen Lebens auf und gibt bezüglich zahlreicher Familienmitglieder freizügig und nach bestem Wissen Daten der höchsten Schutzkategorie preis: Name, Alter, Geburtsdatum, Geschlecht, Verwandtschaftsgrad, Familienstand, Anzahl der Kinder, Fehlgeburten, aktueller Gesundheitszustand, bisherige Krankheiten sowie gegebenenfalls Sterbealter und Todesursache. Umgekehrt ist der Berater an vielen jener lebensweltlichen bzw. privaten Dinge interessiert, er kann dem Klienten entsprechende Fragen stellen, ohne dies legitimieren zu müssen.[203]

Allerdings deuten sich hier auch schon die Grenzen der Diffusität in der Beziehung von Arzt und Klient an. Auf der anderen Seite ist der Arzt nämlich an den lebensweltlich-diffusen Erzählungen des Klienten nur *insoweit* interessiert, wie er sie für seine stellvertretende Problembewältigung für relevant hält. Zum Scheidungskrieg der Eltern des Klienten, zu dessen Motivation für einen angestrebten beruflichen Wechsel, zum Selbstmord eines Verwandten oder zur etwaigen Vorliebe für eine Tochter bzw. einen Sohn stellt der Arzt eben *keine* Fragen. Zwar ist nicht ausgeschlossen, dass der Klient auch solche Fragen beantworten würde, sie werden ihm aber umso legitimierungsbedürftiger erscheinen, je unklarer ihre Relevanz für sein (Unsicherheits-)Problem ist. Außerdem erzählt der Arzt umgekehrt dem Klienten eben *nicht* von seinen eigenen Problemen, Krankheiten, Familienangelegenheiten oder Lebensvorstellungen. Es handelt sich bei der

---

203 Deshalb weist auch die ärztliche Befragung des Klienten im Rahmen der Eigen- und Familienanamnese eindeutig diffuse Anteile auf, selbst wenn sie teilweise wie reine Informationsbeschaffung wirken mag. »Der Komponente der diffusen Sozialbeziehung [...] entspricht, daß z.B. der Patient sich dem Arzt anamnestisch bedingungslos eröffnet« (Oevermann 2001a: 262).

Berater-Klient-Beziehung also keinesfalls um eine beidseitig diffuse Sozialbeziehung.

Geradezu mit Händen zu greifen ist dies in einem genetischen Beratungsgespräch in einer niedergelassenen Praxis. Als die Ärztin gegen Ende des Gesprächs ankündigt, alles Wichtige noch einmal in einem Gutachten (Beratungsbrief; vgl. Kap. 2.2.1) zusammenfassen und der Klientin zuschicken zu wollen, wird die latent gehaltene Rollenförmigkeit der Berater-Klient-Beziehung plötzlich manifest. Die Klientin lässt die Ärztin nämlich wissen, dass sie das Gutachten nicht möchte, weil es im Gegensatz zum Beratungsgespräch von ihrer Krankenkasse nicht bezahlt werde und sie dafür selbst ebenfalls nicht aufkommen wolle. Daraufhin betont die Ärztin, dass das Gutachten aber doch eminent wichtig für die Klientin sei, und ergänzt: »*Ich kann das ja nicht umsonst machen. Ich muss ja auch mein Geld verdienen.*« (GB HNPCC 9) Die Klientin hat hierfür Verständnis, bleibt aber eben deswegen bei ihrer Ablehnung: »*Kann ich sehr gut verstehen. Nein, das ist klar. Aber dann möchte ich das Gutachten nicht.*« (GB HNPCC 9)[204] Was hier explizit zum Thema des Gesprächs wird, ist eine von beiden Seiten stillschweigend anerkannte Bedingung für die Beratung, nämlich die Bezahlung der Ärztin. Die Berater-Klient-Beziehung ist also eine Honorarbeziehung und in diesem Sinne eben auch eine rollenförmige Sozialbeziehung.[205]

Auf der wieder anderen Seite bedienen die Ärzte aber auch die von den Klienten in die Beziehung eingebrachte lebensweltliche Diffusität. So zeigen sie durchaus Anteilnahme sowohl am Leid als auch an der Freude ihrer Klienten. Als etwa eine Klientin im Rahmen der Familienanamnese berichtet, dass ihre mittlerweile verstorbene Mutter über eine gewisse Zeit hinweg jährlich neuen Brustkrebs bekommen habe, zeigt sich die Ärztin be-

---

204 In der Folge suchen Ärztin und Klientin nach einer möglichen Lösung ihres Konflikts. Beispielsweise fragt die Klientin, ob die Ärztin die Kosten des Gutachtens nicht irgendwie umschichten könne, wozu diese aber nur in begrenztem Maße bereit ist. Ohnehin mutmaßt die Ärztin, dass hier ein Missverständnis vorliege, weil die Krankenkassen die humangenetischen Gutachten in der Regel umstandslos bezahlten.

205 Aus gesellschaftstheoretischer Perspektive (vgl. Kap. 3.2) haben wir hier eine Sequenzstelle vorliegen, an der sich die Kommunikationen von Arzt und Klient ganz offensichtlich nicht (mehr) an der Unterscheidung krank/gesund und damit am binären Code des Gesundheitssystems orientieren als vielmehr am Code des Wirtschaftssystems zahlen/nicht-zahlen. Ebenso offensichtlich ist allerdings der Ausnahmecharakter der beschriebenen Situation. Die Feststellung, dass sich die Kommunikationen der untersuchten prädiktiven genetischen Beratungsgespräche *primär* an der Unterscheidung krank/gesund orientieren, bleibt hiervon unberührt (vgl. Kap. 5).

stürzt: »*Und das war immer wieder Krebs?* (K: *Immer wieder Krebs.*) *Ja? Immer lokal noch in der in der Brust, die eigentlich* (K: *Genau.*) *abgenommen worden* (K: *Ja.*) *ist? M-mhhh. Die Ärmste! Ist ja schrecklich!*« (GB BK 2; 06:50) Auch von anderen Krebserkrankungen blieb die Mutter nicht verschont, trotzdem ist sie immerhin 70 Jahre alt geworden. Wieder lässt die Ärztin einen diffusen Kommentar folgen, der mit der Rolle eines distanzierten Sachbearbeiters wenig zu tun hat: »*Is auch kein Alter heutzutage, ne?* (K: *Nee, in der heutigen Zeit eigentlich nicht.*) *Aber wenn man sieht, was sie alles auch gut weggesteckt hat,* (K: *Eigentlich ja!*) *ist es auch erstaunlich.* (K: *Ja.*) *Mh.* (K: *Ja.*) […] *Wirklich Hut ab!*« (GB BK 2; 09:21) Diese Respektsbekundung gegenüber der Mutter lädt die Klientin ein, weiter diffus zu sein: »*Wir waren ja Kind.* (A: *Mhh.*) […] *Krankenhaus, Reha, Krankenhaus, Kur, äh stationär, ambulant,* (A: *Mhh.*) *immer wieder irgendwelche OPs gewesen. Das ist das, was man so* (A: … *in Erinnerung* …) *im Kopf hat.*« Und die Ärztin geht auf diese Diffusität ein: »… *viel nicht da gewesen auch* (K: *Genau.*) *zu Hause, ne? Mhh.* (K: *Ja. Krankenhausbesuche waren gang und gäbe.*) … *an der Tagesordnung, mhh.* (K: *Genau.*)« (GB BK 2; 09:39)[206]

Den Fall, in dem die ältere Klientin angesichts ihrer akuten Krebserkrankung, der Sorgen um die Gesundheit ihrer Kinder und der im Laufe des Gesprächs hinzugekommenen Sorgen um ihre eigene Gesundheit plötzlich in Tränen ausbricht (GB HNPCC 4), haben wir schon mehrfach thematisiert. Kurz bevor die Klientin zu weinen anfängt, klagt sie: »*Es ist furchtbar!* […] *und dann immer die Schmerzen und* … (A: *Mh.*) *Macht kein Spaß!*« Der Arzt äußert sofort seine Anteilnahme: »*Nee, das glaub ich Ihnen*«, worauf die verwitwete Klientin ergänzt: »*Und dann ist man ja auch allein, ne?*« und schluchzt. Während sie sich hierfür entschuldigt (»*Tschuldigung*«), sie ihre Tränen also als für die Beratungssituation unangemessen markiert, signalisiert der Arzt, dass er diese keineswegs für rechtfertigungsbedürftig, sondern für legitim hält: »*Nee, is kein Problem.*« Zusätzlich kommt er der Klientin in ihrer für sie zweifellos unangenehmen Lage zu Hilfe, indem er ihr ein Taschentuch holt: »*Ich geh mal grad nen* <<Stuhlrücken> *Taschentuch holen*>.« Noch einmal entschuldigt sich die Klientin: »<<schluchzend> *Ich wollt ja eigentlich nicht mehr heulen*>.« (GB HNPCC 4; 45:04) Der Arzt wartet eine Weile ab (ca. 20 Sekunden) und sagt dann: »*Aber so den richtigen Schritt haben Sie ja jetzt schon mal gemacht, dass Sie her gekommen sind.* (K: *Ja.*) […] *Ich kann*

206 Nebenbei bemerkt: Bei derartigen Kindheitserfahrungen kann es nicht verwundern, wenn man – wie die Klientin des vorliegenden Falls – in einem gewissen Alter anfängt, sich um seine eigene zukünftige Gesundheit zu sorgen, und ein entsprechendes Unsicherheitsproblem entwickelt (vgl. Kap. 4.3 und 5).

Ihnen leider nicht sagen, dass Sie nie mehr an Krebs erkranken (K: *Nein.*) *werden,* (K: *Das weiß ich, das weiß ich.*) *aber die Wahrscheinlichkeit, also jetzt wo Sie wissen, dass Sie dieses erhöhte Risiko haben,* (K: *Ja.*) *wenn Sie wirklich ne gute Vorsorge machen, dann MUSS das nicht mehr passieren.*« (GB HNPCC 4; 45:52)[207] Die Spannung von diffuser und rollenförmiger Sozialbeziehung ist auch an dieser Sequenzstelle gut zu sehen. Während die Klientin versucht, ihre Diffusität zu unterdrücken und ihre Fassung zurückzuerlangen, lässt der Arzt dieser Diffusität Raum und tut nichts, um sie aus der Interaktion auszuschließen. Umgekehrt bleibt er aber auch auf Distanz: Er äußert kein Mitleid, er nimmt die Klientin nicht in den Arm, und er erzählt ihr auch nicht, dass alles gut und sie bestimmt nicht wieder krank wird. Vielmehr bleibt er problemfokussiert und kommt umgehend auf bestehende Handlungsmöglichkeiten zu sprechen.

In einem anderen genetischen Beratungsgespräch muss der Arzt einem Klienten einen positiven Gentestbefund mitteilen. Nachdem er noch einmal Bedeutung und Konsequenzen dieses Befunds erläutert hat, fragt er seinen Klienten, der mit einer Begleitperson erschienen ist, sich ansonsten aber gefasst zeigt: »*Soll ich Sie erstmal n Moment alleine lassen, möchten Sie darüber sprechen* (K: *Nö.*)*?*« (GB HNPCC 3; Zeilen 111–113) Der Arzt antizipiert hier auf Seiten des Klienten die Möglichkeit eines Bedürfnisses nach der uneingeschränkten Diffusität einer beidseitig diffusen Sozialbeziehung, hier: der von Klient und Begleitperson. Sein Angebot, deshalb die Beratung zu unterbrechen, eröffnet dem Klienten die Option, diesem etwaigen Diffusitätsbedürfnis ohne weiteren Aufschub nachzugehen, aber eben nicht im Rahmen der nur in Teilen diffusen Arzt-Klient-Beziehung. Indem der Arzt zudem in Aussicht stellt, dass nicht seine beiden Gegenüber, sondern er selbst den Beratungsraum verlassen würde, erleichtert er dem Klienten die Annahme dieses Angebots. Einerseits wird hier also das etwaige Ausleben einer uneingeschränkten Diffusität des Klienten externalisiert, andererseits aber das eigentlich primäre Beratungsgeschehen dem etwaigen Diffusitätsbedürfnis des Klienten (potentiell) untergeordnet.

In einem anderen Fall erfolgt dagegen die Mitteilung eines *negativen* Gentestbefunds, und die Ärztin teilt die entsprechende Freude ihres Klienten – was sich hier bestenfalls andeuten lässt: »*Das ist ja super*«, ruft der Klient aus, und die Ärztin bestätigt diffus: »*Das is super, ne?*« (GB HNPCC 8; 00:36) Als der Klient seiner Freude mit »*Das is ja gut.* (1) *Freu ich mich*«

207 Teile dieser Sequenz haben wir schon als Beispiele für eine Bestärkungs- bzw. Beruhigungskommunikation angeführt (vgl. Kap. 4.3.3).

weiter Ausdruck verleiht, stimmt die Ärztin ein: »*Ja, ich hab mich auch* <<lacht> *gefreut>,* (K: <<lacht>>) *als* (K: *Super.*) *als ich den Befund bekommen habe.*« (GB HNPCC 8; 01:01) Indem die Ärztin auf das diffuse Erleben ihres Klienten eingeht, gibt sie dessen Diffusität Raum und geht damit tendenziell über die Rolle einer bloßen Nachrichtenüberbringerin hinaus, freilich ohne deshalb ihre Aufgaben als genetische Beraterin – etwa die Erklärung der Bedeutung des Befunds – im Weiteren zu vernachlässigen.

Allerdings ließen sich in den untersuchten genetischen Beratungsgesprächen auch Passagen finden, in denen dem Klienten nur wenig oder gar kein Raum gegeben wird, diffus zu sein. Auffällig und aus professionalisierungstheoretischer Perspektive problematisch ist dies besonders zu Beginn eines Gesprächs, wenn der Arzt zum Zweck der Problemerfassung nach dem Anliegen des Klienten fragt. Hier können Nuancen darüber entscheiden, *wie* (diffus) der Klient sein Anliegen bzw. Problem schildert. Schauen wir uns diesbezüglich die Eröffnung eines genetischen Beratungsgesprächs (GB BK 1) noch einmal etwas genauer, das heißt sequenzanalytisch an (vgl. Kap. 4.1.2). Die ersten beiden transkribierten Zeilen lauten:

A: *Wie ähm kommt's jetzt dazu, dass Sie sich hier vorstellen?* (Zeilen 6–7)

Das »jetzt« verweist auf einen gewissen kommunikativen Vorlauf.[208] Während die Frage »*Warum tun Sie* dies oder jenes?« in erster Linie das Handlungssubjekt im Blick hat, also auf die (subjektiven) Gründe des Befragten für sein Handeln zielt, antizipiert die hier gestellte Frage »*Wie kommt es*, dass Sie das tun?« (zumindest auch) äußere Umstände als Bedingungen oder gar Ursachen des Handelns. Mit »Wie kommt es dazu, dass Sie das tun?« wird also in einem geringeren Maße die Erwartung eines intrinsisch motivierten Handelns kommuniziert als mit »Warum tun Sie das?«. Dabei besteht das Handeln, auf das hier abgestellt wird, in einem Sich-Vorstellen. Einer Person oder einer (kleineren) Gruppe kann man sich allein deshalb vorstellen, um sich bekannt zu machen und eine Plauderei zu beginnen; einem (größeren) Publikum stellt man sich vor, um sich als einen legitimen Sprecher auszuweisen. Dagegen stellt man sich einer lokalisierbaren Institution (»hier« und nicht »mir«) nur vor, um ein Anliegen vorzutragen. Die Sprecherin positioniert ihr Gegenüber also schon durch den Ausdruck

208 Dieser wird sich – abgesehen von einer Begrüßung – zumindest auch auf die Tonaufnahme des Gesprächs beziehen. Vgl. die entsprechende Bemerkung zu Beginn der extensiven Analyse in Kapitel 4.2.

»sich vorstellen« als jemand, der ein Anliegen hat. Die von ihr gewählte Formulierung »Wie kommt's dazu, dass Sie sich hier vorstellen?« lässt allerdings offen, wonach genau gefragt wird: nach dem individuell-konkreten Anliegen des Gegenübers (»Was für ein Anliegen haben Sie, dass Sie sich hier vorstellen?«) oder nach den Gründen bzw. äußeren Umständen für den Akt des Sich-Vorstellens (»Wie kommt es dazu, dass Sie hier ein Anliegen vorbringen?«). In einem ärztlichen Kontext etwa könnte die vorliegende Frage genauso mit »Ich habe seit Tagen starke Bauchschmerzen« beantwortet werden wie mit »Mein Hausarzt ist gerade im Urlaub, deshalb komme ich zu Ihnen«. Die Frage könnte aber auch in ganz anderen Kontexten gestellt werden, etwa in einem Bewerbungsgespräch: »Wie kommt es dazu, dass Sie sich (gerade) hier (bei uns) vorstellen?«, fragt die Personalchefin den Kandidaten. Dieser könnte antworten: »Ach, ich habe ganz zufällig von Ihnen gehört, als ich neulich …«. Sein Anliegen, dass er sich um die offene Stelle bewirbt, müsste er nicht weiter explizieren.

Die vorliegende Frage »Wie kommt's dazu, dass Sie sich hier vorstellen?« ist also sehr breit angelegt und in verschiedenen Kontexten denkbar. Als Eröffnungsfrage eines *genetischen Beratungsgesprächs* gibt sie dem Gegenüber – der Klientin – die Möglichkeit, vollkommen diffus und gewichtet nach eigenen Relevanzen ihr Anliegen zu schildern. Die Klientin könnte nun also von ihren Gesundheitssorgen erzählen oder aber von einer Fernsehsendung berichten, die sie auf eine bestimmte vererbbare Erkrankung aufmerksam gemacht hat, oder den Wunsch nach einem Gentest äußern oder schildern, wie ihr Lebenspartner sie dazu gedrängt hat, die genetische Beratung aufzusuchen, oder von Krankheitsfällen in ihrer Familie berichten oder sich zu ihrem bisher unerfüllten Kinderwunsch äußern usw. usf. All dies sind mögliche Antworten auf die gestellte Frage. Die Sprecherin – die Ärztin – lässt der Klientin jedoch keine Zeit zu antworten, sondern schickt eine zweite Frage hinterher, die an die antizipierten äußeren Umstände der ersten Frage anknüpft:

A: *Wer schickt Sie?* (7)

Damit werden die gerade noch gegebenen zahllosen Antwortmöglichkeiten plötzlich radikal reduziert. Die Ärztin fordert die Klientin nun nicht mehr zu einer diffusen Erzählung auf, sondern zur spezifischen Nennung einer konkreten Person. Indem sie dabei unterstellt, die Klientin sei im Auftrag eines Dritten hier, positioniert sie diese als Klientin mit einem *fremd-*

bestimmten Anliegen. Das suggeriert, die Klientin komme nicht aus eigenem Antrieb und sei daher ähnlich wie ein Vertreter oder Unterhändler von ihrem Anliegen nur mittelbar betroffen. Die Klientin scheint allerdings von dieser (zweiten) Frage nicht überrascht, denn während die Ärztin bereits zu einer weiteren Frage ansetzt, antwortet sie:

A: *Oder was ist …*
K: *Meine* [*Frauenärztin.*]
A: [<<leise>… *Ihr Anliegen?*>] (7–8)

Auch die nunmehr dritte Frage der Ärztin knüpft an die Eingangsfrage »Wie kommt's dazu, dass Sie sich hier vorstellen?« an, zielt nun aber explizit auf das zuvor nur unterstellte Anliegen der Klientin. Bemerkenswerterweise explizieren die Fragen »Wer schickt Sie?« und »Was ist Ihr Anliegen?« jeweils eine der beiden Bedeutungsdimensionen der Eingangsfrage. Da sie mit einem »oder« verknüpft sind, begreift die Ärztin offenbar beide als Ausdruck derselben Frageintention. Die Ärztin hält also sowohl die äußeren Umstände für den Akt des Sich-Vorstellens als auch das konkret-individuelle Anliegen der Klientin für relevant. Während sie allerdings nach dem Anliegen ganz offen und unspezifisch fragt, gibt sie im Hinblick auf die äußeren Umstände eine enge Vorgabe. Eben diese wird von der Klientin mit ihrer Antwort »Meine Frauenärztin« bedient.

Wie oben angedeutet, interessiert uns an der zitierten Gesprächseröffnung nur, inwiefern der Klientin Raum zur Explikation *lebensweltlicher Diffusität* gegeben wird, und nicht, inwiefern ihr Anliegen selbst- oder fremdbestimmt ist, oder sonstige Auffälligkeiten.[209] War die Eingangsfrage noch so breit angelegt, dass sie die Klientin zu einer diffusen Erzählung aufforderte, ist eine solche nach der Frage »Wer schickt Sie?« nur noch schwer möglich. Die erneut zur Diffusität anregende Frage »Was ist Ihr Anliegen?« kommt zu spät. Sie geht in der präzisen Antwort der Klientin auf die vorangegangene Frage unter und bleibt im Weiteren folgenlos. Faktisch also haben die das Beratungsgespräch eröffnenden Fragen der Ärztin zu *keiner* diffusen Schilderung des Anliegens bzw. Problems der Klientin geführt. Dabei gibt es keinen Anlass, dies auf eine mangelnde Kooperation der Klientin oder ähnliches zurückzuführen.

---

209 Möglichkeit und Problematik eines fremdbestimmten Anliegens des Klienten in der genetischen Beratung werden an anderer Stelle diskutiert (siehe Kap. 4.5.2).

Die Ärztin könnte nun abwarten, ob die Klientin nicht doch noch etwas zu ihrem Anliegen sagt, oder die (untergegangene) Frage nach dem Anliegen (in abgewandelter Form) wiederholen, schließlich hat sie darüber noch nichts erfahren. Stattdessen schließt sie an die Antwort der Klientin unmittelbar an und fragt nach:

A: *Die hat gesagt …?* (9)

Damit aber bleibt die Ärztin in der Logik ihrer vorangegangenen Frage »Wer schickt Sie?«, denn erneut lokalisiert sie die Gründe für das Sich-Vorstellen der Klientin nicht in einem intrinsisch motivierten Anliegen, sondern in äußeren Umständen: Eine andere Ärztin, also eine hier nicht anwesende dritte Person hat etwas zur Klientin gesagt und sie zur Beratung geschickt, und deshalb stellt diese sich hier vor. Sicherlich wird die Antwort der Klientin auch Aufschluss über ihr Anliegen geben und insofern den Zweck der Nachfrage erfüllen. Die Klientin bekommt hier aber erneut keine Gelegenheit, diffus zu erzählen, welches ihre persönlichen Motive sind, die genetische Beratung aufzusuchen.

K: *Die hat gemeint: Wär eventuell mal besser ganz abzuklären, weil mein Vater an Brustkrebs erkrankt ist,* (A: *M-mh.*) *meine Mutter an Brustkrebs. Bei meinem Vater hat's am Ende auch gestreut* (A: *M-mh.*) *und …*
A: *Der lebt nicht mehr?*
K: *Nee, und wir ham irgendwie in der ganzen Familie ist Krebs da drin.*
A: *M-mh. Gut.* (10–17)

Zwar gibt die Klientin diffus wieder, was die Frauenärztin ihr geraten hat – nämlich etwas »abzuklären«[210] – und warum. Der Frage der Ärztin entsprechend erfahren wir aber nicht, inwiefern dieses »Abklären« auch ein Anliegen der Klientin selbst ist. Hatte sie sich aufgrund der diversen Krankheitsfälle in ihrer Familie bereits Sorgen um ihre Gesundheit gemacht und ihrer Frauenärztin davon erzählt? Oder war es die Frauenärztin, die das Thema »familiärer Brustkrebs« bei einer Routineuntersuchung nebenbei angesprochen hat? Tangiert die Klientin das Thema überhaupt? Oder ist sie dem Rat ihrer Ärztin nur aus einem Pflichtgefühl heraus gefolgt? Möglicher-

210 Was genau »abzuklären« ist, bleibt hier zunächst unklar. Im Laufe des Gesprächs wird dann deutlich, dass sich diese »Abklärung« auf eine Betroffenheitsfrage bezieht, also auf die Frage »Liegt in der Familie der Klientin eine genetische Veranlagung vor?« (vgl. Kap. 4.3.1).

weise wollte die Klientin noch etwas sagen, was hierzu Aufschluss gegeben hätte, aber die Ärztin unterbricht sie mit einer weiteren Nachfrage, die bereits auf die Familienanamnese zielt (»Der lebt nicht mehr?«). Die Klientin fasst daraufhin zusammen: »Wir ham irgendwie in der ganzen Familie ist Krebs da drin.« Auch im Folgenden gibt die Ärztin der Klientin so gut wie keinen Raum, diffus zu sein. Stattdessen weist sie auf die anstehende Familienanamnese hin und eruiert weiter – ganz der bisherigen Logik ihrer Eröffnung folgend – die fremdbestimmten Anteile des Anliegens der Klientin:

A: *Und dann hat die Frauenärztin gesagt, ähm Sie sollten sich hier sicherheitshalber vorstellen, einfach im Hinblick auf ne Früherkennung ...?*
K: *Genau.*
A: *Und auch genetische Testung oder ...?*
K: *Ja, soll auch gemacht werden.* (23–28)

Dabei bedient sich die Ärztin sogar der geschlossenen Frageform, die als Antwort nicht mehr als ein »Ja« oder »Nein« erfordert und damit gerade *nicht* eine diffuse Erzählung anstößt. Als folge sie einer standardisierten Checkliste, fragt sie ab, was die Frauenärztin der Klientin empfohlen hat (»was gemacht werden soll«). »Abklärung«, »Früherkennung«, »genetische Testung« scheinen für die Ärztin also erwartbare Anliegen und damit reine Routine zu sein. Umso auffälliger ist es, dass sie nur danach fragt, wer die Klientin geschickt hat und was ihr empfohlen wurde, nicht aber danach, was die Klientin *persönlich* umtreibt. Auch in der Folge geschieht dies nicht, denn kurz nach der zitierten Sequenz beginnt die Ärztin bereits mit der Eigenanamnese: »*Okay, dann steigen wir jetzt ruhig mal ein.*« (Zeile 38)

Festzuhalten bleibt, dass sich die Klientin während der Eröffnungsphase des vorliegenden genetischen Beratungsgesprächs kaum diffus zu ihrem Anliegen äußert.[211] Dies mag auch an einer etwaigen Zurückhaltung der Klientin liegen. Nichtsdestotrotz hat die Ärztin mit ihrer Frage »Wer schickt Sie?« und den daran anknüpfenden Nachfragen eine Selbstexplikation der Klientin nicht gerade gefördert, vielmehr erschwert. Auf diese Weise hat sie über die *lebensweltlich-diffuse* Problemlage der Klientin so gut wie *nichts* in Erfahrung bringen können. Aus professionalisierungstheoretischer Sicht ist dies insofern problematisch, als eine fallangemessene Be-

211 Vgl. dagegen die Eröffnungsphase des in Kapitel 4.2 extensiv analysierten Beratungsgesprächs.

handlung des Unsicherheitsproblems der Klientin von einem *umfassenden* Fallverständnis abhängt und dieses das Verstehen des lebensweltlich-diffusen Falls – neben dem des genetischen Falls (vgl. Kap. 4.3.2) – zwingend mit einschließt.

Tatsächlich hat auch die Klientin des vorliegenden Falls (GB BK 1) ein selbstbestimmtes Anliegen, nämlich ein Unsicherheitsproblem in Form von leichten Gesundheitssorgen, die sich auch auf ihre Kinder beziehen. Dies geht zwar nicht aus der zitierten Eröffnungssequenz hervor, zeigt sich aber – wenn auch spät und nur implizit – im weiteren Verlauf des ebenfalls extensiv analysierten Beratungsgesprächs (vgl. Kap. 4.1.2). Das Unsicherheitsproblem der Klientin wird von der Ärztin auch wie in den anderen untersuchten Beratungsgesprächen erfasst und behandelt: Nach Eigen-, Familienanamnese und Befundstudium stellt sie die genetische Diagnose, dass in der Familie der Klientin kein erblicher Brustkrebs vorliegt. Sie rät der erleichterten Klientin (»<<hauchend> *Gott sei Dank.*>«; GB BK 1; Zeile 438) von einem Gentest ab – obwohl dieser ja gemäß der Frauenärztin »auch gemacht werden soll« – und empfiehlt ihr entsprechende regelmäßige Früherkennungsuntersuchungen. Insofern bleiben die Effekte der zitierten, nur wenig Raum zur Diffusität gewährenden Gesprächseröffnung auf den weiteren Gesprächsverlauf marginal.[212]

4.4.2 Zum Spannungsverhältnis von Wissensbasis und Fallspezifität

Kommen wir zum dritten wesentlichen Strukturmerkmal klientenbezogenen professionalisierten Handelns, der *Spannung von Wissensbasis und Fallspezifität* (vgl. Kap. 3.3.1). Sie kommt in den untersuchten genetischen Beratungsgesprächen besonders deutlich dann zum Ausdruck, wenn der Berater dem Klienten erklärt, wieso er zu dieser und nicht jener Einschätzung bzw. Diagnose kommt, oder wenn er begründet, warum er diese (explizite) Handlungsempfehlung und keine andere gibt.

In dem Beratungsgespräch etwa, dessen Eröffnung gerade ausführlich erörtert worden ist (GB BK 1; vgl. Kap. 4.4.1), erklärt die Ärztin der Klientin, wieso eine bestimmte Krebserkrankung des Vaters keine Rolle bei der Frage spielt, ob in der Familie eine genetische Veranlagung für Brustkrebs vorliegt. Dabei rekurriert sie auf ihr allgemeines medizinisches Wissen und

212 Vgl. die auf denselben Fall (GB BK 1) Bezug nehmenden Befunde und Belegstellen in Kapitel 4.3.2, 4.3.3, 4.4.1 und 4.4.2.

bezieht dieses auf den spezifischen Fall des Vaters, zu dem sie die Klientin zuvor ausführlich befragt und entsprechende Unterlagen ärztlicher Befunde studiert hat: »*Also auch n vieler - n hoher Alkoholkonsum macht grade eben Krebserkrankung von Speiseröhre, so Magen-Darm-Trakt, aber auch hier im ähm Schlundbereich sozusagen, ne?* (K: *M-mh.*) *Und das passt dazu, wenn der eben ab und zu mal getrunken hat oder das eben auch sehr regelmäßig, dann war das der Auslöser. Und das hat also jetzt nichts mit UNsern Brustkrebsgenen hier zu tun, ne?* (K: *Gut* <<lacht>>.)« (GB BK 1; Zeilen 489–496) Kurz darauf begründet die Ärztin ihre genetische Diagnose, dass in der Familie der Klientin kein familiärer Brustkrebs vorliegt, und damit auch ihre Empfehlung gegen einen Gentest. Wieder setzt sie hierzu den konkreten (genetischen) Fall mit ihrem theoretischen Wissen in Beziehung: »*Wenn man an Familiarität denkt, dann sind's eigentlich immer so zwei Kriterien, die da wichtig sind, oder die einen hellhörig werden lassen. Und das eine ist eben, wenn sich der Brustkrebs so durch die Generationen zieht: Die Großmutter hatte schon Brustkrebs, die Urgroßmutter, die Mutter und die Tante - also dass wirklich ne familiäre Häufung da ist.* (K: *M-mh.*) *Und das andere Kriterium ist ähm n junges Erkrankungsalter.* (K: *M-mh.*) *Und in Ihrem Fall jetzt hier ham wir ne Häufung nicht wirklich, weil das ist eben EINE Person.* (K: *M-mh.*) *Und junges Erkrankungsalter …*« sei bei jenem Einzelfall in der Familie ebenfalls nicht gegeben (GB BK 1; Zeilen 508–522). Ein Gentest »*macht bei der Familienkonstellation keinen Sinn*«, »*weil das einfach ähm extrem unwahrscheinlich ist, dass da was rauskommt*« (GB BK 1; Zeilen 560–561 bzw. 549–551). Mit derartigen Erklärungen und Begründungen machen die Ärzte ihr Beratungshandeln transparent und fördern das Verstehen desselben auf Seiten der Klienten. Dadurch stärken sie auch die Autonomie ihrer Klienten (vgl. Kap. 4.4.1), denn diese können die Beratung des Arztes besser nachvollziehen und somit Kritik, besondere Wünsche oder spezifische Fragen bei Bedarf gezielter vorbringen.

Welche Bedeutung die theoretisch-wissenschaftliche Wissensbasis für die genetischen Berater hat, zeigt sich auf eindrückliche Weise in dem Fall, in dem die Klientin zur Befundmitteilung Unterlagen von aktuellen ärztlichen Untersuchungen ihres Magens und ihrer Leber mitbringt, weil sie einen Zusammenhang mit dem in ihrer Familie vorkommenden Gendefekt befürchtet (GB HNPCC 6). Nachdem sich die Ärztin diesem neuen Unsicherheitsproblem zugewandt hat, unterbricht sie das Beratungsgespräch,[213] unter anderem um im Hinblick auf auffällige Leber-Werte den (aktuellen)

213 Wie lange die Unterbrechung dauert, ist unbekannt, da das Aufnahmegerät währenddessen ausgestellt war.

humangenetischen Forschungsstand zu prüfen: »*Da haben wir jetzt sehr ausführlich nochmal nachgeguckt in verschiedenen Büchern und dann auch in der Internetrecherche in englischsprachigen Zeitschriften, ich werd mich da jetzt auch nochmal für den Brief*[214] *ganz reinhängen, also* …« (GB HNPCC 6; 34:10). In der Folge bezieht sie die Ergebnisse ihrer Recherche auf den Fall der Klientin und erläutert, wieso deren Leber-Werte aus humangenetischer Perspektive erst einmal kein Grund zur Besorgnis sind. Was hier zum Ausdruck kommt, ist also nicht ein allgemeines, sondern ein nur durch den konkreten Fall der Klientin motiviertes, also *fallspezifisches* Interesse der Ärztin an wissenschaftlicher Theorie und Forschung.

Dieser Fallbezug ist für die von mir untersuchten genetischen Beratungsgespräche insgesamt konstitutiv. Dabei meint »Fall« hier nicht nur, wie in den Beispielen zuvor, den genetischen Fall, sondern auch den lebensweltlich-diffusen Fall – man denke nur an die eine oder andere zitierte ärztliche Beruhigungskommunikation, Reflexionsanregung und implizite Handlungsempfehlung (vgl. Kap. 4.3.3) oder an das ärztliche Bedienen der Diffusität der Klienten (vgl. Kap. 4.4.1) – bzw. den spezifischen Beratungsfall im Ganzen. So ist etwa der Ablauf eines Beratungsgesprächs keineswegs dermaßen standardisiert, dass es in allen Fällen zu einer Eigen-, Familienanamnese oder grundlegenden Informationsvermittlung kommt. Befundmitteilungen und sonstige Zweitgespräche weisen ohnehin einen anderen Ablauf auf, der allein den konkreten Fragen des Klienten oder den Erfordernissen der spezifischen Situation folgt. Aber auch in Erstgesprächen kann zum Beispiel auf die Erhebung eines Stammbaums verzichtet werden, etwa wenn ein solcher bei der Beratungsstelle bereits vorliegt, weil ein anderes Familienmitglied des Klienten schon einmal genetisch beraten worden ist. Schließlich zeigt sich der Fallbezug sogar bei der ärztlichen Informationsvermittlung. In den Gesprächen werden nämlich keine standardisierten Informationspakete gebetsmühlenartig vorgetragen, sondern Umfang und Detailliertheit der Informationen, die immer wieder auf den konkreten Fall bezogen werden, variieren je nach Bedarf der Klienten. In dem in Kapitel 4.2 extensiv analysierten Beratungsgespräch zur SCA3 konnten wir eine solche, auf den spezifischen Fall zugeschnittene Informationsvermittlung ja bereits beobachten: Weil sich das Klientenpaar schon im Vorfeld der Beratung, im Rahmen einer neurologischen Untersuchung,

214 Gemeint ist das humangenetische Gutachten, das den Klienten im Anschluss an die genetische Beratung zugesandt wird (vgl. Kap. 2.2.1 und 4.5.2).

über die Erkrankung und ihre Vererbungsregeln informiert hatte, fielen die diesbezüglichen Informationen der Ärztin eher knapp aus.

In einem anderen, bereits zitierten Beratungsgespräch zu erblichem Brust- und Eierstockkrebs berichtet die Klientin, dass sie andernorts schon einmal genetisch beraten worden ist und sich nun endlich auf die in ihrer Familie bereits diagnostizierte Genveränderung hin testen lassen möchte. Schnell wird deutlich, dass sie entsprechend gut informiert ist. Im Hinblick auf die Vererbungsregeln fragt die Ärztin aber noch einmal explizit nach: »*Mit fünfzig-fünfzig* (K: *Mh.*) *so nach diesem - ist Ihnen das schon geläufig* (K: *Ja.*) *mit diesem autosomal-dominanten Erbgang?* (K: *Ja.*) *Ähm dass einfach das an fünfzig Prozent der Nachkommen weitergegeben wird* (K: *Mh.*) *beziehungsweise auch nicht.* [...] *Und bei Ihrer eigenen Tochter, wenn Sie's denn geerbt haben, ist auch wieder fifty-fifty.* (K: *M-mh.*) *Wenn Sie's nicht geerbt haben, dann* (K: *Is es raus.*) *ist die Tochter aus m Schneider.* (K: *Genau.*) *Genau.* (K: *Ja.*)« Daraufhin stellt die Ärztin fest: »*Also sind Sie schon gut vorinformiert.* (K: *Ja, Frau Doktor* <Name> *hat ihres getan.*) <<lacht>>« und verzichtet – dem konkreten Fall angemessen – ganz auf die explizite Vermittlung weiterer Informationen (GB BK 3; Zeilen 117–133).[215]

In einem genetischen Beratungsgespräch zu erblichem Dickdarmkrebs fragt der Arzt die beiden Klientinnen im Anschluss an die Eigen- und Familienanamnese ganz offen: »*Was wissen Sie denn schon über die Erkrankung, die wir bei Ihrem Vater diagnostiziert haben, dass ich da besser drauf - anknüpfen kann.*« Sofort überlässt eine der beiden Schwestern der anderen die Antwort: »*Was weißt Du?*« (GB HNPCC 1; Zeilen 235–239) Diese nennt zwar diffus einen Punkt, bekennt dann aber ebenfalls: »*Mehr weiß ich aber auch nicht*«, worauf der Arzt vorschlägt: »*Ja. Okay, aber dann würd ich sagen, fangen wir mal - dann von vorne* (K1: *M-mh.*) *an, dass wir dann so von Anfang an …* (K2: *Ja.*) (K1: *M-mh.*)« (GB HNPCC 1; Zeilen 248–252) Offenbar hatte er einen höheren Wissensstand erwartet (»aber«). In der Folge informiert er die seinem Vorschlag zustimmenden Klientinnen dann sehr ausführlich über die Krankheit »erblicher Dickdarmkrebs« und ihre Vererbungsregeln. Auch hier passt der Arzt also Art und Umfang der vermittelten Informationen dem Bedarf seiner Klienten fallspezifisch an.

---

215 Im zitierten Fall kommt es auch zu keiner (expliziten) Eigen- und Familienanamnese. Die Ärztin stellt ein paar diesbezügliche Fragen nur dann, wenn dies für den gerade erörterten Punkt wichtig ist. Es ist daher davon auszugehen, dass die Klientin das humangenetische Gutachten ihrer ersten Beratung sowie den Befund des positiven Gentests einer Verwandten zu dem vorliegenden Gespräch gleich mitgebracht hat.

Besonders evident ist der Fallbezug aber natürlich beim ärztlichen Verstehen des konkreten (genetischen) Falls, welches wiederum von der allgemeinen medizinisch-genetischen Wissensbasis angeleitet wird. Als etwa die Klientin eines Beratungsgesprächs zu erblichem Brustkrebs im Zuge der Stammbaumerhebung berichtet, dass ihre früh verstorbene Großmutter »Unterleibskrebs« hatte, ist dies der Ärztin zu unspezifisch für ihr Fallverstehen, denn – so erläutert sie: »*Unterleibskrebs ist ja immer so n so n großer Topf, wo Vieles rein gesteckt wird, ne?* (K: *Mh.*) *Das könnte eben was mit der Gebärmutter sein, Gebärmutterhals oder Eierstöcke.* (K: *M-mh.*) *Und jetzt für dieses FAMiliäre - Brustkrebs äh -geschichte, diese - die an diese Gene BRCA 1 und 2 gekoppelt sind: Da spielt eben NUR der Brust- und der Eierstockkrebs ne Rolle* (K: *M-mh.*) *und nicht Gebärmutter und Gebärmutterhals.*« Sie legt der Klientin deshalb nahe, »*nochmal zu recherchieren*«, welchen Krebs die Großmutter genau hatte (GB BK 1; Zeilen 238–252).

Umgekehrt interessieren sich die Ärzte bei der Familienanamnese des Klienten nur für diejenigen Verwandten, deren Erkrankungen bzw. Todesursache – dem humangenetischen Wissen gemäß – für die fallspezifische genetische Diagnose relevant sind. In einem weiteren Beratungsgespräch zu erblichem Brustkrebs etwa antwortet die Klientin, als die Ärztin bei der Stammbaumerhebung von der mütterlichen zur väterlichen Linie übergeht und nach Krankheiten des Vaters fragt: »*Herzgeschichten.* (A: *Herzprobleme. M-mh.*) *Das ist da in der ganzen Familie.*« Die Ärztin fragt sogleich nach: »*Kein Krebs steht da im Vordergrund?* (K: *Nein.*)« (GB BK 2; 20:51) Nach ein paar weiteren Nachfragen verzichtet sie bezüglich der zahlreichen Geschwister des Vaters vollständig auf die ansonsten übliche Erhebung von Lebens- bzw. Sterbealter, Krankheiten bzw. Todesursache, Kinder etc. In einem teilnehmend beobachteten Beratungsgespräch zu erblichem Brustkrebs (GB BK 4; vgl. Kap. 4.1.1) konnte man zudem sehen, dass die Ärztin bei der Familienanamnese nur einen (geringen) Teil der Angaben der Klientin zu den einzelnen Familienmitgliedern protokollierte. So verzichtete sie beispielsweise darauf, den Lungenkrebs eines Verwandten zu notieren, der Zeit seines Lebens Raucher war, oder auch die Krebserkrankung einer Angehörigen, die erst im (späten) Alter von 88 Jahren erkrankt war. Beides ist nämlich für die Frage, ob in der Familie der Klientin eine genetische Veranlagung für Brustkrebs vorliegt, wenig aussagekräftig.

Gerade beim ärztlichen Fallverstehen finden sich in den untersuchten genetischen Beratungsgesprächen allerdings auch *standardisierte Momente.* Wir sind auf einen solchen schon im Zusammenhang mit der Frage nach dem gewährten Raum zur Diffusität bei der etwas eingehenderen Betrachtung einer Gesprächseröffnung gestoßen (vgl. Kap. 4.4.1; GB BK 1). Um mehr über das Anliegen der Klientin zu erfahren, bedient sich die Ärztin dort unter anderem der geschlossenen Frageform und formuliert Antwortvorgaben (»Früherkennung?«, »genetische Testung?«). Dies aber lädt die Klientin kaum dazu ein, die ursprüngliche Frage (»Was hat die Frauenärztin gesagt?« bzw. »Was ist Ihr Anliegen?«) diffus mit eigenen Worten und Schwerpunktsetzungen zu beantworten. Stattdessen ist sie mehr oder weniger gezwungen, zunächst einmal zwischen den standardisierten Antwortmöglichkeiten »Ja« und »Nein« zu wählen. Im Zweifelsfall können derartige Antwortvorgaben – ähnlich einem standardisierten Fragebogen – die Explizierung von (lebensweltlich-diffusen) Spezifika des jeweiligen Beratungsfalls verhindern.

Auf standardisierte Art und Weise erfolgen auch Teile der Eigen- und Familienanamnese. Dies allerdings ist nur schwer zu vermeiden. Wenn der Arzt gemäß seines theoretisch-wissenschaftlichen Wissens für die genetische Diagnose und spätere Handlungsempfehlungen in Erfahrung bringen *muss*, inwiefern der Klient schon einmal unter bestimmten Krankheiten gelitten bzw. ob er schon einmal gewisse Vorsorgeuntersuchungen in Anspruch genommen hat, dann muss er irgendwann auch Fragen stellen wie »*Gibt es in Ihrer Krankengeschichte Auffälligkeiten?*« (HNPCC 1; Zeile 79) bzw. »*Haben Sie mal irgendwas an Früherkennung gemacht?*« (GB BK 1; Zeile 41). Gleiches gilt für die Erstellung eines Familienstammbaums, bei der zwangsläufig auf die eine oder andere Weise nach Verwandten und deren Erkrankungen zu fragen ist, etwa mit: »*Haben Sie selbst noch Geschwister?*« (GB BK 2; 10:31) bzw. »*Und Ihre Schwester ist gesund?* […] *Hat sie mal ne Krebsvorsorgeuntersuchung gemacht?*« (HNPCC 4; 15:40). Standardisiert wirkt diese Befragung vor allem dann, wenn es *keine* Krankheiten zu erwähnen gibt, bisher *keine* Früherkennungsmaßnahmen durchgeführt worden sind, die Verwandten bisher *nicht* erkrankt sind usw. Dann nämlich tritt die allgemein-standardisierte Struktur der Frageliste offen zu Tage. Hat der Klient dagegen viel Relevantes zu berichten, verliert die Befragung ihren standardisierten Charakter schnell, weil der Arzt gegebenenfalls nun sehr spezifische, auf die konkrete Antwort des Klienten bezogene Nachfragen stellt oder vom Klienten mitgebrachte Unterlagen ärztlicher Befunde studiert. Das Beratungsgespräch kann dann plötzlich sehr lange fallspezifisch bei einer bestimmten Krankheit des Klienten und ihrer Behandlung bzw. bei einem bestimmten Verwandten und seiner Krankengeschichte verweilen.

Wenig auf den spezifischen Beratungsfall bezogen ist die Eigen- bzw. Familienanamnese allerdings zum Beispiel dann, wenn der Arzt Fragen stellt, deren Antwort er aufgrund des vorangegangenen Verlaufs der Beratung bereits kennen müsste. In einem Beratungsgespräch zu erblichem Brustkrebs etwa erwähnt die Klientin auf die Frage der Ärztin »*Haben Sie selbst Kinder?*« schon früh: »*Ich hab zwei Jungs.*« (GB BK 2; 01:32) Wenn die Ärztin später bei der Stammbaumerstellung noch einmal fragt »*Haben Sie Kinder?* (K: *Zwei Jungs.*) (1) *Genau, sagten Sie ja*« (GB BK 2; 11:13), ist das weniger mit einer Vergesslichkeit der Ärztin zu erklären als mit der Routine, diese Frage eben dann standardmäßig zu stellen, wenn der Stammbaum erhoben und protokolliert wird. Dass dies auch anders möglich ist, zeigt sich in anderen Beratungsgesprächen, etwa in dem in Kapitel 4.2 extensiv analysierten Fall. Dort fragt die Ärztin bei der Familienanamnese fallspezifisch nur danach, was die Klienten bis dato noch nicht erwähnt hatten. Dies vermeidet, dass das Beratungsgespräch den Charakter eines standardisierten Verhörs bekommt.

Ein etwas anders gelagertes standardisiertes Moment findet sich in einem genetischen Beratungsgespräch zu erblichem Dickdarmkrebs. Noch bevor der Arzt seine beiden Klientinnen zur diffusen Schilderung ihres Anliegens auffordert, widmet er sich zunächst dem Anlegen eines Protokolls bzw. einer Akte: »*Ich sortier mich noch mal grade und schreib mir* (K: *M-mh.*) *noch n paar Daten von Ihnen ab*[216] *und dann* <<Papiergeräusche> <leise> *können wir auch direkt* (   ).> <<Papier-, Tacker- und Schreibgeräusche (27)>> <<leise> *Heut ist der* <Datum>>.« (GB HNPCC 1; Zeilen 3–8) Nachdem die Klientinnen vorgetragen haben, dass sie klären wollen, ob sie den Gendefekt ihres Vaters geerbt haben, und der Arzt den weiteren Ablauf des Beratungsgesprächs angekündigt hat, kommt er mit »*Ich notier mir dann als BeratungsGRUND dann, dass Sie …*« erneut auf das Protokoll zu sprechen (GB HNPCC 1; Zeilen 59–60). Auch die darauf folgende Eigenanamnese der beiden Schwestern scheint er auf eine beinahe akribische Weise zu protokollieren, denn Gesprächsunterbrechungen von 15 bis 25 Sekunden Dauer (mit Schreibgeräuschen) sind keine Seltenheit. Anschließend kommt es zu keiner Stammbaum*erhebung*, sondern – wie angekündigt – zu einer *Überprüfung der Aktualität* eines schon bestehenden Familienstammbaums. Da der Vater der Klientinnen bei der gleichen Beratungsstelle bereits gene-

216 Die Klienten müssen bei der Rezeption der genetischen Beratungsstelle zunächst einen nach Name, Adresse, Geburtsdatum, Krankenkasse etc. fragenden Personalbogen ausfüllen. Von diesem schreibt der Arzt hier ab.

tisch beraten und positiv auf einen Gendefekt hin getestet worden war, liegt dort bereits eine Akte mit einem Familienstammbaum vor. Entsprechend der *Familienlogik* der genetischen Beratung (vgl. Kap. 4.3.2) wird der Fall der Klientinnen dieser mit einer (Familien-)Nummer gekennzeichneten Familienakte zugeordnet. Der Arzt überprüft nun deren Aktualität, indem er die Klientinnen fragt, ob in der Familie seit der Stammbaumerhebung (neue) Kinder geboren wurden und/oder neue Krebserkrankungen aufgetreten und/oder weitere Gentests durchgeführt worden sind. All dies verweist auf eine gewisse *Verwaltungs- bzw. Aktenförmigkeit.*

Wieso ist das so bemerkenswert? Sicherlich ist das Anlegen und sorgfältige Führen eines Protokolls oder einer Klienten- bzw. Familienakte funktional, nicht nur im Hinblick auf der eigentlichen Berater-Klient-Beziehung äußerliche Relevanzen wie Rechtsstreitigkeiten oder die Abrechnung mit den Krankenkassen, sondern auch mit Blick auf das ärztliche Fallverstehen, den später an die Klienten zu schreibenden Beratungsbrief (vgl. Kap. 2.2.1 und 4.5.2) sowie die mögliche Fortsetzung der Berater-Klient-Beziehung zu anderer Zeit bzw. mit einem anderen Familienmitglied. Außerdem bezieht sich das Protokollieren ja gerade auf die Charakteristika des spezifischen Falls des Klienten bzw. seiner Familie, wenngleich es im zitierten Fall eine im Vergleich zu den anderen untersuchten Beratungsgesprächen überaus dominante Rolle spielt. Im Gegensatz zum Protokollieren des Anliegens und der Eigenanamnese der beiden Schwestern dient die Überprüfung der Aktualität der Familienakte allerdings weder der Erfassung ihres Problems noch der Problembehandlung. Die genetische (Familien-)Diagnose ist durch den Gentest des Vaters ja bereits gesichert: In der Familie der Klientinnen liegt ein Gendefekt vor. Zum ärztlichen Verstehen des Familienfalls bedarf es also keiner weiteren Anstrengungen. Für die Bearbeitung des konkreten Anliegens der Klientinnen – die Klärung der Gendefektsfrage bzw. ein Unsicherheitsproblem – ist die Überprüfung des Familienstammbaums deshalb ohne jegliche Relevanz. Zwar ist sie auf den Fall der Familie, nicht aber auf den spezifischen Beratungsfall der Klientinnen bezogen. Es stellt sich also zumindest die Frage, ob sich der Arzt nicht vor allem deshalb an genau dieser Stelle[217] mit dem Familienstamm-

217 Sollte die Überprüfung des Stammbaums aus anderen, dem spezifischen Anliegen der Klientinnen äußerlichen Gründen – man denke nur an zukünftige Beratungen weiterer Familienmitglieder oder an die humangenetische Forschung, welche die Daten der Beratungsfälle auswertet, sofern die Klienten zustimmen – sinnvoll sein, so wäre es dem vorliegenden Beratungsfall angemessener und damit weniger standardisiert gewesen, sie

baum beschäftigt, weil dies dem standardmäßigen Ablauf eines genetischen Beratungsgesprächs entspricht (vgl. Kap. 2.2.1).[218]

Die beiden Klientinnen freilich stören sich an der Stammbaumüberprüfung überhaupt nicht, und auch sonst lassen sich keine Effekte – weder der Stammbaumüberprüfung noch der Verwaltungsförmigkeit – auf den weiteren Verlauf dieses Beratungsgesprächs beobachten. Dass die Überprüfung der Aktualität einer Familienakte keineswegs zwingend erforderlich ist, zeigt ein ähnlich gelagerter Fall (GB HNPCC 5). Hier liegt ebenfalls schon ein Stammbaum vor, in der Familie der Klientin wurde auch bereits HNPCC diagnostiziert, und die Klientin möchte sich nun auf diesen Gendefekt hin testen lassen. Eine Überprüfung der Aktualität des Stammbaums führt die Ärztin dagegen nicht durch. Stattdessen verzichtet sie fallspezifisch auf jegliche Form der Familienanamnese.

Ein weiteres Standardisierungsmoment beim ärztlichen Fallverstehen deutet sich in dem schon mehrfach zitierten Beratungsgespräch zu erblichem Brustkrebs an (GB BK 2), das die Klientin aufsucht, weil die Krankenkasse die für sie beruhigende regelmäßige Krebsvorsorge nicht mehr finanzieren will, und in dem Ärztin und Klientin gemeinsam zu dem Entschluss kommen, die Klientin *nicht* genetisch zu testen. Als die Ärztin der Klientin empfiehlt, jährlich eine Mammographie durchführen zu lassen, zeigt sich diese durch die Aussicht auf eine (von der Krankenkasse dann wieder bezahlte) regelmäßige ärztliche Kontrolle beruhigt: »*Damit wär ich schon so für mein äh Seelenheil und Nerven schon n bisschen beruhigt.*« (GB BK 2; 31:43) Eher beiläufig erwähnt die Ärztin, dass Frauen mit einem sehr hohen Risiko, an Brustkrebs zu erkranken, auch regelmäßig Ultraschalluntersuchungen der Brust wahrnehmen sollten, woraufhin die Klientin sogleich wissen will, wieso denn bei ihr »*noch nie n Ultraschall gemacht*« wurde (GB BK 2; 32:43). Die Ärztin erläutert, die Ultraschalluntersuchung habe sich noch nicht vollständig durchsetzen können, stelle aber gleichwohl eine »*gute Ergänzung zu der Mammographie*« dar (GB BK 2; 33:29). Anschließend

---

nicht gleich zu Beginn, sondern erst am Ende des Gesprächs durchzuführen, wenn das Anliegen und alle weiteren Fragen der Klientinnen abschließend bearbeitet sind.

218 Tatsächlich muss, wie mir der Arzt des vorliegenden Falls (GB HNPCC 1) persönlich erläuterte, für eine ordnungsgemäße Abrechnung einer genetischen Beratung bei den Krankenkassen entweder eine Stammbaumerhebung oder die Überprüfung eines schon vorliegenden Stammbaums durchgeführt werden. Andere Fälle, in denen auf jegliche Form der Familienanamnese verzichtet wird (z.B. GB HNPCC 5; GB BK 3), zeigen jedoch, dass andere Ärzte mit dieser standardisierten Vorgabe weniger standardisiert umgehen.

sagt sie: »*Das müssten wir halt jetzt nochmal prüfen: Ähm was ich so n bisschen als als Mit- als Krücke habe, ist so n Computerprogramm. Und da geb ich Ihren Stammbaum jetzt mal so ein, so wie wir ihn jetzt heute aufgenommen haben.* [...] *Und da kann man so Risikoziffern berechnen.* (K: *Ja.*) *Und das nehm ich immer so als Richtgröße, wenn der Gentest uns nicht weiterhilft.* (K: *M-mh.*) [...] *Dann trennt sich halt so bisschen da die Wege* (K: *Na klar.*) *ähm, ob Sie zur Hochrisikogruppe gehören oder eher zur moderaten.* (K: *Ja.*) *Rein statistisch.*« (GB BK 2; 34:09) Aus der Familienanamnese allein ergibt sich für die Ärztin nämlich keine klare Gruppenzugehörigkeit der Klientin: »*Muss man einfach mal gucken, wie der Computer* (K: *M-mh.*) *das so einstuft.*« (GB BK 2; 36:48)

Was die Ärztin hier beschreibt, ist die Nutzung eines Computerprogramms, unter anderem zur Kalkulation des individuellen Erkrankungsrisikos der Klientin. Dabei wird auf Grundlage der Daten des erstellten Familienstammbaums einerseits und theoretisch-wissenschaftlicher Statistiken andererseits die Wahrscheinlichkeit errechnet, mit der die Klientin im Laufe ihres Lebens die in Frage stehende Krankheit – hier: Brustkrebs – entwickeln wird.[219] Diese Risikozahl entscheidet dann darüber, welcher Gruppe die Klientin zugeordnet wird: der Gruppe der Personen mit (im Vergleich zur Allgemeinbevölkerung) moderatem Erkrankungsrisiko oder der mit hohem Risiko. Von der Gruppenzuordnung könnte die Ärztin nun abhängig machen, welche Früherkennungsuntersuchungen sie der Klientin empfiehlt. Wenn aber eine statistisch errechnete Zahl darüber entscheidet, was einer Klientin empfohlen bzw. wie sie behandelt wird, dann *wäre* das ein stark standardisiertes Moment der genetischen Beratung. Zwar wird die Risikozahl auf Grundlage eines fallspezifischen Stammbaums errechnet, die Kalkulation erfolgt aber nach rein theoretischen, vollkommen standardisierten Formeln, die zudem weder berücksichtigen, wie nahe etwa ein erkranktes Familienmitglied der Klientin persönlich steht, noch, wie stark sich die Klientin um ihre eigene zukünftige Gesundheit sorgt. Derartige Spezifika des lebensweltlich-diffusen Falls bleiben bei der allein auf den genetischen Fall abstellenden Risikokalkulation komplett außen vor.

Allerdings will die Ärztin im zitierten Fall von der noch zu errechnenden Risikozahl und der entsprechenden Gruppenzuordnung der Klientin nicht ihre Früherkennungsempfehlungen abhängig machen, sondern (nur) die letztlich *verwaltungsökonomische* Frage, ob die Klientin an dem speziell für Frauen mit hohem Erkrankungsrisiko eingerichteten und finanzierten

219 Für Details zur Kalkulation individueller Erkrankungs- und Mutationswahrscheinlichkeiten bei erblichem Brust- und Eierstockkrebs siehe Schlegelberger & Hoffrage 2005: 41ff.

Früherkennungsprogramm am Brustzentrum *vor Ort* teilnehmen darf oder die Früherkennung selbst organisieren muss. Für ihre allgemeinen Früherkennungsempfehlungen hingegen berücksichtigt sie durchaus die Spezifika des lebensweltlich-diffusen Falls der Klientin. Angesichts der im Gespräch zum Ausdruck kommenden großen Gesundheitssorgen der Klientin empfiehlt die Ärztin ihr nämlich, Ultraschalluntersuchungen auch dann durchführen zu lassen, wenn die Risikokalkulation ergeben sollte, dass die Klientin *nicht* zur Hochrisikogruppe gehört: »*NOTfalls,* [...] *is nicht sO teuer, zum Selbstkostenpreis, ne?* (K: *Eben, is richtig.*) *Von vierzig Euro* (K: *Ja.*) *ein Mal im Jahr.*« Auch die Begleitperson der Klientin begrüßt diese explizite Handlungsempfehlung: »*Ja, is man auf jeden Fall auf der sicheren Seite dann.* [...] *Is* (*sie halt mal*) *n bisschen beruhigt*«, worauf die Ärztin bekräftigt: »*Ganz genau, dann gönnen Sie sich das einfach, ne?*« (GB BK 2; 36:58) Damit markiert die Ärztin die zusätzliche Früherkennungsuntersuchung als eine, die aus medizinischer Sicht zwar nicht unbedingt erforderlich ist, der Klientin mit ihrem Unsicherheitsproblem aber gut tun wird. Die theoretisch-standardisiert errechnete Risikozahl wird zwar berücksichtigt, bezüglich der Früherkennungsempfehlungen aber dem spezifischen Fall der Klientin untergeordnet. In den Worten der Ärztin: »*Ich möcht gerne jetzt für Sie so n Programm stricken,* (K: *Genau.*) *mit dem Sie ähm gut aufge- eingebettet* (K: *Ja.*) *sind, nicht zu viel und nicht zu wenig,* (K: *Genau.*) *ne?*« (GB BK 2; 37:44)

4.4.3 Zusammenfassung

Insgesamt lässt sich das Handeln der Ärzte in den untersuchten prädiktiven genetischen Beratungsgesprächen als ein professionalisiertes – im Sinne der Professionalisierungstheorie (vgl. Kap. 3.3.1) – rekonstruieren. Wie im Fall des in Kapitel 4.2 extensiv analysierten Beratungsgesprächs besteht die zentrale Handlungsanforderung für den Arzt auch in den anderen Gesprächen darin, dem Klienten bei der Bewältigung seines lebenspraktischen Problems (stellvertretend) zu helfen. Die hierzu notwendige Erfassung und Behandlung des (Unsicherheits-)Problems des Klienten geschieht in Form eines Arbeitsbündnisses zwischen Arzt und Klient. Die vorangegangenen Abschnitte haben gezeigt, wie bei dieser kooperativen, gemeinsamen Gesprächspraxis sowohl die Spannung von Autonomie und Abhängigkeit des Klienten als auch die Spannung von Diffusität und Rollenförmigkeit ausgehalten wird: Die Autonomie des Klienten wird von den Beratern gewahrt oder sogar explizit gestärkt, ohne dass sie deshalb auf

Handlungsempfehlungen verzichten oder den Klienten sonstwie in seiner Problemlage alleine lassen würden. Auch die Diffusität des Klienten wird von den Ärzten in der Regel zugleich gefordert, gewährt und bedient, ohne dass dadurch die Arzt-Klient-Beziehung zu einer beidseitig diffusen Sozialbeziehung geraten würde. Außerdem ist deutlich geworden, wie auch die Spannung von Wissensbasis und Fallspezifität bei der ärztlichen Problemerfassung und -behandlung in der Regel nicht einseitig aufgelöst, sondern ausgehalten wird: Im Fokus steht immer der konkrete Beratungsfall des jeweiligen Klienten, die allgemeine Wissensbasis ist nur in Bezug auf diesen spezifischen Fall relevant.

Allerdings ließen sich in den Beratungsgesprächen vereinzelt auch Strukturmomente finden, die der Logik professionalisierten Handelns widersprechen, etwa weil sie tendenziell ein Ungleichgewicht in mindestens eines der drei Spannungsverhältnisse bringen. Dies betrifft in erster Linie die Problem*erfassung*, also das ärztliche Handeln, das dem Fallverstehen dient. So wird dem Klienten bei der Schilderung seines Anliegens teilweise nur wenig Raum zur Diffusität gegeben, wodurch Spezifika des lebensweltlich-diffusen Falls möglicherweise gar nicht erst zur Sprache kommen. Außerdem kann die Familienlogik der genetischen Beratung gepaart mit einer ausgeprägten Verwaltungsförmigkeit dazu führen, dass dem Klienten standardisiert Fragen gestellt werden, die nichts zur Erfassung oder Behandlung seines eigenen Problems beitragen, sondern anderen, über die individuelle Problembewältigung hinausgehenden Zwecken dienen (etwa der Beratung anderer Familienmitglieder oder der humangenetischen Forschung). Schließlich weisen für die genetische Diagnostik eingesetzte Risikokalkulationsprogramme das Potential auf, als Grundlage für die Einordnung des Klienten in vorgefasste, standardisierte Kategorien genutzt zu werden. Bei einer derartigen Subsumtion aber würden Spezifika des (lebensweltlich-diffusen) Falls zwangsläufig verloren gehen. Gleichwohl bleiben diese nicht-professionalisierten Strukturmomente in den untersuchten prädiktiven genetischen Beratungsgesprächen ohne nennenswerte Effekte, da sie die konkrete Bearbeitung des Klientenproblems kaum behindern, geschweige denn die Problembewältigung *ver*hindern.

Um die Beantwortung der professionalisierungstheoretischen Frage, inwiefern es sich bei der Praxis prädiktiver genetischer Beratung um eine professionalisierte Praxis handelt, auf ein breiteres empirisches Fundament zu stellen, wollen wir die Ebene konkreter genetischer Beratungsgespräche nun verlassen und uns der Reflexion dieser Beratungspraxis durch die

Professionellen zuwenden (vgl. Kap. 3.3.3): Wie beschreiben die genetischen Berater in den Interviews das Ziel ihrer Beratung und das zu bewältigende Problem ihrer Klienten? Welches Bild zeichnen sie von der Beratungspraxis und von ihrer eigenen Rolle im Beratungsprozess? Und wie verhalten sich diese Reflexionen der Professionellen zu den bisher vorgestellten Befunden? Diesen Fragen widmen sich die folgenden Abschnitte.

4.5 Zur Praxisreflexion der genetischen Berater

Um den zentralen Befund der Interviewanalysen (vgl. Kap. 4.1) vorwegzunehmen: Das Bild, das die Ärzte von ihrer genetischen Beratungspraxis zeichnen, ist das einer – im Sinne der Professionalisierungstheorie (vgl. Kap. 3.3.1) – überaus *professionalisierten Praxis*. Schauen wir uns zunächst einmal zwei solcher Praxisbeschreibungen an. Auf die Frage nach den wichtigsten Aufgaben des genetischen Beraters antwortet eine niedergelassene Ärztin:

»*Also die wichtigste Aufgabe is rauszufinden, ähm was das THEma is, ne? Die kommen ja mit ner bestimmten Fragestellung äh: Kinderwunsch. Oder ähm äh: Soll ich Fruchtwasseruntersuchung machen lassen?*[220] (I: *M-mh.*) *Oder hier äh: Ich will mal meine Krebsgene untersuchen lassen.* (I: *M-mh.*) *Und äh, ja nehmen wir mal: Ich will meine Krebsgene untersuchen lassen.* […] *Das is natürlich als Aufgabenstellung völlig Panne, ne?* (*Und*) *dann sagt man: Ja, m-hm, äh was ist denn für Sie konkret der Anlass?* (I: *M-mh.*) *Ja, meine Mutter hatte Darmkrebs, und die ist letzten Monat gestorben. So.* (2) *Und da geht's ja - ne? Es geht um Krankheitsbewältigung, es geht um Angstbewältigung,* (I: *Mh.*) *äh dass ICH für mich jetzt n Bild entwickle, was dessen eigentliche - Fragestellung sozusagen auf der Metaebene is, aber dem nich dann sage: Ach, jetzt haben Sie auch Angst, dass Sie Darmkrebs kriegen? Weil da würd ich ihn ja nur verprellen, ne?* (I: *M-mh.*) *Äh und äh dann doch in dem Gespräch mich davon auch zu überzeugen, dass meine Theorie, die ich da gerade entwickle, auch wirklich richtig ist.* (I: *Mh.*) *Und dann eben ne Fragestellung äh die Fragestellung so entwickle, dass ich mich mit dem Ratsuchenden drauf verständigen kann: Aha, das is also jetzt das Thema. Das Thema für diesen Menschen ist eben äh: Mein Krebsrisiko einzugrenzen, äh so äh dass es dass ich es nicht so bedrohlich empfinde und mir möglicherweise das Schicksal meiner Mutter, so wie es da gelaufen ist, äh erspart bleibt. Und äh das mach ich dann, indem ich den Leuten erkläre, so äh was familiäre Krebsbelastung bedeutet, was Krebsgene sind* (I: *M-mh.*) *äh und das dann so vom Wissensstand her erkläre, bis die dann irgendwann sagen: Ach, dann ist das ja nichts für mich.* (I: *M-mh. Von alleine.*) *Ja, ja. Vom Begreifen dessen, was - ja, ne? Also, ich halt nix davon zu sagen: Bei Ihnen ist keine Indikation. Weil dann gehen die zum Nächsten, ne?*« (INT 8; 27:44)

Auch ohne extensive Feinanalyse wird in den Ausführungen der Ärztin deutlich, dass für sie das Ziel der genetischen Beratung in der (stellvertre-

---

220 Viele der interviewten humangenetischen Ärzte führen nicht nur prädiktive und differentialdiagnostische, sondern auch pränataldiagnostische genetische Beratungen durch (vgl. Kap. 2.2.1). Dies spiegelt sich in ihren Praxisbeschreibungen wider.

tenden) Bewältigung des Problems ihres Klienten besteht (»es geht um Krankheitsbewältigung, es geht um Angstbewältigung«). Entsprechend sieht sie es als ihre vordringlichste Aufgabe an, herauszufinden, was das Problem bzw. Anliegen des jeweiligen Klienten ist (»was das Thema is«). Wichtig ist ihr dabei zum einen, dass die von ihr entwickelte Deutung des Klientenproblems (»Bild entwickle«) dem spezifischen Fall gerecht wird (»meine Theorie auch wirklich richtig ist«), zum anderen, dass diese Problemdeutung in einer Art beidseitigem Einvernehmen festgelegt, also vom Klienten geteilt wird (»mit dem Ratsuchenden drauf verständigen«). Ersteres verweist auf den für professionalisiertes Handeln elementaren Fallbezug, Letzteres auf das schon bei der Problemerfassung notwendige Arbeitsbündnis zwischen Arzt und Klient. Schließlich schildert die Ärztin exemplarisch eine Möglichkeit der Problembehandlung (Informationen und Erklärungen) und Problemlösung (»dann ist das ja nichts für mich«, also keine Untersuchung der »Krebsgene«). Dabei liegt ihr offensichtlich viel am Verständnis (»Begreifen«) der Problemsituation beim Klienten, was nicht nur dessen Autonomie wahrt, sondern auch eine dauerhafte Problembewältigung ermöglichen soll (sonst »gehen die zum nächsten« genetischen Berater).

Darüber hinaus fällt an der zitierten Passage auf, dass die Ärztin im Prinzip das beschreibt, was wir anhand der genetischen Beratungsgespräche als das Unsicherheitsproblem des Klienten rekonstruiert haben (vgl. Kap. 4.2 und 4.3) – nur eben mit anderen Worten: Der Klient geht zur (prädiktiven) genetischen Beratung, weil er ein sich in Gesundheitssorgen (»Angst«) äußerndes Problem mit der Unsicherheit hat, in Zukunft eine schwere Krankheit (»Darmkrebs«) zu bekommen. Dieses Problem gilt es zu bewältigen (»Angstbewältigung«), etwa indem der Klient lernt, einen routinierten Umgang mit seiner Unsicherheit zu finden (»nicht so bedrohlich empfinde«). Damit aber nicht genug. Ähnlich wie wir bei der Analyse der Beratungsgespräche macht auch die Ärztin einen Unterschied zwischen dem expliziten Anliegen des Klienten (»ich will meine Krebsgene untersuchen lassen«) und seinem dahinter liegenden (»Metaebene«) behandlungsbedürftigen Problem (»Angst, dass Sie Darmkrebs kriegen«). Weil sie Ersteres als Aufgabenstellung ablehnt (»völlig Panne«), würde sie den Klienten in ihrem Fallbeispiel (erneut) zu einer diffusen Erzählung auffordern (»Was ist denn für Sie konkret der Anlass?«). Das wiederum zeigt, welche Bedeutung die Ärztin dem lebensweltlich-diffusen Fall des Klienten beimisst. Der reflexive Zugriff der Ärztin auf das behandlungsbedürftige

Problem des Klienten ist folglich nahezu deckungsgleich mit den Rekonstruktionen, die wir aus der Perspektive eines an der Beratungspraxis unbeteiligten Dritten in Kapitel 4.2 und 4.3 vorgenommen haben.

Insgesamt spiegeln sich in dieser einen ärztlichen Praxisbeschreibung bereits alle drei wesentlichen Strukturmerkmale klientenbezogenen professionalisierten Handelns, wie sie schon in Bezug auf die genetischen Beratungsgespräche diskutiert worden sind (vgl. Kap. 4.4), zumindest andeutungsweise wider: erstens die für den Professionellen zentrale Handlungsanforderung der stellvertretenden Problembewältigung, zweitens die Praxisform eines Arbeitsbündnisses mit den beiden auszuhaltenden Spannungen von Autonomie und Abhängigkeit des Klienten einerseits sowie von Diffusität und Rollenförmigkeit andererseits, drittens die für eine nicht-standardisierte, eben fallspezifische Problembewältigung auszuhaltende Spannung von Wissensbasis und Fallspezifität (vgl. Kap. 3.3.1). Das trifft auch auf die folgende Praxisbeschreibung zu: In der genetischen Beratung – so eine andere Ärztin – gehe es ja nicht darum,

»*dass man hier sich jetzt sozusagen nur hierhin setzt und äh und ne Information hier auf n Tisch legt und sagt: Machen Sie mal. Das ist ja nicht Beratung.* (I: *M-mh.*) *Beratung heißt ja, dass man des äh, dass man erstmal versucht, schon äh die die Situation einzuschätzen, äh DAzu gehört zum Beispiel auch, dass dass äh der Ratsuchende oder die Ratsuchende erzählen können über über die Erfahrungen, die sie mit dieser Krankheit gemacht haben.* (I: *M-mh.*) *Ich mein, DIE ham den Ver- Verwandten* (I: *Mh.*) *oder die Verwandte mit der Erkrankung. Und dass man DANN ne Unterstützung gibt und ja: mehr oder weniger geMEINsam* (1) *DEN Weg findet, der für DIEsen Ratsuchenden oder diese Ratsuchende richtig ist.*« (INT 2; Zeilen 586–598)

Auch diese Ärztin sieht in einer stellvertretenden bzw. kooperativen Problembewältigung das Ziel ihrer Beratungspraxis. Dem hier gezeichneten Bild zufolge ist das Problem des Klienten zunächst zu erfassen (»Situation einschätzen«) und »dann« zu behandeln (»Unterstützung geben«; »Weg finden«). Beides geschieht in der Form eines Arbeitsbündnisses zwischen Berater und Klient: So sind für die Problemerfassung bzw. das Fallverstehen der Ärztin auch diffuse Erzählungen des Klienten, also der lebensweltlich-diffuse Fall von Bedeutung (»über die Erfahrungen erzählen«). Außerdem wird »gemeinsam« nach einer Problemlösung (»Weg«) gesucht. Der Klient wird mit seinem Problem also nicht alleine gelassen (»machen Sie mal«), sondern erfährt Hilfe bei der Problembewältigung, ohne dass ihm umgekehrt direktiv gesagt würde, was er zu tun und zu lassen hat (»Unterstützung«). Die für das Arbeitsbündnis zentrale Spannung von Autonomie und Abhängigkeit des Klienten kommt hier also gut zum Ausdruck (»mehr oder weniger gemeinsam«). Des Weiteren geht es nicht um irgendeine Problemlösung, sondern um eine, die dem Fall des Klienten angemessen, also fallspezifisch ist (»*den* Weg, der für *die*sen Ratsuchenden richtig ist«).

Im Folgenden wollen wir die anhand der beiden zitierten Praxisbeschreibungen erörterten Punkte noch einmal einzeln aufgreifen. Es sind dies das Ziel der Beratungspraxis und der reflexive Zugriff der Professionellen auf das behandlungsbedürftige Problem der Klienten (Kap. 4.5.1), die Praxisform des Arbeitsbündnisses (Kap. 4.5.2) sowie das Spannungsverhältnis von Wissensbasis und Fallspezifität (Kap. 4.5.3). Um Repetitionen und damit einhergehende Redundanz zu vermeiden, fokussieren wir uns dabei auf diejenigen Aspekte der Interviewanalysen, die den Befunden der vorangegangenen Kapitel 4.2, 4.3 und 4.4 möglichst viel Neues hinzufügen. Anschließend fragen wir nach dem Selbstverständnis der genetischen Berater, sowohl allgemein im Beruf als auch speziell in der Beratungspraxis (Kap. 4.5.4).

4.5.1 Ziel der Beratungspraxis und das zu bewältigende Klientenproblem

Dass die Ärzte das *Ziel der Beratungspraxis* in einer stellvertretenden Problembewältigung sehen, kommt in den Interviews regelmäßig zum Ausdruck – teilweise auch sehr explizit. Eine Ärztin etwa sagt, Ziel der genetischen Beratung sei es, »*der Ratsuchenden bei ihrem persönlichen Anliegen zu helfen.*« (INT 12) Eine andere formuliert: »*Also das Ziel der Beratung ist natürlich, für den Menschen eine Lösung zu finden, wie er mit seinem gesundheitlichen genetischen Problem am besten umgeht, ob's jetzt bei Kinderwunsch is oder für sich selber.*« (INT 6; Zeilen 310–313) Bezeichnenderweise wird hier nicht von der Lösung des »genetischen Problems« gesprochen, sondern von der Lösung (des Problems), wie der Klient mit seinem »genetischen Problem am besten umgeht«. Das behandlungsbedürftige Problem besteht also darin, dass der Klient *nicht weiß*, *wie* er mit seinem »genetischen Problem« – etwa eine in der Familie bekannte genetische Veranlagung – *umgehen* soll bzw. kann. Von dieser Formulierung ist es nur noch ein kleiner Schritt zu dem, was wir in Kapitel 4.2 und 4.3 als Unsicherheitsproblem rekonstruiert haben, also als Problem mit der Unsicherheit, in Zukunft kranke Kinder zu bekommen (»Kinderwunsch«) oder selbst zu erkranken (»für sich selber«).

Umgekehrt bringen manche Ärzte zum Ausdruck, was die genetische Beratungspraxis in ihren Augen *nicht* ist. So grenzt die schon zu Beginn dieses Kapitels 4.5 zitierte Ärztin die Beratungspraxis deutlich von einer bloßen Informationsvermittlung ab. Es könne ja nicht sein, »*dass man hier sich jetzt sozusagen nur hierhin setzt und äh und ne Information hier auf n Tisch legt und sagt: Machen Sie mal. Das ist ja nicht Beratung.*« (INT 2; Zeilen 586–589) In einem anderen Fall macht ein Arzt deutlich, dass die genetische Beratung mehr ist als reines (prädiktives) Testen: »*Das krasseste Beispiel, find ich immer, is en HIV-Test. Das is ne wirklich PRÄdiktive Diagnostik, wird aber so zwischen Tür und Angel oft gemacht. Da wird Blut abgenommen, und da geht's nich groß dadrum, wie n Patient damit nachher zurechtkommt.*« (INT 1; Zeilen 341–345) Was hier mittels der Kontrastfolie einer nicht-humangenetischen Praxis nebenbei und implizit gesagt wird, ist Folgendes: Im Gegensatz zur prädiktiven Praxis der HIV-Testung geht es bei der Praxis prädiktiver Gentests – in der zeitintensiven (nicht »zwischen Tür und Angel«) genetischen Beratung – zumindest auch um die Bewältigung eines (positiven) Testergebnisses bzw. eines damit verbundenen (ursprünglichen oder neu entstandenen) Problems auf Seiten des Klienten (»damit nachher zurechtkommt«).

An dieser Stelle sei ein weiterer Befund eingefügt. Die extensive Analyse der von den humangenetischen Fachverbänden herausgegebenen Leitlinien zur genetischen Beratung (vgl. Kap. 4.1) hat nämlich ergeben, dass eben diese Leitlinien die Beratung ebenfalls als eine professionalisiert-problembewältigende Praxis konzipieren. Das zeigt sich bereits (aber nicht nur) im ersten Absatz, wo es heißt:[221] »*Im Rahmen einer genetischen Beratung werden Fragestellungen behandelt, die mit dem Auftreten oder der Befürchtung einer angeborenen und/oder genetisch (mit-)bedingten Erkrankung oder Behinderung zusammenhängen. Die Genetische Beratung soll einem Einzelnen oder einer Familie helfen, medizinisch-genetische Fakten zu verstehen, Entscheidungsalternativen zu bedenken und individuell angemessene Verhaltensweisen zu wählen.*« (BVmedgen & GfH 1996; im Orig. nicht kursiv) Hiernach, aber mit anderen Worten, hat der Klient erstens ein Problem (»Befürchtung« oder »Erkrankung«), die genetische Beratung soll ihm zweitens eine Hilfe sein (»helfen«), damit er drittens informiert und autonom handeln (»Verhaltensweisen wählen«), also mit seinem Problem umgehen kann, und zwar viertens auf eine seinem spezifi-

221 Man bedenke, dass die Leitlinien nicht nur die im Fokus dieser Arbeit stehende prädiktive, sondern auch die differential- und pränataldiagnostische genetische Beratung betreffen (vgl. Kap. 2.2.1).

schen Fall (»individuell«) angemessene Weise. In den folgenden Absätzen der Leitlinien reproduziert sich dieses Beratungsbild und wird weiter ergänzt. Das heißt, auch nach diesem zentralen Reflexionspapier der Humangenetik ist eine stellvertretende Problembewältigung das Ziel genetischer Beratungspraxis.[222]

Aber worin genau sehen die Professionellen nun das zu bewältigende Problem ihrer Klienten? Wie sieht ihr *reflexiver Zugriff auf das Klientenproblem* aus? In Kapitel 4.3.1 haben wir schon einige Interviewpassagen angeführt, in denen die Ärzte von möglichen Klientenanliegen berichten. Auch wenn sie dies aus der Perspektive der Klienten selbst tun, so als würden sie das Anliegen in den Worten der Klienten wiedergeben, zeigt sich schon in derartigen Schilderungen ein reflexiver Zugriff des Professionellen auf einen (oder mehrere) für seine Beratungspraxis *typischen Fall von* einem Klientenanliegen. So zählt die in Kapitel 4.3.1 ausführlich zitierte Ärztin auf: »*Ein guter Teil kommt, der sagt: Ich bin noch jung, ich will Kinder kriegen, ergo möchte wissen, ob ich das weitergeben kann oder nicht.* [...] *Dann gibt's welche, die sagen: Ich habe schon Kinder, es ist mir wichtig, hab ich's an die weitergegeben?* [...] *Und dann n häufiger Punkt ist, dass die sagen: die Ungewissheit.* [...] *Ich bin so unruhig, ich MUSS jetzt wissen: Ja oder Nein. - Damit kann ich besser umgehen wie mit einem Vielleicht.*« (INT 9; Zeilen 271–287) Diese und die anderen von den Beratern geschilderten Klientenanliegen lassen sich alle als Ausdruck eines Unsicherheitsproblems rekonstruieren (vgl. Kap. 4.3.1).

Das zu bewältigende Klientenproblem wird von den Professionellen aber auch – gleichsam eine Abstraktions- bzw. Reflexionsstufe höher – expliziter formuliert. Wie wir schon in der zu Beginn dieses Kapitels 4.5 zitierten Praxisbeschreibung gesehen haben, verortet jene Ärztin (INT 8) das Problem des Klienten – zumindest in einem prädiktiven genetischen Beratungsfall – in dessen Angst, in Zukunft eine schwere Krankheit zu bekommen. Auch die anschließend zitierte Ärztin nennt als eine Besonderheit der genetischen Beratung, »*dass wir HÄUfig gesunde Personen vor uns*

---

222 Eine weitere Fallfrage (vgl. Kap. 4.1.2) der Analyse zielte auf die Pragmatik des Textes. Hierbei zeigte sich allerdings nur, dass der Text pragmatisch genau das ist, was sein Titel vorgibt: Leitlinien für eine »good practice« genetischer Beratung bzw. Handlungsempfehlungen für genetische Berater. Vorangegangene Vermutungen, im Text könnten sich auch Hinweise auf eine ebenfalls adressierte (kritische) Öffentlichkeit oder eine wie auch immer geartete Legitimationsrhetorik finden (vgl. Kap. 2.3.3), bestätigten sich dagegen nicht – was freilich nichts daran ändert, dass die Leitlinien als Dokument für Zwecke der Öffentlichkeitsarbeit oder der Legitimierung der gendiagnostischen Praxis durchaus eingesetzt werden (können).

haben, (I: *M-mh.*) *äh die aber ein Risiko haben, aus einer Familie kommen, in der wirklich schwer wiegende Erkrankungen* (I: *M-mh.*) *ähm vorhanden sind, so dass der Einzelne für sich ein Risiko - befürchtet.*« (INT 2; Zeilen 647–650) Diese Befürchtung ist es, die den Klienten die (prädiktive) genetische Beratung aufsuchen lässt. Schließlich wird auch im zitierten ersten Absatz der Leitlinien von der »Befürchtung« einer Erkrankung als einem möglichen Klientenproblem gesprochen. Derartige Beschreibungen benennen das, was wir in Kapitel 4.2 und 4.3 als das Unsicherheitsproblem »Gesundheitssorgen« rekonstruiert haben. Sie finden sich regelmäßig in den Interviews, tauchen aber durchaus auch in den genetischen Beratungsgesprächen auf.[223]

Eine Ärztin etwa berichtet von Klienten, die selbst sagen: »*Das is n Problem für mich mit diesem ganzen Krebs und diesem ähm Sterben, und letztendlich auch diese diese ANGST. Noch mal unabhängig von dem Gentest ist ja diese Angst: Oh Gott! Da ist was Erbliches.* […] *Die Schwester, die Mutter, die Tante* (I: *Ja.*) *oder die Großmutter dann auch noch dazu.*« (INT 3; 19:32) Ein anderer Arzt erzählt, dass es gerade bei Krebskrankheiten Fälle gebe, in denen der Klient eine genetische Testung ablehne, und da »*kann ich schon mal so innerlich denken: Warum machst Du das jetzt nicht irgendwie, ne?* (I: *Mh.*) *Weil is doch eigentlich besser für Dich, du hast ne fünfzigprozentige Wahrscheinlichkeit, dass Du's NICHT hast. Das erleichtert Dir alles total, Du bist die ganzen Sorgen los. Und wenn Du ne - wenn Du positiv bist, dann musst Du so wie jetzt auch zur Früherkennung, das ändert an der der Notwendigkeit der Früherkennung auch nichts.*« (INT 1; Zeilen 1376–1384) Offenbar würde der Arzt seinem Klienten einen Gentest deshalb empfehlen, weil dieser die Gesundheitssorgen des Klienten vollständig beseitigen, also die finale Lösung des Unsicherheitsproblems des Klienten zur Folge haben könnte (»bist die ganzen Sorgen los«).

Auch in einem genetischen Beratungsgespräch betont die Ärztin bei der Diskussion der Frage, ob sich die Klientin genetisch testen lassen möchte bzw. sollte, dass man diesbezüglich überlegen muss, wie man »*mit seinen Befürchtungen und Ängsten und Unsicherheiten umgeht*« (GB HNPCC 5; 63:15). In einem anderen Fall deutet dieselbe Beraterin an, wie ein Unsicherheitsproblem entstehen kann, nämlich »*wenn jemand in der Familie meinetwegen Darmkrebs hatte, und n anderes Familienmitglied hat jetzt große Angst*« (GB HNPCC 7; 32:28). Explizit nach dem Ausmaß der Gesundheitssorgen der Klientin fragt eine niedergelassene Ärztin: »*Ich weiß jetzt nicht, wie viel Sorgen Sie sich machen …*« (GB BK 4). Und in einem weiteren Beratungsgespräch

223 Einige Beispiele hierfür finden sich schon in Kapitel 4.3.3, etwa unter den direkt auf die Gesundheitssorgen des Klienten zielenden Beruhigungskommunikationen.

macht der Arzt seine Früherkennungsempfehlungen, die er im Falle eines positiven Gentestbefunds aussprechen würde, davon abhängig, wie stark sich die beiden Klientinnen von ihrer Unsicherheit, in Zukunft zu erkranken, (dann) belastet fühlen (werden): »*Jetzt sind Sie* <Zahl N>, *also selbst wenn Sie ähm* (1) *wenn Sie getest-, also positiv getestet werden sollten, dass eine von Ihnen Anlageträgerin ist, bräuchten Sie mit diesem äh Früherkennungsprogramm erst ab dem* <Zahl N+M>*sten Lebensjahr beginnen. Es sei denn, Sie ham so ne große Unsicherheit, also schadet sicherlich auch nicht, damit früher dranzufangen, ne?*« (GB HNPCC 1; Zeilen 694–702)

Das Interview mit dem Arzt des gerade zitierten Beratungsgesprächs ist hinsichtlich des reflexiven Zugriffs auf das behandlungsbedürftige Klientenproblem besonders interessant. Im Vergleich zu den Kollegen spricht der Berater in seinen Praxisbeschreibungen nämlich auffällig viel von (der Vermittlung von) Informationen. An einer Stelle sagt er sogar: »*Die Patienten kommen ja meistens mit ner gezielten Fragestellung,* [...] *und es sind ja nicht immer nur kranke Personen in Anführungsstrichen da, sondern auch gesunde Personen, die sich dann über bestimmte Risiken dann ähm informieren wollen.*« (INT 4; Zeilen 200–211) Dies suggeriert, der Klient habe (nicht mehr als) ein reines Auskunftsanliegen (etwa bezüglich der Gendefektsfrage; vgl. Kap. 4.3.1) und/oder ein Wissensdefizit, das er allein mit Informationen zu beseitigen sucht. Damit ist aber noch kein Problem angesprochen, das einer stellvertretenden Bewältigung bedarf (vgl. Kap. 3.3.3). Sieht der Arzt etwa nur diese Ebene des expliziten Anliegens der Klienten, nicht aber das dahinter liegende behandlungsbedürftige (Unsicherheits-)Problem? Nein, wie sich im weiteren Verlauf des Interviews herausstellt. Auf die Frage, wieso die Klienten eigentlich die Beratung aufsuchen würden, antwortet er zum Beispiel, diese erhofften sich »*im besten Fall natürlich, dass sie durch einen genetischen Test ENTlastet werden können,* (I: *M-mh.*) *dass dieser diese Unsicherheit da nicht mehr vorherrscht,* (I: *Mh.*) *eventuell zu denjenigen Personen zu gehören, die die Anlage auch geerbt haben oder nicht.* [...] *Ich denk mal, dass das so, dass man immer besser mit einer Diagnose leben kann, als in so ner Ungewissheit zu sein.*[224] [...] *Aber ähm wir nehmen ja auch immer nen Familienstammbaum auf, und von denjenigen oder von den Personen, die halt prinzipiell die Möglichkeit besteht, dass ne Testung ähm möglich ist, da sehn wir ja auch gar nicht alle Personen.* (I: *M-mh.*) *Die leben dann*

224 Der Arzt spricht hier vor dem Hintergrund seiner Erfahrungen mit genetischen Beratungen zu erblichem Dickdarmkrebs. Diese würden – so der Arzt – von den Klienten zumeist mit dem expliziten Wunsch nach einer Gentestung aufgesucht (vgl. etwa den Fall GB HNPCC 1 in Kap. 4.3.1).

eben lieber mit dieser Unsicherheit und können damit besser umgehen.« (INT 4; Zeilen 540–568) Zuletzt erwähnt der Arzt hier diejenigen Familienmitglieder, die *kein* Problem mit der Unsicherheit haben, den bekannten familiären Gendefekt geerbt zu haben bzw. in Zukunft zu erkranken, und deshalb – weil sie sich nicht für behandlungsbedürftig halten – auch nicht die genetische Beratung aufsuchen. An anderer Stelle berichtet der Arzt, »*dass die Mütter sich eigentlich viel mehr Sorgen darü- darüber machen, ob ein eines ihrer Kinder erkranken könnte, das sie von - also die Anlage weitervererbt hat oder nicht, und sich eigentlich sehr viel weniger Sorgen um sich selber macht.*« (INT 4; Zeilen 448–452) Angesprochen ist hiermit das Problem der Klienten mit der Unsicherheit, dass ein eigenes Kind in Zukunft schwer erkranken könnte (vgl. Kap. 4.3). Im Übrigen nimmt der Arzt auch in seinen Beratungsgesprächen auf die Unsicherheit seiner Klienten Bezug, sei es explizit, wie im Absatz zuvor zitiert, oder in Form von Beruhigungskommunikationen (vgl. Kap. 4.3.3; GB HNPCC 2 und 4).

Auch wenn dieser Arzt also davon spricht, dass sich die Klienten »informieren wollen«, wird in seinen weiteren Ausführungen doch klar, dass er darin keineswegs das zu bewältigende Klientenproblem sieht. Vielmehr liegt hinter dem Wunsch der Klienten nach Informationen – so wie auch hinter dem Wunsch nach einer Gentestung (vgl. Kap. 4.3.1) – ein behandlungsbedürftiges Problem, und zwar nicht etwa mit einer als undurchsichtig oder widersprüchlich empfundenen Informationslage (vgl. Kap. 3.3.3), sondern mit der Unsicherheit, dass man selbst und/oder ein eigenes Kind in Zukunft schwer erkranken könnte. Wie schon in Kapitel 4.3.1 festgehalten, ist das *originäre* (behandlungsbedürftige) Problem, das die Klienten zur prädiktiven genetischen Beratung treibt und dort stellvertretend zu bewältigen ist, kein Informationsproblem, sondern ein *Unsicherheitsproblem*. Das heißt aber natürlich nicht, dass Informationen in den Beratungsgesprächen (vgl. Kap. 4.3.3) bzw. in den Praxisbeschreibungen der Ärzte keine Rolle spielen.

Ähnlich verhält es sich mit einer vom Klienten zu treffenden Entscheidung für oder wider eine gendiagnostische Untersuchung. In den Praxisbeschreibungen der Ärzte wird sie sehr wohl, zuweilen auch ausführlich thematisiert. Allerdings geschieht dies hauptsächlich im Zusammenhang mit pränataldiagnostischer genetischer Beratung (vgl. Kap. 2.2.1),[225] welche für die interviewten niedergelassenen Ärzte einen bedeutenden Teil ihrer Pra-

225 Schnell geht es hierbei auch um die Entscheidung für oder gegen den Abbruch der Schwangerschaft.

xis ausmacht, aber nicht im Fokus der vorliegenden Arbeit steht. Im Zusammenhang mit *prädiktiver* genetischer Beratung wird der Entscheidung für oder gegen einen Gentest vor allem bezüglich nicht heilbarer, neurodegenerativer Erkrankungen Bedeutung zugesprochen, weil hier nämlich keine eindeutigen, medizinisch begründeten Empfehlungen gegeben werden können – wir kommen darauf noch zurück (Kap. 4.5.2). Dagegen scheint eine derartige Entscheidung bei Krebskrankheiten nur selten eine Rolle zu spielen, weil hier in vielen Fällen durchaus Empfehlungen ausgesprochen werden (können) und die Klienten – zumindest bei erblichem Dickdarmkrebs – oft schon mit dem expliziten Wunsch nach einer Gentestung zur Beratung kommen: »*Aber die Entscheidung ist ja eigentlich schon gefallen, wenn Sie wenn Sie die Patienten sehen.* […] *Es kommen ja eigentlich nur die Patienten auch zur humangenetischen Beratung, die sich testen lassen möchten.*« (INT 4; Zeilen 724–728) Doch selbst wenn die Ärzte von Klienten erzählen, die nicht wissen, wie sie sich entscheiden sollen, also gewissermaßen ein »Problem« mit der Entscheidung für oder gegen einen prädiktiven Gentest haben, lässt sich dieses Entscheidungsproblem nicht als das *originäre* (behandlungsbedürftige) Problem rekonstruieren, weswegen die Klienten die Beratung aufgesucht haben. Es scheint vielmehr immer erst im Verlauf der bzw. durch die Beratung selbst zu entstehen. In einem solchen Fall sehen es die Ärzte dann als ihre Aufgabe an, dem Klienten bei der Entscheidungsfindung zu helfen.[226] Letztlich geht es dabei aber um die Frage, welchen Weg der Klient einschlägt, um mit seinem originären Unsicherheitsproblem umzugehen: den Weg des Gentests oder einen anderen Weg. An keiner Stelle wird in den Interviews ein Entscheidungsproblem als das *primär* zu bewältigende Klientenproblem in der prädiktiven genetischen Beratung beschrieben.

4.5.2 Zum Arbeitsbündnis zwischen Arzt und Klient

Dass die stellvertretende Bewältigung des (Unsicherheits-)Problems des Klienten in der *Praxisform eines Arbeitsbündnisses* geschieht, zeigt sich in den Praxisbeschreibungen der Professionellen ebenfalls regelmäßig. Besonders deutlich wird dies in ihren Antworten auf die Frage, wann ein Beratungsge-

226 Spätestens mit der ärztlichen Hilfe bei der Entscheidungsfindung des Klienten ist das für die humangenetische Beratung zentrale ethische Prinzip der Nichtdirektivität angesprochen (vgl. Kap. 2.2.3). Wie die interviewten Ärzte mit diesem Prinzip umgehen, wird uns später noch beschäftigen (Kap. 4.5.2 und 4.5.3).

spräch für sie als Berater schwierig wird. Ein Teil der genannten Schwierigkeiten betrifft die mangelnde kognitive bzw. psychosoziale Beratungs*fähigkeit* des Klienten. Eine niedergelassene Ärztin etwa antwortet auf jene Frage: »*Das Schwierigste ist, wenn ich merke, dass ich bei den Menschen nicht durchkomme, mit dem ich berate,* [...] *weil er einfach wirklich - überhaupt nichts versteht, weil er intellektuell das nicht begreifen kann oder weil wir durch die Sprachschwierigkeiten so äh sehr gehemmt sind. Und da hilft es auch nicht immer n Dolmetscher, weil der filtert, ohne dass man's merkt, irgendwas raus, was vielleicht ganz entscheidend ist.*« (INT 6; Zeilen 365–374) Eine andere Ärztin ergänzt: »*Das sind dann einfach schwierige Persönlichkeiten, äh die man in Form der Ratsuchenden hat.* [...] *So schizoide Persönlichkeiten, die so* (I: *M-mh.*) *ja, auch nich, nicht gut in der Lage sind, Beziehungen aufzubauen. Da wird's schwierig. Wenn's also wirklich in Richtung Psycho- ähm PATHologie geht.*« (INT 2; Zeilen 703–713) Alle angeführten Punkte berühren die Funktionsfähigkeit eines Arbeitsbündnisses zwischen Arzt und Klient.

Ein anderer Teil der genannten Schwierigkeiten betrifft die mangelnde Beratungs*bedürftigkeit* des Klienten. Sie scheint schon dann nicht gegeben, wenn sich der Klient unkooperativ zeigt. So berichtet ein Arzt: »*Ich hatt auch mal einen, der wollt mir gar nix sagen. Die wollen einem nichts zur Familie sagen.* [...] *Is schwierig, ne? Auf der einen Seite wollen sie ja was von einem, auf der anderen Seite kann man aber auch nur ihnen helfen, wenn se preis - Informationen preisgeben.*« (INT 1; Zeilen 1065–1070) Angesprochen ist hier die für das professionelle Arbeitsbündnis zentrale Spannung von Diffusität und Rollenförmigkeit (vgl. Kap. 3.3.1), die einseitig zugunsten einer rein rollenförmigen Sozialbeziehung aufgelöst wird, wenn der Klient nicht bereit ist, die freilich auf seine privat-intime Lebenswelt zielenden, für das ärztliche Fallverstehen aber notwendigen Fragen des Arztes zu beantworten.

Die Beratungsbedürftigkeit des Klienten kann aber auch in einem noch viel elementareren Sinne nicht vorhanden sein. So antwortet derselbe Arzt auf dieselbe Frage (nach den Schwierigkeiten der Beratung) als erstes: »*Schwierig is natürlich von vornherein Patienten, die eigentlich gar keine Lust haben hierher zu kommen, irgendw von irgendjemand geschickt worden sind und nicht wissen,* (I: *Mh.*) *warum sie hier sind, das ganze für sinnlos halten - oder auch nicht wo - oder gar nicht wollen, dass hier irgendwas gemacht wird.*« (INT 1; Zeilen 985–991) Ähnlich äußert sich eine niedergelassene Ärztin: »*Also schwierig sind DIE Situationen, wenn ähm Ratsuchende gar keinen Rat suchen,* [...] *sie zwar zu dem Beratungsgespräch kommen, äh weil sie geschickt werden oder gezogen werden, äh aber äh ner Beratung gar nicht zugänglich sind.*« (INT 8; 34:45) Hier haben die Klienten überhaupt kein Anliegen bzw. ein durch Dritte fremdbestimmtes Anliegen (»geschickt«). In einem solchen Fall aber kann die für das professionelle Arbeitsbündnis ebenfalls zentrale Spannung von Autonomie und Abhängigkeit des Klienten (vgl. Kap. 3.3.1) gar nicht erst eingerichtet werden, weil gewissermaßen *keine* der beiden Spannungskomponenten vorliegt: Weder hat der Klient die Beratung selbstbestimmt und autonom aufgesucht noch hält er sich für hilfsbedürftig, also abhängig von der Hilfe des Beraters.

Nach Angaben der Ärzte wird die Beratung bzw. stellvertretende Problembewältigung für sie also insbesondere dann schwierig, wenn der Klient nicht ausreichend beratungs*fähig* oder beratungs*bedürftig* ist, weil dann nämlich der Aufbau einer arbeitsfähigen Beziehung zwischen Arzt und Klient erschwert bzw. unmöglich wird. Umgekehrt erkennen die Professionellen damit implizit an, dass beides – sowohl die kognitiv-psychosoziale Beratungsfähigkeit des Klienten als auch seine Beratungsbedürftigkeit – unabdingbare Voraussetzungen für die Einrichtung und Funktionalität eines professionellen Arbeitsbündnisses zwischen Arzt und Klient sind.

Aus professionalisierungstheoretischer Sicht interessant ist nun zu fragen, wie die genetischen Berater mit der Verletzung einer solchen Voraussetzung in ihrer Praxis umgehen. So kann zum Beispiel ein Dolmetscher hinzugezogen werden, wenn die Beratungsfähigkeit des Klienten wegen mangelnder Sprachkenntnisse eingeschränkt ist. Dass dies allerdings mit neuen Schwierigkeiten für das Arbeitsbündnis einhergeht, hat eine der zitierten Ärztinnen bereits angedeutet (»*der filtert, ohne dass man's merkt, irgendwas raus, was vielleicht ganz entscheidend ist*«; INT 6; Zeilen 373–374). Aber wie sieht es mit dem professionalisierungstheoretisch schwerer wiegenden Fall einer fehlenden Beratungs*bedürftigkeit* des Klienten aus? Ein niedergelassener Arzt führt hierzu aus: »*Also, man hat hier auch immer mal wieder Leute, die hier mit einem mehr oder minder ähm - unlustigen Gesicht sitzen und wo man dann so durchhört: Ja, ich sitz ja nur hier, weil mein Arzt mich geschickt hat. Ich ich SOLL das ja, ich weiß gar nicht, was ich hier soll.* (I: *Mh.*) *Das gibt's auch. Die werden freundlich aufgeklärt, was sie hier sollen, und nachdem man dann geklärt hat, ob ihnen das auch n Anliegen ist, äh macht man das dann oder nicht. Ich hab hier auch schon Leute gehabt, da hab ich gesagt: Sie haben ja offenbar gar kein Anliegen, dann brauchen wir hier auch uns nicht groß zu bemühen, ne?* (I: *Mh.*) […] *Wenn das nicht deren Wunsch ist, lassen wir's bleiben. Dann gehn die nach fünf Minuten wieder nach Hause.*« (INT 7; Zeilen 283–308) Auch dieser Berater berichtet von Klienten, die von anderen Ärzten »geschickt« werden und – wenn überhaupt –

ein fremdbestimmtes Anliegen insofern haben, als sie sich die Empfehlung des überweisenden Arztes nicht wirklich zu eigen, nicht zu einem persönlichen selbstbestimmten Anliegen gemacht haben. Indem der Arzt den Klienten in einem solchen Fall zunächst »freundlich aufklärt, was er hier soll«, stärkt er die Autonomie des Klienten und stellt die Situation gewissermaßen vom Kopf auf die Füße: Seine Beratungspraxis macht nur Sinn, wenn der Klient ein (selbstbestimmtes) Anliegen hat, also beratungs- bzw. hilfsbedürftig ist. Können sich Arzt und Klient nicht auf ein solches stellvertretend zu bewältigendes Klientenproblem einigen, ist also diese Voraussetzung für die Einrichtung eines Arbeitsbündnisses nicht gegeben, lehnt der Arzt jegliche weitere Tätigkeit ab und schickt den Klienten »wieder nach Hause«. Täte er das nicht, würde er gegen den – ja gerade geklärten – Willen des Klienten handeln und damit dessen Autonomie verletzen, also gewissermaßen übergriffig werden. Dies würde der Logik professionalisierten Handelns (vgl. Kap. 3.3.1) auf eklatante Weise widersprechen.

Schauen wir uns dagegen die Ausführungen einer anderen Ärztin an. Auf die Frage, mit welcher Art von Problemen bzw. Anliegen die Klienten zur genetischen Beratung kommen, antwortet sie zunächst: »*Also viele hier, viele werden geschickt* <<lacht>>.« (INT 10; Zeilen 294–295) In ihrem Lachen deutet sich schon an, dass sie dies keineswegs für unproblematisch hält, und tatsächlich folgt umgehend eine (tendenziell paternalistische) Rechtfertigung: »*Das ist ja auch gut. Die niedergelassenen Gynäkologen sind aufmerksam geworden* […], *und die legen denen das nah: Mensch, gehen Sie da hin, da gibt's ne extrem gute Früherkennung, stellen Sie sich vor, lassen Sie's abklären.*« (INT 10; Zeilen 295–299)[227] Kurz darauf differenziert sie zwei Gruppen von »geschickten« Klienten: »*Die machen das ja dann auch mehr oder weniger lustig. Die einen sagen: Is ja ne tolle Idee, mach ich. Die andern gehen erst hin, wenn die Frauenärztin denen das fünfte Mal auf die Finger klopft und sagt: Gehen Sie da doch mal vorbei.* (I: *M-mh.*) *Da kommt natürlich auch so der der persönliche, der Typus noch damit dazu, der - wer da n bisschen indolenter ist und wer,* (I: *Ja.*) *wen das interessiert.*« (INT 10; Zeilen 323–330) Während man bei den »interessierten« Klienten noch davon ausgehen kann, dass sie sich die Empfehlung der überweisenden Frauenärztin wirklich zu eigen gemacht haben, also zwar auf Anraten eines Dritten, letztlich aber intrinsisch motiviert und mit einem selbstbestimmten Anliegen zur Beratung gehen, scheint genau dies bei

227 Die Ärztin arbeitet an einem sogenannten Brustzentrum einer Universitätsklinik. Genetische Beratung und Früherkennungsuntersuchungen (in Bezug auf erblichen Brust- und Eierstockkrebs) werden hier unter einem Dach durchgeführt.

den »indolenten« Klienten höchst fraglich (»fünfte Mal auf die Finger klopft«). Eben dieser Kliententypus ist es wohl, den der zuvor zitierte Arzt (INT 7) »freundlich aufklärt, was er hier soll«, um anschließend zu eruieren, ob der Klient tatsächlich beratungsbedürftig ist, also ein selbstbestimmtes Anliegen hat oder nicht, und um davon wiederum die (Wieder-) Aufnahme der Beratung abhängig zu machen. In den Ausführungen der Ärztin (INT 10) hingegen deutet nichts daraufhin, dass ihr Beratungshandeln ebenfalls je nach Typus des »geschickten« Klienten variiert.

Vergegenwärtigen wir uns zusätzlich noch einmal den in Kapitel 4.4.1 ausführlich besprochenen Beginn eines genetischen Beratungsgesprächs (GB BK 1). Dieses nämlich wird von besagter Ärztin (INT 10) geführt. Sie eröffnet das Gespräch mit der Frage: »*Wie ähm kommt's jetzt dazu, dass Sie sich hier vorstellen? Wer schickt Sie?*« (GB BK 1; Zeilen 6–7) Entsprechend ihrer Aussage im Interview erwartet die Ärztin hier eine Klientin, die von einer dritten Person zur Beratung geschickt worden ist. Sie unternimmt im Folgenden aber nichts (vgl. Kap. 4.4.1), um zu eruieren, ob die Klientin ein (rein) fremdbestimmtes Anliegen hat – was durch die Frage »Wer schickt Sie?« erst einmal suggeriert wird und mit der Antwort der Klientin »Meine Frauenärztin« keineswegs ausgeschlossen werden kann – oder doch ein letztlich intrinsisch motiviertes. Dass die Klientin ein *selbst*bestimmtes Anliegen hat, nämlich ein Unsicherheitsproblem in Form von Gesundheitssorgen, stellt sich im weiteren Verlauf des Beratungsgesprächs zwar heraus, allerdings nur implizit und sehr spät, als Eigen- und Familienanamnese fast abgeschlossen sind. Angesichts der Ausführungen der Ärztin im Interview und des vorliegenden Beratungsgesprächs ließe sich also spekulieren, ob die Ärztin nicht genau so (wie in jenem Fall) auch in einem Fall gehandelt hätte, in dem die Klientin tatsächlich ein *fremd*bestimmtes Anliegen hat, also zum Beispiel die Beratung nur widerwillig und aus einem Pflichtgefühl ihrer Frauenärztin gegenüber (»fünfte Mal auf die Finger klopft«) aufsucht. Diese Klientin wäre dann »beraten« worden, obwohl mit der Beratungs- bzw. Hilfsbedürftigkeit des Klienten eine zentrale Voraussetzung für die Einrichtung eines Arbeitsbündnisses bzw. für professionalisiertes Handeln insgesamt (vgl. Kap. 3.3.1) nicht gegeben wäre.

In der Tat ist das Spekulation. Worauf es an dieser Stelle ankommt, ist allerdings, dass sich hier ein weiteres (potentielles) Strukturmoment abzeichnet, das der Logik professionalisierten Handelns widerspricht. Der gemäß der Praxisbeschreibungen der Ärzte offenkundig nicht gerade selten gegebene Umstand, dass Klienten zur genetischen Beratung – von anderen

Ärzten oder auch von Verwandten – »geschickt« werden, rückt es in den Bereich des Möglichen, dass ein Klient mit einem vollkommen *fremdbestimmten Anliegen* zur Beratung geht, und das heißt: gar nicht beratungsbedürftig ist. Dann aber hat der Klient auch kein behandlungsbedürftiges Problem, und eine stellvertretende Problembewältigung ist weder sinnvoll noch möglich. Wird ein solcher Klient dann trotzdem vom Arzt genetisch »beraten«, handelt es sich nicht (mehr) um professionalisiertes Handeln, weil es eben erstens gar kein Problem stellvertretend zu bewältigen gibt und weil der Klient zweitens weder selbstbestimmt die Beratung aufgesucht hat noch abhängig vom Berater ist, also die für ein professionelles Arbeitsbündnis zentrale Spannung von Autonomie und Abhängigkeit des Klienten gar nicht erst eingerichtet werden kann (vgl. Kap. 3.3.1). Kurz: Liegt ein vollkommen fremdbestimmtes Anliegen ohne jegliche Bedürftigkeit des Klienten vor, ist ein professionalisiertes Bearbeiten dieses Anliegens von vornherein nicht möglich. In den von mir untersuchten genetischen Beratungsgesprächen kommt ein solches (rein) fremdbestimmtes Anliegen, auf das der oben zitierte Arzt abzielt (INT 7), allerdings nicht vor.

Aus den gleichen Gründen ist es aus professionalisierungstheoretischer Perspektive nicht ganz unproblematisch, wenn der Arzt während der Eigen- oder Familienanamnese des Klienten etwas entdeckt, was mit dem originären (Unsicherheits-)Problem bzw. Anliegen des Klienten nichts zu tun hat (vgl. Kap. 4.3.2; GB HNPCC 5). Eine weitergehende ärztliche Untersuchung dieser neu gefundenen Auffälligkeit, ohne dass der Klient ein entsprechendes Eigeninteresse zum Ausdruck bringt, die weitere »Behandlung« also gewissermaßen zu seinem (selbstbestimmten) Anliegen macht, wäre paternalistisch und würde der Logik professionalisierten Handelns widersprechen. Eben dies scheint in dem in Kapitel 4.3.2 diskutierten genetischen Beratungsgespräch (GB HNPCC 5) allerdings nicht der Fall zu sein, da die – sich ohnehin als ängstlich positionierende – Klientin schnell klar macht, dass sie die Neuentdeckung der Ärztin sehr wohl weiter untersucht haben will.

Übrigens berichtet jene Ärztin, deren Ausführungen wir in Bezug auf ein etwaiges fremdbestimmtes Klientenanliegen diskutiert haben (INT 10), keineswegs nur von »geschickten« Klienten, sondern auch von Klienten, »*denen das ein ganz persönliches Anliegen ist und die sagen: Ich will das klären für mich, für meine Kinder.* […] *Und die das aus eigenem Impetus machen.*« (INT 10; Zeilen 311–314) Darüber hinaus lässt sich wie in den anderen Interviews auch in ihren Praxisbeschreibungen ein Unsicherheitsproblem (in Form von Gesundheitssorgen) als das zu bewältigende Klientenproblem rekonstruieren. Zum Beispiel antwortet sie auf die Frage nach ihrer Hauptaufgabe in der Beratung: »*Manche fühlen sich schon durch eine erkrankte Mutter im Alter von einundfünfzig Jahren und vielleicht ne Großmutter mit vierundsechzig sehr bedroht und denken: Mensch, da muss auf jeden Fall was Erbliches sein.* […] *Und denen vielleicht auch mal n Zahn zu ziehen, dass das gar nicht SO, SO belastend sein muss oder so wahrscheinlich gar nicht ist, dass da ne genetische Mutation vorliegt. Das kann, also Erleichterung ist sicherlich ein ähm ein wichtiger Aspekt.* […] *Dass man so diffuse - Ängste da n bisschen kanalisiert und einfach mal sagt: So, das ist gar nicht so wahrscheinlich, oder wenn doch, dann: Was könn wir für Sie tun.*« (INT 10; Zeilen 415–435) Auch dieser Ärztin geht es in der Beratung also um die stellvertretende Bewältigung des (Unsicherheits-)Problems ihres jeweiligen Klienten.

Die (eine) für das Arbeitsbündnis zwischen Arzt und Klient zentrale *Spannung von Diffusität und Rollenförmigkeit* (vgl. Kap. 3.3.1) kommt in den Praxisbeschreibungen der Professionellen ebenfalls regelmäßig zum Ausdruck. So antwortet eine niedergelassene Ärztin auf die Frage, worin sie das Besondere der genetischen Beratung sehe: »*Es ist schon n sehr intimer Kontakt, also es geht ja sehr tief in die ganze Familien- äh geschichte,* (I: *Mh.*) *und man wird ja auch sehr sehr gründlich.* […] *Da kommen dann auch verschiedene Schicksale mit rein, da muss man schnell sortieren: Ist das wichtig für mich, oder ist das jetzt irrelevant. Äh ich finde, Gesprächsführung ist ganz wichtig jetzt, damit man auf sein Ziel zusteuert und rechts und links liegen lässt, ohne dabei unhöflich oder oder ähm, sagen wir mal, dem Patienten das Gefühl zu geben, dass man ihn nicht genügend würdigt.*« (INT 6; Zeilen 198–210) Das Spannungsverhältnis von diffuser und rollenförmiger Sozialbeziehung spiegelt sich hier deutlich wider: Einerseits wird die Arzt-Klient-Beziehung als »intimer Kontakt« beschrieben, bei dem »verschiedene Schicksale« der Familie des Klienten thematisiert werden. Andererseits wird diese Diffusität des Klienten von der Ärztin alles andere als erwidert, sondern vielmehr »sortiert« und nach Relevanz geordnet (»rechts und links liegen lassen«). Einerseits verfolgt die Ärztin ein bestimmtes »Ziel« – das der Erfassung und Behandlung des Klientenproblems –, andererseits soll der Klient dabei in seiner Diffusität »gewürdigt«, also nicht übergangen werden.

Dass es sich bei der Arzt-Klient-Beziehung weder um eine rein rollenförmige noch um eine beidseitig diffuse Sozialbeziehung handelt, wird auch bei den Antworten der Berater auf die Frage deutlich, wie sie mit besonders emotionalen Situationen umgehen, wenn also beispielsweise der Klient nach der Mitteilung eines schwerwiegenden positiven (Gentest-) Befunds zu weinen anfängt. Die gerade zitierte Ärztin bemerkt hierzu: »*Also ich versuche schon äh natürlich so weit wie möglich drauf einzugehen, wenn da n Partner dabei ist, dann überlass ich ihm das Feld, aber ähm ich mach das auch mit Körperkontakt n bisschen, also so Handgeben oder* (I: *Mh.*) *warten, bis bis sozusagen die erste der erste Schwung weg ist, also da lass ich mir auch Zeit.*« (INT 6; Zeilen 459–464) Auf der einen Seite wird hier der Diffusität des Klienten Raum gegeben (»warten«, »Zeit«) und mit »Körperkontakt« bedient. Auf der anderen Seite bewegt sich dieser Körperkontakt in engen Grenzen (»n bisschen«, »Handgeben«, keine Umarmung), und es ist klar, dass wenn der Klient seine Emotionen in der Beratungssituation auch im Rahmen einer beidseitig diffusen Sozialbeziehung ausleben kann, weil etwa sein (Lebens-) »Partner« mitgekommen ist, dass dann primär dieser für das Bedienen der Diffusität des Klienten zuständig ist (»überlass ich ihm das Feld«).

Ähnlich äußert sich ein anderer Arzt: »*Also meistens, ich persönlich, wenn so was passiert, ich warte erstmal n bisschen, versuch das alles erstmal ruhig und gelassen zu ma-, man kann ja auch mal weinen, man muss nich sofort weiterreden, kann mal ne Pause machen, mal gucken.* […] *Wenn natürlich jetzt n Ehemann oder die Ehefrau dabei is, dann kann man die auch einfach sich selbst mal überlassen.*« (INT 1; Zeilen 684–707) Zudem könne man versuchen, »*auch was zu relativieren, wenn man's Gefühl hat, hier wird was zu schwarz gesehn, oder das is gar nich so begründet, so darauf heftig zu reagieren.*« (INT 1; Zeilen 772–775) Und eine weitere Ärztin führt aus: »*Ja, also Wunder wirkt da immer so n Handtuch- äh Taschentuchständer.* […] *Dann nehmen die Leute erstmal n Taschentuch und fühlen sich dann erstmal so n bisschen ähm ja angenommen, dass sie jetzt auch weinen DÜRFen.* […] *Selten is so, dass man also vielleicht auch mal rausgehen kann für ne Zeit, wenn sie zusammen kommen, wenn sie mit nem Partner gekommen sind, dass man sie ne Zeit lang alleine lassen kann.*« (INT 11; 16:43) Eine diffuse, emotionale Reaktion des Klienten wird hier geradezu erwartet (»Taschentuchständer«), der Klient »darf« weinen. Er wird in der genetischen Beratung also nicht nur in einer spezifischen Rolle, sondern in seiner Diffusität als »ganzer Mensch« gesehen. Entsprechend antwortet eine Ärztin auf die Frage nach der Hauptanforderung an den genetischen Berater gleich als erstes: »*Der Berater muss äh, muss ein hohes Einfühlungsvermögen haben.*« (INT 2; Zeilen 664–665)

Auch die (andere) für das professionelle Arbeitsbündnis zentrale *Spannung von Autonomie und Abhängigkeit* des Klienten (vgl. Kap. 3.3.1) spiegelt sich regelmäßig in den Praxisbeschreibungen der Ärzte wider. Besonders augenfällig ist dies, wenn die Professionellen auf das für die humangenetische Beratung so prominente ethische *Prinzip der Nichtdirektivität* Bezug nehmen. Dieses fordert ja eine umfassende Informationsvermittlung durch den Arzt ohne jegliche Einflussnahme auf die vom Klienten zu treffende Entscheidung (vgl. Kap. 2.2.3). Dabei geht es im Rahmen einer prädiktiven genetischen Beratung in erster Linie um die Entscheidung für oder gegen die Durchführung eines prädiktiven Gentests. In Kapitel 3.3.2 ist uns das Prinzip der Nichtdirektivität aus professionalisierungstheoretischer Perspektive gerade deshalb aufgefallen, weil es die einseitige Auflösung der Spannung von Autonomie und Abhängigkeit des Klienten zugunsten seiner Autonomie fordert und damit der Strukturlogik professionalisierten Handelns widerspricht. In den Interviews allerdings distanzieren sich viele Ärzte – vor allem die niedergelassenen – auffallend deutlich vom Prinzip der Nichtdirektivität, eben weil es die Autonomie des Klienten zu einseitig betont und damit die Gefahr besteht, dass der Klient mit seinem an sich ja stellvertretend zu bewältigenden Problem alleine gelassen wird, also keine Hilfe in der Beratung erfährt. So sagt eine niedergelassene Ärztin: »*Nichtdirektiv äh hat auch so was VerantwortungsLOSes. Das is* […] *für mich genau so bescheuert wie antiautoritär, ne?* […] *Es bedeutet ja auch negativ formuliert: Is mir doch egal, was Ihr macht.* […] *Und das is ja nich, das is mir ja nicht egal.* (I: *Mh.*) *Sondern ich möchte ja, dass die was machen, wo sie mit existieren können.* […] *Die sollen ja aus dem Gespräch rausgehn äh mit der ähm mit dem Gefühl:* (1) *Jetzt weiß ich so langsam, wie's weitergehen kann.*« (INT 8; 50:25) Und ein (niedergelassener) Arzt gibt zu bedenken: »*Ich hab's immer mal wieder erlebt, dass auch Nichtdirektivität halt als - ja, sagen wir mal: Vorwand genommen wird für ein Sich-auch-nicht-Engagieren, und das* (I: *Mh.*) *find ich ähm problematisch.*« (INT 7; Zeilen 725–729)

Freilich lehnen die genetischen Berater das Prinzip der Nichtdirektivität nicht grundsätzlich ab, seine Stoßrichtung der Autonomiewahrung wird klar befürwortet. Aber gerade wenn der Klient im Laufe des Beratungsgesprächs ein Problem mit der Entscheidung für oder wider eine genetische Diagnostik entwickelt, also nicht weiß, wie er sich entscheiden soll, sei es nicht richtig, sich als Berater völlig zurückzunehmen. So bemerkt ein Arzt, es gebe, zum Beispiel »*wenn Patienten sehr hilflos sind und und sich nicht entscheiden können,* […] *immer wieder Situationen, wo man dann nicht sagen muss: Du machst das jetzt, aber wo man - doch etwas mehr die Führung übernimmt, und des fänd find ich persönlich auch in ORDnung.*« (INT 1; Zeilen 1496–1500) Und eine niedergelassene Ärztin stellt mit Blick auf eine ärztliche Entscheidungshilfe fest, dass »*je länger ich im Beruf bin,* […] *doch immer mal wieder von dem absolut Nondirektiven weggehe eigentlich.* (I: *Mh.*) *Ich glaube, das is unfair, die Leute NUR fachlich zu informieren, ohne ihnen ähm aus dem Erfahrungsschatz, den man hat, zumindest zu sagen, wie sich andere Leute entschieden haben und* (I: *Mh.*) *was - was auch die persönlichen äh Folgen sein können. Also ich glaube, man sollte nicht NUR nondirektiv beraten, man soll versuchen, so lange wie möglich nondirektiv zu bleiben.* (I: *Mh.*) *Aber früher hab ich gelernt, man darf nie sagen, wenn einen jemand fragt: Was würden Sie machen? Äh das sag ich schon mal gelegentlich, aber sag* (I: *Mh.*) *natürlich dazu: Ich bin ich, und Sie sind Sie. Aber* (I: *Mh.*) *ähm ich denke, das äh is unfair, das überhaupt nicht zu machen, man ist ja keine Eisfigur, die da sitzt und ne* (*Lehrmaschine*) *darstellt.* (I: *Mh.*) *Ich glaub, das gehört auch äh mit zu dem guten Arzt-Patienten-Kontakt sowieso.*« (INT 6; Zeilen 504–528) In beiden zitierten Aussagen ist das Spannungsverhältnis von Autonomie (»nicht sagen: Du machst das jetzt« bzw. »Sie sind Sie«) und Abhängigkeit (»hilflos«, »Führung« bzw. »unfair, nur fachlich zu informieren«, »keine Eisfigur«) des Klienten überaus gut zu erkennen.

Für wie sinnvoll die Ärzte eine nichtdirektive Beratung halten, hängt – abgesehen von der Frage, inwieweit der jeweilige Klient Hilfe bei einer Entscheidungsfindung bedarf – auch davon ab, worüber bzw. im Kontext welcher Erkrankung eine Entscheidung zu treffen ist. Ein Arzt etwa erläutert: Das Prinzip der Nichtdirektivität »*dreht sich natürlich vor allen Dingen um Entscheidungen,* (1) *bei denen man nachher denkt, dass sie b- dass sie bereut werden könnten, wenn sie ähm wenn sie ad hoc oder oder nur auf Wunsch des Arztes durchgeführt werden.* […] *Es dreht sich dann bei der nichtdirektiven eben mehr um so Sachen, wo's um Entscheidungen geht, die man so oder so treffen kann mit der gleichen Berechtigung.*« (INT 1; Zeilen 1112–1136) In die gleiche Richtung argumentiert ein niedergelassener Arzt: Es »*hängt auch ganz davon ab, was das jetzt für ne Fragestellung is, ne?* (I: *Mh.*) *Also, ich würde NIE hingehen und sagen: Machen Sie nen Schwangerschaftsabbruch. So, DAS würde ich definitiv nicht machen.*« (INT 7; Zeilen 758–761) In manch anderem Bereich der Humangenetik sei es dagegen »*Schwachsinn nichtdirektiv zu sein. Entweder ich weiß, was da angesagt ist, oder ich weiß es nicht.* […] *Wo ich vielleicht einfach ne Diagnose ähm zu einem bereits bekannten, bestehenden Problem herbeiführe,* […] *da entstehen eigentlich solche Entscheidungskonflikte viel weniger,* (I: *Mh.*) *und da ist auch sehr viel legitimer, klare Empfehlungen zu geben.*« (INT 7; Zeilen 779–813)

Ähnlich, aber im Hinblick auf die prädiktive genetische Beratung führt eine niedergelassene Ärztin aus: »*Wenn man jetzt mal von der schlimmsten prädiktiven Diagnostik ausgeht, äh der Huntington sach ich jetzt mal, also eine der schlimmsten, [...] da würd ich niemals versuchen* (I: *M-mh.*) *direktiv zu sein. [...] Den ganzen Komplex mit dem ganzen familiären Hintergrund, das kann man, kann man überhaupt nicht überblicken.* (I: *Mh.*) *Bei Brustkrebs ist es schon wieder n bisschen was anderes. Da, ich denke, da bin ich automatisch direktiv, [...] weil äh ich finde, oft ist der Nutzen des äh Gentestes so groß* (I: *M-mh.*) *für die Person selber, dass ich einfach vom intellektuell-logischen Standpunkt sage, das muss man ihm zumindest ganz klar machen, was der Nutzen ist, bevor er dann* (I: *Mh.*) *sagt: Nee, das will ich doch nich.*« (INT 6; Zeilen 548–565) Auch eine weitere Ärztin sagt in Bezug auf die Chorea Huntington: »*Das is ne Erkrankung, wo es ja NUR um Wissen geht, wo man* (I: *Mh.*) *im Moment noch überhaupt keine therapeutischen Möglichkeiten hat. [...] In einer Situation, wo man wirklich nur das Wissen gewinnt,* (I: *Mh.*) *aber keinerlei Handlungsoptionen hat: Ich glaube, in DER Situation ist ne Nichtdirektivität schon sehr sinnvoll.*« Anders beurteilt sie die Situation bei erblichen Tumorerkrankungen, denn hier habe »*das Wissen ne unmittelbare klinische Relevanz*« (INT 2; Zeilen 380–413). Deshalb glaubt sie, »*dass wir in dieser Haltung – äh nondirektive Beratung – in der Tumorgenetik vielleicht jetzt an ner Schwelle angekommen sind, wo [...] die Tendenz vielleicht jetzt auch ein Stückchen wieder zurückgeht* (I: *Mh.*) *in Richtung einer direktiveren Beratung. Äh und zwar an den Punkten, wo die Patienten [...] effektiv davon profitieren, wenn sie um ihren Mutationsstatus, [...] um ihr Risiko wissen. [...] Wo es vielleicht auch in ner in ner begrenzten Zeit,* (I: *Mh.*) *äh mal dramatisch gesprochen: Leben retten kann, wenn man sagt: Leute, jetzt geht's mal in die Richtung.*« (INT 2; Zeilen 234–268)

Vor dem Hintergrund der Interviews wie auch der untersuchten genetischen Beratungsgespräche lässt sich der Umgang der Ärzte mit dem Prinzip der Nichtdirektivität etwa auf folgende Formel bringen: *Je eher medizinisch begründete Handlungsempfehlungen ausgesprochen werden können, desto direktiver bzw. weniger nichtdirektiv handeln die genetischen Berater*; oder umgekehrt: Je weniger medizinisch begründete Empfehlungen gegeben werden können, also je eher persönliche Einstellungen, Vorlieben und/oder normative Werthaltungen des Klienten eine Rolle spielen, desto nichtdirektiver bzw. weniger direktiv handeln die Berater. Dementsprechend zeigen sich die Ärzte bei der Frage eines Schwangerschaftsabbruchs, einer prophylaktischen Mastektomie (Entfernung des Brustdrüsengewebes) oder eines prädiktiven Gentests im Hinblick auf eine nicht heilbare, neurodegenerative Krankheit wie die SCA3 oder Chorea Huntington deutlich nichtdirektiver als bezüglich einer neurologischen Untersuchung, eines Früherkennungsprogramms oder eines prädiktiven Gentests im Hinblick auf Erkrankungen wie erblicher Dickdarm-, Brust- oder Eierstockkrebs. Im Gegensatz zu den

Krebserkrankungen bestehen bei den genannten neurodegenerativen Erkrankungen im Falle eines positiven Gentestbefunds nämlich keinerlei klinische Handlungsoptionen. Deshalb kann hier aus *medizinischer* Sicht auch keine Empfehlung für oder gegen den Gentest ausgesprochen werden. Wie wir dagegen in Kapitel 4.3.3 gesehen haben, werden in den Beratungsgesprächen zu erblichen Tumorerkrankungen durchaus Empfehlungen für (implizit) oder gegen (explizit) einen prädiktiven Gentest ausgesprochen.

In Kapitel 4.4.1 etwa sind wir auf einen Fall gestoßen (GB BK 2), in dem keine eindeutige Indikation *für* einen Gentest vorliegt, dieser aus medizinisch-humangenetischer Sicht aber auch nicht unsinnig wäre. Der angeführten Formel entsprechend spricht die Ärztin dort – gewissermaßen eher nichtdirektiv – erst einmal keine Empfehlung aus, sondern fragt nach der persönlichen Einstellung der Klientin (»*Wie viel liegt Ihnen am Gentest?*«; GB BK 2; 27:47). Am Ende steht ein – letztlich weder nichtdirektiv noch direktiv herbeigeführter – gemeinsamer Entschluss des Arbeitsbündnisses zwischen Ärztin und Klientin *gegen* den Gentest. Ohnehin können die hier untersuchten genetischen Beratungsgespräche als weder nichtdirektiv noch direktiv bezeichnet werden, da – wie in Kapitel 4.4.1 gezeigt – die für das professionelle Arbeitsbündnis zentrale Spannung von Autonomie und Abhängigkeit des Klienten in beinahe idealtypischer Weise ausgehalten und nicht einseitig aufgelöst wird.

Bei allen Empfehlungen, die die Ärzte gegebenenfalls aussprechen, sehen sie die endgültige Entscheidung letztlich (aber doch) beim Klienten. Entsprechend betont eine niedergelassene Ärztin (INT 8), dass sie nur Handlungs*empfehlungen*, aber keine (direktiven) Handlungs*anweisungen* gebe. Eine andere niedergelassene Ärztin erzählt, dass es für sie manchmal schwer zu verstehen sei, wenn der Klient einen (empfohlenen) prädiktiven Gentest ablehnt, so dass sie »*zumindest versuchen würde, nich nich jetzt jemand zu überreden, das zu machen,* (I: *Mh.*) *so weit geh ich nicht, aber dass mir, dass ich ganz sicher sein gehen will, dass er wirklich die Vor- und Nachteile verstanden hat. Da würd ich wirklich ganz ganz viel Energie reinsetzen.* (I: *Mh.*) *Ähm wenn er dann wieder sagt: Ich will's TROTZdem nicht wissen, dann kann ich das auch gut akzeptieren, damit hab ich überhaupt gar kein Problem.*« (INT 6; Zeilen 613–622) Umgekehrt hat eine andere Ärztin manchmal den Eindruck, ihr Klient würde sich nur deshalb prädiktiv testen lassen wollen, weil er wie selbstverständlich immer alles wahrnimmt, was medizinisch möglich ist. In diesem Fall würde sie ihn noch einmal verstärkt darauf hinweisen, dass jener Gentest keineswegs notwendig sei, man auf ihn vielmehr mit guten Gründen verzichten könne.

Wenn der Klient den (auch medizinisch indizierten) Gentest dann aber immer noch wolle, würde sie ihn auch durchführen: »*Da achte ich schon immer drauf, dass ich das bei den Leuten dann auch, dass ich denen ihre Entscheidung so lasse, wie sie sie ähm für sich am ehesten treffen würden.*« (INT 11; 22:38) Die beiden zitierten Ärztinnen wahren also letztlich die Entscheidungsautonomie des Klienten.

Im Übrigen ist zu beachten, dass die Entscheidung *für* einen prädiktiven Gentest erst mit dem Gang des Klienten zur Befundmitteilung wirksam wird. Gerade bei Erkrankungen, die weder heil- noch verhinderbar sind, kommt es immer mal wieder vor – so die befragten Ärzte –, dass ein Klient das Ergebnis seines Gentests nie oder über Jahre nicht »abholt«, was letztlich einer (autonomen) Entscheidung *gegen* die prädiktive Gendiagnose gleichkommt. Insofern besteht die finale Entscheidung des Klienten für oder gegen das gendiagnostische Wissen in der Entscheidung darüber, ob er ein Befundmitteilungsgespräch aufsucht oder nicht.[228]

Gerade im Zusammenhang mit dem Prinzip der Nichtdirektivität ist in den Praxisbeschreibungen der genetischen Berater also deutlich zu sehen, wie die für das professionelle Arbeitsbündnis zentrale Spannung von Autonomie und Abhängigkeit des Klienten ausgehalten wird: Einerseits geben die Ärzte ihren Klienten Empfehlungen, andererseits tun sie das nur, wenn diese medizinisch zu begründen sind. Einerseits überlassen sie den Klienten die letztendliche Entscheidung für oder gegen einen Gentest, andererseits versuchen sie ihnen bei der Entscheidungsfindung zu helfen, wenn sich diese als schwierig erweist. Einerseits sprechen sie Empfehlungen aus, andererseits akzeptieren sie es, wenn sich der Klient anders entscheidet usw. Allerdings kommt die Spannung von Autonomie und Abhängigkeit des Klienten in den Praxisbeschreibungen der Professionellen auch dann zum Ausdruck, wenn es *nicht* um die Nichtdirektivität oder eine zu treffende Entscheidung geht. Die Spannung auf den Punkt bringt eine Ärztin – überaus treffend – mit den Worten: Es gehe in der genetischen Beratung »*eben weder darum zu sagen: Du musst, noch darum nur Informationen zu geben und dann zu sagen: Der Rest ist Deine Sache.*« (INT 12)

---

228 Verstärkt wird dieses Moment noch dadurch, dass bei manchen – auf nicht heilbare, neurodegenerative Erkrankungen spezialisierten – genetischen Beratungsstellen nicht der Arzt sich beim Klienten meldet, sobald das Gentestergebnis vorliegt, sondern dass der Klient von sich aus mit der Beratungsstelle Kontakt aufnehmen muss, wenn er das Ergebnis erfahren und also zur Befundmitteilung kommen will. Vgl. die autonomiewahrende Äußerung der Ärztin in dem in Kapitel 4.2 analysierten Fall (GB SCA3; Zeilen 1457–1477).

An dieser Stelle sei ein weiterer, die Autonomie des Klienten betreffender Befund angeführt. Er bezieht sich auf die sogenannte humangenetische Stellungnahme, die dem Klienten im Anschluss an die genetische Beratung per Post zugesandt wird und die Inhalte der Beratung zusammenfassen soll (vgl. Kap. 2.2.1). Die extensive Analyse eines solchen (fallkonkreten) Beratungsbriefes und der Abgleich mit entsprechenden Briefvorlagen (vgl. Kap. 4.1) haben ergeben, dass der in weiten Teilen standardisierte *Beratungsbrief* das ausführliche Protokoll eines spezifischen Beratungsfalls darstellt, so dass auf diesen und seine Details jederzeit zurückgegriffen und er gegebenenfalls auch von Dritten mit verschiedenen Interessen – etwa von anderen Ärzten oder Familienangehörigen – nachvollzogen werden kann. »Protokoll eines Beratungsfalls« meint hier nicht etwa eine Art Verlaufsprotokoll eines Beratungs*gesprächs*, sondern – eher im Sinne einer Epikrise – die umfassende Darstellung des gesamten Beratungs*falls*. Als solche enthält das Protokoll alle relevanten Fallinformationen: das Anliegen des Klienten, seine Kranken- und Familiengeschichte, grundlegende Informationen zum Krankheitsbild und den Vererbungsregeln, die (prädiktive) genetische Diagnose, Handlungsempfehlungen usw. Dieser Beratungsbrief ist nun aber nicht wie ein gewöhnlicher Arztbrief an den überweisenden oder weiterbehandelnden Arzt des Patienten bzw. Klienten adressiert, sondern an den Klienten selbst. Indem dieser das Protokoll seines eigenen Beratungsfalls zugeschickt bekommt, wird er gewissermaßen zum *autonomen Holder seiner eigenen Patientenakte.*[229] Er allein kann – bzw. muss – entscheiden, wem er Einblick in seine (genetische) Akte gewährt und wem nicht.[230] Der Beratungsbrief bedeutet also eine extreme Stärkung der Autonomie des Klienten. Das Arbeitsbündnis zwischen Berater und Klient ist

229 Zugleich wird der Klient, indem ihm das Protokoll seines eigenen Beratungsfalls zugesandt wird, überaus ambivalent behandelt, nämlich zum einen als von einem behandlungsbedürftigen Problem betroffener Klient einer Beratungspraxis und zum anderen als jemand, der zu eben diesem Problem in einem distanzierten Verhältnis steht und – quasi wie ein ärztlicher Kollege – ein rein sachlich-medizinisches Interesse am protokollierten Fall hat. Dies liegt unter anderem daran, dass dem Klienten aufgrund des Protokollcharakters des Beratungsbriefes Dinge »mitgeteilt« werden, die er selbst am allerbesten weiß und die er dem ärztlichen Absender des Briefes im Beratungsgespräch selbst erst eröffnet hat (etwa sein persönliches Anliegen).

230 Im Gegensatz zu neurodegenerativen Erkrankungen scheinen bei erblichen Tumorerkrankungen die meisten Klienten (auf ärztliche Anfrage) bereits im Beratungsgespräch anzugeben, dass der Brief nachrichtlich auch an ihren Hausarzt und/oder behandelnden Arzt gehen soll. Eine solche (explizit-)multiple Adressierung verstärkt dann noch einmal das in der vorangegangenen Fußnote skizzierte ambivalente Moment.

davon insbesondere dann betroffen, wenn der Brief den genetischen Beratungsprozess nicht abschließt, sondern – wie etwa bei neurodegenerativen Erkrankungen oder erblichem Brust- und Eierstockkrebs – noch vor der (etwaigen) Blutabnahme für einen prädiktiven Gentest, gleich nach dem ersten Beratungsgespräch verschickt wird, also vor der (etwaigen) Fortsetzung der stellvertretenden Problembewältigung in einem auf den Beratungsbrief folgenden Gespräch.

4.5.3 Zum Spannungsverhältnis von Wissensbasis und Fallspezifität

Auch das *Spannungsverhältnis von Wissensbasis und Fallspezifität* – das dritte wesentliche Strukturmerkmal professionalisierten Handelns (vgl. Kap. 3.3.1) – spiegelt sich in den Praxisbeschreibungen der Professionellen regelmäßig wider. Dass sich die Ärzte in der Beratung weniger an standardisierten Schemata, sondern an den jeweiligen Erfordernissen des spezifischen Falls bzw. konkreten Klienten orientieren, kommt immer wieder zum Ausdruck – sowohl explizit als auch implizit. Ein Arzt etwa hebt als ein Charakteristikum der genetischen Beratungspraxis hervor: »*Hier nehmen wir uns Zeit ähm und passen das an nach den Bedürfnissen der Situation der - der Ratsuchenden, die zu uns kommen.* […] *Man hat schon Zeit, einfach auf die Leute einzugehen.*« (INT 1; Zeilen 294–299) Und eine Ärztin bemerkt, nachdem sie verschiedene Möglichkeiten des Umgangs mit besonders emotionalen Situationen in der Beratung geschildert hat: »*Das muss man wirklich so immer so gucken im Einzelfall.*« (INT 11; 17:35) Auch eine andere Ärztin betont, »*dass es nicht den universellen Weg für ALLE gibt, sondern ähm dass ich so gucke, wo stehen DIE und womit fahren die am besten.*« (INT 10; Zeilen 604–606) Diesem beinahe omnipräsenten Fallbezug entsprechend legen viele Berater großen Wert auf das Verstehen nicht nur des genetischen, sondern auch des lebensweltlich-diffusen Falls (vgl. dazu Kap. 4.3.2). Wie zum Beispiel der gerade zitierte Arzt ausführt, könne man diesbezüglich »*viele Fragen stellen ähm: Ham Sie sich schon mal Gedanken drüber gemacht ähm ähm über diese ganze über diese ganze Situation? Ham Sie sich Gedanken gemacht, ob Sie so nen Test wollen? Ham Sie das schon länger überlegt? Is es jetzt ne ganz neue Situation für Sie? Ähm ham Sie sich schon mal in die Situation versetzt, wie das wäre, wenn der Test so oder so ausgefallen wird? Ähm was glauben Sie, wie Sie damit klar kommen mit so ner Situation?*« (INT 1; Zeilen 875–883)

Auch Umfang und Art der in der Beratung vermittelten Informationen richten sich nach dem jeweiligen Klienten. So sagt eine Ärztin: »*Wenn man merkt, ob sie mehr oder weniger wissen, umso ausführlicher oder weniger ausführlich wird auch die Beratung dann sein.«* (INT 9; Zeilen 676–678) Ein niedergelassener Arzt erläutert, dass »*viele, die sind wirklich Experten in eigener Sache dann geworden, sind in der Selbsthilfegruppe und so weiter,* (I: *M-mh.*) *denen muss ich hier nicht n Vortrag halten.* [...] *Je nachdem, wie die sich äußern, ne?* (I. *Mh.*) *Wenn die sagen: Wir ham von nix ne Ahnung, muss man bei Null anfangen.* (I: *M-mh.*) *Wenn die schon zwei Drittel wissen, muss man das nicht alles noch mal repetieren,* (I: *Mh.*) *sondern man füllt dann eher die Lücken auf.«* (INT 7; Zeilen 459–485) Und ein anderer Arzt stellt fest: »*Das is ja in jedem Gespräch so, dass man die - dass Umfang bestimmter Gesprächsinhalte nach der Situation anpasst, das is* (I: *Mh.*) *ja kein starres Schema.«* (INT 1; Zeilen 1339–1342)

Deutlich wird der Fallbezug auch im Zusammenhang mit den Standards und Leitlinien humangenetischer Beratung (vgl. hierzu Kap. 2.3.2 und 2.3.3). Wie wir beispielsweise schon in Kapitel 4.5.2 gesehen haben, distanzieren sich viele Professionelle einerseits klar von dem ethischen Prinzip bzw. Standard der Nichtdirektivität, bekennen sich andererseits aber auch dazu, eben weil sie eine nichtdirektive Beratung in unterschiedlichen *Fällen* für unterschiedlich sinnvoll halten: »*Die Nichtdirektivität ist ein Konzept, dem man in unterschiedlichen Beratungssituationen mehr oder minder weitgehend folgt. So würd ich's mal formulieren. Und es gibt Patienten, die äh mit einem sich streng nichtdirektiv sich verhaltenden Berater nix anfangen können.* (I: *M-mh.*) *Und da muss man schon - irgendwo dieses Vakuum auch füllen.* (I: *Mh.*) *Das is - so in der Theorie schwer zu sagen.* (I: *Ja.*) *Wenn Sie, wenn Sie hier Beratungsgespräche mitmachen würden, würden Sie merken, dass das unterschiedlich is.* (I: *M-mh.*) *Ja? Da gibt's die Patienten, die vorzüglich selbst entscheiden können und sich auch um Gottes Willen nicht reinreden lassen wollen, und es gibt andere, die hier händeringend sitzen und: Was soll ich denn tun? Und so weiter.* (1) *Je nachdem.«* (INT 7; Zeilen 731–748) Letztlich kommt es also auf den konkreten Klienten bzw. spezifischen Beratungsfall an. Ein anderer Arzt formuliert es so: »*Dies Ideal der nichtdirektiven Beratung - is nich immer optimal.«* (INT 1; Zeilen 864–865) »*Es is n Ideal,* [...] *an dessen Anspruch man sich orientieren sollte, aber ähm ich glaub, das wär FALSCH verstanden, wenn man das jetzt als Gesetz betrachtet, dem man in jeder Situation strikt folgen muss, egal wie wie der Kontext is.«* (INT 1; Zeilen 1482–1488)

Ähnlich verhalten sich die Professionellen zu den Standards und Leitlinien humangenetischer Beratung insgesamt. Einerseits anerkennen sie Richtigkeit und Wichtigkeit des in den Standards und Leitlinien verkörperten (Beratungs-)Wissens, andererseits betonen viele immer wieder die

Bedeutung des spezifischen Falls, von dem ihr Beratungshandeln letztlich abhängt.[231] So meint eine Ärztin, es könne »*natürlich auch vorkommen, dass man mal von den Leitlinien abweicht. Es geht schließlich immer darum, das für den individuellen Patienten Beste zu tun. Das kommt also auf den Einzelfall an.*« (INT 12) Eine andere Ärztin räumt ein, es gebe durchaus Situationen, »*wo es aus klinischen Gründen äh sinnvoll is, von diesen Leitlinien abzurücken. Aber deshalb bleiben diese Leitlinien für mich immer noch gültig.*« (INT 2; Zeilen 523–526) Und ein niedergelassener Arzt konstatiert: »*Je länger ich Beratungserfahrung hab, umso weniger richte ich mich nach irgendwelchen starren Vorgaben, sondern* (I: *Mh.*) *das is eigentlich meines Erachtens auch äh ein Merkmal eines guten Beraters, sich individuell einzustellen.* (I: *Mh.*) *Ähm natürlich gibt's gewisse - Wegmarken, die man beachten muss, Leitlinien und so weiter,* (I: *Mh.*) *aber wie ich bei dem Einzelnen vorgehe, ist SEHR unterschiedlich.*« (INT 7; Zeilen 437–444)

Bei aller Wertschätzung und Anerkennung, welche die Ärzte den Standards genetischer Beratung bzw. dem *Inhalt* der – die Standards schriftlich fixierenden (vgl. Kap. 2.3.2) – Leitlinien entgegenbringen, machen sie in den Interviews auch deutlich, dass die Leitlinien als *Dokument* nicht gerade ihre Alltagspraxis bestimmen. Der zuletzt zitierte Arzt etwa bekennt: »*Ich kann nich sagen, dass das in meinem Alltag jetzt ne große Rolle spielt und dass ich oft in diese Leitlinien gucke. Ich hab sicher die Essentials internalisiert* (I: *Mh.*) *und äh beachte das auch, aber mehr nich.*« (INT 7; Zeilen 666–670) Ähnlich äußert sich eine niedergelassene Ärztin: »*Ich glaub, ich hab sie verinnerlicht, aber ich könnte* (I: *Okay.*) *Ihnen jetzt keinen Punkt sagen, ich würde es jetzt vielleicht sogar grad nochmal gerne lesen, einfach um zu wissen, ob ich da wirklich absolut konform bin.* […] *Diese Leitlinien hab ich immer mal wieder gelesen,* (I: *Mh.*) *und ich geh davon aus, dass ich so berate, wie's in den Leitlinien steht.*« (INT 6; Zeilen 648–655) Gleichwohl unterstreichen beide Berater die Bedeutung der Leitlinien: »*Die Leitlinien* […] *legen letztlich fest, was is good medical practice und was is es nich, ne?*« (INT 7; Zeilen 635–637) bzw. »*Ich finde Leitlinien grundsätzlich klasse, weil Sie ham ein äh eine Leitlinie, ein Konstrukt, ein Gerüst eben, an dem man sich* (I: *Mh.*) *langhangeln kann, und die geben einem ja auch eine gewisse rechtliche Sicherheit.* (I: *Mmh.*) *Wenn man irgendwas nach Leitlinien gemacht hat, dann äh hat man, is man rechtlich immer auf der richtigen Seite.*« (INT 6; Zeilen 661–668)

231 Zur Erinnerung: Schon die Definition von Leitlinien in der Medizin enthält den für professionalisiertes Handeln bezeichnenden Hinweis, dass von Leitlinien »in begründeten Fällen abgewichen werden kann oder sogar muß« (BÄK & KBV 1997: A2154; vgl. Kap. 2.3.2).

Die Ausführungen der beiden Ärzte verweisen auf die Funktion professioneller Standards und Leitlinien generell. Wie in Kapitel 2.3.3 theoretisch erörtert, liegt sie aus professionssoziologischer Sicht primär in der Absorption von Unsicherheiten für die Profession.[232] Dass die Professionellen dieser Sichtweise nicht unbedingt widersprechen würden, deutet sich in manchen Interviews durchaus an, so beispielsweise in der zuletzt zitierten Passage (»Gerüst, an dem man sich langhangeln kann«). Eine andere genetische Beraterin sagt: »*Da hat man auch die die Leitlinie als Sicherheit ähm hinter sich stehen.* [...] *Das is ähm ähm so erarbeitet worden* (I: *Mh.*) *und langfristig als gut und sinnvoll auch bewiesen worden.* [...] *Also es bietet auch eine gewisse Sicherheit in manchen Umgängen.*« (INT 9; Zeilen 475–480) Und eine weitere Ärztin antwortet auf die Frage, welche Bedeutung die Leitlinien für sie und ihre Beratungspraxis haben: »*Ich finde es ganz wichtig, dass es so etwas gibt.* [...] *Weil es ist auch für uns n Stückchen Sicherheit, sich nicht zu weit aus m Fenster zu hängen.* (I: *M-mh.*) *Ja? Wenn man alles frei entscheiden könnte selbst als Einzelperson,* [...] *DAS fänd ich auch echt belastend.* (I: *M-mh.*) *Und es is schon so n gewisser Schutz der - Patienten und Ratsuchenden, aber es is auch ein Schutz der* [...] *genetisch beratenden Ärzte.*« (INT 3; 35:18)

4.5.4 Zum Selbstverständnis der genetischen Berater

Kommen wir schließlich zum *Selbstverständnis der genetischen Berater*. Schaut man sich an, wie die interviewten Ärzte ihren beruflichen Werdegang – etwa von der gymnasialen Oberstufenzeit bis zu ihrer aktuellen Tätigkeit – beschreiben (vgl. Kap. 4.1.1), fällt auf, wie sehr sich dieser entlang der Schnittstelle von wissenschaftlicher Forschung auf der einen und klinisch-ärztlicher Praxis auf der anderen Seite bewegt. In fast allen Fällen kommt ein ausgeprägtes (Sach-)Interesse der Ärzte an den wissenschaftlichen Grundlagen des Fachs der Humangenetik bzw. an humangenetischer For-

---

232 Es sei hier nur kurz angemerkt, dass die Unsicherheitsabsorption als primäre Funktion von Standards professioneller Praxis und das Unsicherheitsproblem als das in der Praxis prädiktiver genetischer Beratung stellvertretend zu bewältigende Klientenproblem trotz semantischer Ähnlichkeit *nichts* miteinander zu tun haben. Inhaltlich sind jeweils vollkommen verschiedene Sachverhalte angesprochen, und während Ersteres auf eine theoretische Einsicht der Professionssoziologie zurückzuführen und in der Literatur zu finden ist (siehe Kap. 2.3.3), stellt Letzteres das Ergebnis umfangreicher empirischer Rekonstruktionsanalysen dar, die erst im Rahmen dieser Arbeit durchgeführt worden sind (siehe Kap. 4).

schung zum Ausdruck, welches den beruflichen Werdegang an der einen oder anderen Stelle entscheidend beeinflusst zu haben scheint. Zudem sind die an den Universitätsinstituten bzw. -kliniken beschäftigten Berater in aktuelle Forschungsprojekte involviert, und auch die niedergelassenen Ärzte waren lange Jahre (auch) wissenschaftlich tätig. Umgekehrt haben viele Ärzte auch schon in anderen medizinischen Fachbereichen klinisch gearbeitet und – natürlich – Erfahrungen mit humangenetischer Beratungspraxis gesammelt.

Dieser Zwischenstellung von Wissenschaft und ärztlicher Praxis entsprechend tun sich manche Berater schwer bei der Frage, ob sie sich, wenn sie sich entscheiden müssten, eher als Arzt oder als Wissenschaftler sehen (vgl. Kap. 4.1.1). Einer antwortet etwa: »*Ja, DAS is schwierig, DAS is schwierig. Also, da kann man viel drüber diskutieren,* (   ) *ob man sich als Arzt sieht. Ich weiß es nich.* [...] *Am besten sagt man vielleicht: Man ist Humangenetiker. Ähm das* [...] *beschreibt das Berufsbild vielleicht besser, als wenn man nur sagt: Arzt.*« (INT 1; Zeilen 219–238) Eine andere bemerkt: Das »*kann man eigentlich so nich äh, nich trennen, würd ich sagen.* (I: *Mh.*) *Denn äh was wir machen, auch in der Wissenschaft, is ja immer patientbezogen.* (I: *Mh.*) *Also uns geht's natürlich zum Teil auch um Grundlagenverständnis, ABer* [...] *wir sind stark eigentlich da, wo wir Klinik und Grundlagen zusammenbringen.*« (INT 2; Zeilen 211–218) Wieder andere antworten auf die genannte Frage: »*Ich bin echt so n Zwitterwesen* <<lacht>>« (INT 10; Zeilen 189–190) oder »*Das is immer so n bisschen so ne - zweigeteilte Position*« (INT 11; 08:05). Manche der befragten Humangenetiker – nicht nur die niedergelassenen – sehen sich aber auch eindeutig als Ärzte.

Unabhängig von solchen expliziten Selbstzuschreibungen der Berater lässt sich anhand ihrer Ausführungen zum beruflichen Werdegang rekonstruieren, inwiefern ihre beruflichen Relevanzen primär auf Wissenschaft und Forschung oder primär auf ein helfendes, klinisch-ärztliches Handeln zielen. Im ersten Fall stellt die genetische Beratungspraxis eher eine willkommene Abwechslung zur eigentlich zentralen wissenschaftlichen Tätigkeit dar. So sagt ein Berater, er habe »*dann schon gemerkt, dass das schon immer ganz nett ist, wenn man zwischendurch auch immer noch Patienten sieht und nicht nur im Labor* (I: *M-mh.*) *dann seine Zeit verbringt.*« (INT 4; Zeilen 173–177) Und ein anderer bemerkt: »*Das is natürlich auch sehr schön, dass man dann dann Leuten helfen kann,* [...] *aber das is jetzt für mich nicht so DAS entscheidende, dass ich sach, das is für mich DAS Kriterium, was für mich für die Berufs- oder Fachwahl so entscheidend is.*« (INT 1; Zeilen 267–272) Im zweiten Fall hingegen ist es umgekehrt die Forschung, die als Nebentätigkeit erscheint und als solche allein der Verbesserung der Patientenversorgung und der ärztlichen Praxis dient. So betont eine Humangenetikerin: »*Solche wissenschaftlichen Fragen interessieren mich erst, wenn sie unmittelbar mit der Hilfe für Patienten zu tun haben. Da hab ich schon eher den klinischen Blick.*« (INT 12) Und eine andere hebt ihr »*Interesse am Menschen*« hervor und stellt fest: »*Ich bin schon sehr klinisch orientiert, würd ich mal sagen, - oder personen- - zentriert.*« (INT 3; 05:05 bzw. 07:28) Die interviewten genetischen Berater unterscheiden sich also durchaus in ihrem *beruflichen Selbstverständnis*, eben je nachdem ob sie eher der Forschung oder ihrer ärztlichen Praxis Priorität einräumen.

Professionalisierungstheoretisch interessant ist nun zu sehen, dass diese Unterschiede gewissermaßen verschwinden bzw. unsichtbar werden, sobald die Befragten über ihre eigene genetische Beratungspraxis sprechen. Es geht dann nicht mehr um Abwechslung im Arbeitsalltag, persönliche Sachinteressen oder wissenschaftliche Forschung, sondern in erster Linie um das *Wohl des Klienten* und die Bewältigung seines Problems. Dass dabei immer wieder betont wird, dass die Spezifika des jeweiligen Falls berücksichtigt werden müssen, die Autonomie des Klienten zu wahren ist, ihm aber trotzdem Empfehlungen gegeben werden können, haben wir bereits in Kapitel 4.5.3 bzw. 4.5.2 gesehen. Viele Berater legen zudem besonderen Wert darauf, dass der Klient die ihm vermittelten Empfehlungen, Erklärungen und Informationen auch wirklich versteht, was ebenfalls die Autonomie des Klienten stärkt. Natürlich variieren die Praxisbeschreibungen der Berater in Wortlaut und Details, es lassen sich aber keine *systematischen* Unterschiede rekonstruieren, weder zwischen den Ausführungen der Berater mit unterschiedlichem beruflichen Selbstverständnis noch zwischen den Ausführungen von niedergelassenen und an universitären Einrichtungen beschäftigten Humangenetikern.[233] Zwar scheinen die interviewten niedergelassenen Ärzte besonders erfahren und professionalisiert, aber nur im Vergleich zu den weniger erfahrenen Kollegen an der Universität. Im

233 Genauso wenig gibt das gesamte empirische Datenmaterial (vgl. Kap. 4.1.1) Grund zu der Annahme, ein genetisches Beratungsgespräch würde an einer universitären Einrichtung systematisch anders verlaufen als in einer niedergelassenen Praxis. Zwar mag der für ein Beratungsgespräch zur Verfügung stehende Zeitrahmen in einer niedergelassenen Praxis im Zweifelsfall begrenzter sein, sind universitäre Institute eher auf ein bestimmtes Krankheitsbild spezialisiert, kann ein Klient nur an universitären Einrichtungen auf einen genetischen Berater treffen, der noch in Ausbildung ist, usw. Aber auf die Beratungsgespräche selbst scheinen solche Unterschiede in den (institutionellen) Rahmenbedingungen keine nennenswerten Effekte zu haben, jedenfalls nicht in einer für die vorliegende Arbeit relevanten Weise.

Vergleich zu den dort beschäftigten, gleichermaßen erfahrenen Ärzten lässt sich dieser Eindruck dagegen nicht aufrechterhalten. Eben weil sich keinerlei systematische Unterschiede zwischen den Praxisbeschreibungen der genetischen Berater rekonstruieren lassen, wurden in den vorangegangenen Abschnitten des Kapitels 4.5 Belegstellen aus *allen* Interviews angeführt.

Eine niedergelassene Ärztin zum Beispiel, die früher an einer universitären Einrichtung beschäftigt war und sich nach wie vor an wissenschaftlichen Publikationen beteiligt, nun aber eindeutig ihrer ärztlichen Praxis Priorität einräumt, führt in Bezug auf die genetische Beratung aus: »*Ich finde auch, der Genetiker als als Lotse ist n ganz wichtiger Punkt. Dass man - nicht nur eben die Vorgeschichte erhebt und dem Menschen sagt, was er hat und wie's vererbt wird, dass man ihm auch sagt, wenn er jetzt selber die Erkrankung hat, was für Probleme für ihn noch auftreten können und an was für Fachdisziplinen er sich richten - sollte oder kann, was wichtig is an Vorsorge oder Früherkennungsuntersuchungen, dass man nicht nur sagt: Hier ist Schluss, wir sehen uns nicht wieder und machen Sie,* (I: *Mh.*) *was Sie wollen, sondern dass man eben auch noch viele Richtlinien gibt, was äh was er für sich weiter berücksichtigen soll, ohne dass man das selber dann kontrolliert, das is -* (I: *Mh.*) *ich bin dann kein Kontrolleur, ich bin ein Wegweiser. Und das wird eben alles auch nochmal schriftlich fixiert, einmal aus rechtlichen Gründen, aber auch äh um den Menschen natürlich vor allem ähm weiteren Schaden - zu vermeiden.*« (INT 6; Zeilen 222–239) Die Ärztin begreift sich in der genetischen Beratungspraxis als »Lotse«. Was ist das für ein Bild? Ein Kapitän kennt die Ausmaße und Besonderheiten seines Schiffes am besten, niemand kann das Schiff sicherer manövrieren als er. Wenn er allerdings einen fremden Hafen ansteuert, steht er vor dem *Problem*, dass er die örtlichen Gegebenheiten nicht kennt. Um sein Schiff trotzdem sicher an eine Anlegestelle zu führen, bedarf er der *Hilfe* eines ortskundigen Lotsen, der mit etwaigen Schwierigkeiten und Tücken des Fahrwassers im Hafen vertraut ist. Dieser »Lotse« übernimmt nun keineswegs selbst das Kommando über das Schiff, sondern »weist« dem Kapitän den sichersten und einfachsten »Weg« zu einem Liegeplatz. Letztlich bleibt es der (autonome) Kapitän, der das Schiff steuern muss, auch wenn er dabei auf die Hilfe des Lotsen angewiesen ist. Insofern lenken Kapitän und Lotse das Schiff *gemeinsam* zu seinem Ziel.

Aus professionalisierungstheoretischer Perspektive scheint das Bild des Lotsen zwar ein verkürztes, prinzipiell aber nicht unzutreffendes Bild für eine stellvertretende Problembewältigung in der genetischen Beratungspraxis zu sein, zumal die Ärztin ja weiter ausführt, worauf es ihr ankommt. Mit einer Diagnose und ein paar Informationen (»was er hat und wie's vererbt wird«) ist es keineswegs getan, als genetische Beraterin sieht sie es vielmehr auch als ihre Aufgabe, dem Klienten konkrete Handlungsempfehlungen für die nähere und fernere Zukunft zu geben (»viele Richtlinien«, »weiter berücksichtigen soll«, »Probleme noch auftreten können«). Dabei hat sie das Wohl des Klienten im Blick (»Schaden vermeiden«), ohne seine Autonomie zu missachten (»kein Kontrolleur«). Die für das professionelle Arbeitsbündnis zentrale Spannung von Autonomie und Abhängigkeit des Klienten wird an dieser Stelle wieder einmal deutlich.

Eine andere erfahrene Humangenetikerin, die im Gegensatz zur gerade zitierten niedergelassenen Ärztin an einem universitären Institut arbeitet und eindeutig ihrer wissenschaftlichen Tätigkeit Priorität einräumt, verwendet im Hinblick auf den genetischen Berater ein Bild, das dem des Lotsen nicht unähnlich ist. Auf die Frage nach der Hauptanforderung an den Berater antwortet sie: »*Der Berater muss äh, muss ein hohes Einfühlungsvermögen haben,* [...] *muss - sich sehr einstellen können auf sehr verschiedene - auf einen sehr verschiedenen Umgang mit diesem Risiko.* [...] *Und* [...] *dass man sich zurücknimmt und den Ratsuchenden* [...] *seinen eigenen Weg finden lässt und ihn dabei unterstützt.* (I: *M-mh.*) *Also eigentlich Wegbegleiter* [...] *is eigentlich das, was ein - GUTer Berater sein sollte.*« (INT 2; Zeilen 664–686) In dieser kurzen Sequenz sind bereits alle drei der für professionalisiertes Handeln charakteristischen Spannungsverhältnisse (vgl. Kap. 3.3.1) angesprochen: die Spannung von Diffusität und Rollenförmigkeit (»Einfühlungsvermögen«), die von Wissensbasis und Fallspezifität (»einstellen auf einen sehr verschiedenen Umgang«) und die von Autonomie und Abhängigkeit des Klienten (»zurücknimmt«, »unterstützt«). Das Bild des »Wegbegleiters« ist etwas passiver als das des Lotsen und betont stärker die Autonomie des Klienten. Gleichwohl geht es auch hier darum, dass der Berater dem Klienten dabei hilft (»unterstützt«), einen »eigenen Weg« zu finden. Im Übrigen spricht sich auch diese Ärztin, wie wir bereits in Kapitel 4.5.2 gesehen haben, dafür aus, dem Klienten (direktive) Empfehlungen zu geben, nämlich »*sobald man etwas anbieten kann, was dem Patienten wirklich in seiner Gesundheit nützt.*« (INT 2; Zeilen 539–540) Auch *ihre* zentrale Relevanz bezüglich der genetischen Beratungspraxis zielt auf das Wohl des Klienten.

Das trifft auch auf die weiter oben zitierte Ärztin zu, die eindeutig ihrer ärztlichen Praxis Priorität einräumt und nur wenig mit humangenetischer Forschung zu tun hat, obwohl sie an einer universitären Einrichtung arbeitet. Zum Beispiel sagt sie in Bezug auf sehr junge Frauen, die sich auf erblichen Brustkrebs prädiktiv testen lassen möchten: »*Oft ist es so, dass die eben reinkommen und sagen: Okay, mach ich. Und ähm gar nicht daran denken, dass es IHNen vielleicht ja auch schaden könnte. Sie wissen ja selber nie, wie sie psychisch damit hinterher umgehen,* (I: *Mh.*) *und da find ich das schon gut, wenn man die n bisschen stoppt und bremst und sagt: Gucken Sie mal, es gibt auch Frauen, denen bekommt das hinterher nicht so gut, und denken Sie doch erstmal drüber nach.*« (INT 3; 15:04) Auch für eine andere Humangenetikerin, die an ihrer Arbeit an einem universitären Institut vor allem die Vielfalt der Tätigkeiten (Laborarbeit, Forschung, Beratung) schätzt, ist im Hinblick auf ihre genetische Beratungspraxis das Wohl des Klienten entscheidend. Beispielsweise berichtet sie auf die Frage nach schwierigen Beratungsfällen von »*Personen, die andere Probleme zusätzlich haben, ähm ähm Trennung vom Ehepartner gerade oder Beziehung oder gekündigt oder irgendwelche anderen psychosozialen Probleme, dass die dasitzen und man denkt: Das Ergebnis oben drauf, das verkraften die jetzt nich noch.* [...] *Und da sollte man gemeinsam mit dem Ratsuchenden dann schon überlegen, ob's jetzt nicht n ungünstiger Zeitpunkt für noch, noch was Zusätzliches ist.*« (INT 9; Zeilen 412–423) Selbst der ebenfalls schon zitierte Humangenetiker, der in der Beratungspraxis nur eine willkommene Abwechslung zu seiner eigentlich zentralen wissenschaftlichen Tätigkeit sieht, hat das Wohl des Klienten im Blick, sobald er über seine eigene Beratungspraxis spricht. So betont er zum Beispiel, er versuche »*den Patienten dann erst so ähm rausgehn zu lassen, dass ich das Gefühl habe, dass er mit der Diagnose ganz gut klar kommt.*« (INT 4; Zeilen 414–416)

So wie sich keine systematischen Unterschiede zwischen den Praxisbeschreibungen der von mir befragten Humangenetiker rekonstruieren lassen, lassen sich – das sollten die letzten Absätze noch einmal veranschaulichen – auch keine systematischen Unterschiede im Hinblick auf das *Selbstverständnis* der Befragten *als genetische Berater* rekonstruieren. Dieses scheint vielmehr unabhängig sowohl von den institutionellen Rahmenbedingungen ihrer genetischen Beratungspraxis (universitäre Einrichtung versus niedergelassene Praxis) als auch von ihrem beruflichen Selbstverständnis zu sein. Diejenigen Humangenetiker, die beruflich der wissenschaftlichen Forschung Priorität einräumen, unterscheiden sich also in ihrem Selbstverständnis als genetische Berater *nicht* von ihren Kollegen, die umgekehrt der ärztlichen Praxis beruflich Priorität einräumen. Mit anderen Worten: *Die von mir interviewten Humangenetiker unterscheiden sich zwar in ihrem allgemein-beruflichen Selbstverständnis, nicht aber in ihrem Selbstverständnis als geneti-*

sche Berater.[234] Das spricht für die Eigenlogik der genetischen Beratungspraxis und für einen wirkmächtigen ärztlich-professionalisierten Habitus (vgl. hierzu Kap. 3.3.3) der befragten Humangenetiker.

4.5.5 Zusammenfassung

Fassen wir die Befunde der Interviewanalysen kurz zusammen. Das Bild, das die befragten Ärzte von ihrer genetischen Beratungspraxis zeichnen, ist das einer – im Sinne der Professionalisierungstheorie (vgl. Kap. 3.3.1) – überaus professionalisierten Praxis: Das Ziel der Beratungspraxis wird in der stellvertretenden Bewältigung des Problems des Klienten gesehen, was sich auch in den Leitlinien zur genetischen Beratung zeigt. Dabei deckt sich der reflexive Zugriff der Professionellen auf dieses (behandlungsbedürftige) Klientenproblem – das unter anderem mit »Angst«, »Befürchtungen«, »Sorgen« oder gar »Unsicherheit« umschrieben wird – mit den Befunden der rekonstruktiven Analysen der Beratungsgespräche (vgl. Kap. 4.2 und 4.3): Das originäre Problem, das die Klienten zur prädiktiven genetischen Beratung treibt und dort primär zu bewältigen ist, besteht nicht in einem Informations- oder Entscheidungsproblem, sondern in einem Unsicherheitsproblem. Um das Beratungsziel der stellvertretenden Bewältigung dieses Problems zu erreichen, wird die Einrichtung und Funktionalität eines Arbeitsbündnisses zwischen Arzt und Klient als zentral erachtet. Voraussetzung hierfür ist sowohl die kognitiv-psychosoziale Beratungsfähigkeit als auch die Beratungsbedürftigkeit des Klienten. Die vorangegangenen Abschnitte haben gezeigt, wie in den Praxisbeschreibungen der humangenetischen Ärzte die beiden für ein solches (professionelles) Arbeitsbündnis zentralen Spannungen von Diffusität und Rollenförmigkeit sowie von Autonomie und Abhängigkeit des Klienten ausgehalten werden: Der Klient wird in der genetischen Beratung nicht nur in einer spezifischen Rolle, sondern in seiner Diffusität als »ganzer Mensch« gesehen, ohne dass deshalb die Arzt-Klient-Beziehung als eine beidseitig diffuse Sozialbeziehung konzipiert würde. Die (Entscheidungs-)Autonomie des Klienten wird gewahrt und gestärkt – auch durch den Beratungsbrief –, ohne dass deshalb auf Handlungsempfehlungen oder eine Hilfestellung bei der Entschei-

---

234 Diesem Befund entspricht, dass auch die untersuchten genetischen Beratungsgespräche sich systematisch nicht danach unterscheiden, über welches – im entsprechenden Interview rekonstruierte – berufliche Selbstverständnis der jeweilige Berater verfügt.

dungsfindung des Klienten verzichtet würde. Vielmehr scheinen die genetischen Berater umso direktiver bzw. weniger nichtdirektiv zu handeln, je eher medizinisch begründete Empfehlungen ausgesprochen werden können. Außerdem kommt in den Praxisbeschreibungen der Professionellen die für eine nicht-standardisierte Problembewältigung auszuhaltende Spannung von Wissensbasis und Fallspezifität zum Ausdruck. Letztlich kommt es den befragten Ärzten auf den konkreten Klienten bzw. den spezifischen Beratungsfall an, so dass im Zweifelsfall auch von den ansonsten durchaus wertgeschätzten Standards und Leitlinien humangenetischer Beratung – etwa dem Prinzip der Nichtdirektivität – abgewichen wird.

Allerdings finden sich in den Interviews auch Hinweise für ein (weiteres) potentielles Strukturmoment der prädiktiven genetischen Beratungspraxis, das der Logik professionalisierten Handelns widerspricht. Offenbar kommt es nicht gerade selten vor, dass ein Klient zur genetischen Beratung – sei es von Ärzten oder Verwandten – »geschickt« wird. Hat er deswegen ein vollkommen fremdbestimmtes Anliegen, kann er nicht als beratungsbedürftig gelten. Würde er trotzdem genetisch »beraten«, handelte es sich nicht um professionalisiertes Handeln, weil erstens kein stellvertretend zu bewältigendes Klientenproblem vorliegt und weil der Klient zweitens weder selbstbestimmt die Beratung aufgesucht hat noch abhängig von der Hilfe des genetischen Beraters ist, also die für ein professionelles Arbeitsbündnis zentrale Spannung von Autonomie und Abhängigkeit des Klienten gar nicht erst eingerichtet werden kann.

Schließlich unterscheiden sich die befragten Ärzte systematisch nur in ihrem beruflichen Selbstverständnis, nicht aber in ihren Praxisbeschreibungen und in ihrem Selbstverständnis als genetische Berater. Beides – von zentraler Relevanz ist hier das Wohl des Klienten und die (Hilfe bei der) Bewältigung seines Problems – scheint vielmehr unabhängig davon zu sein, ob die Professionellen der wissenschaftlichen Forschung oder der ärztlichen Praxis beruflich Priorität einräumen und ob sie an einer universitären Einrichtung oder in einer niedergelassenen Arztpraxis tätig sind. Das spricht für einen wirkmächtigen ärztlich-professionalisierten Habitus der befragten Humangenetiker.

4.6 Die prädiktive genetische Beratung als professionalisierte Unsicherheitsbewältigungspraxis – Zusammenfassung der Befunde

Auf der Grundlage von Sequenzanalysen von genetischen Beratungsgesprächen und Interviews mit genetischen Beratern haben wir die ärztliche Praxis der prädiktiven genetischen Beratung in diesem Kapitel 4 als eine überaus *professionalisierte Unsicherheitsbewältigungspraxis* rekonstruiert. Die Klienten suchen die prädiktive genetische Beratung auf, um Hilfe beim Umgang mit der Unsicherheit einer in Zukunft möglichen Erkrankung zu bekommen. Das behandlungsbedürftige Problem der Klienten in der prädiktiven genetischen Beratung ist ein kognitives, aber krankheitsbezogenes Unsicherheitsproblem. Dieses wird von den beratenden Ärzten auf eine Weise erfasst und behandelt, die aus Sicht der Professionalisierungstheorie als professionalisiert bezeichnet werden muss (vgl. Kap. 3.3.1). Die prädiktive genetische Beratungspraxis dient folglich der stellvertretenden Bewältigung von krankheitsbezogenen Unsicherheitsproblemen ihrer Klienten.

Dieses Unsicherheitsproblem kann sich in Form von Gesundheitssorgen und/oder in Form einer Planungsblockade äußern. Im ersten Fall ist der Klient unsicher, ob er selbst und/oder ein eigenes (lebendes oder potentielles) Kind in Zukunft schwer erkranken könnte, er macht sich deshalb Sorgen um die eigene Gesundheit und/oder die Gesundheit seiner (lebenden oder potentiellen) Kinder, und diese Sorgen belasten seinen Alltag. Im zweiten Fall ist der Klient unsicher, ob er selbst und/oder ein eigenes (lebendes oder potentielles) Kind in Zukunft schwer erkranken könnte, und dies blockiert seine Familien- und/oder Lebensplanung, weil er, je nachdem ob die befürchtete Gefahr einer zukünftigen Erkrankung tatsächlich besteht oder nicht, so oder anders plant. Beide Ausformungen können auch zugleich auftreten, der Klient hat dann gewissermaßen ein doppeltes Unsicherheitsproblem. Zum behandlungsbedürftigen Problem wird die Unsicherheit einer in Zukunft möglichen Erkrankung jedenfalls erst, wenn sie den Alltag belastende Gesundheitssorgen und/oder eine Planungsblockade verursacht.

Ein derartiges Unsicherheitsproblem liegt auch dann vor, wenn die Klienten zu Beginn eines Beratungsgesprächs ihr Anliegen explizit (nur) als Wunsch nach einem Gentest oder als (reine Auskunfts-)Frage formulieren, etwa danach, ob ihre Familie von einer genetischen Veranlagung betroffen ist, ob sie einen in ihrer Familie schon bekannten Gendefekt geerbt haben oder wie hoch ihr persönliches Erkrankungsrisiko ausfällt. Hingegen besteht das originäre, in der prädiktiven genetischen Beratung primär zu bewältigende Klientenproblem *nicht* in einem Informations- oder Entscheidungsproblem, wenngleich sowohl Informationen als auch eine Entscheidung des Klienten für oder wider einen prädiktiven Gentest in der Beratung eine wichtige Rolle spielen können.

Aufgabe des genetischen Beraters ist es, dem Klienten bei der Bewältigung seines lebenspraktischen, krankheitsbezogenen Unsicherheitsproblems zu helfen. Die für eine solche stellvertretende Problembewältigung notwendige Erfassung und Behandlung des Klientenproblems geschieht in Kooperation mit dem Klienten, also in Form eines Arbeitsbündnisses zwischen Arzt und Klient. Die Kommunikationen dieser kooperativen, gemeinsamen Gesprächspraxis orientieren sich primär an der Unterscheidung krank/gesund. Der Problemerfassung dienen ärztliche Handlungen zum Verstehen sowohl des lebensweltlich-diffusen Falls, wie etwa die Aufforderung zur diffusen Problemschilderung oder gezieltes Nachfragen, um dem Klienten Raum zur Selbstexplikation zu geben, als auch des genetischen Falls, wie etwa die Eigen- und Familienanamnese oder das Studium von Befunden. Dabei folgt der zu verstehende Beratungsfall insgesamt einer Doppellogik von Individual- und Familienlogik. Der Problembehandlung dienen ärztliche Handlungen wie Beruhigungskommunikationen, explizite und implizite Handlungsempfehlungen, Reflexionsanregungen, der Verweis auf andere Beratungs- und Hilfsangebote, die Vermittlung diverser Informationen sowie die Mitteilung der prädiktiven Gendiagnose. Schließlich kann die prädiktive Gendiagnostik selbst als eine Therapie des Unsicherheitsproblems bezeichnet werden.

Eine prädiktive Gendiagnostik und die zuletzt genannten ärztlichen Handlungen haben in erster Linie Problembehandlungs*potential*. Das heißt, es ist keinesfalls ausgemacht, dass sie das jeweilige Klientenproblem immer auch »erfolgreich« behandeln oder sonst irgendwelche sichtbaren Effekte zur Folge haben. Ohnehin kann der Arzt dem Klienten nur eine Hilfestellung dafür geben, einen routinierten Umgang mit seinem Unsicherheitsproblem zu entwickeln. Er kann zum Beispiel einem Klienten mit einem hohen Erkrankungsrisiko empfehlen, regelmäßig Früherkennungsuntersuchungen wahrzunehmen, den Gang zur Vorsorge kann er ihm indes nicht abnehmen.[235] Die prädiktive genetische Beratung stellt also nur einen Baustein in der Auseinandersetzung des Klienten mit seinem Unsicherheitsproblem dar. Gleichwohl ist es möglich, dass das Unsicherheitsproblem bereits im begrenzten Rahmen des genetischen Beratungsprozesses final bewältigt wird, zum Beispiel wenn die Gesundheitssorgen des Klienten durch eine negative prädiktive Gendiagnose komplett zerstreut werden können.

Insgesamt erfolgt die ärztliche Erfassung und Behandlung des Klientenproblems im prädiktiven genetischen Beratungsgespräch auf eine (überaus) professionalisierte, das heißt die drei für professionalisiertes Handeln charakteristischen Spannungen aushaltende Art und Weise (vgl. Kap. 3.3.1): Im Arbeitsbündnis mit dem Arzt ist der Klient nicht nur in einer spezifischen Rolle, sondern in seiner Diffusität als »ganzer Mensch« präsent und relevant, ohne dass deshalb die Arzt-Klient-Beziehung zu einer beidseitig diffusen Sozialbeziehung geraten würde. Zudem wird die Autonomie des Klienten von den genetischen Beratern gewahrt und gestärkt, ohne dass sie deshalb auf Handlungsempfehlungen verzichten oder den Klienten sonstwie in seiner Problemlage alleine lassen würden; vielmehr scheinen die Ärzte umso direktiver bzw. weniger nichtdirektiv zu handeln, je eher medizinisch begründete Empfehlungen ausgesprochen werden können. Im Fokus steht schließlich immer der konkrete Beratungsfall des jeweiligen Klienten, die allgemeine Wissensbasis ist nur in Bezug auf diesen spezifischen Fall relevant; wenn er es verlangt, weichen die Ärzte sogar von den ansonsten wertgeschätzten Standards und Leitlinien humangenetischer Beratung ab, insbesondere vom Prinzip der Nichtdirektivität. Im Übrigen unterscheiden sich die befragten Humangenetiker systematisch nur in ihrem beruflichen Selbstverständnis, nicht aber in ihrem Selbstverständnis als genetische Berater. Dieses scheint vielmehr unabhängig davon zu sein, ob sie der wissenschaftlichen Forschung oder der ärztlichen Praxis beruflich Priorität einräumen und ob sie an einer universitären Einrichtung oder in einer niedergelassenen Praxis tätig sind. Auch das spricht für einen wirkmächtigen ärztlich-professionalisierten Habitus der genetischen Berater.

Vereinzelt ließen sich – zum Teil nur potentielle – Strukturmomente finden, die der Logik einer professionalisierten Problembewältigung widersprechen. Sie lassen sich jeweils einem der drei wesentlichen Struktur-

235 Genauso wenig kann ein (gewöhnlicher) Arzt seinem Patienten abnehmen, regelmäßig das verschriebene Medikament einzunehmen.

merkmale klientenbezogenen professionalisierten Handelns zuordnen (vgl. Kap. 3.3.1). Das erste Merkmal – die für den Professionellen zentrale Handlungsanforderung der stellvertretenden Problembewältigung – ist betroffen, wenn gar kein behandlungsbedürftiges Problem vorliegt. Eine solche Konstellation ist dann denkbar, wenn der Klient die prädiktive genetische Beratung mit einem vollkommen fremdbestimmten Anliegen aufsucht, weil er etwa von einem anderen Arzt »geschickt« worden ist und die entsprechende Empfehlung überhaupt nicht zu seinem eigenen Anliegen gemacht hat. Ein solcher Klient wäre schlichtweg nicht beratungsbedürftig. Da er die Beratung weder selbstbestimmt aufgesucht hat noch abhängig von der Hilfe des Beraters ist, könnte auch die für ein professionelles Arbeitsbündnis zentrale Spannung von Autonomie und Abhängigkeit des Klienten nicht eingerichtet werden.

Das zweite Merkmal – die Praxisform eines Arbeitsbündnisses, hier mit der auszuhaltenden Spannung von Diffusität und Rollenförmigkeit – ist betroffen, wenn dem Klienten bei der Problemerfassung, insbesondere bei der Schilderung seines Anliegens nur wenig Raum zur diffusen Selbstexplikation gegeben wird. Dies hat möglicherweise zur Folge, dass Spezifika des lebensweltlich-diffusen Falls nicht zur Sprache kommen, was wiederum eine fallangemessene Problembehandlung erschweren würde.

Das dritte Merkmal schließlich – die für eine nicht-standardisierte Problembewältigung ebenfalls auszuhaltende Spannung von Wissensbasis und Fallspezifität – ist betroffen, wenn die Familienlogik gepaart mit einer ausgeprägten Verwaltungsförmigkeit dazu führt, dass dem Klienten standardisiert Fragen gestellt werden, die nichts zur Erfassung oder Behandlung seines eigenen Problems beitragen, sondern anderen, über die individuelle Problembewältigung hinausgehenden Zwecken dienen, etwa der Beratung anderer Familienmitglieder oder der humangenetischen Forschung. Zudem weisen für die prädiktive Gendiagnostik eingesetzte Risikokalkulationsprogramme das Potential auf, als Grundlage für die Einordnung des Klienten in vorgefasste, standardisierte Kategorien genutzt zu werden. Bei einer derartigen Subsumtion aber würden Spezifika insbesondere des lebensweltlich-diffusen Falls zwangsläufig verloren gehen.

Allerdings bleiben diese vereinzelten nicht-professionalisierten Strukturmomente in den genetischen Beratungsgesprächen ohne nennenswerte Effekte, wenn sie nicht ohnehin nur *potentiell* vorliegen. Gemessen an ihren beobachtbaren Auswirkungen, ihrer Präsenz im gesamten Datenmaterial und den übrigen empirischen Befunden erscheinen sie im Hinblick auf die in diesem vierten Kapitel anhand von Beratungsgesprächen einerseits und Reflexionen von Beratern andererseits vorgenommene Rekonstruktion der prädiktiven genetischen Beratungspraxis als eine überaus professionalisierte Praxis vernachlässigbar. Gleichwohl werden sie uns im folgenden, das Buch abschließenden Kapitel 5 weiter beschäftigen.

5 Resümee und Ausblick

In diesem abschließenden Kapitel wird die vorliegende Arbeit gewissermaßen von hinten wieder aufgerollt. Zunächst gilt es, die Generalisierbarkeit der gerade (Kap. 4.6) zusammengefassten empirischen Befunde auszuloten. Daraufhin werden diese auf die drei theoretischen Perspektiven der Arbeit sowie auf die Deutungen der prädiktiven Gendiagnostik und der humangenetischen Beratung in den einschlägigen Diskursen rückbezogen. Schließlich werden noch einmal die in der Einleitung aufgeworfenen Fragen in Erinnerung gerufen und einige Bemerkungen empfehlenden Charakters formuliert, die direkt an die Praxis der prädiktiven genetischen Beratung gerichtet sind.

Generalisierung der empirischen Befunde

Im vorangegangenen Kapitel 4 haben wir die ärztliche Praxis der prädiktiven genetischen Beratung als eine überaus professionalisierte Unsicherheitsbewältigungspraxis rekonstruiert. Grundlage hierfür waren in etwa ein Dutzend genetische Beratungsgespräche sowie ein Dutzend Interviews mit humangenetischen Ärzten (vgl. Kap. 4.1.1). Streng genommen beziehen sich die Befunde also erst einmal nur auf dieses, der empirischen Untersuchung insgesamt zugrunde liegende Datenmaterial. Selbstverständlich aber beansprucht die Untersuchung eine weit darüber hinausgehende Geltung ihrer Aussagen. Im Rahmen eines fallrekonstruktiven Untersuchungsdesigns (vgl. Kap. 4.1) erfolgt eine solche Generalisierung freilich nicht über einen (inferenz-)statistischen Schluss von einer Stichprobe auf eine Grundgesamtheit, sondern in der Logik der *Strukturgeneralisierung* (siehe hierzu Oevermann 2000a: 116ff.; 2002b: 13ff.; Maiwald 2004: 69ff.).

In einem ersten, vorsichtigen Generalisierungsschritt lässt sich formulieren: Wann immer prädiktive genetische Beratungsgespräche ihrer Struktur nach so ablaufen wie die hier untersuchten, haben wir es mit einer professionalisierten Erfassung und Behandlung von krankheitsbezogenen Unsicherheitsproblemen der jeweiligen Klienten zu tun. Anders gewendet: Wenn alle prädiktiven genetischen Beratungsgespräche (in Deutschland) ihrer Struktur nach so ablaufen wie die hier untersuchten und sich auch alle in der prädiktiven genetischen Beratung tätigen humangenetischen Ärzte strukturell so äußern würden wie die hier interviewten, dann ließe sich die Praxis der prädiktiven genetischen Beratung (in Deutschland) insgesamt als eine professionalisierte Unsicherheitsbewältigungspraxis bezeichnen.

Diese (Bedingungs-)Sätze sind nur ein auf die gesamte empirische Untersuchung bezogener Ausdruck davon, dass wir beispielsweise mit dem Unsicherheitsproblem nichts anderes als einen allgemeinen (Problem-)Typus bestimmt haben. »Dessen Allgemeinheit ist in gar keiner Weise von der Häufigkeit seines Vorkommens bzw. von der Frequenz seiner ›token‹ abhängig. Selbst wenn er in einer ›Grundgesamtheit‹ tatsächlich nur einmal vorkäme, hätte er diese Allgemeinheit eines Typus« (Oevermann 2002b: 15). Im Datenmaterial der vorliegenden Untersuchung ließen sich nur verschiedenartige Ausformungen des allgemeinen Problemtypus »Unsicherheitsproblem« rekonstruieren, nicht aber andere Typen von Klientenproblemen (vgl. Kap. 4.3). Genauso wenig ließ sich etwa der Typus einer wie auch immer gearteten nicht-professionalisierten Art und Weise der ärztlichen Problemerfassung und -behandlung rekonstruieren, wenngleich ein solcher durch die erfolgte Bestimmung des entgegengesetzten professionalisierten Typus immerhin als Möglichkeit sichtbar wird. Gerade weil sich die Befunde der empirischen Untersuchung auf dieser gewissermaßen typologischen Ebene so überaus einheitlich darstellen, wurde in Kapitel 4 auf die Verwendung von Begriffen wie »Typus« oder gar »Typologie« weitestgehend verzichtet.

Aus demselben Faktum lässt sich ein weitergehendes Generalisierungsargument schmieden. Angesichts der Vielzahl von Kontrastkriterien, die bei der Datenerhebung eine Rolle gespielt haben (vgl. Kap. 4.1.1), erhalten die einheitlichen, für das gesamte Datenmaterial gültigen Befunde nämlich zusätzliches (Geltungs-)Gewicht. Da sie für prädiktive genetische Beratungsgespräche, die sich auf ganz unterschiedliche Arten von Krankheiten beziehen, unter verschiedenen institutionellen Rahmenbedingungen, in verschiedenen Städten und von unterschiedlichen Ärzten durchgeführt worden sind, gleichermaßen gelten, sich also in all diesen *verschiedenen* Fällen *gleiche* Strukturmuster finden ließen, ist davon auszugehen, dass die empirischen Befunde auch auf (viele) weitere, hier nicht untersuchte Fälle zutreffen. Hinzu kommt die Bestätigung (und Ergänzung) der anhand der Beratungsgespräche gewonnenen Ergebnisse durch eine *weitere Materialschicht bzw. Datenquelle*: die Praxisreflexionen der genetischen Berater bzw. die Interviews, bezüglich derer ja ebenfalls diverse Kontrastkriterien in Anschlag gebracht worden sind (vgl. Kap. 4.1.1). Es gibt insofern gute Gründe anzunehmen, dass etwa das im Rahmen der vorliegenden Untersuchung rekonstruierte Unsicherheitsproblem der Klienten und das professionalisierte Beratungshandeln der Ärzte Problem- bzw. Handlungstypen sind, die in der Praxis der prädiktiven genetischen Beratung in Deutschland eher häufig vorkommen, wenn sie nicht sogar den jeweils dominierenden Typus darstellen. Eben hiervon gehen die weiteren Überlegungen dieses fünften Kapitels aus. Wir haben auf Basis der empirischen Untersuchung schlichtweg keinerlei Anhaltspunkte dafür, dass die Praxis der prädiktiven genetischen Beratung (ganz) anders aussehen könnte als so, wie sie hier beschrieben worden ist. Ob eine wie auch immer gefasste Mehrzahl der prädiktiven genetischen Beratungsgespräche in Deutschland aber tatsächlich so abläuft wie die hier untersuchten Fälle, ließe sich freilich – eine brauchbare Operationalisierung vorausgesetzt – nur mit Hilfe eines quantifizierenden Verfahrens untersuchen, womit bereits ein erster Anknüpfungspunkt für weiterführende Forschungsbemühungen markiert ist.

Die strukturelle Einheitlichkeit der Befunde der empirischen Untersuchung hat aber auch einen gewichtigen Nachteil. Da etwa die ärztliche Problemerfassung und -behandlung in *allen* Beratungsgesprächen des Datenmaterials auf eine professionalisierte Weise erfolgt ist, lassen sich nur schwer Aussagen über die *Bedingungen* dieses professionalisierten Handelns treffen. Für derartige Schlussfolgerungen fehlt es an Vergleichsfällen, in denen sich die Beratung strukturell deutlich anders, das heißt nicht-professionalisiert gestaltet. Darüber hinaus sind in den untersuchten Beratungsgesprächen keinerlei kommunikative Konflikte oder instruktive Missverständnisse zwischen Arzt und Klient und auch keine gesprächsimmanenten Widersprüchlichkeiten auffällig geworden. Dementsprechend ließen sich auch keine Strukturprobleme der Beratungspraxis rekonstruieren. Insgesamt wird uns dadurch die Möglichkeit genommen, zu generalisierenden Aussagen des Typs »Immer wenn in einem prädiktiven genetischen Beratungsgespräch XY passiert, ist auch Z zu erwarten« zu kommen. Immerhin aber ließen sich vereinzelte Strukturmomente finden, die der Logik einer professionalisierten Problembewältigung widersprechen (vgl. Kap. 4.6). Sie sind insofern vernachlässigbar, als sie in den untersuchten Beratungsgesprächen ohne nennenswerte Effekte blieben, wenn sie nicht ohnehin nur potentiell vorlagen. Nimmt man sie trotzdem ernst, lassen sich vor ihrem Hintergrund einige zusätzliche Überlegungen darüber anstellen, welche äußeren Faktoren und Rahmenbedingungen der prädiktiven genetischen Beratungspraxis einem professionalisierten Beratungshandeln eher förderlich und welche ihm eher hinderlich sind bzw. sein mögen. Aus den genannten Gründen ergeben sich diese nun folgenden Überlegungen allerdings nicht mehr unmittelbar aus den rekonstruktiven Analysen selbst. Sie sind daher etwas grobschlächtiger Natur und von eher spekulativem Charakter.

Im Hinblick auf die einer professionalisierten Problembewältigung *zu*träglichen Faktoren ist vor allem der für ein (prädiktives) genetisches Beratungsgespräch zur Verfügung stehende *weite Zeitrahmen* hervorzuheben.[236] Manche der untersuchten Beratungsgespräche dauerten über eine Stunde, selbst die Gespräche in der niedergelassenen Arztpraxis kommen auf 45 Minuten (vgl. Kap. 4.1.1). Wo sonst in der Medizin dauern Arzt-Patient-*Gespräche* ähnlich lange? Sicherlich muss die Zeit auch entsprechend gefüllt werden, aber der weite Zeitrahmen scheint doch per se eine gute Voraussetzung dafür, dass gerade auch die lebensweltlich-diffuse Problemlage des Klienten ausführlich zur Sprache kommen kann (vgl. nur das in Kap. 4.2 analysierte Beratungsgespräch GB SCA3). Nicht eigens betont werden muss hingegen, dass der wirkmächtige ärztlich-professionalisierte Habitus der genetischen Berater, für den die empirischen Befunde sprechen (vgl. Kap. 4.5.4), in erster Linie im Rahmen der *medizinisch-ärztlichen Sozialisation* – Medizinstudium, praktische Ausbildung und etwaige Weiterbildungen – erworben wird (vgl. Kap. 3.3.3).

Umgekehrt hat sich gezeigt, dass das in Kapitel 3.3.2 professionalisierungstheoretisch kritisierte, für die genetische Beratung so prominente ethische *Prinzip der Nichtdirektivität* die humangenetischen Ärzte keineswegs davon abzuhalten scheint, ihren Klienten explizite und implizite Handlungsempfehlungen zu geben, durchaus auch bezüglich eines prädiktiven Gentests (vgl. Kap. 4.3.3 und 4.5.2). Die untersuchten Beratungsgespräche erschöpfen sich gerade nicht in einer bloßen Informationsvermittlung. Insofern scheint das Prinzip der Nichtdirektivität einem professionalisierten

236 Auf den weiten Zeitrahmen verwiesen auch die meisten (zehn) der interviewten humangenetischen Ärzte (zwölf), als sie nach den Besonderheiten der genetischen Beratung gefragt wurden.

Beratungshandeln zumindest weniger hinderlich zu sein, als man vermuten könnte.

Was derartige, einer professionalisierten Problembewältigung *ab*trägliche Faktoren angeht, fällt vielmehr die im Laufe der empirischen Untersuchung als Möglichkeit sichtbar gewordene Beratungssituation auf, in welcher der Klient die prädiktive genetische Beratung mit einem vollkommen fremdbestimmten Anliegen aufsucht, also gar nicht beratungsbedürftig ist (vgl. Kap. 4.5.2). Eine solche Konstellation, die einer professionalisierten Problembewältigung gewissermaßen ihre zentrale Voraussetzung nimmt, wird sicherlich durch die offenbar zunehmend verbreitete Praxis der *ärztlichen (Routine-)Überweisung* gefördert. Wer als nicht-humangenetischer Arzt seinen Patienten routinemäßig zu einer genetischen Beratungsstelle »schickt«, ohne ihm Sinn und Zweck einer solchen Überweisung jedenfalls in Ansätzen zu erläutern, handelt selbst schon nicht-professionalisiert, weil er seinem Patienten die Möglichkeit nimmt, selbständig zu überlegen und autonom zu entscheiden, ob er diese Empfehlung befolgen möchte oder nicht. Arzthörige Patienten folgen dieser Überweisung möglicherweise ohne Weiteres und erschweren dann als (zunächst?) nicht-beratungsbedürftige Klienten den Einstieg in ein genetisches Beratungsgespräch bzw. – wenn das fehlende selbstbestimmte Anliegen vom Berater nicht erkannt wird – lassen ein solches ohne Not und Bedarf über sich ergehen. Von Beratung im Sinne einer professionalisierten Problembewältigung könnte dann keine Rede mehr sein, schließlich liegt gar kein behandlungsbedürftiges Problem vor.

Erinnern wir uns an den Fall des genetischen Beratungsgesprächs zu erblichem Brustkrebs, in dem die Ärztin der Klientin zu Beginn nur wenig Raum zur diffusen Problemschilderung gegeben hat (GB BK 1; vgl. Kap. 4.4.1). Dieses Gespräch fand in einem sogenannten Brustzentrum einer Universitätsklinik statt. Hier kann man als genetischer Berater gar nichts anderes erwarten, als dass sich das Anliegen der Klienten um erblichen Brust- und Eierstockkrebs dreht. Dies vor Augen erscheint die Frage der Ärztin »Wer schickt Sie?« (GB BK 1) nicht ganz unsinnig, denn wenn das Thema des Gesprächs aufgrund der institutionellen Rahmenbedingungen gewissermaßen von vornherein festgelegt ist, mag die Frage nach dem überweisenden Arzt tatsächlich den größten Informationswert für die Ärztin haben. Aus professionalisierungstheoretischer Perspektive bleibt die in Kapitel 4.4.1 ausführlich erörterte Gesprächseröffnung gleichwohl problematisch, schließlich erfährt die Ärztin so gut wie nichts über die lebensweltlich-diffuse Problemlage ihrer Klientin. Vor diesem Hintergrund liegt die Vermutung nahe, dass – ungeachtet möglicher Vorteile, die hier nicht zu diskutieren sind – die *Spezialisierung einer Institution* auf ein einziges spezifisches Krankheitsbild, so wie es bei Brustzentren der Fall ist, eine übermäßige Routinisierung der genetischen Beratungspraxis eher befördert als behindert, eben weil sich die Fälle in spezifischer Hinsicht so ähnlich sind. Einer professionalisierten, Raum zur Diffusität gewährenden Gesprächseröffnung muss dies freilich nicht notwendigerweise entgegenstehen.

Schließlich sind im Verlauf der empirischen Untersuchung auch einige Strukturmomente auffällig geworden, die in Richtung einer der Logik professionalisierten Handelns widersprechenden Standardisierung – vor allem hinsichtlich der ärztlichen Problemerfassung – weisen (vgl. Kap. 4.4.2). Wie an entsprechender Stelle bereits angedeutet, mag dies zumindest in Teilen auf *verwaltungsökonomische Gründe* zurückzuführen sein. So wird für eine ordnungsgemäße Abrechnung einer genetischen Beratung bei den Krankenkassen entweder eine Stammbaumerhebung oder die Überprüfung eines schon vorliegenden Familienstammbaums verlangt, unabhängig davon, ob dies im Einzelfall sachlich angemessen ist oder nicht. Außerdem bezahlen die Krankenkassen diverse Früherkennungsuntersuchungen bezüglich erblichen Brust- und Eierstockkrebses nur dann, wenn die für einen konkreten Klienten von einem spezifischen Computerprogramm errechnete Risikozahl eine ganz bestimmte Schwelle erreicht bzw. überschreitet.[237] Neben derartigen Vorgaben und entsprechenden Dokumentationspflichten mögen aber auch *humangenetische Forschungsprojekte*, welche die genetische Beratungspraxis an universitären Einrichtungen nicht selten begleiten, einer Standardisierung der Problemerfassung, die bei Einwilligung des Klienten ja immer auch Sammlung von (Familien-)Daten bedeutet, Vorschub leisten.

Theoretische Perspektiven

Beziehen wir die Befunde der empirischen Untersuchung nun zurück auf die in Kapitel 3 entfalteten drei theoretischen Perspektiven der vorliegenden Arbeit: die professionalisierungstheoretische, die gesellschaftstheoretische und die unterscheidungstheoretische Perspektive. Die *professionali-*

237 Oder eben ein positiver Gentestbefund vorliegt. Für diesbezügliche Details siehe Palfner 2009: 189ff. und 274ff.

sierungstheoretische Perspektive (vgl. Kap. 3.3) hat den Gang der empirischen Untersuchung ohnehin wesentlich geprägt und spiegelt sich entsprechend deutlich in den zentralen Befunden und den voranstehenden Überlegungen wider. Eine diesbezügliche Wiederholung erübrigt sich: Die prädiktive genetische Beratungspraxis hat sich als eine sowohl professionalisierungsbedürftige als auch faktisch professionalisierte Praxis erwiesen (vgl. Kap. 3.3.1).[238] Unseren Überlegungen in Kapitel 3.3.1 zufolge kann sie auch problemlos als eine ›*Interventionspraxis*‹ (Oevermann 2001a: 17) bezeichnet werden. Nicht nur dass die etwaige Blutabnahme für einen prädiktiven Gentest eine (der Problemerfassung dienende und insofern diagnostische) Intervention darstellt, auch die ärztliche Mitteilung einer – insbesondere positiven – prädiktiven Gendiagnose erweist sich bei genauerem Hinsehen als ein (der Problembehandlung dienender und insofern therapeutischer) Eingriff in die Privatheit und Integrität des Klienten (vgl. Kap. 4.2 und 4.3.3). Dieter Birnbacher (1997: 112) plädiert deshalb – zu Recht, wie ich meine – dafür, »daß man die Mitteilung einer prädiktiven Diagnose als eine von vielen Arten medizinischer Intervention auffaßt und für sie dieselben [ethischen; N.H.] Prinzipien gelten läßt, die auch für somatische und psychotherapeutische ärztliche Interventionen gelten«, und bezeichnet sie als »informationelle Intervention« (ebd.).

Ebenfalls an theoretische Überlegungen in Kapitel 3.3.1 anknüpfend lässt sich das ärztliche Handeln in der prädiktiven genetischen Beratungspraxis teilweise als ein prophylaktisches bzw. *präventives professionalisiertes Handeln* fassen. Professionalisiert ist es, weil es die in einem Unsicherheitsproblem bestehende manifeste Krise des Klienten stellvertretend zu bewältigen sucht (und zwar auf eine die drei für professionalisiertes Handeln charakteristischen Spannungen aushaltende Art und Weise). Präventiv ist es, wenn diese stellvertretende Problem- bzw. Krisenbewältigung zugleich der Prävention einer zukünftigen schweren Erkrankung, also einer potentiellen Krise dient.

Umgekehrt erweist sich der Fall der prädiktiven genetischen Beratung für die Professionalisierungstheorie und ihren »Focus von Therapie und Prophylaxe« (Oevermann 2002a: 23) als durchaus instruktiv. Zum einen liegt mit dieser Arbeit eine umfassende fallrekonstruktive Untersuchung einer ärztlichen Praxis vor, für die sowohl therapeutische (Stichwort: Beratung) als auch prophylaktische (Stichwort: Krankheitsprävention) Aspekte

238 Dies trifft im Übrigen nicht nur auf die in dieser Arbeit fokussierte Handlungsebene zu, sondern auch auf die institutionelle Ebene (vgl. Kap. 2.3).

von zentraler Bedeutung sind. Es geht sicherlich nicht zu weit zu behaupten, dass sich die Professionalisierungstheorie als Analyseinstrument professioneller Praxen auch in diesem Fall bewährt hat. Allerdings – und damit wiederholen wir nur eine Einsicht aus Kapitel 3.3.1 – stellt die prädiktive genetische Beratung nicht etwa eine »prophylaktische Krisenbewältigung« (ebd.: 55) dar, sondern eine durchaus normale stellvertretende Krisenbewältigung, die nur eben *auch* der Prophylaxe einer potentiellen bzw. zukünftigen Krise dienen kann.

Zum anderen drängt sich vor dem Hintergrund des untersuchten, gerade als präventiv bezeichneten professionalisierten ärztlichen Handelns in der prädiktiven genetischen Beratung folgende Frage auf: Muss nicht auch bei anderen ärztlichen Praxen, die in erster Linie der Prophylaxe oder Krankheitsprävention dienen und es dabei mit gesunden Patienten bzw. Klienten zu tun haben, so etwas wie ein *Unsicherheitsproblem* auf Seiten der Klienten angenommen werden? Zugespitzt formuliert: Wie sonst kann die Professionalisierungstheorie ein prophylaktisches ärztliches Handeln als ein professionalisiertes Handeln beschreiben, wenn nicht als die stellvertretende Bewältigung eines *gegenwärtigen* (Unsicherheits-)Problems in Form von auf *zukünftige* Krankheiten gerichteten Gesundheitssorgen, Planungsblockaden oder ähnlichem? Professionalisiertes Handeln hat es ja per definitionem mit der stellvertretenden Bewältigung *manifester lebenspraktischer* Krisen bzw. Probleme zu tun (vgl. Kap. 3.3.1). Worin aber besteht das manifeste lebenspraktische Problem derjenigen, die auch dann regelmäßig zum Zahnarzt gehen, wenn sie vollkommen beschwerdefrei sind? Oder derjenigen, die sich ab einem gewissen Alter einem umfassenden ärztlichen Gesundheitscheck unterziehen? Sind es nicht gegenwärtig *antizipierte* (zukünftige) Zahnschmerzen bzw. gegenwärtig *befürchtete* (zukünftige) Erkrankungen? Möglicherweise würden die nur eventuell (sic!) gesunden Klienten zu Protokoll geben, dass sie ja »nur aus Vernunftgründen« zur Vorsorge bzw. »Kontrolle« gingen. Vielleicht ist das aber auch nur ein Zeichen für den routinierten Umgang mit ihrer Unsicherheit, denn selbst wenn diese im Alltag kein Problem darstellt, gewinnt sie nichtsdestoweniger im Moment des Arztbesuchs an Aktualität und Virulenz.[239] Abgesehen davon

239 Aller Wahrscheinlichkeit nach gilt das auch für diejenigen Klienten der prädiktiven genetischen Beratung, die im Anschluss an die Beratung einen routinierten Umgang mit ihrem Unsicherheitsproblem dadurch entwickeln, dass sie regelmäßig zur (Krebs-)Vorsorge gehen. Denn anzunehmen ist, dass spätestens am Tag der Früherkennungsunter-

gehen viele auch dann »nur aus Vernunftgründen« zum Arzt, wenn sie längst krank sind und Beschwerden haben.[240] Fakt ist: Sie suchen (unterstelltermaßen) freiwillig einen Arzt auf. Aus professionalisierungstheoretischer Perspektive erklären sie sich schon allein damit als behandlungsbedürftig. Und: Sollten sie letztlich doch kein prinzipiell behandlungsbedürftiges Problem haben, kann mit Blick auf den Arzt auch nicht von *professionalisiertem* Handeln die Rede sein. Möglicherweise haben wir es dann eher mit einer öffentlichen, vom Arbeitgeber oder sonst wem verordneten, also tendenziell *technokratischen* Gesundheitsvorsorge zu tun.

Es ist überdeutlich, wie sehr wir uns hier im Vagen und Spekulativen bewegen. Vor dem Hintergrund der vorliegenden Arbeit scheint die Vermutung aber durchaus naheliegend, dass auch die vom Arzt durchgeführte Kariesprophylaxe oder der ärztliche Gesundheitscheck ein lebenspraktisches Problem des Patienten bzw. Klienten behandelt, und zwar von der Art eines Unsicherheitsproblems. Es geht mit anderen Worten um die *Hypothese*, dass es jedes prophylaktische ärztlich-professionalisierte Handeln immer auch mit der stellvertretenden Bewältigung eines auf zukünftige Gesundheit bzw. Krankheit bezogenen, mehr oder weniger akuten lebenspraktischen Unsicherheitsproblems zu tun hat und dass es erst diese stellvertretende Unsicherheitsbewältigung ist, die das Handeln zu einem professionalisierten macht. Inwieweit bzw. ob diese Hypothese überhaupt trägt, können freilich nur entsprechend angelegte weitere Forschungsarbeiten zeigen.

Die *gesellschaftstheoretische Perspektive* (vgl. Kap. 3.2) haben wir bei der Darstellung der empirischen Analysen und Befunde in Kapitel 4 weitgehend ausgeblendet. Gleichwohl ist an verschiedenen Stellen darauf hingewiesen worden, wie eindeutig sich die Kommunikationen der prädiktiven genetischen Beratungsgespräche primär an der Unterscheidung krank/gesund – dem binären Code des Gesundheitssystems – orientieren. Damit ist empirisch hinreichend belegt, dass die prädiktive genetische Beratung in erster Linie das *Gesundheitssystem* reproduziert. Selbstverständlich werden in den Beratungsgesprächen auch immer wieder andere Systemreferenzen –

---

suchungen das Unsicherheitsproblem viel von seiner alten Stärke zurückgewinnen wird, selbst wenn es im Alltag der Klienten sonst kaum mehr eine Rolle spielen sollte.

240 Dementsprechend scheinen mir insbesondere auch Hausärzte nicht selten mit bestimmten Formen von Unsicherheitsproblemen zu tun zu haben. Diese manifestieren sich dann zum Beispiel in Fragen wie »Ist das was Schlimmes?« oder »Darf ich damit noch meinen Beruf oder Sport ausüben?«.

insbesondere Wirtschaft, Recht und Wissenschaft – eine Rolle spielen (siehe das Beispiel in Kap. 4.4.1), das Primat liegt aber eindeutig beim Gesundheitssystem. Insofern kann das Gesundheitssystem auch aus gesellschaftstheoretischer Sicht als der (primäre) gesellschaftliche Ort der prädiktiven genetischen Beratungspraxis gelten.

Den gleichen Sachverhalt präziser ausgedrückt, reproduziert die prädiktive genetische Beratung das (Schul-)Medizinsystem als ein Subsystem des segmentär differenzierten Gesundheitssystems – und nicht etwas das Subsystem der Psychotherapie oder das der Alternativmedizin (vgl. auch für das Folgende Kap. 3.2.1 und 3.2.3). Dabei hat die empirische Untersuchung gezeigt, dass die für die *Inklusion* ins Medizinsystem entscheidende *Behandlungsbedürftigkeit* der Klienten der prädiktiven genetischen Beratung in einem Unsicherheitsproblem besteht, das heißt in einem Problem mit der Unsicherheit einer zukünftigen genetisch bedingten Erkrankung. Im Fall einer negativen prädiktiven Gendiagnose wird der Klient alsbald wieder aus dem Medizinsystem exkludiert. Im Fall einer positiven prädiktiven Gendiagnose hingegen erfolgt in der Regel eine periodisch wiederkehrende und insofern dauerhafte Inklusion ins Medizinsystem, etwa über Früherkennungsprogramme oder neurologische Untersuchungen. Aus der Perspektive des Medizinsystems ist der Klient dann nämlich (höchstwahrscheinlich) Träger einer (zumindest fakultativ) krankhaften Genmutation, die es als mögliche Ursache einer zukünftigen Erkrankung präventiv zu behandeln gilt. Es geht dann um nichts anderes als um die gesellschaftliche Funktion des Gesundheitssystems: die Sicherstellung der Gesundheit von Körpern (und Psychen) als Bedingung der Möglichkeit für Vollinklusion in die funktionalen Teilsysteme der Gesellschaft.

Das Gesundheitssystem scheint sich also in der Tat – wir resümieren hier Überlegungen aus Kapitel 3.2.3 – die prädiktive Gendiagnostik zunutze zu machen, um über sein Subsystem der Schulmedizin mehr und mehr Personen zu inkludieren und so seine Zuständigkeit auszuweiten, mit anderen Worten seine Funktion zu hypostasieren. Zugleich ist die prädiktive Gendiagnostik (nur) ein weiteres Zeichen dafür, dass sich das Gesundheitssystem – wie alle anderen Funktionssysteme der modernen Gesellschaft auch – in zunehmendem Maße auf Zukunft ein- bzw. umstellt. Entsprechend der damit einhergehenden Risikosensibilisierung der Gesellschaft wird auch »Krankheit aus einer möglichen Gefahr zu einem stets gegenwärtigen Risiko« (Luhmann 1990b: 161), und zwar in dem Maße, in dem sie durch gegenwärtiges Tun bzw. Lassen als verhinderbar gilt. Dass selbst antizipierte, künftige Schäden zu einem *gegenwärtigen* »Sorgeschaden« (ebd.: 159) führen können, darauf hat Niklas Luhmann ganz allgemein hingewiesen. Das in dieser Arbeit rekonstruierte (krankheitsbezogene) Unsicherheitsproblem scheint mir ein gutes Beispiel für einen solchen »Sorgeschaden« zu sein. Immerhin kann es in der prädiktiven genetischen Beratung des Gesundheitssystems behandelt werden.[241]

Umgekehrt erweist sich der Fall der prädiktiven genetischen Beratung wiederum als instruktiv für die (systemtheoretische) Gesellschaftstheorie, jedenfalls was die theorieinternen Kontroversen zum Gesundheitssystem angeht. Im Hinblick auf den *binären Code* des Gesundheitssystems etwa haben wir neben den in Kapitel 3.2.1 vorgetragenen theoretischen Argumenten nun auch starke *empirische* Evidenzen *für* den Code krank/gesund und *gegen* den von Jost Bauch (1996: 78ff.; 2000a: 396ff.) vorgeschlagenen Code gesundheitsförderlich/gesundheitshinderlich bzw. lebensförderlich/lebenshinderlich. Die Praxis der prädiktiven genetischen Beratung steht nämlich geradezu paradigmatisch für eine prädiktive bzw. präventive Medizin, die Bauch für inkompatibel mit dem Code krank/gesund hält und die ihn zu seinem eigenen Code-Vorschlag bewogen hat. Schließlich geht es hier nicht um akute, sondern um zukünftige Erkrankungen, nicht um Krankheitsheilung, sondern um Krankheitsprävention, nicht um Infektionskrankheiten, sondern um chronisch-degenerative Krankheiten. Und trotzdem: Die Kommunikationen der prädiktiven genetischen Beratungspraxis orientieren sich ganz klar an der Unterscheidung von krank und gesund. Insofern bestätigt die empirische Untersuchung die Annahme, dass es für den Code krank/gesund gewissermaßen keinen Unterschied macht, ob eine gegenwärtige oder eine zukünftige Erkrankung im Fokus steht, so wie es auch für den Wirtschaftscode zahlen/nicht-zahlen erst einmal unerheblich ist, ob die Zahlung sofort oder am nächsten Werktag erfolgt, und es für den Wissenschaftscode wahr/unwahr eine nachgeordnete Rolle spielt, ob das Experiment, das die Hypothese prüfen soll, bereits läuft oder sich noch in Planung befindet.

Aufschlussreich ist der Fall der prädiktiven genetischen Beratung auch für die Kontroverse bezüglich der Existenz eines *symbolisch generalisierten Kommunikationsmediums* für das Gesundheitssystem. Solche Kommunikationsmedien – so hatten wir in Kapitel 3.2.1 gesagt – zeichnen sich da-

241 Erinnert sei schließlich noch an die in Kapitel 3.2.2 vertretene These, dass auch das Gesundheitssystem bereits über profunde Beiträge zu einer eigenen Reflexionstheorie verfügt.

durch aus, dass sie die Unwahrscheinlichkeit der Annahme einer (kommunikativen) Selektionsofferte in eine Wahrscheinlichkeit transformieren. Der Vorschlag von Peter Fuchs (2006: 27ff.), *Krankheit* selbst als das symbolisch generalisierte Kommunikationsmedium des Gesundheitssystems anzunehmen, gewinnt durch die empirisch untersuchten prädiktiven genetischen Beratungsgespräche noch einmal deutlich an Plausibilität. Denn bei genauerem Hinsehen zeigt sich, wie voraussetzungsvoll und in diesem Sinne auch unwahrscheinlich das ist, was dort kommunikativ geschieht. So wird etwa Ego von Alter aufgefordert, über sämtliche Kinder, Geschwister, Großeltern und andere Verwandte über drei Familiengenerationen hinweg Auskunft zu geben: Wer ist wie alt und hat welches Geschlecht? Wer ist wann und warum verstorben? Wer hat mit wem wann welche Kinder gezeugt? Und obwohl Alter eine wildfremde Person ist, gibt Ego bereitwillig Antwort. Zudem hört sich Ego ganze Vorträge zur molekularen Genetik und allgemeinen Vererbungslehre auch dann an, wenn er Alter gar nicht darum gebeten hat. Gegebenenfalls – zum Beispiel bei einem positiven Gentest*befund* – nimmt Ego sogar Alters Empfehlung (freiwillig) an, sich über Jahre regelmäßig aufwendigen körperlichen Untersuchungen zu unterziehen oder gar eine schwerwiegende Operation (z.B. Entfernung der Eierstöcke) durchführen zu lassen. Und das, obwohl Ego über keinerlei Schmerzen oder sonstige körperliche Beschwerden klagt, vielmehr klinisch gesund ist. Dies alles wäre schlechterdings undenkbar, wenn es nicht letztlich doch um eine Ego bedrohende *Krankheit* ginge. Umgekehrt wird auch Alter dem Wunsch von Ego nach einem (prädiktiven) Gentest nur dann nachkommen, wenn der Test auf eine Krankheit und nicht etwa auf allgemeine Merkmale wie Geschlecht, Intelligenz oder Neugier zielt. Dabei ist gut zu sehen, dass die Krankheit hier in der Tat eine gewissermaßen *symbolisch generalisierte* ist. Krankheit ist eben nicht (immer) »schlicht und nur: aktuell«, wie Luhmann (1990c: 189) schreibt. Vielmehr – dafür spricht die Praxis der prädiktiven genetischen Beratung – erhöhen auch nicht-akute, rein antizipierte *zukünftige* Krankheiten die Annahmewahrscheinlichkeit von (kommunikativen) Selektionsofferten, so wie dies auch versprochene Liebe, in Aussicht gestelltes Geld oder in Forschungsanträgen angekündigte Wahrheiten tun (vgl. Kap. 3.2.1).

Sowohl die gesellschaftstheoretischen Einsichten als auch die empirischen Befunde der vorliegenden Arbeit lassen im Übrigen starke Zweifel an der Tragweite mancher Überlegungen aufkommen, die im Gefolge der *Theorie reflexiver Modernisierung* zur Humangenetik vorgetragen worden sind (vgl. Hitzler & Pfadenhauer 1999; May & Holzinger 2003; siehe allgemein auch Beck & May 2001). Gerne und wie selbstverständlich wird dort zum Beispiel eine von der Humangenetik angestoßene Entdifferenzierung von Krankheit und Gesundheit angenommen (vgl. auch Kap. 2.1.3; Kollek 1999: 101ff.; Wehling & Viehöver 2011). So konstatieren Stefan May und Markus Holzinger (2003: 104; Herv. von mir): Es »verschwimmt die klare Unterscheidung, die *binäre Codierung*, von ›gesund‹ und ›krank‹.« Auch Ronald Hitzler und Michaela Pfadenhauer (1999: 104) gehen von einer »(beiläufigen) Auflösung des Dualismus von ›Krankheit und Gesundheit‹« durch die Humangenetik aus und halten dies für »eine Nebenfolge von einer solchen ›Qualität‹, wie [Ulrich] Beck sie als symptomatisch für reflexive Modernisierung im Sinn hat: eine Nebenfolge, die die ›Logik‹ einer der Erfolgsgeschichten der Moderne, hier eben die der Medizin, insgesamt unterminiert bzw. destruiert.« (ebd.: 107)

Aus der hier eingenommenen gesellschaftstheoretischen Perspektive der Systemtheorie gibt es allerdings überhaupt keinen Anlass, an der Aufrechterhaltung und Funktionsfähigkeit des binären Codes des Gesundheitssystems krank/gesund zu zweifeln. Wie wir gesehen haben, stellt das Medizinsystem etwa mittels der prädiktiven Gendiagnostik fest, ob der Körper einer Person eine (zumindest fakultativ) *krankhafte* Genmutation aufweist oder nicht (vgl. Kap. 3.2.3). Nur wenn eine solche vorliegt, wird weiter behandelt und die Person weiter inkludiert. Andernfalls gilt der untersuchte, ja ohnehin symptomfreie Körper als auch genetisch, also gewissermaßen rundum *gesund*, entsprechend wird die Person aus dem Medizinsystem exkludiert. Das Medizin- bzw. Gesundheitssystem operiert also ganz offensichtlich wie eh und je mit der Unterscheidung von krank und gesund. Durch die Humangenetik sind allenfalls neuartige *Programmierungen* hinzugekommen: Der binäre Code des Gesundheitssystems ist nun eben auch für die molekulargenetische Ebene des Körpers von Personen relevant. Von einer Auflösung scheint er hingegen weit entfernt. Wenn diese Überlegungen richtig sind, wird auch fragwürdig, ob wir tatsächlich gerade Zeuge der Herausbildung eines neuen Medizinertypus sind, wie Hitzler und Pfadenhauer suggerieren. Von solchen »reflexiven Medizinern« wollen sie nämlich immer dann sprechen, »wenn und in dem Maße wie diese die Auflösung der Binärcodierung von ›gesund‹ und ›krank‹ […] explizit in ihrem professionellen Handlungskalkül berücksichtigen; wenn sie also auf der Grundlage forschen und praktizieren, daß Menschen eben immer *zugleich* gesund *und* krank sind.« (Hitzler & Pfadenhauer 1999: 107; Herv. im Orig.)

Ein anderer Punkt betrifft die von May und Holzinger (2003) postulierten Folgen des humangenetisch-medizinischen Wissens für die professionelle Praxis. Dieses Wissen weise einen stark ausgeprägten »Ungewißheitscharakter« (ebd.: 105) auf, unter anderem wegen der gerade diskutierten angeblichen Auflösung der binären Codierung krank/gesund, wegen der Kluft zwischen umfassenden Diagnosemöglichkeiten und kaum vorhandenen Therapieoptionen und wegen des Umstands, dass oftmals nur Wahrscheinlichkeiten für das zukünftige Auftreten von genetisch bedingten Erkrankungen angegeben werden können (vgl. Kap. 2.1.1). Eine »Folge der Spezifik dieses Wissens« sei nun, »dass Humangenetiker(innen) traditionelle ärztliche Deutungsmonopole gegenüber ihren Patient(inn)en nicht mehr aufrechterhalten können.« (ebd.: 104) Damit einher gehe ein »Verlust an professioneller Autonomie und die Ausweitung des Entscheidungs- und Handlungsspielraums der Klient(inn)en und Patient(inn)en.« (ebd.: 105) Das humangenetische Wissen gefährde also nicht nur den »traditionellen Deutungs- und Steuerungsanspruch der Profession« (ebd.: 104), sondern den »Expertenstatus der Professionellen« insgesamt (ebd.: 105). Dies zeige sich nicht zuletzt in der veränderten, nämlich *nichtdirektiven* »Kommunikationsstruktur zwischen Arzt und Patient«, mit der eine »neue Art der Interaktion« markiert sei (ebd.: 90).

Inwiefern die Charakterisierung des humangenetisch-medizinischen Wissens stichhaltig ist bzw. etwas Neu- oder Einzigartiges beschreibt, sei einmal dahin gestellt.[242] Es genügt hier darauf hinzuweisen, dass die empirischen Befunde der vorliegenden Arbeit sämtlich gegen die von May und Holzinger postulierten *Folgen* des humangenetischen Wissens für die professionelle Praxis sprechen. Schließlich haben wir das ärztliche Handeln in der prädiktiven genetischen Beratung als ein überaus professionalisiertes rekonstruiert. Weder die Beratungsgespräche, in denen es um eine unheilbare Erkrankung geht, noch die, in denen die fokussierte Krankheit nur

242 Immerhin sei die Frage erlaubt, ob die angeführte Kluft zwischen Diagnose- und Therapiemöglichkeiten nicht so alt ist wie die moderne Medizin selbst. Der Mediziner Koch (1917: 94) zum Beispiel schreibt bereits im Jahr 1917, »dass die Möglichkeiten, Krankheiten zu erkennen, weit grösser sind, als die Möglichkeiten, Krankheiten zu heilen.« Im Hinblick auf den ebenfalls genannten Wahrscheinlichkeitsaspekt denke man nur auch an die Risikofaktorenmedizin (vgl. Abholz et al. 1982; Lachmund 1987) und die allgemeine Probabilisierung medizinischen Wissens (vgl. Wieland 1986). Die angebliche Auflösung der Unterscheidung von Krankheit und Gesundheit haben wir bereits diskutiert.

mit einer gewissen Wahrscheinlichkeit auftreten wird, lassen sich treffend als nichtdirektive Gespräche beschreiben. Auch der Expertenstatus der humangenetischen Ärzte steht außer Frage, die Experten-Laien- bzw. Arzt-Klient-Asymmetrie ist in den Beratungen vielmehr unübersehbar: Den Ärzten obliegt die Gesprächsführung, sie diagnostizieren krankheitsdisponierende Genmutationen, geben medizinisch begründete Handlungsempfehlungen, bearbeiten lebenspraktische Probleme ihrer Klienten und greifen dabei – natürlich – auf ihre humangenetisch-medizinische Expertise zurück. Kurz: Weder ihr Deutungsmonopol noch ihr Expertenstatus scheint in der genetischen Beratungspraxis ernsthaft gefährdet. Zu einem ähnlichen Schluss kommt auch Alexander Bogner (2005) in seiner – im Übrigen durchaus modernisierungstheoretisch inspirierten – Studie zur pränataldiagnostischen genetischen Beratung. Zwar wertet er die *programmatische* »Vergrößerung der Autonomiespielräume der Klienten« durch das nichtdirektive Beratungs*ideal* als »Verlust von professioneller Gestaltungsmacht«,[243] aber »das medizinische Fachwissen bleibt der interpretatorische und legitimatorische ›Fluchtpunkt‹ allen praktischen Handelns und Entscheidens. Der Experte [...] wird daher nicht fragwürdig, sondern im Gegenteil. Sein Wissen, seine Begrifflichkeiten, seine Profession bleiben maßgeblich« (ebd.: 201f.). »Der Verlust von Gestaltungsmacht bedeutet in der Praxis eben auch eine Sicherung von Deutungsmacht.« (Bogner 2009: 108)

Kommen wir nun zur dritten theoretischen Perspektive dieser Arbeit: der *unterscheidungstheoretischen Perspektive* (vgl. Kap. 3.1). Wie die gesellschaftstheoretische hat auch sie bei der Darstellung der empirischen Analysen und Befunde in Kapitel 4 nur am Rande eine Rolle gespielt. Immerhin haben wir den prädiktiven Gentest bzw. die prädiktive Gendiagnostik insgesamt vor dem Hintergrund der unterscheidungstheoretischen Überlegungen in Kapitel 3.1.2 immer wieder als eine (mögliche) Therapie des Unsicherheitsproblems der Klienten bezeichnet. Mit diesem Unsicherheitsproblem lässt sich nun auch die *zweite* in Kapitel 3.1.3 rekonstruierte Beobachtungsweise der prädiktiven Gendiagnostik voll und ganz rechtfertigen: Die prädiktive Gendiagnostik dient der *Behandlung* (und nicht: der Prävention) *von gegenwärtigen Unsicherheitsproblemen*, die in der prädiktiven genetischen Beratung vor dem Horizont der Vergangenheit als Fall erkannt, also *diagnostiziert* (und nicht: prognostiziert) und dann *therapiert* (und

243 Inwiefern dies auch die empirische Praxis, also gewissermaßen die Beratungs*realität* trifft, darüber kann die Studie von Bogner (2005) nur begrenzt Auskunft geben.

nicht: diagnostiziert) werden. Die ärztliche Praxis der prädiktiven genetischen Beratung ist insofern eine ärztliche *Behandlungspraxis*.

Aber natürlich bleibt die *erste* in Kapitel 3.1.3 rekonstruierte Beobachtungsweise der prädiktiven Gendiagnostik ebenso sinnvoll: Danach dient die prädiktive Gendiagnostik der *Prävention* (und nicht: der Behandlung) *von zukünftigen genetisch bedingten Erkrankungen*, die in der prädiktiven genetischen Beratung vor dem Horizont der Zukunft als Krankheitsfall erkannt, also *prognostiziert* (und nicht: diagnostiziert) werden, damit dann Genmutationen als gegenwärtige Ursachen dieses zukünftigen Problems *diagnostiziert* (und nicht: therapiert) und an anderer Stelle behandelt werden können. Insofern ist die ärztliche Praxis der prädiktiven genetischen Beratung eine ärztliche *Präventionspraxis*.

Auf welche der beiden möglichen und gleichermaßen sinnvollen Weisen man die prädiktive Gendiagnostik beobachtet, hängt – das ist deutlich zu sehen – von dem Problem ab, auf das fokussiert wird. Hat man in erster Linie zukünftige genetisch bedingte Erkrankungen im Blick, erscheint die prädiktive genetische Beratung als eine Präventionspraxis. Hat man in erster Linie Gesundheitssorgen oder Planungsblockaden, also gegenwärtige Unsicherheitsprobleme im Blick, erscheint die prädiktive genetische Beratung als eine Behandlungspraxis. Ob man die prädiktive genetische Beratung als Präventionspraxis oder als Behandlungspraxis sieht, ist insofern nichts weiter als eine Frage der Beobachtungsweise.

Diskursive Deutungen

Damit sind wir bereits bei den in Kapitel 2 skizzierten *diskursiven Deutungen* der prädiktiven Gendiagnostik bzw. humangenetischen Beratung angelangt. Kapitel 2.1.4 hat gezeigt, wie einheitlich die prädiktive Gendiagnostik in den einschlägigen Diskursen gedeutet wird: nämlich als eine der Krankheitsprävention dienende, in die Zukunft blickende Diagnostik. Dies entspricht exakt der *ersten* Beobachtungsweise der prädiktiven Gendiagnostik. Wie gerade betont, ist sie durchaus sinnvoll. Angesichts der ebenso gerechtfertigten *zweiten* Beobachtungsweise der prädiktiven Gendiagnostik machen die von der ersten Beobachtungsweise dominierten Diskurse allerdings einen höchst *einseitigen* Eindruck. Diese Dominanz hat nicht zuletzt Konsequenzen für die in der Literatur vorgenommenen Bewertungen des *Nutzens* von prädiktiven Gentests. Wer die prädiktive Gendiagnostik nämlich ausschließlich als der Krankheitsprävention dienend beobachtet, muss zwangsläufig immer dann zu einem kritisch-negativen Urteil kommen, wenn es keine Präventionsoptionen gibt (z.B. bei Chorea Huntington) oder wenn vorhandene Präventionsmöglichkeiten mit großen Risiken verbunden sind (z.B. bei Brustkrebs). Entsprechend kritisch fällt das Urteil oftmals aus, insbesondere von Sozialwissenschaftlern (besonders drastisch Feuerstein 2008: 175ff.; zur Nieden 2008: 199ff.; vgl. auch Kap. 2.1). Die in der vorliegenden Arbeit rekonstruierte zweite Beobachtungsweise der prädiktiven Gendiagnostik kann hier helfen, zu einem *ausgewogeneren* Urteil zu kommen, denn mit der prädiktiven Gendiagnostik lassen sich eben auch gegenwärtige (Unsicherheits-)Probleme behandeln bzw. therapieren.

Dass im Diskurs zur humangenetischen Beratung ein Bild vorherrschend ist, welches das Beratungsgespräch als ein Informations- und Entscheidungshilfegespräch beschreibt, haben wir in Kapitel 2.2.4 gesehen. Vor dem Hintergrund der empirischen Untersuchung der vorliegenden Arbeit scheint dieses Bild allerdings kein besonders treffendes zu sein. Sicherlich, die ärztliche Vermittlung von *Informationen* – etwa zur in Frage stehenden Krankheit und ihren Vererbungsregeln – spielt in den untersuchten prädiktiven genetischen Beratungen eine wichtige Rolle. Aber die Beratungsgespräche sind doch viel mehr als (reine) Informationsgespräche. Es werden ja keineswegs nur Informationen gegeben, und auch die Klienten suchen die prädiktive genetische Beratung nicht in erster Linie auf, um Informationen zu erhalten. Das hat die empirische Untersuchung überdeutlich gezeigt. Man kann natürlich die (gen-)diagnostischen Untersuchungen (Eigen- und Familienanamnese) komplett ausblenden und den Informationsbegriff so weit fassen, dass darunter auch ärztliche Handlungsempfehlungen oder gar eine konkrete prädiktive Gendiagnose fallen,[244] aber dann ließe sich beinahe jedes Arztgespräch als Informationsgespräch bezeichnen und jegliche begriffliche Trennschärfe ginge verloren.

Noch weniger scheint der Ausdruck des Entscheidungshilfegesprächs auf die untersuchten prädiktiven genetischen Beratungsgespräche zu passen. Zwar findet die beim Klienten liegende *Entscheidung* für oder gegen einen prädiktiven Gentest in den Gesprächen durchaus Erwähnung, in keinem einzigen Fall aber weiß der Klient *nicht*, wie er sich entscheiden soll. Dementsprechend kommt es auch kein einziges Mal zu einer ärztlichen

244 Tatsächlich scheinen auch manche (jüngere) humangenetische Ärzte zu solch einem Begriffsgebrauch zu neigen, allerdings ohne dass sich daraus professionalisierungstheoretisch relevante Folgen für die Beratungspraxis bzw. Praxisreflexion ergeben würden (vgl. Kap. 4.5.1).

Hilfestellung bei der Entscheidungsfindung des Klienten – es ist schlichtweg keine notwendig. In vielen Beratungsfällen suchen die Klienten die Beratung ja sogar mit dem expliziten Wunsch nach einer Gentestung auf. Selbst von einer Entscheidungshilfe qua Informationsvermittlung (vgl. Kap. 2.2.4) kann hier keine Rede sein. In diesem Punkt deckt sich die vorliegende Untersuchung mit der jüngst veröffentlichten ethnographischen Studie von Bernhard Hadolt und Monika Lengauer (2009) zur prädiktiven genetischen Beratungspraxis in Österreich. Auch dort lautet der empirische Befund, dass die Berater zwar fragen, »ob die KlientInnen einen Gentest machen lassen wollen oder nicht, in allen von uns beobachteten Beratungen haben die Beratenen diese Frage aber einfach bejaht.« (ebd.: 211) Die Autoren kommen deshalb zu dem Schluss: »Pointiert formuliert (und entgegen der Zentralität der Entscheidungsthematik in der Fachliteratur) geht es in genetischen Beratungen zumeist also gar nicht um Entscheidungen.« (ebd.) Ein Grund hierfür mag darin liegen, dass – wie auch die von mir befragten humangenetischen Ärzte betonen (vgl. Kap. 4.5.1) – ohnehin nur diejenigen zur Beratung gehen, die sich einen prädiktiven Gentest zumindest vorstellen können, also tendenziell *zu* einer Testung neigen. Dagegen bleiben diejenigen, für die ein Gentest – aus welchen Gründen auch immer – ohnehin nicht in Frage kommt, der Beratung von vornherein fern.

Außerdem weisen empirische Untersuchungen, die direkt auf die Entscheidungs- und Bewältigungsprozesse der Klienten der prädiktiven genetischen Beratung zielen, darauf hin, dass die »Entscheidung« für oder gegen einen prädiktiven Gentest erstens weniger einem singulären Entscheidungsakt gleicht als einer Reihe von sich über große Zeiträume erstreckenden Mikroentscheidungen (Porz et al. 2005; Scully et al. 2007) und zweitens vor allem in Gesprächen mit dem privaten Umfeld, also mit Freunden und Familie reift und eben nicht im Rahmen zeitlich dann doch sehr begrenzter genetischer Beratungsgespräche zustande kommt.[245] Auch das spricht dafür, dass die prädiktive genetische Beratung für die *Entscheidung* des Klienten bezüglich eines Gentests zumeist eine – wenn überhaupt – nur untergeordnete Rolle spielt. Freilich mag es in manchen Fällen trotzdem zu einer ärztlichen Entscheidungshilfe kommen, die diesen Namen verdient. Ob das aber ausreicht, das prädiktive genetische Beratungsge-

245 So der vorläufige Befund des noch laufenden Dissertationsprojektes von Anne Brüninghaus am Forschungsschwerpunkt Biotechnik, Gesellschaft und Umwelt (FSP BIOGUM) der Universität Hamburg (vgl. auch Brüninghaus 2011).

spräch insgesamt als ein Entscheidungshilfegespräch zu charakterisieren, ist doch mehr als fraglich.

Dazu passt, dass sich die hier untersuchten prädiktiven genetischen Beratungsgespräche nur schwerlich als *nichtdirektive* Beratungsgespräche beschreiben lassen, obwohl auch dies im Diskurs häufig geschieht (vgl. Kap. 2.2.4). Das Prinzip der Nichtdirektivität fordert ja eine neutrale Informationsvermittlung des Arztes ohne jegliche Einflussnahme auf die Entscheidungen des Klienten (vgl. Kap. 2.2.3). Wie gerade ausgeführt, spielen aber Entscheidungen des Klienten in der prädiktiven genetischen Beratung gar nicht die zentrale Rolle, die ihnen zugeschrieben wird. Außerdem hat die empirische Untersuchung gezeigt, dass die Ärzte den Klienten durchaus Handlungsempfehlungen geben, sogar bezüglich der Durchführung eines prädiktiven Gentests.[246] Generell scheinen sie umso direktiver bzw. weniger nichtdirektiv zu handeln, je eher medizinisch begründete Empfehlungen ausgesprochen werden können (vgl. Kap. 4.5.2). Nur wenn Letzteres *nicht* möglich ist – also etwa bei nicht heilbaren, neurodegenerativen Erkrankungen –, scheinen sie sich in puncto Gentest stärker zurückzunehmen. Auch in diesem Punkt deckt sich die vorliegende Untersuchung mit den Befunden der ethnographischen Studie von Hadolt und Lengauer (2009: 215). Offenbar tritt ein, was die amerikanische Humangenetikerin Barbara Biesecker bereits 1998 vorausgesehen hat: »Once there is sufficient evidence that a disease can be effectively treated or prevented, providers are likely to be directive in recommending that testing be performed.« (Biesecker 1998: 152) Für die *pränatal*diagnostische genetische Beratung (vgl. Kap. 2.2.1), die schnell den Abbruch der Schwangerschaft als Handlungsoption zum Thema haben kann und daher ethisch immer besonders bedenklich ist, werde das Prinzip der Nichtdirektivität allerdings seine Bedeutung auch auf lange Sicht behalten (müssen) (ebd.; vgl. Biesecker 2000). Vor dem Hintergrund der professionalisierungstheoretischen Kritik des Prinzips der Nichtdirektivität (vgl. Kap. 3.3.2) scheint es insofern ein lohnenswertes Forschungsvorhaben zu bleiben, auch die pränataldiagnostische genetische Beratungspraxis einer eingehenden professionalisierungstheoretischen Untersuchung zu unterziehen.

246 Darin einen Grund für normative Kritik zu sehen, fällt im Übrigen schwer – jedenfalls wenn man sich die entsprechenden Beratungsfälle und -gespräche näher anschaut (siehe Kap. 4).

Im Laufe der empirischen Untersuchung der vorliegenden Arbeit ist immer wieder betont worden, dass das originäre, in der prädiktiven genetischen Beratung primär zu bewältigende Klientenproblem gerade *nicht* in einem Informations- oder Entscheidungsproblem, sondern in einem Unsicherheitsproblem besteht. Eben dies rechtfertigt es, das prädiktive genetische Beratungsgespräch als ein *Unsicherheitsbewältigungsgespräch* zu bezeichnen. Der Begriff bringt bereits zum Ausdruck, dass es hier nicht einfach nur um *Wissen* geht, wie das die verbreitete Rede vom »gendiagnostischen Wissenszuwachs« (Regenbogen 2003: 22) durch einen prädiktiven Gentest nahelegt. Vielmehr haben die Analysen gezeigt (vgl. Kap. 4.3.1), dass selbst dann ein Unsicherheitsproblem beim Klienten vorliegt, wenn dieser sein Anliegen in Form einer Frage formuliert, die auf eine bloße Auskunft zielt, also etwa als Gendefektsfrage (»Hab ich den in meiner Familie schon bekannten Gendefekt oder nicht?«), als Risikofrage (»Wie hoch ist das Risiko, dass ich in Zukunft erkranke?«) oder als Betroffenheitsfrage (»Liegt in meiner Familie eine genetische Veranlagung vor?«). Dass es mit einer entsprechenden Auskunft, einem »gendiagnostischen Wissenszuwachs« allein aber nicht getan ist, wird spätestens dann evident, wenn der etwaige prädiktive Gentest positiv ausfällt.[247] Zwar ist dann die Ungewissheit ausgeräumt, ob eine bestimmte Genmutation vorliegt, aber keinesfalls die Unsicherheit einer in Zukunft möglichen Erkrankung. Diese Unsicherheit wird freilich nicht erst durch den positiven Gentestbefund erzeugt, wie zum Teil suggeriert wird (etwa Beck-Gernsheim 1997: 83f.; Feuerstein 2002: 205; Lemke 2007b: 140). Vielmehr besteht sie bereits im *Vorfeld* der prädiktiven genetischen Beratung. Sie ist es ja, die die Klienten überhaupt erst zur Beratung treibt. Vor diesem Hintergrund scheint es mir die Sache nicht hinreichend

247 Das verweist auf die viel diskutierten Gefahren und Probleme von prädiktiven Gentests, die kommerziell im Internet angeboten werden (vgl. nur Berth 2002; GfH 2008; Kollek & Lemke 2008: 209ff.; Hennen & Sauter 2009). Immerhin lässt sich vermuten, dass *hilfsbedürftige* Personen, wie wir sie im Rahmen der empirischen Untersuchung kennen gelernt haben, Personen also, die ein behandlungsbedürftiges Unsicherheitsproblem bezüglich einer in Zukunft möglichen und in der Familie bereits aufgetretenen *spezifischen* Krankheit haben, die professionelle Hilfe eines genetischen Beraters – ein niederschwelliger Zugang vorausgesetzt – einem umfassenden Gencheck bzw. Gentest *ohne* ärztliche Beratung in der Regel vorziehen werden (ähnlich Ethik-Beirat 2001: 449). Möglicherweise hat der Humangenetiker Jörg Schmidtke also Recht, wenn er mutmaßt, die Kunden von kommerziellen Gentest-Anbietern machten »den Test aus Spaß und Neugier, das persönliche Ergebnis taugt für Partygespräche, gewissermaßen als Partygag« (zit. nach FAZ 2008). Bei alarmierenden Befunden dürften dann freilich auch sie einen Arzt bzw. genetischen Berater konsultieren wollen.

präzise zu treffen, wenn die Autoren der bereits erwähnten ethnographischen Studie davon sprechen, dass es in der prädiktiven genetischen Beratung primär, »also in wesentlicher Weise um die Klärung von Betroffenheit« gehe (Hadolt & Lengauer 2009: 143). Denn aus der Perspektive der vorliegenden Arbeit ist diese »Betroffenheitsklärung« (ebd.) zwar zentraler Bestandteil der Beratung, letztlich aber doch nur Mittel zum Zweck der Unsicherheitsbewältigung.

Nun darf bei aller Rede von Unsicherheitsbewältigung eines nicht vergessen werden: Die prädiktive genetische Beratung stellt nur einen *Baustein in der Auseinandersetzung* der Klienten mit ihrem Unsicherheitsproblem dar. Zum einen sind an der stellvertretenden Unsicherheitsbewältigung oftmals nicht nur humangenetische Ärzte und – sobald es um neurologische oder Früherkennungsuntersuchungen geht – Ärzte aus anderen medizinischen Fachgebieten beteiligt, sondern auch Psychologen und/oder Sozialarbeiter mit ihren eigenen professionellen Praxen (vgl. Kap. 4.3.3). Gerade an genetischen Beratungsstellen, die sich auf erblichen Brust- und Eierstockkrebs (sog. Brustzentren) oder auf unheilbare neurodegenerative Erkrankungen wie Chorea Huntington spezialisiert haben, finden sich mittlerweile institutionalisierte und insofern »stabile interdisziplinäre Arbeitsarrangements« verschiedener Professionen (Schütze 1992: 166).

Zum anderen ist es natürlich der Klient selbst, der die Unsicherheitsbewältigungsarbeit im Wesentlichen leistet. Viele Klienten haben sich mit ihrem Unsicherheitsproblem ja bereits intensiv beschäftigt, *bevor* sie die prädiktive genetische Beratung aufsuchen (vgl. nur Kap. 4.2). Insbesondere im Falle eines positiven Gentestbefunds liegt es am Klienten, diesen Befund zu verarbeiten (vgl. Kap. 2.1.2) und langfristig einen routinierten Umgang mit seinem Unsicherheitsproblem zu entwickeln.[248] Der genetische Berater kann ihm hierzu nur eine Hilfestellung geben (Hilfe zur Selbsthilfe) – etwa indem er ihm empfiehlt, regelmäßig Früherkennungsuntersuchungen wahrzunehmen –, so wie auch der Arzt in einer herkömmlichen Praxis ein Medikament nur verschreiben kann. Einen routinierten Umgang mit der Unsicherheit entwickeln bzw. das Medikament regelmäßig einnehmen und gesunden, das kann nur der Klient bzw. Patient selbst, und zwar *außerhalb* der ärztlichen Praxis. Allerdings ist es durchaus möglich, dass das Unsicherheitsproblem des Klienten bereits im begrenzten Rahmen des genetischen Beratungsprozesses final bewältigt wird, etwa wenn

248 Dass dies alles andere als einfach zu bewerkstelligen ist, versteht sich von selbst.

seine Gesundheitssorgen durch eine negative prädiktive Gendiagnose komplett zerstreut werden können.

In den Pflegewissenschaften ist der Begriff der Unsicherheit übrigens alles andere als ein unbeschriebenes Blatt. Seit Ende der 1980er Jahre werden Ursachen und Konsequenzen krankheitsbegleitender Unsicherheit (»Uncertainty in Illness«) sowie Möglichkeiten ihrer Bewältigung intensiv erforscht, vor allem im Zusammenhang mit chronischen Erkrankungen.[249] Allerdings liegt der Fokus dabei auf Unsicherheiten, die im Gefolge *manifester* Krankheiten entstehen, also auf krankheits*bedingten* Unsicherheiten. Unsicherheiten im Hinblick auf *zukünftige* Krankheiten, um die es ja in der prädiktiven genetischen Beratung geht, haben meines Wissens bislang keine Rolle gespielt. Ebenfalls in Bezug auf chronische Krankheiten hat die Medizinsoziologie biographische Konzepte wie das der »Patientenkarriere« (vgl. Gerhardt 1986) oder der »Krankheitsverlaufskurve« (vgl. Corbin & Strauss 1988) entwickelt und damit Bedingungen und Möglichkeiten der individuellen Krankheitsbewältigung (»Coping«) untersucht. Dass sowohl dieser Verlaufskurvenansatz als auch pflegewissenschaftliche Unsicherheitstheorien für die Forschung zur prädiktiven Gendiagnostik fruchtbar gemacht werden können, hat Mechtild Schmedders (2004) gezeigt. Am Beispiel der erblichen Tumorerkrankung der familiären adenomatösen Polyposis (FAP) zeichnet sie in ihrer biographisch angelegten, fallrekonstruktiven Studie nach, mit welchen Strategien positiv getestete Klienten die Verunsicherungen, die mit der prädiktiven Gendiagnose einhergehen, zu bewältigen suchen. Statt um Krankheitsbewältigung geht es hier vor allem um Unsicherheitsbewältigung, statt um Krankheitsverlaufskurven um Unsicherheitsverlaufskurven (vgl. ebd.: 251ff.). Vor dem Hintergrund der vorliegenden Arbeit spricht alles dafür, auch in zukünftigen Forschungsarbeiten auf Konzepte zu setzen, die sich für die Analyse von Unsicherheitsbewältigungsprozessen eignen, jedenfalls wenn der Fokus auf den Klienten der prädiktiven Gendiagnostik liegen soll. Womöglich lassen sich daraus dann auch wieder Konsequenzen für die Ausgestaltung der prädiktiven genetischen Beratungspraxis selbst ziehen.

249 Siehe nur Mishel 1988, 1990, 1993; Cohen 1993; McCormick 2002; ein Literaturüberblick findet sich in Schmedders 2004: 67ff.; vgl. auch Babrow et al. 1998.

Ausgangsfragen und empfehlende Bemerkungen

Wir sind bei unserem resümierenden »Rückwärtsgang« durch die Arbeit nunmehr bei ihrer Einleitung (Kap. 1) und also bei ihren beiden zentralen Fragen nach dem ärztlichen Handeln in der prädiktiven genetischen Beratung und nach dem gesellschaftlichen Ort dieser ärztlichen Praxis angelangt. Dass das Gesundheitssystem auch aus gesellschaftstheoretischer Sicht als der (primäre) *gesellschaftliche Ort* der prädiktiven genetischen Beratungspraxis gelten kann und was dies alles impliziert, ist bereits ausführlich diskutiert worden. Zudem haben wir aus professionalisierungstheoretischer Sicht das *ärztliche Handeln* in der prädiktiven genetischen Beratung als ein überaus professionalisiertes Handeln rekonstruiert. Das bedeutet, es ist ein typisch ärztliches Handeln *insofern*, als es ein (typisch) professionelles und kein technokratisches Handeln darstellt (vgl. Kap. 2.3.4). Natürlich bleibt es auffällig und besonders für eine ärztliche Praxis, dass die »Patienten« klinisch gesund und nicht krank sind und dass es nicht um die Heilung von akuten Krankheiten geht. Immerhin aber haben die (gesunden) Klienten ein *akut behandlungsbedürftiges Problem mit ihrer Gesundheit*, genauer: mit der Unsicherheit einer in Zukunft möglichen Krankheit. Und diesbezüglich hat – unter anderem – eine prädiktive Gendiagnostik durch den Arzt erhebliches *therapeutisches* Potential. Für eine ärztliche Praxis ist dies im Übrigen gar nicht so ungewöhnlich. So schreibt der Medizintheoretiker Wolfgang Wieland ganz allgemein im Hinblick auf eine herkömmliche, krankheitsheilende ärztliche Praxis:

> »Im Normalfall jedoch kann das Begehren nach Klarheit über den eigenen Zustand dem Begehren nach Heilung gleichgewichtig sein. Denn oft ist die *Unsicherheit des Patienten* hinsichtlich der Beschwerdedeutung mehr noch als die Beschwerde selbst der Anlaß für den Gang zum Arzt. *Die Mitteilung der Diagnose durch den Arzt kann selbst schon ein therapeutischer Faktor sein.*« (Wieland 1975: 24; Herv. von mir)

Trotz aller Auffälligkeiten und Besonderheiten der prädiktiven genetischen Beratungspraxis kann also letztendlich auch soziologisch konstatiert werden, dass der Arzt in der prädiktiven genetischen Beratung sehr wohl als Arzt handelt (vgl. Kap. 1).

Vor diesem Hintergrund wirken die in der Einleitung zitierten *Zeitdiagnosen einer Deprofessionalisierung* ärztlichen Handelns durch die Genetifizierung der Medizin dann doch stark übertrieben. In der prädiktiven genetischen Beratung jedenfalls – einer neuartigen, ja gewissermaßen »genetifizierten« ärztlichen Praxis – handelt der Arzt keineswegs als technokratischer Gesundheitsingenieur, bürokratischer Genverwalter oder bloßer Informationsdienstleister (vgl. Feuerstein 1999, 2008; Lemke 2007b; Lösch 2001; siehe Kap. 1). Auch der Patient bzw. Klient tritt dem Arzt nicht als Kunde gegenüber, der mal eben einen Gentest ordert oder schlicht nach ein paar Informationen verlangt. Er hat auch nicht einfach nur ein »technisch-informationelles Problem« (Lemke 2007b: 137), sondern ein lebenspraktisches, krankheitsbezogenes Unsicherheitsproblem, das sehr wohl mit persönlicher Leidenserfahrung und großen Alltagsbelastungen einhergehen kann. Und dieses Unsicherheitsproblem, das hat die empirische Untersuchung eindrücklich gezeigt, wird vom Arzt eben auf eine überaus professionalisierte Weise erfasst und behandelt. Die zitierten, auf die eine oder andere Art von den Arbeiten Michel Foucaults inspirierten sozialwissenschaftlichen Deutungen der Folgen der Genetifizierung der Medizin scheinen daher vorschnell und eher eine Fortsetzung dessen zu sein, was Uta Gerhardt (1991) den (traditionsreichen) »Kulturpessimismus in der soziologischen Medizinkritik« genannt hat.

Dass auf der Ebene von Wissenssystemen, Diskursen und »Wahrheitsregimen« (Lemke 2007b: 132ff.) – eine von drei Dimensionen einer ›*Analytik der Biopolitik*‹ (Lemke 2007c: 147ff.) – bemerkenswerte Entwicklungen und Veränderungen zu verzeichnen sind, mag ja sein. Allerdings kann von dieser Ebene nicht direkt auf die konkrete Ausgestaltung der medizinischen Praxis geschlossen werden. Nach allem, was die vorliegende Arbeit gezeigt hat, führen etwa der genetische Reduktionismus oder etwaige Redefinitionen des Krankheitsbegriffs (vgl. Lemke 2007b: 132ff.) *nicht* automatisch dazu, dass in der medizinisch-genetischen Praxis die lebenspraktischen Probleme der Menschen keine Berücksichtigung mehr finden. Und wenn im Diskurs zur humangenetischen Beratung ein Bild gezeichnet wird, das diese vor allem als nichtdirektives Informationsgespräch beschreibt (vgl. Feuerstein 1999; Lösch 2001; Kap. 2.2.3 und 2.2.4), dann folgt daraus *keineswegs* zwangsläufig, dass die Ratsuchenden in der Beratungspraxis tatsächlich nur Informationen bekommen und jegliche Entscheidungsverantwortung auf sie abgewälzt wird.

Darüber hinaus belegt der untersuchte Fall der prädiktiven genetischen Beratung eindrucksvoll, dass Technisierung nicht immer gleich Technokratisierung bedeutet.[250] Vielmehr lassen sich sogar Überlegungen in die

250 Dass die Technisierung der Medizin auch die Technokratisierung ihrer Praxis befördert, davon wird gemeinhin ausgegangen. Vgl. in diesem Sinne nur – exemplarisch über die

gegenläufige Richtung anstellen. Sie sind freilich hypothetischer Natur und dementsprechend als Anregung für künftige Forschung zu verstehen. Angesichts der Befunde der vorliegenden Arbeit stellt sich aber immerhin die Frage, ob wir mit der medizinischen Genetik und ihren Technologien nicht einen Fall vor uns haben, an dem sich (besonders gut) zeigen ließe, dass die (hier: Gen-)Technisierung einer ärztlichen Praxis nicht zu ihrer Deprofessionalisierung führen muss, sondern umgekehrt eine Professionalisierung (mittelbar) sogar befördern kann.[251] Die diesbezügliche These wäre, dass die durch die Eugenik besonders belastete Geschichte der Humangenetik, aber eben auch die spezifischen Charakteristika genetischer Daten und Tests sowie die aus beidem erwachsene öffentliche Dauerbeobachtung und -kritik zu einem ungewöhnlich hohen Maß an professionellen Reflexionsprozessen innerhalb der Humangenetik beigetragen haben (vgl. Kap. 2.3.3; Weingart et al. 1988: 669ff.), die nicht ohne Folgen für die Professionalisierung ihrer humangenetischen Praxis bleiben konnten. Man erinnere sich nur daran, dass die Berufsgruppe der humangenetischen Ärzte professionelle Standards und Leitlinien sogar für das genetische Beratungsgespräch, also für das Arzt-Patient-Gespräch selbst entwickelt hat – ein in der medizinischen Profession beinahe einzigartiger Vorgang (vgl. Kap. 2.3.2 und 2.3.3).[252] Und für die Professionalisierungsfrage ist ja schließlich entscheidend, *auf welche Weise* mit Technologien – seien es bildgebende Verfahren wie Röntgen oder Kernspintomographie, die apparative Lebensverlängerung in der Intensivmedizin oder eben eine molekulargenetische Untersuchung – in der ärztlichen Praxis *umgegangen* wird.

Wie gesagt, sind dies Überlegungen fragenden Charakters. Um sie zu prüfen, müsste nicht zuletzt auch die pränataldiagnostische genetische Beratungspraxis professionalisierungstheoretisch untersucht werden. Zudem wären vergleichende Studien von Nöten, etwa im Hinblick auf ärztliche Praxen anderer Fachgebiete, aber auch im Hinblick auf die genetische Beratungspraxis im Ausland: Wie gestaltet sie sich zum Beispiel in den USA,

---

Jahrzehnte – Schluchter 1974; Bollinger & Hohl 1981: 458f.; Bauch 1996: 116ff.; Feuerstein 2008.

251 Wir bleiben auch hier der professionalisierungstheoretischen Perspektive verpflichtet. Wie in den Absätzen zuvor meint Deprofessionalisierung hier also so viel wie Technokratisierung der ärztlichen Praxis und *nicht* etwa den Verlust an professioneller Autonomie in der Kontrolle über die eigene Berufsausübung (so etwa aktuell Unschuld 2009).

252 Wie professionalisiert die humangenetischen Ärzte mit diesen Standards und Leitlinien genetischer Beratung in ihrer Praxis wiederum umgehen, haben die Interviews gezeigt (vgl. Kap. 4.5.2 und 4.5.3).

wo sich eine Berufsgruppe nicht-ärztlicher genetischer Berater herausgebildet hat (»genetic counselors«), die auf dem besten Weg ist, sich zu einer eigenständigen Profession zu entwickeln (vgl. Kap. 2.3.1)? Inwiefern ist ihre Beratungspraxis als eine professionalisierte zu bezeichnen? Und wie unterscheidet sie sich von der Praxis der humangenetischen Ärzte (»medical geneticists«)? Ist es schließlich für die angeführte Professionalisierungsfrage überhaupt von Bedeutung, dass sich in den USA eine nicht-ärztliche, gleichwohl aber medizinisch-genetische Beratungspraxis entwickelt hat, nicht jedoch in Deutschland, oder haben wir es hier nur mit verschiedenen Institutionalisierungsprozessen einer auf der Handlungsebene vergleichbar professionalisierten Praxis zu tun?

Aber zurück zur prädiktiven genetischen Beratungspraxis in Deutschland. Zwar haben wir sie im Rahmen der empirischen Untersuchung als eine überaus professionalisierte rekonstruiert. Vor dem Hintergrund der vereinzelt gefundenen – teilweise nur potentiellen – Strukturmomente, die der Logik einer professionalisierten Problembewältigung widersprechen (vgl. Kap. 4.6), und der bereits am Anfang dieses fünften Kapitels formulierten Überlegungen zu den äußeren Faktoren, die einem professionalisierten Beratungshandeln förderlich bzw. hinderlich sein mögen, werden jedoch auch *Gefahren für die Professionalisierung* der prädiktiven genetischen Beratung sichtbar.[253] Allerdings liegen sie nicht einfach darin, dass hier »der unzweifelhaft Gesunde zum Objekt medizinischer Intervention« wird (Feuerstein 2008: 171) und deshalb »nicht die Krankheit, sondern lediglich das Risiko, sie vielleicht zu bekommen«, behandelt wird (ebd.: 167). Sie liegen auch weniger im oftmals (nur) probabilistischen Charakter prädiktiver Gendiagnosen oder darin, dass den Klienten ausschließlich Informationen vermittelt und sie ansonsten in ihrer Bedürftigkeit alleine gelassen würden, oder darin, dass genetisch beratende Ärzte oftmals auch oder gar vorwiegend wissenschaftlich tätig sind (vgl. Kap. 4.5.4). Vielmehr liegen die Gefahren für die Professionalisierung darin, dass der Klient selbst dann »beraten« wird, wenn er gar nicht beratungs- bzw. behandlungsbedürftig ist, sowie in der unzureichenden Berücksichtigung seiner lebensweltlich-diffusen Problemlage. Dies läuft auf eine Art Automatisierung, auf eine in diesem Sinne *übersteigerte Routinisierung* der prädiktiven genetischen Beratungspraxis hinaus. In einem entsprechend ausgemalten Szenario wäre die

253 Mit Schütze (2000: 89) könnte man auch von »Fehlentwicklungspotentialen professionellen Handelns« sprechen.

prädiktive Gendiagnostik reine *Routinediagnostik*[254] und das prädiktive genetische Beratungsgespräch ein reines *Abklärungsgespräch*, also ein Gespräch, das keinem anderen Zweck dient, als das Vorliegen einer bestimmten Genveränderung zu klären. Das ärztliche Fallverstehen hätte dann allein den genetischen Fall im Blick, der lebensweltlich-diffuse Fall bliebe dagegen gänzlich unbeachtet (vgl. hierzu Kap. 4.3.2). Es ginge dann nicht mehr um die stellvertretende Bewältigung von lebenspraktischen, behandlungsbedürftigen (Unsicherheits-)Problemen, sondern gewissermaßen um einen routinemäßig durchgeführten *genetischen Check*.

Wohlgemerkt: Eine derartige, hier ins Extrem überspitzte Routinisierung der prädiktiven genetischen Beratungspraxis wäre *keine* unmittelbare Folge humangenetischen Wissens oder molekulargenetischer Testmöglichkeiten – in eben diese Richtung weisen jedoch die in der Einleitung zitierten, diskurs- und machtanalytisch geprägten Deutungen der Folgen der Genetifizierung der Medizin –, sondern Ausdruck eines bestimmten (nicht-professionalisierten) *Umgangs* der Ärzte mit ihrer Expertise und den zur Verfügung stehenden technischen Möglichkeiten. Nach allem, was die vorliegende Untersuchung gezeigt hat, erwachsen die Gefahren für die Professionalisierung also weniger aus spezifischen Eigenheiten der prädiktiven genetischen Beratung oder aus etwaigen ihr immanenten Strukturproblemen als vielmehr aus einer – im Einzelfall immer möglichen – übersteigerten Routinisierung ihrer Praxis. Dies soll im Folgenden zum Anlass genommen werden, abschließend einige *Bemerkungen empfehlenden Charakters* zu formulieren, die direkt an die Praxis der prädiktiven genetischen Beratung gerichtet sind. Sie sind nun in der Tat normativ und gründen auf der Annahme, dass es den Belangen der Klienten zugute kommt, wenn ihnen ein möglichst professionalisiert und nicht technokratisch handelnder Arzt gegenübertritt.

Zum einen sollte eine prädiktive genetische Beratung nur dann erfolgen, wenn der Klient tatsächlich auch ein zumindest in Teilen selbstbestimmtes Anliegen hat, das heißt *beratungsbedürftig* ist. Denn ein behandlungsbedürftiges Klientenproblem ist gewissermaßen die Bedingung der

254 Die damit angesprochene Problematik scheint auch die Deutsche Gesellschaft für Humangenetik zu sehen, wenn sie in einer Stellungnahme schreibt: »Prädiktive genetische Diagnostik darf keine Routinediagnostik sein.« (GfH 2000) Dagegen gilt die *Pränatal*diagnostik im Rahmen der Schwangerschaftsvorsorge schon lange als Routinediagnostik (vgl. nur Enquete-Kommission 2002: 73ff.). Allerdings ist es eine offene Frage, ob bzw. inwiefern dies auch die Praxis der pränataldiagnostischen *genetischen* Beratung betrifft und nicht nur die nicht-humangenetische *gynäkologische* Praxis.

Möglichkeit einer professionalisierten Bewältigung dieses Problems durch den Arzt. Hat der Klient die Beratung hingegen nur aufgesucht, weil ein anderer (Haus-)Arzt, sein Ehepartner oder sonst wer ihm das empfohlen oder ihn dazu gedrängt hat, ist zunächst zu klären, ob die Gründe, die für eine solche Beratung sprechen, welche sind, die auch dem Klienten selbst ein Anliegen sind. Im Zweifelsfall, wenn der Klient also tatsächlich ein vollkommen fremdbestimmtes Anliegen hat, sollte auch keine Beratung durchgeführt werden. Der Klient ist dann sozusagen wieder nach Hause zu schicken, so wie das auch einer der befragten humangenetischen Ärzte zu praktizieren scheint (vgl. Kap. 4.5.2).[255] Eine in einem solchen Fall trotzdem durchgeführte »Beratung« wäre keine stellvertretende Problembewältigung mehr, sondern reine genetische Abklärung. Zudem verletzte sie die »genetische Souveränität« des Klienten (Rehmann-Sutter 1998: 432ff.). Auch wenn ein Klient dem Beratungsgespräch prinzipiell aufgeschlossen ist, sich nach einer ärztlichen Überweisung aber erst einmal nur informieren will, was eine genetische Beratung oder eine prädiktive Gendiagnostik überhaupt bedeutet, kann es nicht sein, dass im Gespräch zunächst einmal routinemäßig sein Familienstammbaum erhoben wird. Eigen- und Familienanamnese dürfen keine Automatismen sein, sondern nur durchgeführt werden, wenn es das Anliegen des Klienten sachlich rechtfertigt (vgl. auch Hauschild & Claussen 1998). Um es noch einmal zu betonen: Es geht hier nicht um das (autonome) Einverständnis des Klienten zur Durchführung eines prädiktiven Gentests, sondern viel grundlegender darum, ob ein genetisches Beratungsgespräch in seinem gewöhnlichen Ablauf überhaupt aufgenommen wird, und folglich auch darum, ob es überhaupt zu den ersten Schritten einer prädiktiven Gendiagnostik durch den Arzt kommt. In diesem Zusammenhang scheint es höchst problematisch, dass eine genetische Beratung bei den Krankenkassen (offiziell) nur dann abgerechnet werden kann, für den Arzt also auch nur dann vergütet wird, wenn eine Stammbaumerhebung oder -überprüfung erfolgt. Dies begünstigt ein »automatisches« Beratungsvorgehen nicht zuletzt in den Fällen, in denen der Klient möglicherweise gar nicht beratungsbedürftig ist.

255 Ein solches Vorgehen mag dann auch mit dazu beitragen, die viel diskutierte angebotsinduzierte Nachfrage nach genetischen Tests zu begrenzen (vgl. hierzu Nippert 2000): Wer kein selbstbestimmtes Anliegen hat, kommt gar nicht erst in die Situation, sich für oder gegen einen Gentest entscheiden zu müssen, denn er wird erst gar nicht beraten (geschweige denn getestet). Wer allerdings beratungsbedürftig ist, der sollte auch beraten werden, und zwar unabhängig von den Umständen, die zu seiner Bedürftigkeit geführt haben.

Zum anderen sollte die *lebensweltlich-diffuse Problemlage* des Klienten in der prädiktiven genetischen Beratung nicht vernachlässigt werden. Dass für ein Beratungsgespräch in der Regel ein in der Medizin ungewöhnlich weiter Zeitrahmen zur Verfügung steht, ist natürlich zu begrüßen und bewahrenswert. Die Zeit sollte aber nicht nur für eine ausführliche Familienanamnese und Informationsvermittlung genutzt werden, sondern auch dazu, die lebensweltlich-diffuse Problemlage des Klienten zur Geltung zu bringen. Insbesondere zu Beginn eines genetischen Beratungsgesprächs, wenn der Klient sein Anliegen schildern soll, ist ihm viel Raum zur diffusen Selbstexplikation zu geben. Denn nur auf diese Weise kann in Erfahrung gebracht werden, was den Klienten eigentlich umtreibt, warum er die Beratung aufgesucht hat, was er sich womöglich von einem prädiktiven Gentest erhofft, worin genau sein (Unsicherheits-)Problem besteht. Und nur wenn dies in Erfahrung gebracht wird, kann ihm auf eine angemessene Weise geholfen, kann sein Problem adäquat behandelt, kann auf jeden Klienten individuell eingegangen werden. Hierfür ist das ärztliche Verstehen des genetischen Falls freilich ebenso elementar. Aufgrund der standardmäßig erfolgenden Eigen- und Familienanamnese kommt der genetische Fall jedoch viel eher zu seinem Recht als der lebensweltlich-diffuse Fall. Im Übrigen kann es nicht sein, dass eine von einem Computerprogramm errechnete Risikozahl *alleine* darüber entscheidet, wie mit dem Problem des Klienten umgegangen und was ihm empfohlen wird. Als ein *zusätzlich* zu berücksichtigendes Kriterium bei der ärztlichen Problemerfassung mag sie durchaus von Bedeutung sein, aber sie ist eben nur ein Kriterium unter anderen und betrifft zudem nur den genetischen Fall. Selbst wenn es sich nicht vermeiden lassen sollte, dass derartige Risikozahlen für Krankenkassen die entscheidende Größe bezüglich einer Kostenübernahme von bestimmten medizinischen Leistungen darstellen, ist die lebensweltlich-diffuse Problemlage des Klienten nichtsdestominder in der Beratung zu berücksichtigen: Ein in höchstem Maße besorgter Klient bedarf einer anderen Behandlung, eines anderen Beratungsgesprächs als ein relativ gelassener Klient, und zwar auch dann, wenn beiden dieselbe Risikozahl zugeordnet wird.

Es sollte deutlich geworden sein, dass die voranstehenden Bemerkungen weniger auf die Änderung einer empirisch tatsächlich anzutreffenden Beratungspraxis zielen – sie hat sich ja im Rahmen der vorliegenden Untersuchung als eine überaus professionalisierte erwiesen – als vielmehr auf die Vermeidung einer potentiellen Entwicklung der prädiktiven genetischen

Beratung in Richtung einer tendenziell technokratischen Praxis. Auch zu diesem Zweck mag es nützlich und hilfreich sein, sich verstärkt die zweite in dieser Arbeit rekonstruierte Beobachtungsweise der prädiktiven Gendiagnostik zu vergegenwärtigen. Die prädiktive Gendiagnostik dient eben nicht nur der Prävention von zukünftigen genetisch bedingten Erkrankungen, sondern auch der Behandlung von gegenwärtigen krankheitsbezogenen Unsicherheitsproblemen. In diesem Sinne ist die prädiktive genetische Beratung sowohl eine ärztliche Präventionspraxis als auch eine ärztliche Behandlungspraxis und eine prädiktive Gendiagnostik nicht selten die beste Therapie.

Literatur

Abbott, Andrew (1983), »Professional Ethics«, in: *American Journal of Sociology* 88 (5), S. 855–885.

— (1988), *The System of Professions. An Essay on the Division of Expert Labor.* Chicago & London: University of Chicago Press.

Abholz, Heinz-Harald & Borgers, Dieter & Karmaus, Wilfried & Korporal, Johannes (Hrsg.) (1982), *Risikofaktorenmedizin. Konzept und Kontroverse.* Berlin & New York: de Gruyter.

Ackermann, Evelin (2005), *Psychosoziale Beratung im Kontext pränataler Diagnostik. Möglichkeiten und Grenzen der professionellen Bearbeitung dilemmatischer Problemlagen.* Aachen: Shaker.

Ad Hoc Committee on Genetic Counseling (1975), »Genetic Counseling«, in: *American Journal of Human Genetics* 27, S. 240–242.

Andrews, Lori B. & Fullarton, Jane E. & Holtzman, Neil A. & Motulsky, Arno G. (Hrsg.) (1994), *Assessing Genetic Risks. Implications for Health and Social Policy.* Washington: National Academy Press.

Antonovsky, Aaron (1979), *Health, Stress, and Coping. New Perspectives on Mental and Physical Well-Being.* San Francisco et al.: Jossey-Bass.

— (1987), *Salutogenese. Zur Entmystifizierung der Gesundheit.* Tübingen: DGVT, deutschsprachige Ausgabe 1997.

Arbeitskreis Genforschung – Bundesminister für Forschung und Technologie (Hrsg.) (1991), *Die Erforschung des menschlichen Genoms. Ethische und soziale Aspekte.* Frankfurt/M. & New York: Campus.

Aretz, Stefan & Propping, Peter (2004), »Prävention durch die Humangenetik«, in: Klaus Hurrelmann & Theodor Klotz & Jochen Haisch (Hrsg.), *Lehrbuch Prävention und Gesundheitsförderung.* Bern et al.: Huber, S. 265–278.

Armstrong, David & Michie, Susan & Marteau, Theresa (1998), »Revealed identity: a study of the process of genetic counselling«, in: *Social Science & Medicine* 47 (11), S. 1653–1658.

AWMF – Arbeitsgemeinschaft der Wissenschaftlichen Medizinischen Fachgesellschaften (2004), *Erarbeitung von Leitlinien für Diagnostik und Therapie. Methodische Empfehlungen. (›Leitlinie für Leitlinien‹).* Download: http://www.awmf.org/leitlinien/awmf-regelwerk/awmf-publikationen-zu-leitlinien.html [31.10.2011].

AWMF & ÄZQ – Arbeitsgemeinschaft der Wissenschaftlichen Medizinischen Fachgesellschaften & Ärztliche Zentralstelle Qualitätssicherung (2001), »Leitlinien-Manual«, in: *Zeitschrift für ärztliche Fortbildung und Qualitätssicherung* 95, Supplement I. Download: http://www.awmf.org/leitlinien/awmf-regelwerk/awmf-publikationen-zu-leitlinien/leitlinien-manual.html [31.10.2011].

Babrow, Austin S. & Kasch, Chris R. & Ford, Leigh A. (1998), »The Many Meanings of Uncertainty in Illness: Toward a Systematic Accounting«, in: *Health Communication* 10 (1), S. 1–23.

Baecker, Dirk (1994), »Soziale Hilfe als Funktionssystem der Gesellschaft«, in: *Zeitschrift für Soziologie* 23 (2), S. 93–110.

Baer, William C. (1986), »Expertise and Professional Standards«, in: *Work and Occupations* 13 (4), S. 532–552.

BÄK – Bundesärztekammer (1998a), »Richtlinien zur Diagnostik der genetischen Disposition für Krebserkrankungen«, in: *Deutsches Ärzteblatt* 95 (22), S. A1396–1403.

— (1998b), »Richtlinien zur pränatalen Diagnostik von Krankheiten und Krankheitsdispositionen«, in: *Deutsches Ärzteblatt* 95 (50), S. A3236–3242.

— (2003), »Richtlinien zur prädiktiven genetischen Diagnostik«, in: *Deutsches Ärzteblatt* 100 (19), S. A1297–1305.

— (2011), *Beschlussprotokoll des 114. Deutschen Ärztetages in Kiel.* Download: http://www.baek.de/page.asp?his=0.2.23.9278 [31.10.2011].

BÄK & KBV – Bundesärztekammer & Kassenärztliche Bundesvereinigung (1997), »Beurteilungskriterien für Leitlinien in der medizinischen Versorgung«, in: *Deutsches Ärzteblatt* 94 (33), S. A2154–2155.

Balint, Michael (1957), *Der Arzt, sein Patient und die Krankheit.* Stuttgart: Klett-Cotta, deutschsprachige Ausgabe 2001.

Bartram, Claus R. & Beckmann, Jan P. & Breyer, Friedrich & Fey, Georg et al. (2000), *Humangenetische Diagnostik. Wissenschaftliche Grundlagen und gesellschaftliche Konsequenzen.* Berlin et al.: Springer.

Bauch, Jost (1996), *Gesundheit als sozialer Code. Von der Vergesellschaftung des Gesundheitswesens zur Medikalisierung der Gesellschaft.* Weinheim & München: Juventa.

— (2000a), »Selbst- und Fremdbeschreibung des Gesundheitswesens. Anmerkungen zu einem absonderlichen Sozialsystem«, in: Henk de Berg & Johannes F.K. Schmidt (Hrsg.), *Rezeption und Reflexion. Zur Resonanz der Systemtheorie Niklas Luhmanns außerhalb der Soziologie.* Frankfurt/M.: Suhrkamp, S. 387–410.

— (2000b), »Die Medizinsoziologie und die Ubiquität der sanitären Perspektive«, in: ders. (2004), *Krankheit und Gesundheit als gesellschaftliche Konstruktion. Gesundheits- und medizinsoziologische Schriften 1979–2003.* Konstanz: Hartung-Gorre, S. 93–102.

— (Hrsg.) (2006), *Gesundheit als System. Systemtheoretische Beobachtungen des Gesundheitswesens.* Konstanz: Hartung-Gorre.

— (2007), »Vorwort«, in: Martin Hafen, *Mythologie der Gesundheit. Zur Integration von Salutogenese und Pathogenese.* Heidelberg: Carl-Auer, S. 3–7.

Bayles, Michael D. (1989), *Professional Ethics.* Second Edition. Belmont: Wadsworth.

Beauchamp, Tom L. & Childress, James F. (1979/2008), *Principles of Biomedical Ethics.* Oxford: University Press.

Beck, Ulrich & May, Stefan (2001), »Gewußtes Nicht-Wissen und seine rechtlichen und politischen Folgen: Das Beispiel der Humangenetik«, in: Ulrich Beck & Wolfgang Bonß (Hrsg.), *Die Modernisierung der Moderne.* Frankfurt/M.: Suhrkamp, S. 247–260.

Beck-Gernsheim, Elisabeth (1993), »Zwischen Prävention und Selektion. Fortschritte und Dilemmata der Gentechnologie«, in: Eduard Zwierlein (Hrsg.), *Gen-Ethik. Zur ethischen Herausforderung durch die Humangenetik.* Idstein: Schulz-Kirchner, S. 59–78.

— (1995), »Nichtdirektive Beratung im Spannungsfeld zwischen Klientenwünschen und gesellschaftlichem Erwartungsdruck«, in: Erhard Ratz (Hrsg.), *Zwischen Neutralität und Weisung. Zur Theorie und Praxis von Beratung in der Humangenetik.* München: Evangelischer Presseverband für Bayern, S. 57–74.

— (1997), »Wer heilt, hat Recht? Zur gesellschaftlichen Nutzung der Gendiagnostik und Gentherapie«, in: Marcus Elstner (Hrsg.), *Gentechnik, Ethik und Gesellschaft.* Berlin et al.: Springer, S. 81–95.

Beery, Theresa A. & Williams, Janet K. (2007), »Risk Reduction and Health Promotion Behaviors Following Genetic Testing for Adult-Onset Disorders«, in: *Genetic Testing* 11 (2), S. 111–123.

Behrend, Olaf (2005), »Forschen und Wetten – zum Verhältnis von Diagnose und Prognose«, in: Ronald Hitzler & Michaela Pfadenhauer (Hrsg.), *Gegenwärtige Zukünfte. Interpretative Beiträge zur sozialwissenschaftlichen Diagnose und Prognose.* Wiesbaden: VS, S. 81–94.

Benkendorf, Judith L. & Callanan, Nancy P. & Grobstein, Rose & Schmerler, Susan et al. (1992), »An Explication of the National Society of Genetic Counselors (NSGC) Code of Ethics«, in: *Journal of Genetic Counseling* 1 (1), S. 31–39.

Bergmann, Jörg R. & Goll, Michaela & Wiltschek, Ska (1998), »Sinnorientierung durch Beratung? Funktionen von Beratungseinrichtungen in der pluralistischen Gesellschaft«, in: Thomas Luckmann (Hrsg.), *Moral im Alltag. Sinnvermittlung und moralische Kommunikation in intermediären Institutionen.* Gütersloh: Bertelsmann Stiftung, S. 143–218.

Berth, Hendrik (2002), »Gentests im Internet. Entwicklung mit Risiken«, in: *Deutsches Ärzteblatt* 99 (40), S. A2599–A2603.

Beyer, Jürgen (2005), »Pfadabhängigkeit ist nicht gleich Pfadabhängigkeit! Wider den impliziten Konservatismus eines gängigen Konzepts«, in: *Zeitschrift für Soziologie* 34 (1), S. 5–21.

Biesecker, Barbara B. (1998), »Future Directions in Genetic Counseling: Practical and Ethical Considerations«, in: *Kennedy Institute of Ethics Journal* 8 (2), S. 145–160.

— (2000), »Reproduction, Ethics, the Ethics of Reproductive Genetic Counseling: Nondirectiveness«, in: Thomas H. Murray & Maxwell J. Mehlman (Hrsg.), *Encyclopedia of Ethical, Legal, and Policy Issues in Biotechnology*. New York: Wiley, S. 977–983.

— (2001), »Goals of genetic counseling«, in: *Clinical Genetics* 60, S. 323–330.

Biesecker, Barbara B. & Marteau, Theresa M. (1999), »The future of genetic counselling: an international perspective«, in: *Nature Genetics* 22, S. 133–137.

Biesecker, Barbara B. & Peters, Kathryn F. (2001), »Process Studies in Genetic Counseling: Peering Into the Black Box«, in: *American Journal of Medical Genetics (Semin. Med. Genet.)* 106, S. 191–198.

Birnbacher, Dieter (1997), »Patientenautonomie und ärztliche Ethik am Beispiel der prädiktiven Diagnostik«, in: *Jahrbuch für Wissenschaft und Ethik* 2, S. 105–119.

Boddington, Paula (1994), »Confidentiality in genetic counselling«, in: Angus Clarke (Hrsg.), *Genetic counselling. Practice and principles*. London & New York: Routledge, S. 223–240.

Bogner, Alexander (2005), *Grenzpolitik der Experten. Vom Umgang mit Ungewissheit und Nichtwissen in pränataler Diagnostik und Beratung*. Weilerswist: Velbrück.

— (2009), »Wem hilft die genetische Beratung?«, in: Susanne Dungs & Uwe Gerber & Eric Mührel (Hrsg.), *Biotechnologie in Kontexten der Sozial- und Gesundheitsberufe. Professionelle Praxen – Disziplinäre Nachbarschaften – Gesellschaftliche Leitbilder*. Frankfurt/M. et al.: Lang, S. 99–111.

Bollinger, Heinrich & Hohl, Joachim (1981), »Auf dem Weg von der Profession zum Beruf. Zur Deprofessionalisierung des Ärzte-Standes«, in: *Soziale Welt* 32 (4), S. 440–464.

Bora, Alfons (1994), »Konstruktion und Rekonstruktion. Zum Verhältnis von Systemtheorie und objektiver Hermeneutik«, in: Gebhard Rusch & Siegfried J. Schmidt (Hrsg.), *Konstruktivismus und Sozialtheorie. DELFIN 1993*. Frankfurt/M.: Suhrkamp, S. 282–330.

— (1999), *Differenzierung und Inklusion. Partizipative Öffentlichkeit im Rechtssystem moderner Gesellschaften*. Baden-Baden: Nomos.

— (2002), »›Wer gehört dazu?‹ Überlegungen zur Theorie der Inklusion«, in: Kai-Uwe Hellmann & Rainer Schmalz-Bruns (Hrsg.), *Theorie der Politik. Niklas Luhmanns politische Soziologie*. Frankfurt/M.: Suhrkamp, S. 60–84.

— (2005), »›Partizipation‹ als politische Inklusionsformel«, in: Christoph Gusy & Heinz-Gerhard Haupt (Hrsg.), *Inklusion und Partizipation. Politische Kommunikation im historischen Wandel*. Frankfurt/M. & New York: Campus, S. 15–34.

— (2007), »›Gesellschaftsberatung‹ oder Politik? – Ein Zwischenruf«, in: Claus Leggewie (Hrsg.), *Von der Politik- zur Gesellschaftsberatung. Neue Wege öffentlicher Konsultation*. Frankfurt/M. & New York: Campus, S. 117–132.

— (2010), »Wissenschaftliche Politikberatung und die disziplinären Grundlagen der Wissenschaft«, in: Alexander Bogner & Karen Kastenhofer & Helge Torgersen (Hrsg.), *Inter- und Transdisziplinarität im Wandel? Neue Perspektiven auf problemorientierte Forschung und Politikberatung*. Baden-Baden: Nomos, S. 25–55.

Bourdieu, Pierre (1967), »Der Habitus als Vermittlung zwischen Struktur und Praxis«, in: ders. (1974), *Zur Soziologie der symbolischen Formen.* Frankfurt/M.: Suhrkamp, S. 125–158.

— (1980), *Sozialer Sinn. Kritik der theoretischen Vernunft.* Frankfurt/M.: Suhrkamp, deutschsprachige Ausgabe 1987.

Bourdieu, Pierre & Wacquant, Loïc J.D. (1992), *Reflexive Anthropologie.* Frankfurt/M.: Suhrkamp, deutschsprachige Ausgabe 1996.

Brändle, Corinna & Reschke, Dagmar & Wolff, Gerhard (2007), »Metaanalyse der Diskussion um den genetischen Exzeptionalismus«, in: Jörg Schmidtke & Bernd Müller-Röber & Wolfgang van den Daele & Ferdinand Hucho et al. (Hrsg.), *Gendiagnostik in Deutschland. Status quo und Problemerkundung. Supplement zum Gentechnologiebericht.* Berlin: Berlin-Brandenburgische Akademie der Wissenschaften, S. 123–142.

Brand, Angela (2002), »Prädiktive Gentests – Paradigmenwechsel für Prävention und Gesundheitsversorgung?«, in: *Gesundheitswesen* 64, S. 224–229.

Broadstock, Marita & Michie, Susan & Marteau, Theresa (2000), »Psychological consequences of predictive genetic testing: a systematic review«, in: *European Journal of Human Genetics* 8, S. 731–738.

Brüninghaus, Anne (2011), »Prädiktives genetisches Wissen und individuelle Entscheidung. Eine topologische Skizze«, in: Sascha Dickel & Martina Franzen & Christoph Kehl (Hrsg.), *Herausforderung Biomedizin. Gesellschaftliche Deutung und soziale Praxis.* Bielefeld: Transcript, S. 317–332.

Buchholz, Kai (2008), *Professionalisierung der wissenschaftlichen Politikberatung? Interaktions- und professionssoziologische Perspektiven.* Bielefeld: Transcript.

Bühl, Achim (2009), »Von der Eugenik zur Gattaca-Gesellschaft?«, in: ders. (Hrsg.), *Auf dem Weg zur biomächtigen Gesellschaft? Chancen und Risiken der Gentechnik.* Wiesbaden: VS, S. 29–96.

Bundesregierung (2008), »Entwurf eines Gesetzes über genetische Untersuchungen bei Menschen (Gendiagnostikgesetz – GenDG)«, in: Deutscher Bundestag, 16. Wahlperiode, *Drucksache* 16/10532.

Burke, B. Meredith & Kolker, Aliza (1994), »Directiveness in Prenatal Genetic Counseling«, in: *Women and Health* 22, S. 31–53.

Buyx, Alena & Hucklenbroich, Peter (2009), »›Wunscherfüllende Medizin‹ und Krankheitsbegriff: Eine medizintheoretische Analyse«, in: Matthias Kettner (Hrsg.), *Wunscherfüllende Medizin. Ärztliche Behandlung im Dienst von Selbstverwirklichung und Lebensplanung.* Frankfurt/M. & New York: Campus, S. 25–53.

BVDH – Kommission Qualitätssicherung Genetische Beratung des Berufsverbandes Deutscher Humangenetiker e.V. (2006), »Qualitätssicherung Genetische Beratung. Ergebnisse der ersten Umfrage«, in: *Medizinische Genetik* 18, S. 229–234.

BVDH – Berufsverband Deutscher Humangenetiker e.V. (2011a), *Stellungnahme zum GEKO-Richtlinien-Entwurf Genetische Beratung.* Download: http://www.bvdh.de/public.php?id=60 [31.10.2011].

— (2011b), *2. Stellungnahme zum GEKO-Richtlinien-Entwurf Genetische Beratung.* Download: http://www. bvdh.de/public.php?id=60 [31.10.2011].

BVmedgen & GfH – Berufsverband Medizinische Genetik e.V. & Deutsche Gesellschaft für Humangenetik (1996), »Leitlinien zur Erbringung humangenetischer Leistungen: 1. Leitlinien zur Genetischen Beratung«, in: *Medizinische Genetik* 8 (3), Sonderbeilage, S. 1–2.

Calderon-Margalit, Ronit & Paltiel, Ora (2004), »Prevention of breast cancer in women who carry BRCA1 or BRCA2 mutations: a critical review of the literature«, in: *International Journal of Cancer* 112, S. 357–364.

Caplan, Arthur L. (2004), »The ›Unnaturalness‹ of Aging – Give Me Reason to Live!«, in: Arthur L. Caplan & James J. McCartney & Dominic A. Sisti (Hrsg.), *Health, Disease, and Illness. Concepts in Medicine.* Washington: Georgetown University Press, S. 117–127.

Caplan, Arthur L. & McCartney, James J. & Sisti, Dominic A. (Hrsg.) (2004), *Health, Disease, and Illness. Concepts in Medicine.* Washington: Georgetown University Press.

Carr-Saunders, Alexander M. & Wilson, Paul A. (1933), *The Professions.* London: Cass, second impression 1964.

Caskey, C. Thomas (1992), »Medizin auf der Grundlage der DNA – Prävention und Therapie«, in: Daniel J. Kevles & Leroy Hood (Hrsg.), *Der Supercode. Die genetische Karte des Menschen.* München: Artemis & Winkler, deutschsprachige Ausgabe 1993, S. 123–155.

Christ, Monika (2005), »Einführung«, in: Ansgar Gerhardus & Henriette Schleberger & Brigitte Schlegelberger & Friedrich W. Schwartz (Hrsg.), *BRCA – Erblicher Brust- und Eierstockkrebs. Beratung – Testverfahren – Kosten.* Heidelberg: Springer Medizin, S. 1–32.

Clarke, Angus (1991), »Is non-directive genetic counselling possible?«, in: *The Lancet* 338, S. 998–1001.

— (1994), »Introduction«, in: ders. (Hrsg.), *Genetic counselling. Practice and principles.* London & New York: Routledge, S. 1–28.

Clouser, K. Danner & Culver, Charles M. & Gert, Bernard (1981), »Malady: A New Treatment of Disease«, in: Arthur L. Caplan & James J. McCartney & Dominic A. Sisti (Hrsg.) (2004), *Health, Disease, and Illness. Concepts in Medicine.* Washington: Georgetown University Press, S. 90–103.

Cohen, Marsha H. (1993), »The Unknown and the Unknowable – Managing Sustained Uncertainty«, in: *Western Journal of Nursing Research* 15 (1), S. 77–96.

Combe, Arno & Helsper, Werner (1996), »Einleitung: Pädagogische Professionalität. Historische Hypotheken und aktuelle Entwicklungstendenzen«, in: dies. (Hrsg.), *Pädagogische Professionalität. Untersuchungen zum Typus pädagogischen Handelns.* Frankfurt/M.: Suhrkamp, S. 9–48.

Conrad, Peter & Gabe, Jonathan (1999), »Introduction: Sociological perspectives on the new genetics: an overview«, in: dies. (Hrsg.), *Sociological Perspectives on the New Genetics*. Oxford: Blackwell, S. 1–12.

Corbin, Juliet M. & Strauss, Anselm L. (1988), *Weiterleben lernen. Chronisch Kranke in der Familie*. München & Zürich: Piper, deutschsprachige Ausgabe 1993.

Corrigan, Oonagh (2003), »Empty ethics: the problem with informed consent«, in: *Sociology of Health & Illness* 25 (3), S. 768–792.

Damm, Reinhard (2005), »Beratungsleitlinien – Norm- und Standardbildung zu medizinischem Beratungshandeln«, in: Dieter Hart (Hrsg.), *Ärztliche Leitlinien im Medizin- und Gesundheitsrecht. Recht und Empirie professioneller Normbildung*. Baden-Baden: Nomos, S. 355–410.

DFG – Deutsche Forschungsgemeinschaft (1999), »Humangenomforschung und prädiktive genetische Diagnostik: Möglichkeiten – Grenzen – Konsequenzen. Stellungnahme der Senatskommission für Grundsatzfragen der Genforschung. Mitteilung 2«, in: Claus R. Bartram & Jan P. Beckmann & Friedrich Breyer & Georg Fey et al. (2000), *Humangenetische Diagnostik. Wissenschaftliche Grundlagen und gesellschaftliche Konsequenzen*. Berlin et al.: Springer, S. 193–214.

— (2003), *Prädiktive genetische Diagnostik. Wissenschaftliche Grundlagen, praktische Umsetzung und soziale Implementierung. Stellungnahme der Senatskommission für Grundsatzfragen der Genforschung. Mitteilung 4*. Weinheim: WILEY-VCH.

Dickel, Sascha (2011), *Enhancement-Utopien. Soziologische Analysen zur Konstruktion des Neuen Menschen*. Baden-Baden: Nomos.

Dörner, Klaus (2001), *Der gute Arzt. Lehrbuch der ärztlichen Grundhaltung*. Stuttgart & New York: Schattauer.

Düwell, Marcus & Neumann, Josef N. (2005), »Medizin- und Bioethik – Geschichte und Profile«, in: dies. (Hrsg.), *Wie viel Ethik verträgt die Medizin?* Paderborn: Mentis, S. 13–49.

Editorial (2007a), »GINA, aGAIN«, in: *Nature Genetics* 39 (2), S. 133.

— (2007b), »Risky business«, in: *Nature Genetics* 39 (12), S. 1415.

— (2008a), »Positively disruptive«, in: *Nature Genetics* 40 (2), S. 119.

— (2008b), »Risk loci, biological candidates and biomarkers«, in: *Nature Genetics* 40 (3), S. 257.

— (2008c), »In need of counseling?«, in: *Nature Biotechnology* 26 (7), S. 716.

Emanuel, Ezekiel J. & Emanuel, Linda L. (1992), »Four Models of the Physician-Patient Relationship«, in: *Journal of the American Medical Association* 267 (16), S. 2221–2226.

Enquete-Kommission »Recht und Ethik der modernen Medizin« (2002), »Schlussbericht«, in: Deutscher Bundestag, 14. Wahlperiode, *Drucksache* 14/9020.

Epplen, Jörg T. & Kunstmann, Erdmute (2003), »Spannungsfeld Erbkrankheiten: Beratung, Diagnostik und Therapie«, in: Hans-Martin Sass & Peter Schröder (Hrsg.), *Patientenaufklärung bei genetischem Risiko*. Münster et al.: LIT, S. 13–23.

Ethik-Beirat beim Bundesministerium für Gesundheit (2001), »Prädiktive Gentests. Eckpunkte für eine ethische und rechtliche Orientierung«, in: *Jahrbuch für Wissenschaft und Ethik* 6, S. 443–456.

Farzin, Sina (2006), *Inklusion/Exklusion. Entwicklungen und Probleme einer systemtheoretischen Unterscheidung*. Bielefeld: Transcript.

FAZ – Frankfurter Allgemeine Zeitung (2008), »Das Erbgut als Partygag«, in: *Frankfurter Allgemeine Zeitung*, Nr. 241, 15.10.2008, Natur und Wissenschaft, S. N1.

Feuerstein, Günter (1999), »Inseln des Überflusses im Meer der Knappheit. Angebotsexpansion und Nachfragesteuerung im Kontext gentechnischer Leistungen«, in: Günter Feuerstein & Ellen Kuhlmann (Hrsg.), *Neopaternalistische Medizin. Der Mythos der Selbstbestimmung im Arzt-Patient-Verhältnis*. Bern et al.: Huber, S. 95–113.

— (2002), »Genetik und Public Health. Über konstruierte Affinitäten, ignorierte Spannungsverhältnisse und die innovationsstrategische Bedeutung ungelöster Wertkonflikte«, in: Alf Trojan & Hanneli Döhner (Hrsg.), *Gesellschaft, Gesundheit, Medizin. Erkundungen, Analysen und Ergebnisse*. Frankfurt/M.: Mabuse, S. 205–216.

— (2008), »Die Technisierung der Medizin. Anmerkungen zum Preis des Fortschritts«, in: Irmhild Saake & Werner Vogd (Hrsg.), *Moderne Mythen der Medizin. Studien zur organisierten Krankenbehandlung*. Wiesbaden: VS, S. 161–188.

Feuerstein, Günter & Kollek, Regine (2000), »Risikofaktor Prädiktion. Unsicherheitsdimensionen diagnostischer Humanexperimente am Beispiel prädiktiver Brustkrebstests«, in: *Jahrbuch für Wissenschaft und Ethik* 5, S. 91–115.

— (2001), »Vom genetischen Wissen zum sozialen Risiko: Gendiagnostik als Instrument der Biopolitik«, in: *Aus Politik und Zeitgeschichte. Beilage zur Wochenzeitung ›Das Parlament‹* 51 (B27), S. 26–33.

Fischer, Ernst P. (1999), »Welche Gene braucht der Mensch? Der wissenschaftliche und öffentliche Umgang mit einem erfolgreichen Begriff«, in: Thorsten Braun & Marcus Elstner (Hrsg.), *Gene und Gesellschaft*. Heidelberg: Deutsches Krebsforschungszentrum, S. 28–36.

Fischer, Gisela C. & Beyer, Martin & Gerlach, Ferdinand M. & Rohde-Kampmann, Ralf (2001), »Bedeutung und Möglichkeiten von allgemeinen Leitlinien für hausärztliche Versorgungsstrategien – Brauchen wir ›Basisleitlinien‹ in der Allgemeinmedizin?«, in: *Zeitschrift für ärztliche Fortbildung und Qualitätssicherung* 95, S. 435–442.

Freidson, Eliot (1970), *Profession of Medicine. A Study of the Sociology of Applied Knowledge*. New York: Dodd, Mead & Company.

— (2001), *Professionalism. The Third Logic*. Cambridge & Malden: Polity.

Froschauer, Ulrike & Lueger, Manfred (2003), »Praktische Hinweise zur Gesprächsdurchführung«, in: dies., *Das qualitative Interview. Zur Praxis interpretativer Analyse sozialer Systeme*. Wien: WUV Facultas, Kapitel 3, S. 51–79.

Fuchs, Peter (1997), »Adressabilität als Grundbegriff der soziologischen Systemtheorie«, in: *Soziale Systeme* 3 (1), S. 57–79.

— (2000), »Systemtheorie und Soziale Arbeit«, in: Roland Merten (Hrsg.), *Systemtheorie Sozialer Arbeit. Neue Ansätze und veränderte Perspektiven.* Opladen: Leske & Budrich, S. 157–175.

— (2006), »Das Gesundheitssystem ist niemals verschnupft«, in: Jost Bauch (Hrsg.), *Gesundheit als System. Systemtheoretische Beobachtungen des Gesundheitswesens.* Konstanz: Hartung-Gorre, S. 21–38.

— (2008), »Prävention – Zur Mythologie und Realität einer paradoxen Zuvorkommenheit«, in: Irmhild Saake & Werner Vogd (Hrsg.), *Moderne Mythen der Medizin. Studien zur organisierten Krankenbehandlung.* Wiesbaden: VS, S. 363–378.

Fuchs, Peter & Mahler, Enrico (2000), »Form und Funktion von Beratung«, in: *Soziale Systeme* 6 (2), S. 349–368.

Fuchs, Peter & Pankoke, Eckart (Hrsg.) (1994), *Beratungsgesellschaft.* Schwerte: Katholische Akademie.

Fuchs, Peter & Schneider, Dietrich (1995), »Das Hauptmann-von-Köpenick-Syndrom. Überlegungen zur Zukunft funktionaler Differenzierung«, in: *Soziale Systeme* 1 (2), S. 203–224.

Fuhrmann, Walter & Vogel, Friedrich (1968), *Genetische Familienberatung. Ein Leitfaden für den Arzt.* Berlin et al.: Springer.

Gadzicki, Dorothea & Schlegelberger, Brigitte (2009), »Genetic Counseling for Hereditary Tumors«, in: Heike Allgayer & Helga Rehder & Simone Fulda (Hrsg.), *Hereditary Tumors. From Genes to Clinical Consequences.* Weinheim: Wiley-VCH, S. 469–485.

GEKO – Gendiagnostik-Kommission (2011), »Richtlinie der Gendiagnostik-Kommission (GEKO) über die Anforderungen an die Qualifikation zur und Inhalte der genetischen Beratung gemäß § 23 Abs. 2 Nr. 2a und § 23 Abs. 2 Nr. 3 GenDG«, in: *Bundesgesundheitsblatt – Gesundheitsforschung – Gesundheitsschutz* 54 (11), S. 1248–1256.

Generalow, Andrei (2005), *Evaluation der humangenetischen Beratung bei HNPCC-Betroffenen und Risikopersonen.* Dissertation an der Ruhr-Universität Bochum, Abteilung Humangenetik, 70 Seiten.

Gerhardt, Uta (1986), *Patientenkarrieren. Eine medizinsoziologische Studie.* Frankfurt/M.: Suhrkamp.

— (1991), »Kulturpessimismus in der soziologischen Medizinkritik«, in: dies., *Gesellschaft und Gesundheit. Begründung der Medizinsoziologie.* Frankfurt/M.: Suhrkamp, S. 229–260.

Gerhardus, Ansgar & Schleberger, Henriette & Schlegelberger, Brigitte & Schwartz, Friedrich W. (Hrsg.) (2005a), *BRCA – Erblicher Brust- und Eierstockkrebs. Beratung – Testverfahren – Kosten.* Heidelberg: Springer Medizin.

Gerhardus, Ansgar & Haverkamp, Alexander & Schleberger, Henriette & Schlegelberger, Brigitte (2005b), »Zusammenfassende Bewertung«, in: Ansgar

Gerhardus & Henriette Schleberger & Brigitte Schlegelberger & Friedrich W. Schwartz (Hrsg.), *BRCA – Erblicher Brust- und Eierstockkrebs. Beratung – Testverfahren – Kosten*. Heidelberg: Springer Medizin, S. 172–179.

Gert, Bernard & Culver, Charles M. & Clouser, K. Danner (2006), »Malady«, in: dies., *Bioethics: A Systematic Approach*. Second Edition. New York: Oxford University Press, Chapter 6, S. 129–164.

GfH – Kommission für Öffentlichkeitsarbeit und ethische Fragen der Gesellschaft für Humangenetik e.V. (2000), »Stellungnahme zur postnatalen prädiktiven genetischen Diagnostik«, in: *Medizinische Genetik* 12, S. 376–377.

GfH – Deutsche Gesellschaft für Humangenetik e.V. (2003), »Das ›Gutachten‹ im Kontext genetischer Beratung. Stellungnahme«, in: *Medizinische Genetik* 15, S. 396–398.

— (2004), »Stellungnahme zur genetischen Diagnostik auf Dispositionsfaktoren für multifaktoriell bedingte Erkrankungen und Entwicklungsstörungen sowie Medikamentenreaktionen«, in: *Medizinische Genetik* 16, S. 115–117.

— (2007), *Positionspapier der Deutschen Gesellschaft für Humangenetik e.V.* Download: http://gfhev.de/de/leitlinien/index.htm [31.10.2011].

— (2008), »Kommerzielle Internet-Angebote zur Analyse genetischer SNP-Varianten. Stellungnahme«, in: *Medizinische Genetik* 20 (2), S. 237–238.

GfH & BVDH – Deutsche Gesellschaft für Humangenetik e.V. & Berufsverband Deutscher Humangenetiker e.V. (2007), »Leitlinien. Genetische Beratung«, in: *Medizinische Genetik* 19 (4), S. 452–454. Download: http://www.bvdh.de/public.php?id=2 [31.10.2011].

— (2011), »S2-Leitlinie Humangenetische Diagnostik«, in: *Medizinische Genetik* 23 (2), S. 281–323. Download: http://www.bvdh.de/public.php?id=2 [31.10.2011].

Gibbon, Sahra & Novas, Carlos (Hrsg.) (2008), *Biosocialities, Genetics and the Social Sciences. Making biologies and identities*. London & New York: Routledge.

Goode, William J. (1957), »Community within a Community: The Professions«, in: *American Sociological Review* 22 (2), S. 194–200.

— (1960), »Encroachment, Charlatanism, and the Emerging Profession: Psychology, Sociology, and Medicine«, in: *American Sociological Review* 25 (6), S. 902–914.

Hadolt, Bernhard & Lengauer, Monika (2009), *Genetische Beratung in der Praxis. Herausforderungen bei präsymptomatischer Gendiagnostik am Beispiel Österreichs*. Frankfurt/M. & New York: Campus.

Hafen, Martin (2003), »Was unterscheidet Prävention von Behandlung?«, in: *Abhängigkeiten. Fachzeitschrift für Prävention und Behandlung* 2/03, S. 21–33.

— (2005), *Systemische Prävention. Grundlagen für eine Theorie präventiver Maßnahmen*. Heidelberg: Carl-Auer.

— (2006), »Was unterscheidet Prävention von Gesundheitsförderung?«, in: Jost Bauch (Hrsg.), *Gesundheit als System. Systemtheoretische Beobachtungen des Gesundheitswesens.* Konstanz: Hartung-Gorre, S. 129–137.

— (2007), *Mythologie der Gesundheit. Zur Integration von Salutogenese und Pathogenese.* Heidelberg: Carl-Auer.

Haker, Hille (1998), »Genetische Beratung und moralische Entscheidungsfindung«, in: Marcus Düwell & Dietmar Mieth (Hrsg.), *Ethik in der Humangenetik. Die neueren Entwicklungen der genetischen Frühdiagnostik aus ethischer Perspektive.* Tübingen & Basel: Francke, S. 238–268.

Hallowell, Nina (1999), »Doing the right thing: genetic risk and responsibility«, in: Peter Conrad & Jonathan Gabe (Hrsg.), *Sociological Perspectives on the New Genetics.* Oxford: Blackwell, S. 97–120.

Hallowell, Nina & Richards, Martin P.M. (1997), »Understanding Life's Lottery: An Evaluation of Studies of Genetic Risk Awareness«, in: *Journal of Health Psychology* 2, S. 31–43.

Hart, Dieter (Hrsg.) (2000a), *Ärztliche Leitlinien. Empirie und Recht professioneller Normsetzung.* Baden-Baden: Nomos.

— (2000b), »Ärztliche Leitlinien und Haftungsrecht«, in: ders. (Hrsg.), *Ärztliche Leitlinien. Empirie und Recht professioneller Normsetzung.* Baden-Baden: Nomos, S. 137–159.

— (Hrsg.) (2005a), *Klinische Leitlinien und Recht.* Baden-Baden: Nomos.

— (2005b), »Leitlinien und Haftungsrecht – Inkorporation, Rezeption und Wissensbasis in Wissenschaft und Praxis«, in: ders. (Hrsg.), *Klinische Leitlinien und Recht.* Baden-Baden: Nomos, S. 81–104.

— (Hrsg.) (2005c), *Ärztliche Leitlinien im Medizin- und Gesundheitsrecht. Recht und Empirie professioneller Normsetzung.* Baden-Baden: Nomos.

— (2005d), »Allgemeiner Teil«, in: ders. (Hrsg.), *Ärztliche Leitlinien im Medizin- und Gesundheitsrecht. Recht und Empirie professioneller Normsetzung.* Baden-Baden: Nomos, S. 23–84.

Hartmann, Heinz (1968), »Arbeit, Beruf, Profession«, in: Thomas Luckmann & Walter M. Sprondel (Hrsg.) (1972), *Berufssoziologie.* Köln: Kiepenheuer & Witsch, S. 36–52.

Hartog, Jennifer (1996), *Das genetische Beratungsgespräch. Institutionalisierte Kommunikation zwischen Experten und Nicht-Experten.* Tübingen: Narr.

Hartog, Jennifer & Wolff, Gerhard (1997), »Das genetische Beratungsgespräch«, in: Franz Petermann & Silvia Wiedebusch & Michael Quante (Hrsg.), *Perspektiven der Humangenetik: medizinische, psychologische und ethische Aspekte.* Paderborn et al.: Schöningh, S. 153–174.

Hauschild, Rüdiger & Claussen, Uwe (1994), »Brauchen wir ein ›Recht auf Nicht-Informiertwerden‹?«, in: *Medizinische Genetik* 6 (1), S. 57–58.

— (1998), »Die Bedeutung des Beratungsauftrags in der genetischen Beratung und seine Beziehung zum ›Recht auf Nicht-Informiertwerden‹. Automatismen oder individuelle Entscheidung?«, in: *Medizinische Genetik* 10, S. 316–318.

Have, Henk ten (2001), »Genetics and culture: The geneticization thesis«, in: *Medicine, Health Care and Philosophy* 4, S. 295–304.

— (2003), »Genetic Advances Requires Comprehensive Bioethical Debate«, in: *Croatian Medical Journal* 44 (5), S. 533–537.

Heath, Deborah & Rapp, Rayna & Taussig, Karen-Sue (2004), »Genetic Citizenship«, in: David Nugent & Joan Vincent (Hrsg.), *A Companion to the Anthropology of Politics.* Oxford: Blackwell, S. 152–167.

Hedgecoe, Adam M. (1999), »Reconstructing Geneticization: a Research Manifesto«, in: *Health Law Journal* 7, S. 5–18.

Heimler, Audrey (1997), »An Oral History of the National Society of Genetic Counselors«, in: *Journal of Genetic Counseling* 6 (3), S. 315–336.

Heinrichs, Bert (2006), »Ethische Aspekte«, in: Peter Propping & Stefan Aretz & Johannes Schumacher & Jochen Taupitz et al., *Prädiktive genetische Testverfahren. Naturwissenschaftliche, rechtliche und ethische Aspekte.* Freiburg & München: Alber, S. 111–175.

Heitz, Simone E. (2005), »Rechtsvergleichung und Internationales«, in: Dieter Hart (Hrsg.), *Ärztliche Leitlinien im Medizin- und Gesundheitsrecht. Recht und Empirie professioneller Normsetzung.* Baden-Baden: Nomos, S. 117–170.

Helsper, Werner & Krüger, Heinz-Hermann & Rabe-Kleberg, Ursula (2000), »Professionstheorie, Professions- und Biographieforschung – Einführung in den Themenschwerpunkt«, in: *Zeitschrift für qualitative Bildungs-, Beratungs- und Sozialforschung* 1 (1), S. 5–19.

Henn, Wolfram (2001), »Sind wir alle erbkrank? Zur Normalität des genetisch Abnormen«, in: *Universitas* 56 (3), S. 266–274.

— (2008), »Von der Eugenik zur Individualmedizin. Anmerkungen zur Erklärung der GfH anlässlich des 75. Jahrestages der Verkündung des ›Gesetzes zur Verhütung erbkranken Nachwuchses‹«, in: *Medizinische Genetik* 20 (3), S. 327–329.

Hennen, Leonhard & Sauter, Arnold (2009), »Gentests übers Internet. Qualitätsmängel und Regelungsbedarf«, in: *Technikfolgenabschätzung – Theorie und Praxis* 18 (1), S. 71–74.

Hennen, Leonhard & Petermann, Thomas & Schmitt, Joachim J. (1996), *Genetische Diagnostik – Chancen und Risiken. Der Bericht des Büros für Technikfolgen-Abschätzung zur Genomanalyse.* Berlin: Edition Sigma.

Hennen, Leonhard & Petermann, Thomas & Sauter, Arnold (2001), *Das genetische Orakel. Prognosen und Diagnosen durch Gentests – eine aktuelle Bilanz.* Berlin: Edition Sigma.

Hermanns, Harry (2000), »Interviewen als Tätigkeit«, in: Uwe Flick & Ernst von Kardorff & Ines Steinke (Hrsg.), *Qualitative Forschung. Ein Handbuch.* Reinbek: Rowohlt, S. 360–368.

Herzlich, Claudine & Pierret, Janine (1984), *Kranke gestern, Kranke heute. Die Gesellschaft und das Leiden.* München: C.H. Beck, deutschsprachige Ausgabe 1991.

Heyen, Nils B. (2009), »Das Prinzip der Nichtdirektivität in der humangenetischen Beratung: eine professionssoziologische Kritik«, in: Jochen Vollmann & Jan Schildmann & Alfred Simon (Hrsg.), *Klinische Ethik. Aktuelle Entwicklungen in Theorie und Praxis*. Frankfurt/M. & New York: Campus, S. 261–275.

— (2010a), »Unsicherheitsabsorption durch Standards professioneller Praxis: der Fall der humangenetischen Beratung«, in: Hans-Georg Soeffner (Hrsg.), *Unsichere Zeiten. Herausforderungen gesellschaftlicher Transformationen. Verhandlungen des 34. Kongresses der Deutschen Gesellschaft für Soziologie in Jena 2008*. 2 Bände. Wiesbaden: VS, CD-ROM.

— (2010b), »Der Arzt als Informator? Zu den Folgen prädiktiver Gendiagnostik für die Professionalisierung ärztlichen Handelns«, in: Georg Aichholzer & Alfons Bora & Stephan Bröchler & Michael Decker et al. (Hrsg.), *Technology Governance. Der Beitrag der Technikfolgenabschätzung*. Berlin: Edition Sigma, S. 315–318.

Hildt, Elisabeth (2006), *Autonomie in der biomedizinischen Ethik. Genetische Diagnostik und selbstbestimmte Lebensgestaltung*. Frankfurt/M. & New York: Campus.

— (2009), »Prädiktive genetische Diagnostik und das Recht auf Nichtwissen«, in: Irene Hirschberg & Erich Grießler & Beate Littig & Andreas Frewer (Hrsg.), *Ethische Fragen genetischer Beratung. Klinische Erfahrungen, Forschungsstudien und soziale Perspektiven*. Frankfurt/M. et al.: Lang, S. 225–240.

Hitzler, Ronald & Pfadenhauer, Michaela (1999), »Reflexive Mediziner? Die Definition professioneller Kompetenz als standespolitisches Problem am Übergang zu einer ›anderen‹ Moderne«, in: Christoph Maeder & Claudine Burton-Jeangros & Mary Haour-Knipe (Hrsg.), *Gesundheit, Medizin und Gesellschaft. Beiträge zur Soziologie der Gesundheit*. Zürich: Seismo, S. 97–115.

Höhn, Holger (1997), »Die Genetifizierung der Medizin und die Zukunft der Humangenetik«, in: *Medizinische Genetik* 9 (2), S. 173–174.

Hofer, Eberhard (1979), *Das ärztliche Denken*. Berlin: Volk und Gesundheit.

Hoffrage, Ulrich & Lindsey, Samuel & Hertwig, Ralph & Gigerenzer, Gerd (2000), »Communicating Statistical Information«, in: *Science* 290, S. 2261–2262.

Holinski-Feder, Elke (2004), »›Tell me your SNPs‹ – Anwendung genetischer Tests in der allgemeinmedizinischen Patientenversorgung«, in: *Medizinische Genetik* 16, S. 282–283.

Honnefelder, Ludger & Rager, Günter (Hrsg.) (1994), *Ärztliches Urteilen und Handeln. Zur Grundlegung einer medizinischen Ethik*. Frankfurt/M. & Leipzig: Insel.

Hopf, Christel (2000), »Qualitative Interviews – ein Überblick«, in: Uwe Flick & Ernst von Kardorff & Ines Steinke (Hrsg.), *Qualitative Forschung. Ein Handbuch*. Reinbek: Rowohlt, S. 349–360.

Hucho, Ferdinand & Brockhoff, Klaus & van den Daele, Wolfgang & Köchy, Kristian et al. (2005), *Gentechnologiebericht. Analyse einer Hochtechnologie in Deutschland*. München: Elsevier.

Hucklenbroich, Peter (1998), »Die Struktur des medizinischen Wissens. Zur Grundlegung und zum Verhältnis von Medizintheorie und medizinischer Ethik«, in: *Zeitschrift für medizinische Ethik* 44, S. 107–125.

— (2005), »Das Verhältnis von Semiotik und Einzelwissenschaften am Beispiel Medizin/Sozialpsychiatrie. Medizintheoretische Überlegungen zu transdisziplinären Forschungsprojekten«, in: Stephan Debus & Hans-Peter Burmeister & Thomas Floeth & Christian Zechert (Hrsg.), *Semiotik und Sozialpsychiatrie. Über Sinn und Zeichen einer Fachsprache.* Loccumer Protokolle 15/03, Rehburg-Loccum, S. 359–386.

— (2006), *Theorie der Medizin.* Vorlesungsskript, Universitätsklinikum Münster, 28 Seiten.

— (2007), »Krankheit – Begriffsklärung und Grundlagen einer Krankheitstheorie«, in: *Erwägen Wissen Ethik* 18 (1), S. 77–90.

— (2008a), »Die wissenschaftstheoretische Struktur der medizinischen Krankheitslehre«, Preprint 11/2008, 45 Seiten, erscheint in: Peter Hucklenbroich & Alena Buyx & Christian Suhm (Hrsg.), *Wissenschaftstheoretische Aspekte des medizinischen Krankheitsbegriffs.* Paderborn: Mentis.

— (2008b), »›Normal – anders – krank‹: Begriffsklärungen und theoretische Grundlagen zum Krankheitsbegriff«, in: Dominik Groß & Sabine Müller & Jan Steinmetzer (Hrsg.), *Normal – anders – krank? Akzeptanz, Stigmatisierung und Pathologisierung im Kontext der Medizin.* Berlin: Medizinisch Wissenschaftliche Verlagsgesellschaft, S. 3–31.

Hughes, Everett C. (1971), »Work and Self«, in: ders., *The Sociological Eye. Selected Papers.* Chicago & New York: Aldine/Atherton, Part III, S. 281–427.

Hurrelmann, Klaus (1999), »Die Arbeitsschwerpunkte der Gesundheitswissenschaften«, in: ders. (Hrsg.), *Gesundheitswissenschaften.* Berlin et al.: Springer, S. 1–8.

— (2006), *Gesundheitssoziologie. Eine Einführung in sozialwissenschaftliche Theorien von Krankheitsprävention und Gesundheitsförderung.* Weinheim & München: Juventa.

Hurrelmann, Klaus & Klotz, Theodor & Haisch, Jochen (2004), »Einführung: Krankheitsprävention und Gesundheitsförderung«, in: dies. (Hrsg.), *Lehrbuch Prävention und Gesundheitsförderung.* Bern et al.: Huber, S. 11–19.

Hurrelmann, Klaus & Laaser, Ulrich & Razum, Oliver (2006), »Entwicklung und Perspektiven der Gesundheitswissenschaften in Deutschland«, in: dies. (Hrsg.), *Handbuch Gesundheitswissenschaften.* Weinheim & München: Juventa, S. 11–46.

Ilkilic, Ilhan & Wolf, Meike & Paul, Norbert W. (2007), »Schöne neue Welt der Prävention? Zu Voraussetzungen und Reichweite von Public Health Genetics«, in: *Gesundheitswesen* 69, S. 53–62.

Illhardt, Franz J. (Hrsg.) (2008), *Die ausgeblendete Seite der Autonomie. Kritik eines bioethischen Prinzips.* Münster: LIT.

Javaher, Poupak & Schmidtke, Jörg (2007), »Die Bewertung genetischer Tests im klinischen Kontext«, in: Jörg Schmidtke & Bernd Müller-Röber & Wolfgang van den Daele & Ferdinand Hucho et al. (Hrsg.), *Gendiagnostik in Deutschland. Status quo und Problemerkundung. Supplement zum Gentechnologiebericht.* Berlin: Berlin-Brandenburgische Akademie der Wissenschaften, S. 107–122.

Keller, Monika (2008), »Aufklärung und Informed Consent: Grenzen der Selbstbestimmung«, in: Franz J. Illhardt (Hrsg.), *Die ausgeblendete Seite der Autonomie. Kritik eines bioethischen Prinzips.* Münster: LIT, S. 21–33.

Kenen, Regina H. (1984), »Genetic counseling: the development of a new interdisciplinary occupational field«, in: *Social Science & Medicine* 18 (7), S. 541–549.

— (1997), »Opportunities and impediments for a consolidating and expanding profession: genetic counseling in the United States«, in: *Social Science & Medicine* 45 (9), S. 1377–1386.

Kerr, Anne (2004), *Genetics and Society. A sociology of disease.* London & New York: Routledge.

Kessler, Seymour (Hrsg.) (1979a), *Psychologische Aspekte der genetischen Beratung.* Stuttgart: Enke, deutschsprachige Ausgabe 1984.

— (1979b), »Die psychologischen Grundlagen der genetischen Beratung«, in: ders. (Hrsg.), *Psychologische Aspekte der genetischen Beratung.* Stuttgart: Enke, deutschsprachige Ausgabe 1984, S. 14–28.

— (1979c), »Die genetische Beratungssitzung«, in: ders. (Hrsg.), *Psychologische Aspekte der genetischen Beratung.* Stuttgart: Enke, deutschsprachige Ausgabe 1984, S. 54–87.

— (1981), »Psychological Aspects of Genetic Counseling: Analysis of a Transcript«, in: *American Journal of Medical Genetics* 8, S. 137–153.

— (1992), »Psychological Aspects of Genetic Counseling. VII. Thoughts on Directiveness«, in: *Journal of Genetic Counseling* 1 (1), S. 9–17.

Kettner, Matthias (Hrsg.) (2009), *Wunscherfüllende Medizin. Ärztliche Behandlung im Dienst von Selbstverwirklichung und Lebensplanung.* Frankfurt/M. & New York: Campus.

Kieserling, André (2003), »Überschätzte Reflexionstheorien: Die politische Theorie im Vergleich«, in: ders. (2004), *Selbstbeschreibung und Fremdbeschreibung. Beiträge zur Soziologie soziologischen Wissens.* Frankfurt/M.: Suhrkamp, S. 170–191.

— (2004a), *Selbstbeschreibung und Fremdbeschreibung. Beiträge zur Soziologie soziologischen Wissens.* Frankfurt/M.: Suhrkamp.

— (2004b), »Die Soziologie der Selbstbeschreibung: Über die Reflexionstheorien der Funktionssysteme und ihre Rezeption der soziologischen Theorie«, in: ders., *Selbstbeschreibung und Fremdbeschreibung. Beiträge zur Soziologie soziologischen Wissens.* Frankfurt/M.: Suhrkamp, S. 46–108.

Koch, Lene & Svendsen, Mette N. (2005), »Providing solutions – defining problems: the imperative of disease prevention in genetic counselling«, in: *Social Science & Medicine* 60, S. 823–832.

Koch, Richard (1917), *Die ärztliche Diagnose. Beitrag zur Kenntnis des ärztlichen Denkens.* Wiesbaden: Bergmann.

Kolkmann, Friedrich-Wilhelm (2000), »Leitlinien und Qualitätssicherung«, in: Dieter Hart (Hrsg.), *Ärztliche Leitlinien. Empirie und Recht professioneller Normsetzung.* Baden-Baden: Nomos, S. 49–60.

Kollek, Regine (1999), »Was heißt schon gesund? Zur Transformation des Krankheitsbegriffs durch genetische Diagnostik«, in: Thorsten Braun & Marcus Elstner (Hrsg.), *Gene und Gesellschaft.* Heidelberg: Deutsches Krebsforschungszentrum, S. 95–108.

Kollek, Regine & Lemke, Thomas (2007), »Entwicklung von Angebot und Nachfrage prädiktiver genetischer Tests. Szenarien und Determinanten«, in: *Gesundheit und Gesellschaft Wissenschaft* 7 (4), S. 7–13.

— (2008), *Der medizinische Blick in die Zukunft. Gesellschaftliche Implikationen prädiktiver Gentests.* Frankfurt/M. & New York: Campus.

Kopp, Ina & Encke, Albrecht & Hartig, Sabine & Müller, Wolfgang et al. (2005), »Zur Empirie hochwertiger Leitlinien im System der Arbeitsgemeinschaft Wissenschaftlicher Medizinischer Fachgesellschaften (AWMF): Gibt es sie und wie viele?«, in: Dieter Hart (Hrsg.), *Klinische Leitlinien und Recht.* Baden-Baden: Nomos, S. 41–62.

Koselleck, Reinhart (1979), *Vergangene Zukunft. Zur Semantik geschichtlicher Zeiten.* Frankfurt/M.: Suhrkamp.

Kovács, László & Frewer, Andreas (2009), »Die Macht medizinischer Metaphern: Studien zur Bildersprache in der genetischen Beratung und ihren ethischen Implikationen«, in: Irene Hirschberg & Erich Grießler & Beate Littig & Andreas Frewer (Hrsg.), *Ethische Fragen genetischer Beratung. Klinische Erfahrungen, Forschungsstudien und soziale Perspektiven.* Frankfurt/M. et al.: Lang, S. 205–221.

Kurtz, Thomas (1998), »Professionen und professionelles Handeln. Soziologische Überlegungen zur Klärung einer Differenz«, in: Sibylle Peters (Hrsg.), *Professionalität und betriebliche Handlungslogik. Pädagogische Professionalisierung in der betrieblichen Weiterbildung als Motor der Organisationsentwicklung.* Bielefeld: Bertelsmann, S. 105–121.

— (2000), »Moderne Professionen und Gesellschaftliche Kommunikation«, in: *Soziale Systeme* 6 (1), S. 169–194.

— (2002), *Berufssoziologie.* Bielefeld: Trancript.

— (2003), »Gesellschaft, Funktionssystem, Person: Überlegungen zum Bedeutungswandel professioneller Leistung«, in: Harald Mieg & Michaela Pfadenhauer (Hrsg.), *Professionelle Leistung – Professional Performance. Positionen der Professionssoziologie.* Konstanz: UVK, S. 89–107.

— (2005), *Die Berufsform der Gesellschaft.* Weilerswist: Velbrück.

Lachmund, Jens (1987), »Die Profession, der Patient und das medizinische Wissen. Von der kurativen Medizin zur Risikoprävention«, in: *Zeitschrift für Soziologie* 16, S. 353–366.

Lanzerath, Dirk (2000), *Krankheit und ärztliches Handeln. Zur Funktion des Krankheitsbegriffs in der medizinischen Ethik.* Freiburg & München: Alber.

— (2003), »Krankheitsbegriff und Zielsetzungen der modernen Medizin – Vom Heilungsauftrag zur Antiaging-Dienstleistung?«, in: *Gesundheit und Gesellschaft Wissenschaft* 3 (3), S. 14–20.

Lanzerath, Dirk & Honnefelder, Ludger (1998), »Krankheitsbegriff und ärztliche Anwendung der Humangenetik«, in: Marcus Düwell & Dietmar Mieth (Hrsg.), *Ethik in der Humangenetik. Die neueren Entwicklungen der genetischen Frühdiagnostik aus ethischer Perspektive.* Tübingen & Basel: Francke, S. 51–77.

Larson, Magali S. (1977), *The Rise of Professionalism. A Sociological Analysis.* Berkeley et al.: University of California Press.

Lehmann, Maren (2002), *Inklusion. Beobachtungen einer sozialen Form am Beispiel von Religion und Kirche.* Frankfurt/M.: Humanities Online.

Lemke, Thomas (2004), *Veranlagung und Verantwortung. Genetische Diagnostik zwischen Selbstbestimmung und Schicksal.* Bielefeld: Transcript.

— (2005a), »›Die Polizei der Gene‹. Genetische Diskriminierung und die Fallstricke der Kritik«, in: *Soziale Welt* 56 (1), S. 53–72.

— (2005b), »Genetische Diskriminierung in Deutschland – Eine explorative Studie am Beispiel der Huntington-Krankheit«, in: *Soziale Welt* 56 (4), S. 417–439.

— (2006), *Die Polizei der Gene. Formen und Felder genetischer Diskriminierung.* Frankfurt/M. & New York: Campus.

— (2007a), *Gouvernementalität und Biopolitik.* Wiesbaden: VS.

— (2007b), »Die Regierung der Risiken – Von der Eugenik zur genetischen Gouvernementalität«, in: ders., *Gouvernementalität und Biopolitik.* Wiesbaden: VS, S. 129–148.

— (2007c), *Biopolitik zur Einführung.* Hamburg: Junius.

Leopoldina – Nationale Akademie der Wissenschaften & acatech – Deutsche Akademie der Technikwissenschaften & Berlin-Brandenburgische Akademie der Wissenschaften (2010), *Prädiktive genetische Diagnostik als Instrument der Krankheitsprävention. Stellungnahme.* Download: http://www.leopoldina.org/de/politik/empfehlungen-und-stellungnahmen/nationale-empfehlungen/praediktive-genetische-diagnostik.html [31.10.2011].

Leppin, Anja (2004), »Konzepte und Strategien der Krankheitsprävention«, in: Klaus Hurrelmann & Theodor Klotz & Jochen Haisch (Hrsg.), *Lehrbuch Prävention und Gesundheitsförderung.* Bern et al.: Huber, S. 31–40.

Lerman, Caryn & Croyle, Robert T. & Tercyak, Kenneth P. & Hamann, Heidi (2002), »Genetic Testing: Psychological Aspects and Implications«, in: *Journal of Consulting and Clinical Psychology* 70 (3), S. 784–797.

Lettke, Frank & Eirmbter, Willy H. & Hahn, Alois & Hennes, Claudia et al. (1999), *Krankheit und Gesellschaft. Zur Bedeutung von Krankheitsbildern und Gesundheitsvorstellungen für die Prävention.* Konstanz: UVK.

Lindemann, Gesa (2008), »Theoriekonstruktion und empirische Forschung«, in: Herbert Kalthoff & Stefan Hirschauer & Gesa Lindemann (Hrsg.), *Theoretische Empirie. Zur Relevanz qualitativer Forschung*. Frankfurt/M.: Suhrkamp, S. 107–128.

Lippman, Abby (1991a), »Prenatal genetic testing and screening. Constructing needs and reinforcing inequities«, in: Angus Clarke (Hrsg.) (1994), *Genetic counselling. Practice and principles*. London & New York: Routledge, S. 142–186.

— (1991b), »The Geneticization of Health and Illness: Implications for Social Practice«, in: *Revue roumaine d'endocrinologie* 29 (1/2), S. 85–90.

— (1992), »Led (astray) by Genetic Maps: The Cartography of the Human Genome and Health Care«, in: *Social Science & Medicine* 35 (12), S. 1469–1476.

Lösch, Andreas (2001), *Genomprojekt und Moderne. Soziologische Analysen des bioethischen Diskurses*. Frankfurt/M. & New York: Campus.

Lüth, Paul (1974), *Von der stummen zur sprechenden Medizin. Über das Verhältnis von Patient und Arzt*. Frankfurt/M. & New York: Campus 1986.

Luhmann, Niklas (1971), »Die Weltgesellschaft«, in: ders. (1975), *Soziologische Aufklärung 2. Aufsätze zur Theorie der Gesellschaft*. Opladen: Westdeutscher, S. 51–71.

— (1973), »Weltzeit und Systemgeschichte. Über Beziehungen zwischen Zeithorizonten und sozialen Strukturen gesellschaftlicher Systeme«, in: ders. (1975), *Soziologische Aufklärung 2. Aufsätze zur Theorie der Gesellschaft*. Opladen: Westdeutscher, S. 103–133.

— (1975), »Interaktion, Organisation, Gesellschaft. Anwendungen der Systemtheorie«, in: ders., *Soziologische Aufklärung 2. Aufsätze zur Theorie der Gesellschaft*. Opladen: Westdeutscher, S. 9–20.

— (1976), »The Future Cannot Begin: Temporal Structures in Modern Society«, in: *Social Research* 43 (1), S. 130–152.

— (1979), »Selbstreflexion des Rechtssystems. Rechtstheorie in gesellschaftstheoretischer Perspektive«, in: ders. (1981), *Ausdifferenzierung des Rechts. Beiträge zur Rechtssoziologie und Rechtstheorie*. Frankfurt/M.: Suhrkamp, S. 419–450.

— (1983a), »Anspruchsinflation im Krankheitssystem. Eine Stellungnahme aus gesellschaftstheoretischer Sicht«, in: Philipp Herder-Dorneich & Alexander Schuller (Hrsg.), *Die Anspruchsspirale. Schicksal oder Systemdefekt?* Stuttgart et al.: Kohlhammer, S. 28–49.

— (1983b), »Medizin und Gesellschaftstheorie«, in: *Medizin Mensch Gesellschaft* 8, S. 168–175.

— (1984), *Soziale Systeme. Grundriß einer allgemeinen Theorie*. Frankfurt/M.: Suhrkamp.

— (1986a), *Ökologische Kommunikation. Kann die moderne Gesellschaft sich auf ökologische Gefährdungen einstellen?* Opladen: Westdeutscher.

— (1986b), »›Distinctions directrices‹. Über Codierung von Semantiken und Systemen«, in: ders. (2005), *Soziologische Aufklärung 4. Beiträge zur funktionalen Differenzierung der Gesellschaft*. 3. Auflage. Wiesbaden: VS, S. 13–32.

— (1990a), *Die Wissenschaft der Gesellschaft*. Frankfurt/M.: Suhrkamp.

— (1990b), »Risiko und Gefahr«, in: ders., *Soziologische Aufklärung 5. Konstruktivistische Perspektiven.* Opladen: Westdeutscher, S. 131–169.

— (1990c), »Der medizinische Code«, in: ders., *Soziologische Aufklärung 5. Konstruktivistische Perspektiven.* Opladen: Westdeutscher, S. 183–195.

— (1991a), *Soziologie des Risikos.* Berlin & New York: de Gruyter.

— (1991b), »Die Form ›Person‹«, in: ders. (2005), *Soziologische Aufklärung 6. Die Soziologie und der Mensch.* 2. Auflage. Wiesbaden: VS, S. 137–148.

— (1992), *Beobachtungen der Moderne.* Opladen: Westdeutscher.

— (1995), »Inklusion und Exklusion«, in: ders. (2005), *Soziologische Aufklärung 6. Die Soziologie und der Mensch.* 2. Auflage. Wiesbaden: VS, S. 226–251.

— (1997), *Die Gesellschaft der Gesellschaft.* 2 Bände. Frankfurt/M.: Suhrkamp.

— (2000), *Organisation und Entscheidung.* Opladen: Westdeutscher.

Luhmann, Niklas & Schorr, Karl-Eberhard (1979), *Reflexionsprobleme im Erziehungssystem.* Stuttgart: Klett-Cotta.

Maiwald, Kai-Olaf (1997), *Die Herstellung von Recht. Eine exemplarische Untersuchung zur Professionalisierungsgeschichte der Rechtsprechung am Beispiel Preußens im Ausgang des 18. Jahrhunderts.* Berlin: Duncker & Humblot.

— (2003), »Stellen Interviews eine geeignete Datenbasis für die Analyse beruflicher Praxis dar? Methodologische Überlegungen und eine exemplarische Analyse aus dem Bereich der Familienmediation«, in: *Sozialer Sinn* 1/2003, S. 151–180.

— (2004), *Professionalisierung im modernen Berufssystem. Das Beispiel der Familienmediation.* Wiesbaden: VS.

— (2005), »Die ›Ganzheitlichkeit‹ professionellen Wissens und seiner Vermittlung. Überlegungen am Beispiel des juristischen Wissens«, in: *Die Hochschule* 1/2005, S. 52–71.

— (2008), »Die Fallperspektive in der professionellen Praxis und ihrer reflexiven Selbstvergewisserung. Allgemeine Überlegungen und ein empirisches Beispiel aus der Familienmediation«, in: *Forum: Qualitative Sozialforschung/Social Research* 9 (1), Art. 3.

Mannebach, Hermann (1997), *Die Struktur des ärztlichen Denkens und Handelns. Ein Beitrag zur Qualitätssicherung in der Medizin.* Weinheim et al.: Chapman & Hall.

March, James G. & Simon, Herbert A. (1958), *Organizations.* New York et al.: Wiley.

Marshall, Thomas H. (1939), »The Recent History of Professionalism in Relation to Social Structure and Social Policy«, in: *Canadian Journal of Economics and Political Science* 5 (3), S. 325–340.

Marteau, Theresa M. & Weinman, John (2006), »Self-regulation and the behavioural response to DNA risk information: A theoretical analysis and framework for future research«, in: *Social Science & Medicine* 62, S. 1360–1368.

May, Stefan & Holzinger, Markus (2003), *Autonomiekonflikte der Humangenetik. Professionssoziologische und professionsrechtliche Aspekte einer Theorie reflexiver Modernisierung.* Opladen: Leske & Budrich.

McCormick, Kim M. (2002), »A Concept Analysis of Uncertainty in Illness«, in: *Journal of Nursing Scholarship* 34 (2), S. 127–131.

Merten, Roland (Hrsg.) (2000), *Systemtheorie Sozialer Arbeit. Neue Ansätze und veränderte Perspektiven.* Opladen: Leske & Budrich.

Michie, Susan & Marteau, Theresa (1996), »Genetic counselling: some issues of theory and practice«, in: Theresa Marteau & Martin Richards (Hrsg.), *The troubled helix: social and psychological implications of the new human genetics.* Cambridge: University Press, S. 104–122.

Michie, Susan & French, David P. & Marteau, Theresa M. (2002), »Predictive Genetic Testing: Mediators and Moderators of Anxiety«, in: *International Journal of Behavioral Medicine* 9 (4), S. 309–321.

Michie, Susan & Lester, Kathryn & Pinto, Julia & Marteau, Theresa M. (2005), »Communicating Risk Information in Genetic Counseling: An Observational Study«, in: *Health Education & Behavior* 32 (5), S. 589–598.

Mieg, Harald (2003), »Problematik und Probleme der Professionssoziologie. Eine Einleitung«, in: Harald Mieg & Michaela Pfadenhauer (Hrsg.), *Professionelle Leistung – Professional Performance. Positionen der Professionssoziologie.* Konstanz: UVK, S. 11–43.

Mishel, Merle H. (1988), »Uncertainty in Illness«, in: *Image: Journal of Nursing Scholarship* 20 (4), S. 225–232.

— (1990), »Reconceptualization of the Uncertainty in Illness Theory«, in: *Image: Journal of Nursing Scholarship* 22 (4), S. 256–262.

— (1993), »Mit chronischer Krankheit leben: Mit Unsicherheit leben«, in: Sandra G. Funk & Elizabeth M. Tornquist & Mary T. Champagne & Ruth A. Wiese (Hrsg.), *Die Pflege chronisch Kranker. ›Key Aspects‹ 1.* Bern et al.: Huber, deutschsprachige Ausgabe 1997, S. 61–74.

Mölders, Marc (2011), *Die Äquilibration der kommunikativen Strukturen. Theoretische und empirische Studien zu einem soziologischen Lernbegriff.* Weilerswist: Velbrück.

Mortsiefer, Achim (1997), *Der Arzt, sein Patient und das Risiko. Medizinethische Perspektiven.* Münster: LIT.

Müller-Röber, Bernd & Boysen, Mathias & Fehse, Boris & Hucho, Ferdinand et al. (2009), *Zweiter Gentechnologiebericht. Analyse einer Hochtechnologie in Deutschland.* Dornburg: Forum W.

Murray, Thomas H. (1997), »Genetic Exceptionalism and ›Future Diaries‹: Is Genetic Information Different from Other Medical Information?«, in: Mark A. Rothstein (Hrsg.), *Genetic Secrets. Protecting Privacy and Confidentiality in the Genetic Era.* New Haven & London: Yale University Press, S. 60–73.

Nationaler Ethikrat (2003), *Genetische Diagnostik vor und während der Schwangerschaft. Stellungnahme.* Berlin: Nationaler Ethikrat.

— (2005), *Prädiktive Gesundheitsinformationen bei Einstellungsuntersuchungen. Stellungnahme.* Berlin: Nationaler Ethikrat.

— (2007), *Prädiktive Gesundheitsinformationen beim Abschluss von Versicherungen. Stellungnahme.* Berlin: Nationaler Ethikrat.

Nelkin, Dorothy & Lindee, M. Susan (1995), *The DNA Mystique. The Gene as a Cultural Icon.* New York: Freeman.

Nieden, Andrea zur (2008), *Zum Subjekt der Gene werden. Subjektivierungsweisen im Zeichen der Genetisierung von Brustkrebs: Eine qualitative Untersuchung.* Dissertation an der Albert-Ludwigs-Universität Freiburg, Philosophische Fakultät, 227 Seiten.

— (2009), »Die Verkörperung des genetischen Risikos. Gentests für Brust- und Eierstockkrebs aus der Sicht von ›Betroffenen‹«, in: Susanne Dungs & Uwe Gerber & Eric Mührel (Hrsg.), *Biotechnologie in Kontexten der Sozial- und Gesundheitsberufe. Professionelle Praxen – Disziplinäre Nachbarschaften – Gesellschaftliche Leitbilder.* Frankfurt/M. et al.: Lang, S. 83–97.

Nippert, Irmgard (1995), »Strukturelle Aspekte von Nichtdirektivität«, in: Erhard Ratz (Hrsg.), *Zwischen Neutralität und Weisung. Zur Theorie und Praxis von Beratung in der Humangenetik.* München: Evangelischer Presseverband für Bayern, S. 75–82.

— (2000), »Vorhandenes Bedürfnis oder induzierter Bedarf an genetischen Testangeboten? Eine medizinsoziologische Analyse zur Einführung genetischer Testverfahren«, in: Jörg Schmidtke (Hrsg.), *Guter Rat ist teuer. Was kostet die Humangenetik, was nutzt sie?* München & Jena: Urban & Fischer, S. 126–149.

Nippert, Irmgard & Wolff, Gerhard (1999), »Ethik und Genetik: Ergebnisse der Umfrage zu Problemaspekten angewandter Humangenetik«, in: *Medizinische Genetik* 11 (1), S. 53–61.

Noack, Horst (1993), »Gesundheit: Medizinische, psychologische und soziologische Konzepte«, in: Reinhard Gawatz & Peter Novak (Hrsg.), *Soziale Konstruktionen von Gesundheit. Wissenschaftliche und alltagspraktische Gesundheitskonzepte.* Ulm: Universitätsverlag, S. 13–32.

Nordenfelt, Lennart (1997), *Talking about Health. A Philosophical Dialogue.* Amsterdam & Atlanta: Rodopi.

NSGC – National Society of Genetic Counselors (1992), »Code of Ethics«, in: *Journal of Genetic Counseling* 1 (1), S. 41–43.

Oevermann, Ulrich (1981), *Fallrekonstruktionen und Strukturgeneralisierung als Beitrag der objektiven Hermeneutik zur soziologisch-strukturtheoretischen Analyse.* Manuskript, 56 Seiten. Download: http://publikationen.ub.uni-frankfurt.de/frontdoor/index/index/docId/4955 [31.10.2011].

— (1983), »Zur Sache. Die Bedeutung von Adornos methodologischem Selbstverständnis für die Begründung einer materialen soziologischen Strukturanalyse«, in: Ludwig von Friedeburg & Jürgen Habermas (Hrsg.), *Adorno-Konferenz 1983.* Frankfurt/M.: Suhrkamp, S. 234–289.

— (1986), »Kontroversen über sinnverstehende Soziologie. Einige wiederkehrende Probleme und Mißverständnisse in der Rezeption der ›objektiven Hermeneutik‹«, in: Stefan Aufenanger & Margrit Lenssen (Hrsg.), *Handlung und Sinnstruktur. Bedeutung und Anwendung der objektiven Hermeneutik.* München: Kindt, S. 19–83.

— (1991), »Genetischer Strukturalismus und das sozialwissenschaftliche Problem der Erklärung der Entstehung des Neuen«, in: Stefan Müller-Doohm (Hrsg.), *Jenseits der Utopie. Theoriekritik der Gegenwart.* Frankfurt/M.: Suhrkamp, S. 267–336.

— (1996), »Theoretische Skizze einer revidierten Theorie professionalisierten Handelns«, in: Arno Combe & Werner Helsper (Hrsg.), *Pädagogische Professionalität. Untersuchungen zum Typus pädagogischen Handelns.* Frankfurt/M.: Suhrkamp, S. 70–182.

— (1997), »Literarische Verdichtung als soziologische Erkenntnisquelle: Szenische Realisierung der Strukturlogik professionalisierten ärztlichen Handelns in Arthur Schnitzlers ›Professor Bernhardi‹«, in: Michael Wicke (Hrsg.), *Konfigurationen lebensweltlicher Strukturphänomene.* Opladen: Leske & Budrich, S. 276–335.

— (2000a), »Die Methode der Fallrekonstruktion in der Grundlagenforschung sowie der klinischen und pädagogischen Praxis«, in: Klaus Kraimer (Hrsg.), *Die Fallrekonstruktion. Sinnverstehen in der sozialwissenschaftlichen Forschung.* Frankfurt/M.: Suhrkamp, S. 58–156.

— (2000b), »Mediziner in SS-Uniform: Professionalisierungstheoretische Deutung des Falles Münch«, in: Helgard Kramer (Hrsg.), *Die Gegenwart der NS-Vergangenheit.* Berlin & Wien: Philo, S. 18–76.

— (2001a), *Strukturprobleme supervisorischer Praxis. Eine objektiv hermeneutische Sequenzanalyse zur Überprüfung der Professionalisierungstheorie.* Frankfurt/M.: Humanities Online.

— (2001b), »Die Struktur sozialer Deutungsmuster – Versuch einer Aktualisierung«, in: *Sozialer Sinn* 1/2001, S. 35–81.

— (2002a), »Professionalisierungsbedürftigkeit und Professionalisiertheit pädagogischen Handelns«, in: Margret Kraul & Winfried Marotzki & Cornelia Schweppe (Hrsg.), *Biographie und Profession.* Bad Heilbrunn: Klinkhardt, S. 19–63.

— (2002b), *Klinische Soziologie auf der Basis der Methodologie der objektiven Hermeneutik – Manifest der objektiv hermeneutischen Sozialforschung.* Manuskript, 35 Seiten. Download: http://publikationen.ub.uni-frankfurt.de/frontdoor/index/index/docId/4958 [31.10.2011].

— (2003), »Kodifiziertes methodisiertes Wissen und persönliche Erfahrung in der professionalisierten Praxis stellvertretender Krisenbewältigung«, in: Johannes Fried & Thomas Kailer (Hrsg.), *Wissenskulturen. Beiträge zu einem forschungsstrategischen Konzept.* Berlin: Akademie, S. 195–210.

— (2006), »Wissen, Glauben, Überzeugung. Ein Vorschlag zu einer Theorie des Wissens aus krisentheoretischer Perspektive«, in: Dirk Tänzler & Hubert Knoblauch & Hans-Georg Soeffner (Hrsg.), *Neue Perspektiven der Wissenssoziologie.* Konstanz: UVK, S. 79–118.

— (2008), *›Krise und Routine‹ als analytisches Paradigma in den Sozialwissenschaften.* Manuskript der Abschiedsvorlesung vom 28. April 2008, 62 Seiten. Download: http://www.agoh.de/cms/de/downloads/uebersicht/func-startdown/68/ [31.10.2011].

Oevermann, Ulrich & Allert, Tilman & Konau, Elisabeth & Krambeck, Jürgen (1979), »Die Methodologie einer ›objektiven Hermeneutik‹ und ihre allgemeine forschungslogische Bedeutung in den Sozialwissenschaften«, in: Hans-Georg Soeffner (Hrsg.), *Interpretative Verfahren in den Sozial- und Textwissenschaften.* Stuttgart: Metzler, S. 352–434.

Ollenschläger, Günter & Oesingmann, Ulrich & Thomeczek, Christian & Kolkmann, Friedrich-Wilhelm (2000), »Die ›Leitlinie für Leitlinien‹ der Bundesärztekammer und der Kassenärztlichen Bundesvereinigung«, in: Dieter Hart (Hrsg.), *Ärztliche Leitlinien. Empirie und Recht professioneller Normsetzung.* Baden-Baden: Nomos, S. 41–48.

Ollenschläger, Günter & Kirchner, Hanna & Sänger, Sylvia & Thomeczek, Christian et al. (2005), »Qualität und Akzeptanz medizinischer Leitlinien in Deutschland – Bestandsaufnahme Mai 2004«, in: Dieter Hart (Hrsg.), *Klinische Leitlinien und Recht.* Baden-Baden: Nomos, S. 17–40.

Pabst, Brigitte & Schmidtke, Jörg (2007), »Daten zu ausgewählten Indikatoren II«, in: Jörg Schmidtke & Bernd Müller-Röber & Wolfgang van den Daele & Ferdinand Hucho et al. (Hrsg.), *Gendiagnostik in Deutschland. Status quo und Problemerkundung. Supplement zum Gentechnologiebericht.* Berlin: Berlin-Brandenburgische Akademie der Wissenschaften, S. 195–203.

Palfner, Sonja (2009), *Gen-Passagen. Molekularbiologische und medizinische Praktiken im Umgang mit Brustkrebs-Genen. Wissen – Technologie – Diagnostik.* Bielefeld: Transcript.

Parsons, Evelyn & Atkinson, Paul (1992), »Lay Constructions of Genetic Risk«, in: *Sociology of Health and Illness* 14, S. 437–455.

— (1993), »Genetic Risk and Reproduction«, in: *Sociological Review* 41, S. 679–706.

Parsons, Talcott (1939), »The Professions and Social Structure«, in: ders. (1954), *Essays in Sociological Theory.* Revised Edition. Glencoe: Free Press, S. 34–49.

— (1951), »Social Structure and Dynamic Process: The Case of Modern Medical Practice«, in: ders., *The Social System.* New York: Free Press, Chapter X, S. 428–479.

— (1968), »Professions«, in: David L. Sills (Hrsg.), *International Encyclopedia of the Social Sciences.* Chicago & New York: Macmillan & Free Press, Vol. 12, S. 536–547.

Paul, Norbert W. (2006a), »Medizintheorie«, in: Stefan Schulz & Klaus Steigleder & Heiner Fangerau & Norbert W. Paul (Hrsg.), *Geschichte, Theorie und Ethik der Medizin. Eine Einführung*. Frankfurt/M.: Suhrkamp, S. 59–73.

— (2006b), »Gesundheit und Krankheit«, in: Stefan Schulz & Klaus Steigleder & Heiner Fangerau & Norbert W. Paul (Hrsg.), *Geschichte, Theorie und Ethik der Medizin. Eine Einführung*. Frankfurt/M.: Suhrkamp, S. 131–142.

— (2006c), »Diagnose und Prognose«, in: Stefan Schulz & Klaus Steigleder & Heiner Fangerau & Norbert W. Paul (Hrsg.), *Geschichte, Theorie und Ethik der Medizin. Eine Einführung*. Frankfurt/M.: Suhrkamp, S. 143–152.

Pearson, Helen (2006), »What is a Gene?«, in: *Nature* 441, S. 399–401.

Pelikan, Jürgen M. (2007), »Zur Rekonstruktion und Rehabilitation eines absonderlichen Funktionssystems – Medizin und Krankenbehandlung bei Niklas Luhmann und in der Folgerezeption«, in: *Soziale Systeme* 13 (1/2), S. 290–303.

Pembrey, Marcus (1996), »The new genetics: a user's guide«, in: Theresa Marteau & Martin Richards (Hrsg.), *The troubled helix: social and psychological implications of the new human genetics*. Cambridge: University Press, S. 63–81.

Pfadenhauer, Michaela (2003a), *Professionalität. Eine wissenssoziologische Rekonstruktion institutionalisierter Kompetenzdarstellungskompetenz*. Opladen: Leske & Budrich.

— (2003b), »Das Professionalisierungsprojekt der Humangenetik«, in: Jutta Allmendinger (Hrsg.), *Entstaatlichung und soziale Sicherheit. Verhandlungen des 31. Kongresses der Deutschen Gesellschaft für Soziologie in Leipzig*. Opladen: Leske & Budrich, CD-ROM.

— (2005), »Die Definition des Problems aus der Verwaltung der Lösung. Professionelles Handeln revisited«, in: dies. (Hrsg.), *Professionelles Handeln*. Wiesbaden: VS, S. 9–22.

Pilnick, Alison (2002), »›There are no rights and wrongs in these situations‹: identifying interactional difficulties in genetic counselling«, in: *Sociology of Health & Illness* 24 (1), S. 66–88.

Pilnick, Alison & Dingwall, Robert (2001), »Research directions in genetic counselling: a review of the literature«, in: *Patient Education and Counseling* 44, S. 95–105.

Porz, Rouven & Scully, Jackie L. & Rehmann-Sutter, Christoph (2005), »Fragilität oder Stabilität? Die Gendiagnostik aus Patientensicht«, in: Alfons Bora & Michael Decker & Armin Grundwald & Ortwin Renn (Hrsg.), *Technik in einer fragilen Welt. Die Rolle der Technikfolgenabschätzung*. Berlin: Edition Sigma, S. 153–161.

Propping, Peter (1984), »Norm und Variabilität – der Krankheitsbegriff in der Genetik«, in: *Universitas* 39, S. 1271–1281.

Propping, Peter & Aretz, Stefan & Schumacher, Johannes (2006), »Medizinisch-naturwissenschaftliche Aspekte«, in: Peter Propping & Stefan Aretz & Johannes Schumacher & Jochen Taupitz et al., *Prädiktive genetische Testverfahren. Naturwissenschaftliche, rechtliche und ethische Aspekte*. Freiburg & München: Alber, S. 15–57.

Rabinow, Paul (1996), »Artifizialität und Aufklärung. Von der Soziobiologie zur Biosozialität«, in: ders. (2004), *Anthropologie der Vernunft. Studien zu Wissenschaft und Lebensführung*. Frankfurt/M.: Suhrkamp, S. 129–152.

— (2008), »Afterword: concept work«, in: Sahra Gibbon & Carlos Novas (Hrsg.), *Biosocialities, Genetics and the Social Sciences. Making biologies and identities*. London & New York: Routledge, S. 188–192.

Raem, Arnold M. & Braun, Rüdiger W. & Fenger, Hermann & Michaelis, Wolfgang et al. (Hrsg.) (2001), *Gen-Medizin. Eine Bestandsaufnahme*. Berlin et al.: Springer.

Rantanen, Elina & Hietala, Marja & Kristoffersson, Ulf & Nippert, Irmgard et al. (2008), »What is ideal genetic counselling? A survey of current international guidelines«, in: *European Journal of Human Genetics* 16, S. 445–452.

Raspe, Heiner (2005), »Von der Evidenz zur Empfehlung – zum Verhältnis von wissenschaftlicher Erkenntnis und Erfahrung«, in: Dieter Hart (Hrsg.), *Klinische Leitlinien und Recht*. Baden-Baden: Nomos, S. 63–70.

Ratz, Erhard (Hrsg.) (1995), *Zwischen Neutralität und Weisung. Zur Theorie und Praxis von Beratung in der Humangenetik*. München: Evangelischer Presseverband für Bayern.

Rauprich, Oliver (2005), »Die Begründung medizinethischer Prinzipien – Common Sense oder Kohärenz? Zur Systematik der ›Principles of Biomedical Ethics‹ von Beauchamp und Childress«, in: Marcus Düwell & Josef N. Neumann (Hrsg.), *Wie viel Ethik verträgt die Medizin?* Paderborn: Mentis, S. 87–104.

Regenbogen, Daniela (2003), *Ärztliche Aufklärung und Beratung in der prädiktiven genetischen Diagnostik*. Baden-Baden: Nomos.

Rehmann-Sutter, Christoph (1998), »DNA-Horoskope«, in: Marcus Düwell & Dietmar Mieth (Hrsg.), *Ethik in der Humangenetik. Die neueren Entwicklungen der genetischen Frühdiagnostik aus ethischer Perspektive*. Tübingen & Basel: Francke, S. 415–443.

— (2009), »Why Non-Directiveness is Insufficient: Ethics of Genetic Decision Making and a Model of Agency«, in: *Medicine Studies* 1 (2), S. 113–129.

Reif, Maria & Baitsch, Helmut (1986), *Genetische Beratung. Hilfestellung für eine selbstverantwortliche Entscheidung?* Berlin et al.: Springer.

Reiter-Theil, Stella (1995), »Nichtdirektivität und Ethik in der genetischen Beratung«, in: Erhard Ratz (Hrsg.), *Zwischen Neutralität und Weisung. Zur Theorie und Praxis von Beratung in der Humangenetik*. München: Evangelischer Presseverband für Bayern, S. 83–91.

Rogers, Carl R. (1942), *Die nicht-direktive Beratung*. München: Kindler, deutschsprachige Ausgabe 1972.

— (1951), *Die klientenzentrierte Gesprächspsychotherapie*. München: Kindler, deutschsprachige Ausgabe 1973.

— (1977), *Die Kraft des Guten*. München: Kindler.

Rose, Nikolas & Novas, Carlos (2005), »Biological Citizenship«, in: Aihwa Ong & Stephen J. Collier (Hrsg.), *Global Assemblages. Technology, Politics, and Ethics as Anthropological Problems*. Oxford: Blackwell, S. 439–463.

Rothschuh, Karl E. (Hrsg.) (1975), *Was ist Krankheit? Erscheinung, Erklärung, Sinngebung*. Darmstadt: Wissenschaftliche Buchgesellschaft.

Rychner, Marianne (2006), *Grenzen der Marktlogik. Die unsichtbare Hand in der ärztlichen Praxis*. Wiesbaden: VS.

Saake, Irmhild & Vogd, Werner (Hrsg.) (2008), *Moderne Mythen der Medizin. Studien zur organisierten Krankenbehandlung*. Wiesbaden: VS.

Samerski, Silja (2002), *Die verrechnete Hoffnung. Von der selbstbestimmten Entscheidung durch genetische Beratung*. Münster: Westfälisches Dampfboot.

— (2009), »Die Entscheidungsfalle. Über die ›selbstbestimmte Entscheidung‹ durch genetische Beratung«, in: Irene Hirschberg & Erich Grießler & Beate Littig & Andreas Frewer (Hrsg.), *Ethische Fragen genetischer Beratung. Klinische Erfahrungen, Forschungsstudien und soziale Perspektiven*. Frankfurt/M. et al.: Lang, S. 171–188

Sarangi, Srikant (2002), »The language of likelihood in genetic-counseling discourse«, in: *Journal of Language and Social Psychology* 21 (1), S. 7–31.

Sass, Hans-Martin (2003), »Patienten- und Bürgeraufklärung über genetische Risikofaktoren«, in: Hans-Martin Sass & Peter Schröder (Hrsg.), *Patientenaufklärung bei genetischem Risiko*. Münster et al.: LIT, S. 41–55.

Schäfer, Dieter (1998), »Wann sind genetische Beratungen sinnvoll? Über Definition, Funktion und Bedeutung genetischer Beratung«, in: Matthias Kettner (Hrsg.), *Beratung als Zwang. Schwangerschaftsabbruch, genetische Aufklärung und die Grenzen kommunikativer Vernunft*. Frankfurt/M. & New York: Campus, S. 187–221.

— (2009), »Genetische Beratung bei erblichem Brust- und Eierstockkrebs«, in: Susanne Dungs & Uwe Gerber & Eric Mührel (Hrsg.), *Biotechnologie in Kontexten der Sozial- und Gesundheitsberufe. Professionelle Praxen – Disziplinäre Nachbarschaften – Gesellschaftliche Leitbilder*. Frankfurt/M. et al.: Lang, S. 63–82.

Scheibler, Fülöp & Janßen, Christian & Pfaff, Holger (2003), »›Shared decision making‹: ein Überblicksartikel über die internationale Forschungsliteratur«, in: *Sozial- und Präventivmedizin* 48, S. 11–24.

Schlegelberger, Brigitte & Hoffrage, Ulrich (2005), »Implikationen der genetischen Beratung bei Hochrisiko-Familien für erblichen Brust- und Eierstockkrebs«, in: Ansgar Gerhardus & Henriette Schleberger & Brigitte Schlegelberger & Friedrich W. Schwartz (Hrsg.), *BRCA – Erblicher Brust- und Eierstockkrebs. Beratung – Testverfahren – Kosten*. Heidelberg: Springer Medizin, S. 33–58.

Schluchter, Wolfgang (1974), »Legitimationsprobleme der Medizin«, in: *Zeitschrift für Soziologie* 3 (4), S. 375–396.

Schmedders, Mechtild (2004), *Leben mit der genetischen Diagnose. Psychosoziale Aspekte der Krankheitsprädiktion bei der familiären adenomatösen Polyposis*. Bern et al.: Huber.

Schmidtke, Jörg (2001), »Genetische Tests in der Humangenetik«, in: Arnold M. Raem & Rüdiger W. Braun & Hermann Fenger & Wolfgang Michaelis et al. (Hrsg.), *Gen-Medizin. Eine Bestandsaufnahme.* Berlin et al.: Springer, S. 227–242.

— (2002), *Vererbung und Ererbtes – Ein humangenetischer Ratgeber.* 2. Auflage. Chemnitz: GUC.

Schmidtke, Jörg & Pabst, Brigitte & Nippert, Irmgard (2005), »DNA-based Genetic Testing Is Rising Steeply in a National Health Care System with Open Access to Services: A Survey of Genetic Test Use in Germany, 1996–2002«, in: *Genetic Testing* 9 (1), S. 80–84.

Schmidtke, Jörg & Müller-Röber, Bernd & van den Daele, Wolfgang & Hucho, Ferdinand et al. (Hrsg.) (2007), *Gendiagnostik in Deutschland. Status quo und Problemerkundung. Supplement zum Gentechnologiebericht.* Berlin: Berlin-Brandenburgische Akademie der Wissenschaften.

Schmutzler, Rita K. (1998), »Die Bedeutung von Tumorgenen für die klinische Diagnostik und Therapie«, in: *Medizinische Genetik* 10, S. 259–261.

Schmutzler, Rita K. & Beckmann, Matthias W. & Kiechle, Marion (2002), »Prävention. Familiäres Mamma- und Ovarialkarzinom. Vorschlag für ein strukturiertes Früherkennungsprogramm«, in: *Deutsches Ärzteblatt* 99 (20), S. A1372–1378.

Schmutzler, Rita K. & Schlegelberger, Brigitte & Meindl, Alfons & Gerber, Wolf-Dieter et al. (2003), »Beratung, Genetische Testung und Prävention von Frauen mit einer familiären Belastung für das Mamma- und Ovarialkarzinom«, in: *Medizinische Genetik* 15, S. 385–395.

Schneider, Wolfgang Ludwig (1995), »Objektive Hermeneutik als Forschungsmethode der Systemtheorie«, in: *Soziale Systeme* 1 (1), S. 129–152.

— (2004), *Grundlagen der soziologischen Theorie. Band 3: Sinnverstehen und Intersubjektivität – Hermeneutik, funktionale Analyse, Konversationsanalyse und Systemtheorie.* Wiesbaden: VS.

— (2008), »Systemtheorie und sequenzanalytische Forschungsmethoden«, in: Herbert Kalthoff & Stefan Hirschauer & Gesa Lindemann (Hrsg.), *Theoretische Empirie. Zur Relevanz qualitativer Forschung.* Frankfurt/M.: Suhrkamp, S. 129–162.

Scholz, Christine (1995), »Biographie und molekulargenetische Diagnostik«, in: Elisabeth Beck-Gernsheim (Hrsg.), *Welche Gesundheit wollen wir? Dilemmata des medizintechnischen Fortschritts.* Frankfurt/M.: Suhrkamp, S. 33–72.

Schröder, Peter (2004), *Gendiagnostische Gerechtigkeit. Eine ethische Studie über die Herausforderungen postnataler genetischer Prädiktion.* Münster: LIT.

Schroeder-Kurth, Traute (2000), »Gentest ist nicht gleich Gentest: Humangenetische Untersuchungen erfordern Begriffspräzisierung«, in: *Medizinische Genetik* 12, S. 461–469.

Schütz, Alfred (1946), »Der gut informierte Bürger. Ein Versuch über die soziale Verteilung des Wissens«, in: ders. (1972), *Gesammelte Aufsätze II. Studien zur soziologischen Theorie.* Den Haag: Nijhoff, S. 85–101.

— (1959), »Tiresias oder unser Wissen von zukünftigen Ereignissen«, in: ders. (1972), *Gesammelte Aufsätze II. Studien zur soziologischen Theorie*. Den Haag: Nijhoff, S. 259–278.

Schütze, Fritz (1992), »Sozialarbeit als ›bescheidene‹ Profession«, in: Bernd Dewe & Wilfried Ferchhoff & Frank-Olaf Radtke (Hrsg.), *Erziehen als Profession. Zur Logik professionellen Handelns in pädagogischen Feldern*. Opladen: Leske & Budrich, S. 132–170.

— (1996), »Organisationszwänge und hoheitsstaatliche Rahmenbedingungen im Sozialwesen. Ihre Auswirkungen auf die Paradoxien des professionellen Handelns«, in: Arno Combe & Werner Helsper (Hrsg.), *Pädagogische Professionalität. Untersuchungen zum Typus pädagogischen Handelns*. Frankfurt/M.: Suhrkamp, S. 183–275.

— (2000), »Schwierigkeiten bei der Arbeit und Paradoxien des professionellen Handelns. Ein grundlagentheoretischer Aufriß«, in: *Zeitschrift für qualitative Bildungs-, Beratungs- und Sozialforschung* 1 (1), S. 49–96.

Schützeichel, Rainer & Brüsemeister, Thomas (Hrsg.) (2004), *Die beratene Gesellschaft. Zur gesellschaftlichen Bedeutung von Beratung*. Wiesbaden: VS.

Schwartz, Friedrich W. & Badura, Bernhard & Leidl, Reiner & Raspe, Heiner et al. (Hrsg.) (1998), *Das Public-Health-Buch. Gesundheit und Gesundheitswesen*. München et al.: Urban & Schwarzenberg.

Scully, Jackie L. & Porz, Rouven & Rehmann-Sutter, Christoph (2007), »›You don't make genetic test decisions from one day to the next‹ – Using time to preserve moral space«, in: *Bioethics* 21 (4), S. 208–217.

Selting, Margret & Auer, Peter & Barden, Birgit & Bergmann, Jörg et al. (1998), »Gesprächsanalytisches Transkriptionssystem (GAT)«, in: *Linguistische Berichte*, Heft 173, S. 91–122.

Siegrist, Johannes (1995), *Medizinische Soziologie*. 5. Auflage. München et al.: Urban & Schwarzenberg.

Stichweh, Rudolf (1987), »Professionen und Disziplinen: Formen der Differenzierung zweier Systeme beruflichen Handelns in modernen Gesellschaften«, in: ders. (1994), *Wissenschaft, Universität, Professionen. Soziologische Analysen*. Frankfurt/M.: Suhrkamp, S. 278–336.

— (1988), »Inklusion in Funktionssysteme der modernen Gesellschaft«, in: ders. (2005), *Inklusion und Exklusion. Studien zur Gesellschaftstheorie*. Bielefeld: Transcript, S. 13–44.

— (1992), »Professionalisierung, Ausdifferenzierung von Funktionssystemen, Inklusion«, in: ders. (1994), *Wissenschaft, Universität, Professionen. Soziologische Analysen*. Frankfurt/M.: Suhrkamp, S. 362–378.

— (1994), »Berufsbeamtentum und öffentlicher Dienst als Leitprofession«, in: ders., *Wissenschaft, Universität, Professionen. Soziologische Analysen*. Frankfurt/M.: Suhrkamp, S. 379–392.

— (1996), »Professionen in einer funktional differenzierten Gesellschaft«, in: Arno Combe & Werner Helsper (Hrsg.), *Pädagogische Professionalität. Untersuchungen zum Typus pädagogischen Handelns*. Frankfurt/M.: Suhrkamp, S. 49–69.

— (2005a), *Inklusion und Exklusion. Studien zur Gesellschaftstheorie*. Bielefeld: Transcript.

— (2005b), »Erzeugung und Neutralisierung von Ungleichheit durch Funktionssysteme«, in: ders., *Inklusion und Exklusion. Studien zur Gesellschaftstheorie*. Bielefeld: Transcript, S. 163–177.

Stockter, Ulrich (2008), *Das Verbot genetischer Diskriminierung und das Recht auf Achtung der Individualität. Gendiagnostik als Anlass für gleichheits- und persönlichkeitsrechtliche Erwägungen zum Umgang mit prognostischen und anderen statistischen Daten*. Berlin: Duncker & Humblot.

Stöckel, Sigrid (2004), »Geschichte der Prävention und Gesundheitsförderung«, in: Klaus Hurrelmann & Theodor Klotz & Jochen Haisch (Hrsg.), *Lehrbuch Prävention und Gesundheitsförderung*. Bern et al.: Huber, S. 21–29.

Stollberg, Gunnar (2008), »Informed Consent und Shared Decision Making. Ein Überblick über medizinische und sozialwissenschaftliche Literatur«, in: *Soziale Welt* 59 (4), S. 397–411.

— (2009), »Das medizinische System. Überlegungen zu einem von der Soziologie vernachlässigten Funktionssystem«, in: *Soziale Systeme* 15 (1), S. 189–217.

Straub, Christoph (2000), »Ziele, Normsetzungsprozesse und Implementation von Leitlinien in der Medizin – Leitlinien aus Sicht der Krankenkassen«, in: Dieter Hart (Hrsg.), *Ärztliche Leitlinien. Empirie und Recht professioneller Normsetzung*. Baden-Baden: Nomos, S. 61–74.

Sutter, Tilmann (Hrsg.) (1997), *Beobachtung verstehen, Verstehen beobachten. Perspektiven einer konstruktivistischen Hermeneutik*. Opladen: Westdeutscher.

Taupitz, Jochen & Guttmann, Jens (2006), »Rechtswissenschaftliche Aspekte«, in: Peter Propping & Stefan Aretz & Johannes Schumacher & Jochen Taupitz et al., *Prädiktive genetische Testverfahren. Naturwissenschaftliche, rechtliche und ethische Aspekte*. Freiburg & München: Alber, S. 59–110.

Torka, Marc (2009), *Die Projektförmigkeit der Forschung*. Baden-Baden: Nomos.

Unschuld, Paul U. (2009), »Heilwissenschaft versus Heilkunde: Über die Zukunft der ärztlichen Profession«, in: Matthias Kettner (Hrsg.), *Wunscherfüllende Medizin. Ärztliche Behandlung im Dienst von Selbstverwirklichung und Lebensplanung*. Frankfurt/M. & New York: Campus, S. 75–102.

Vlasak, Ingrid (2009), »Erwartungen und spätere Erfahrungen von Klient(inn)en: Zur Qualitätssicherung genetischer Beratung«, in: Irene Hirschberg & Erich Grießler & Beate Littig & Andreas Frewer (Hrsg.), *Ethische Fragen genetischer Beratung. Klinische Erfahrungen, Forschungsstudien und soziale Perspektiven*. Frankfurt/M. et al.: Lang, S. 131–151.

Vlasak, Ingrid & Amann, Gabriele (2006), »Über die Erwartungen von Ratsuchenden an die genetische Beratung«, in: *Medizinische Genetik* 18, S. 237–241.

Vogd, Werner (2005), »Medizinsystem und Gesundheitswissenschaften – Rekonstruktion einer schwierigen Beziehung«, in: *Soziale Systeme* 11 (2), S. 236–270.

Vollmann, Jochen & Bauer, Armin & Breden, Torsten M. & Danker-Hopfe, Heidi et al. (2008), *Patientenselbstbestimmung und Selbstbestimmungsfähigkeit. Beiträge zur Klinischen Ethik*. Stuttgart: Kohlhammer.

Wachbroit Robert & Wasserman, David (1995), »Patient Autonomy and Value-Neutrality in Nondirective Genetic Counseling«, in: Helga Kuhse & Peter Singer (Hrsg.) (2006), *Bioethics. An Anthology*. Second Edition. Oxford: Blackwell, S. 237–245.

Waldschmidt, Anne (1996), *Das Subjekt in der Humangenetik. Expertendiskurse zu Programmatik und Konzeption der genetischen Beratung 1945–1990*. Münster: Westfälisches Dampfboot.

Wehling, Peter & Viehöver, Willy (2011), »Entgrenzung der Medizin – Transformationen des medizinischen Feldes aus soziologischer Perspektive«, in: Willy Viehöver & Peter Wehling (Hrsg.), *Entgrenzung der Medizin. Von der Heilkunst zur Verbesserung des Menschen?* Bielefeld: Transcript, S. 7–47.

Wehling, Peter & Viehöver, Willy & Keller, Reiner & Lau, Christoph (2007), »Zwischen Biologisierung des Sozialen und neuer Biosozialität: Dynamiken der biopolitischen Grenzüberschreitung«, in: *Berliner Journal für Soziologie* 17 (4), S. 547–567.

Weingart, Peter & Kroll, Jürgen & Bayertz, Kurt (1988), *Rasse, Blut, Gene. Geschichte der Eugenik und Rassenhygiene in Deutschland*. Frankfurt/M.: Suhrkamp.

Weiß, Johannes (1984), »Stellvertretung. Überlegungen zu einer vernachlässigten soziologischen Kategorie«, in: *Kölner Zeitschrift für Soziologie und Sozialpsychologie* 36, S. 43–55.

— (1998), *Handeln und handeln lassen. Über Stellvertretung*. Opladen: Westdeutscher.

Werle, Raymund (2007), »Pfadabhängigkeit«, in: Arthur Benz & Susanne Lütz & Uwe Schimank & Georg Simonis (Hrsg.), *Handbuch Governance. Theoretische Grundlagen und empirische Anwendungsfelder*. Wiesbaden: VS, S. 119–131.

Wernet, Andreas (2000), *Einführung in die Interpretationstechnik der Objektiven Hermeneutik*. Opladen: Leske & Budrich.

Wertz, Dorothy C. (1989), »The 19-Nation Survey: Genetics and Ethics Around the World«, in: Dorothy C. Wertz & John C. Fletcher (Hrsg.), *Ethics and Human Genetics. A Cross-Cultural Perspective*. Berlin et al.: Springer, S. 1–79.

WHO – World Health Organization (1946/2005), *Constitution*. Download: http://www.who.int/governance/eb/constitution/en/index.html [31.10.2011].

Wieland, Wolfgang (1975), *Diagnose. Überlegungen zur Medizintheorie*. Berlin & New York: de Gruyter.

— (1986), »Strukturwandel der Medizin und ärztliche Ethik. Philosophische Überlegungen zu Grundfragen einer praktischen Wissenschaft«, in: *Abhandlungen der Heidelberger Akademie der Wissenschaften. Philosophisch-historische Klasse*, Jg. 1985, Abh. 4. Heidelberg: Winter.

— (1995), »Philosophische Aspekte des Krankheitsbegriffs«, in: Volker Becker & Heinrich Schipperges (Hrsg.), *Krankheitsbegriff, Krankheitsforschung, Krankheitswesen. Wissenschaftliche Festsitzung der Heidelberger Akademie der Wissenschaften zum 80. Geburtstag von Wilhelm Doerr*. Berlin et al.: Springer, S. 59–76.

Wiesing, Urban (1998), »Gene, Krankheit und Moral«, in: Marcus Düwell & Dietmar Mieth (Hrsg.), *Ethik in der Humangenetik. Die neueren Entwicklungen der genetischen Frühdiagnostik aus ethischer Perspektive*. Tübingen & Basel: Francke, S. 78–87.

— (Hrsg.) (2000), *Ethik in der Medizin. Ein Reader*. Stuttgart: Reclam.

Wolff, Gerhard (1997), »Ethische Aspekte genetischer Diagnostik und Beratung«, in: Marcus Elstner (Hrsg.), *Gentechnik, Ethik und Gesellschaft*. Berlin et al.: Springer, S. 57–80.

— (1998), »Über den Anspruch von Nichtdirektivität in der genetischen Beratung«, in: Matthias Kettner (Hrsg.), *Beratung als Zwang. Schwangerschaftsabbruch, genetische Aufklärung und die Grenzen kommunikativer Vernunft*. Frankfurt/M. & New York: Campus, S. 173–186.

— (1999), »Nondirectiveness – Facts, Fiction, and Future Prospects«, in: Irmgard Nippert & Heidemarie Neitzel & Gerhard Wolff (Hrsg.), *The New Genetics: From Research into Health Care. Social and Ethical Implications for Users and Providers*. Berlin et al.: Springer, S. 23–36.

— (2000), »Was kostet uns genetische Beratung, was nutzt sie?«, in: Jörg Schmidtke (Hrsg.), *Guter Rat ist teuer. Was kostet die Humangenetik, was nutzt sie?* München & Jena: Urban & Fischer, S. 107–125.

Wolff, Gerhard & Jung, Christine (1994), »Nichtdirektivität und Genetische Beratung«, in: *Medizinische Genetik* 6 (2), S. 195–204.

— (1995a), »Nondirectiveness and Genetic Counseling«, in: *Journal of Genetic Counseling* 4 (1), S. 3–25.

— (1995b), »Direktivität – Nichtdirektivität – Erfahrungsorientiertheit: Zur Entwicklung eines integrativen Ansatzes zur Gesprächsführung in genetischer Beratung«, in: Erhard Ratz (Hrsg.), *Zwischen Neutralität und Weisung. Zur Theorie und Praxis von Beratung in der Humangenetik*. München: Evangelischer Presseverband für Bayern, S. 8–29.

— (1996), »Vorschlag für ein Konzept der Weiterbildung in ethischen und psychologischen Grundlagen genetischer Beratung«, in: *Medizinische Genetik* 8 (1), S. 139–142.

Wüstner, Kerstin (2000), *Genetische Beratung – Risiken und Chancen*. Bonn: Psychiatrie-Verlag.

— (2001), »Subjektive Wahrscheinlichkeiten in der genetischen Beratung«, in: *Zeitschrift für Gesundheitswissenschaften* 9 (1), S. 8–23.

Yarborough, Mark & Scott, Joan A. & Dixon, Linda K. (1989), »The role of beneficence in clinical genetics: Nondirective counseling reconsidered«, in: *Theoretical Medicine* 10, S. 139–149.

Zerres, Klaus (2003), »Humangenetische Beratung«, in: *Deutsches Ärzteblatt* 100 (42), S. A2720–2727.

Zerres, Klaus & Grimm, Tiemo & Rudnik-Schöneborn, Sabine (2007), »Humangenetische Beratung«, in: *Medizinische Genetik* 19 (2), S. 255–264.

Ziegler, Julian & Ziegler, Andreas (2011), »Gendiagnostikgesetz und Versicherung: Anspruch und Wirklichkeit«, in: *Zeitschrift für die gesamte Versicherungswissenschaft* 100 (1), S. 29–53.

Zoll, Barbara (2009), »Autonomie, Entscheidungsfindung und Nicht-Direktivität in der genetischen Beratung – eine ethische Betrachtung«, in: Irene Hirschberg & Erich Grießler & Beate Littig & Andreas Frewer (Hrsg.), *Ethische Fragen genetischer Beratung. Klinische Erfahrungen, Forschungsstudien und soziale Perspektiven.* Frankfurt/M. et al.: Lang, S. 85–102.

Sachregister

Verzeichnis der Transkriptionszeichen

[*aber*] [*man*]	Überlappungen und Simultansprechen
-	kurze Unterbrechung im Redefluss
(1,5)	längere Sprechpause in Sekunden
geMEINsam	betonte Silben bzw. Worte
<<lacht> *gefreut*> <<leise>> <<Schreibgeräusche>>	nichtsprachliche Ereignisse, prosodische Hinweise und sonstige Bemerkungen, ggf. mit Reichweite
<A-Stadt>	den Wortlaut verschlüsselnde Bezeichnung
( )	unverständliche Passage je nach Länge
(*Gewissheit*)	vermuteter Wortlaut
A, M, F, K, I	Sprecherrollen »Arzt«, »Mann des Klientenpaares«, »Frau des Klientenpaares«, »Klient« bzw. »Interviewer«
GB HNPCC 1	Identifikationskürzel der einzelnen Beratungsgespräche (erläutert in Kap. 4.1.2, Fn. 176)
INT 9	Identifikationskürzel der einzelnen Interviews (erläutert in Kap. 4.1.2, Fn. 177)
(112–123)	Zeilennummern des Transkripts
(28:48)	(Anfangs-)Zeitstelle der Tonaufnahme in Minuten und Sekunden